Handbook of Neuroanesthesia

뇌신경마취

핸드북

대한뇌신경마취학회

군자출판사

뇌신경마취 핸드북
Handbook of Neuroanesthesia

첫째판 1쇄 인쇄 | 2008년 10월 25일
첫째판 1쇄 발행 | 2008년 10월 30일

지 은 이 대한뇌신경마취학회
발 행 인 장주연
편집디자인 정은진
표지디자인 이지선
발 행 처 군자출판사
등 록 제 4-139호(1991. 6. 24)

본 사 (110-717) 서울특별시 종로구 인의동 112-1 동원회관 BD 3층
Tel. (02) 762-9194/5 Fax. (02) 764-0209
대구지점 Tel. (053) 428-2748 Fax. (053) 428-2749
광주지점 Tel. (062) 228-0252 Fax. (062) 228-0251
부산지점 Tel. (051) 893-8989 Fax. (051) 893-8986

www.koonja.co.kr

* 파본은 교환하여 드립니다.
* 검인은 저자와의 합의 하에 생략합니다.

ISBN 978-89-6278-033-8

정가 20,000원

본 책자는 한국의학학술지원재단의 지원을 받아 출판되었음

머리말

대한뇌신경마취학회가 1995년 창립되었으나 지금까지 뇌신경마취학회에서 공식적으로 집필한 뇌신경마취학 교과서는 없었다. 이 책은 대한뇌신경마취과학회에서 전공의 및 뇌신경마취를 전공하는 전문의 선생님들께 임상에서 환자 진료에 도움을 주기 위하여 처음 만든 책이다.

책의 임상부분에서 내용은 학습목표, 서론, 마취, 결어, 증례, 참고문헌 등의 순으로 구성되어 있다. 또한 증례 부분은 학습목표와 연관된 증례의 문제풀이를 함으로써 다시 한번 독자들에게 학습목표를 상기시키고자 하였다. 책의 편집에서 용어 선택에 어려움이 있었으나 임상에서 실제로 많이 사용되는 용어를 우선적으로 선택하였다. 그리고 각 장마다 내용의 깊이와 학습목표의 난이도에서 차이가 있으나 임상에서 뇌신경마취를 하는 전공의와 전문의 선생님들께 조금이라도 도움이 되기를 바란다.

처음 만드는 책이라 여러 가지 면에서 부족한 점들이 많다. 책 출판을 앞두고 기쁨보다는 두려움이 앞선다. 앞으로 발견되는 문제점들은 개정판에서 보완하겠다.

끝으로 바쁘신 데도 불구하고 뇌신경마취 핸드북 집필과 편집에 참여하신 모든 교수님, 출판을 맡아주신 군자출판사 장주연 사장님과 박혜영 과장님과 관계자들께 다시 한번 감사를 드린다.

뇌신경마취 핸드북 편집위원회

위원장 손주태
위 원 김계민
김종훈
박성식
전영태

집필진

고성훈	전북대학교 의학전문대학원 마취통증의학교실
권재영	부산대학교 의학전문대학원 마취통증의학교실
김계민	인제대학교 의과대학 마취통증의학교실
김동원	한양대학교 의과대학 마취통증의학교실
김동찬	전북대학교 의학전문대학원 마취통증의학교실
김봉일	대구가톨릭대학교 의과대학 마취통증의학교실
김상태	충북대학교 의과대학 마취통증의학교실
김석곤	단국대학교 의과대학 마취통증의학교실
김종훈	연세대학교 의과대학 마취통증의학교실
김해규	부산대학교 의학전문대학원 마취통증의학교실
김희수	서울대학교 의과대학 마취통증의학교실
류시정	고신대학교 의과대학 마취통증의학교실
문봉기	아주대학교 의과대학 마취통증의학교실
민경태	연세대학교 의과대학 마취통증의학교실
박성식	경북대학교 의과대학 마취통증의학교실
박희평	서울대학교 의과대학 마취통증의학교실
배정인	계명대학교 의과대학 마취통증의학교실
백희정	이화여자대학교 의학전문대학원 마취통증의학교실
손주태	경상대학교 의과대학 마취통증의학교실
신혜원	고려대학교 의과대학 마취통증의학교실
윤명하	전남대학교 의과대학 마취통증의학교실
이수일	동아대학교 의과대학 마취통증의학교실

이원택	연세대학교 의과대학 해부학교실
이원형	충남대학교 의과대학 마취통증의학교실
이윤석	동국대학교 의과대학 마취통증의학교실
이일옥	고려대학교 의과대학 마취통증의학교실
이정진	성균관대학교 의과대학 마취통증의학교실
임영진	서울대학교 의과대학 마취통증의학교실
전영태	서울대학교 의과대학 마취통증의학교실
정익수	성균관대학교 의과대학 마취통증의학교실
정송권	인하대학교 의과대학 마취통증의학교실
최승호	연세대학교 의과대학 마취통증의학교실
최영규	경희대학교 의학전문대학원 마취통증의학교실

CONTENTS

1장

중추신경계의 혈관해부학
(Vascular Anatomy of the CNS)

학습목표

1. 중추신경계 모세혈관의 구조와 혈액-뇌 장벽의 기능을 설명한다.
2. 내경동맥 및 척추동맥-뇌기저동맥계의 분포와 한국인에서 나타나는 변화를 설명한다.
3. 뇌의 정맥 분포와 특성을 설명한다.
4. 척수의 동맥 및 정맥 분포와 특성을 설명한다.

중추신경계(central nervous system, CNS)는 뇌와 척수의 두 부분으로 구성되어 있으며 뇌척수막(meninges)에 의해 싸여 있다. 중추신경계는 신체의 다른 부분에 비해 혈액 공급이 매우 풍부하다. 뇌는 전체 몸무게의 약 2% 밖에 안 되는 작은 부분이지만 심장에서 나오는 혈액의 약 17%를 받으며, 체내에서 소비하는 산소의 약 20%를 사용한다. 뇌로 들어가는 혈액이 모두 차단되면 사람은 10초 이내에 무의식상태에 빠지게 된다. 따라서 뇌의 혈액공급을 담당하는 뇌혈관은 매우 중요하며, 뇌혈관이 막히거나 출혈이 일어나면 뇌의 기능이상이 나타나게 된다. 뇌혈관의 이상으로 초래되는 뇌혈관질환(cerebrovascular disease, cerebrovascular accidents, CVA)은 그 빈도가 매우 높아, 암에 이어 우리나라에서 사망의 두 번째 원인이 된다.

뇌는 내경동맥(internal carotid artery)과 척추동맥(vertebral artery)의 두 동맥혈관에 의해 동맥혈액을 공급받으며 이 두 혈관계는 Willis 고리(circle of Willis)에서 이어져 있다. 뇌의 정맥은 대부분 동맥과 동반되지 않으며, 경질막정맥동(dural sinus)을 통해 내경정맥(internal jugular vein)으로 이어진다.

중추신경계의 내부 실질에는 신경조직에 산소와 영양분을 공급하는 모세혈관(capillary)이 매우 풍부하다. 신경세포는 수명이 매우 길며 한 번 손상되면 재생이 어렵기 때문에 각종 독성물질이 직접 신경세포로 들어가는 것을 차단하는 구조가 중추신경계의 모세혈관에 잘 발달되어 있다.

1. 중추신경계 모세혈관의 구조와 혈액-뇌 장벽(blood-brain barrier)

1) 혈액-뇌 장벽(blood-brain barrier, BBB)

특정한 물질들이 혈관으로부터 신경조직으로 들어가는 것을 막는 일종의 장벽(barrier)이다. 예를 들어 트라이판 블루(trypan blue)를 정맥 주사하면 모든 세포 사이공간에 이 물질이 나타나지만, 중추신경계에만은 나타나지 않는다. 즉, 여러 종류의 약물과 대사물질이 혈액-뇌 장벽을 투과하지 못하며 혈관으로 도파민(dopamine)을 투여하면 뇌의 실질 내로 들어가지 못한다. 그렇지만 도파민의 전구물질인 알파메틸도파(α-methyl DOPA)는 혈액-뇌 장벽을 통과하여 뇌 실질로 들어간 후 도파민으로 전환된다.

2) 혈액-뇌장벽을 이루는 주된 구조

모세혈관 내피세포(capillary endothelial cell)에 있는 치밀이음부(tight junction; 폐쇄띠, zonula occludens)로 생각된다(그림 1-1). 내피세포의 세포질에는 다른 여러 부위의 모세혈관에서 볼 수 있는 창(fenestra)이 없으며, 포음소포(pinocytotic vesicle)도 아주 드물게 존재한다. 신경조직에 필요한 작은 분자량의 물질은 세포막에 있는 운반물질(carrier)과 결합되어 내피를 통해 뇌실질로 들어간다. 또한 중추신경계의 모세혈관은 성상세포(astrocyte, 성상교세포)의 혈관주위돌기(perivascular feet, foot process)에 의해 싸여 있다. 이 돌기는 물질의 투과를 막지는 못하지만 모세혈관의 폐쇄연접이 발달될 수 있게 해주는 역할을 한다.

(1) 혈액-뇌 장벽이 없는 부분: 이 부분들을 뇌실주위기관(circumventricular organ)이라고 한다. 이 부분에 있는 혈관은 중추신경계의 모세혈관에 나타나는 폐쇄연접이 없으며, 다른 내분비기관과 같이 유창모세혈관(fenestrated capillary, 제2형 모세혈관, type II capillary)으로 구성되어 있다.

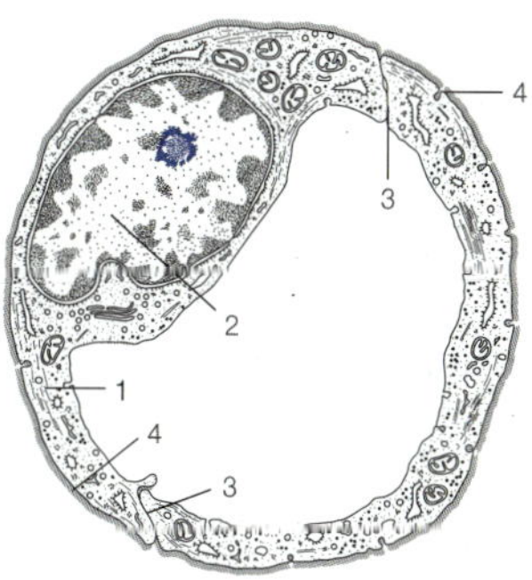

그림 1-1. 중추신경계의 모세혈관(capillary). 내피세포(endothelial cell) 사이에 폐쇄연접(tight junction)이 있어 물질의 자유로운 투과를 방지한다.

① 뇌실주위기관: 마름모오목(rhomboid fossa)의 가장 아래쪽에 있는 최하구역(area postrema)과 뇌궁밑기관(subfornical organ), 종말판(lamina terminalis)의 맥관기관(organum vasculosum), 후교련 밑의 교련밑기관(subcommissural organ), 시상하부의 정중융기(median eminence) 등이 있으며, 뇌하수체(hypophysis)와 송과선(pineal gland)도 뇌실주위기관으로 분류한다. 최하구역을 제외한 모든 뇌실주위기관은 제3뇌실(3rd ventricle)과 연관되어 있으며, 모두 정중앙부위에 있다.

i. 최하구역: 일종의 화학수용기(chemoreceptor)로 구토를 일으키는 여러 화학물질에 반응하여 구토반사(vomiting reflex)를 일으킨다.

ii. 맥관기관: 혈액이나 뇌척수액 내에 존재하는 펩타이드와 단백질에 대한 화학수용기(chemoreceptor)로 작용한다고 알려져 있다.

iii. 시상하부의 정중융기와 뇌하수체 및 송과선: 모두 호르몬을 분비하는 내분비기관이다.

(2) 혈액-뇌장벽의 손상: 염증성질환(inflammatory disease)이나 종양(tumor) 등 여러 질환에 의해 손상되며, 외상(injury) 후에도 2~3 주일 정도 기능을 못하는 경우가 있다. 이러한 성질을 이용하여 혈액 내로 추적물질(tracer substance)을 준 후 이 물질이 뇌의 어느 부분으로 투과해 들어가는지를 관찰하면 병변이 있는 장소를 추측할 수 있다.

2. 뇌의 동맥분포(arterial supply of the brain)

뇌는 두개강(cranial cavity)의 앞쪽으로 들어온 내경동맥(internal carotid artery)과 대후두공(foramen magnum)을 통해 뒤쪽으로 들어온 척추동맥(vertebral artery)의 두 동맥혈관계에 의해 동맥혈액을 공급받는다(그림 1-2). 대체적으로 전체 뇌혈액의 80% 정도는 내경동맥에서 공급받고 20% 정도는 척추동맥에서 공급받는다고 알려져 있다.

1) 내경동맥

두개강 내에서 상하수체동맥(superior hypophyseal artery), 안동맥(ophthalmic artery), 후교통동맥(posterior communicating artery), 전맥락동맥(anterior choroidal artery)의 가지들을 내며, 전대뇌동맥(anterior cerebral artery)과 중간대뇌동맥(middle cerebral artery)으로 나누어진다.

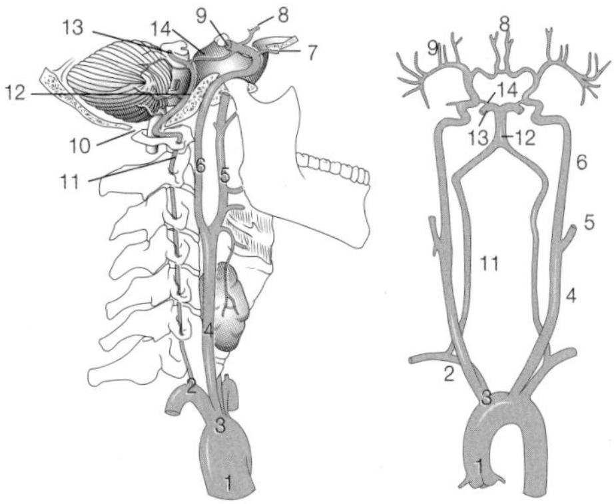

1. 대동맥(aorta)
2. 쇄골밑동맥(subclavian artery)
3. 완두동맥(brachiocephalic trunk)
4. 총경동맥(common carotid artery)
5. 외경동맥(external carotid artery)
6. 내경동맥(internal carotid artery)
7. 안동맥(ophthalmic artery)
8. 전대뇌동맥(anterior cerebral artery)
9. 중간대뇌동맥(middle cerebral artery)
10. 대후도공(foramen magnum)
11. 척추동맥(vertebral artery, 추골동맥)
12. 뇌기저동맥(basilar artery, 뇌저동맥)
13. 후대뇌동맥(posterior cerebral artery)
14. 후교통동맥(posterior communicating artery)

그림 1-2. 뇌로 들어가는 혈관의 기시부, 왼쪽은 측면에서 관찰한 구조로 주위 구조와의 관계를 표시하였다. 오른쪽의 그림은 전면에서 관찰한 구조로 혈관 외에는 두개강과 두개골의 일부만을 표시하였다.

2) 척추동맥

양쪽의 척추동맥은 교뇌(pons)의 아래쪽에서 합쳐져 뇌기저동맥(basilar artery)을 형성하며 뇌기저동맥은 교뇌의 위쪽에서 둘로 갈라져 한 쌍의 후대뇌동맥(posterior cerebral artery)을 형성한다. 척추동맥과 뇌기저동맥의 가지들은 경수(cervical spinal cord), 연수(medulla oblongata), 교뇌, 중뇌(midbrain), 소뇌(cerebellum)에 혈액을 공급하며, 시상(thalamus)의 뒤쪽과 대뇌피질의 후두엽(occipital lobe) 및 측두엽(temporal lobe)의 내측아래쪽에도 혈액을 공급한다.

3) Willis고리(circle of Willis, cerebral arterial circle)(그림 1-3, 4)

① 정의: 내경동맥과 후대뇌동맥은 중뇌의 위쪽, 뇌기저부에서 후교통동맥(posterior communicating artery)에 의해 이어져 있고, 내경동맥의 가지인 양쪽의 전대뇌동맥은 전교통동맥(anterior communicating artery)에 의해 이어져, 내경동맥-척추동맥의 두 혈관계가 서로 연결된 고리모양의 구조.

② 변이: 내경동맥, 전대뇌동맥, 전교통동맥, 후교통동맥, 후대뇌동맥이 직접 Wills 고리의 형성에 참여하지만, 이의 형태에는 수많은 변이가 있다(그림 1-5).

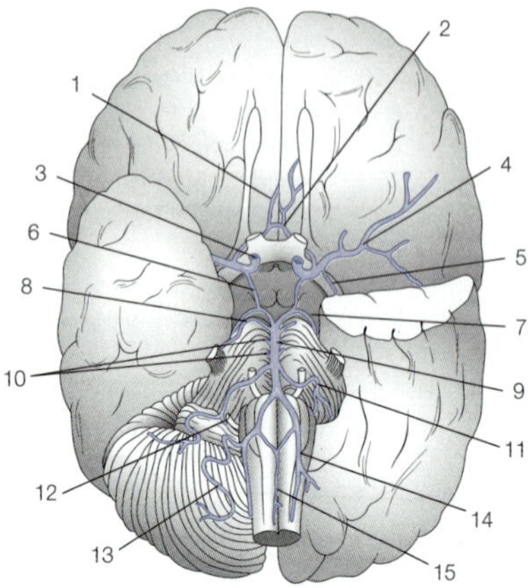

1. 전대뇌동맥(anterior cerebral artery)
2. 전교통동맥(anterior communicating artery)
3. 내경동맥(internal carotid artery)
4. 중간대뇌동맥(middle cerebral artery)
5. 전맥락동맥(anterior choroidal artery)
6. 후교통동맥(posterior communicating artery)
7. 후대뇌동맥(posterior cerebral artery)
8. 상소뇌동맥(supeior cerebellar artery)
9. 뇌기저동맥(basilar artery, 뇌저동맥)
10. 교뇌동맥(pontine branches)
11. 전하소뇌동맥(anterior inferior cerebellar artery)
12. 미로동맥(labyrinthine artery)
13. 후하소뇌동맥(posterior inferior cerebellar artery)
14. 척추동맥(vertebral artery)
15. 진척수동맥(anterior spinal artery)

그림 1-3. 뇌 기저면(basal surface)의 동맥분포

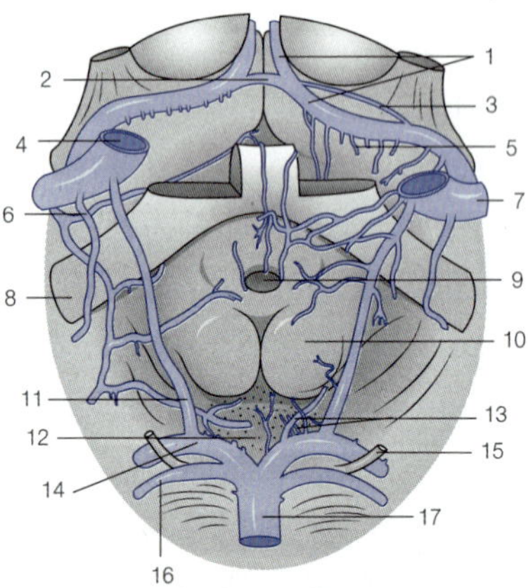

1. 전대뇌동맥(anterior cerebral artery)
2. 전교통동맥(anterior communicating artery)
3. 휴브너되돌이동맥(recurent artery of Huebner)
4. 내경동맥(internal carotid artery)
5. 전내측중심동맥(anteromedial central artery)
6. 전맥락동맥(anterior choroidal artery)
7. 중간대뇌동맥(middle cerebral artery)
8. 시각로(optic trac, 시삭)
9. 깔때기(infundibulun, 누두)
10. 유두체(mammillary body)
11. 후교통동맥(posterior communicating artery)
12. 후관통질(posterior perforating substance)
13. 후내측중심동맥(posteromedial central artery)
14. 후대뇌동맥(posterior cerebral artery)
15. 동안신경(oculomotor nerve, III)
16. 상소뇌동맥(supeior cerebellar artery)
17. 뇌저동맥(basilar artery)

그림 1-4. Willis 고리(circle of Willis)와 주위의 구조

③ 중요성: 대뇌는 이와 같이 두 동맥혈관계에 의해 혈액을 공급받으며 대뇌동맥고리를 통해 이어져 있으므로, 일부 혈관이 서서히 막히거나 선천적으로 결손된 경우에는 다른 혈관에서 우회하여 혈액을 공급받을 수 있다.

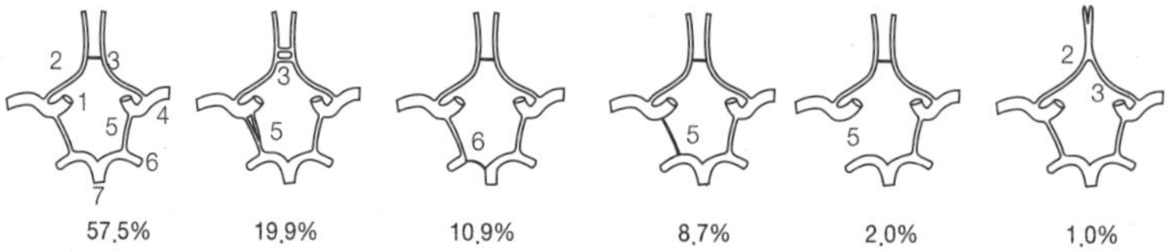

1. 내경동맥(internal carotid artery)
2. 전대뇌동맥(anterior cerebral artery)
3. 전교통동맥(anterior communicating artery)
4. 중간대뇌동맥(middle cerebral artery)
5. 후교통동맥(posterior communicating artery)
6. 후대뇌동맥(posterior cerebral artery)
7. 뇌기저동맥(basilar artery, 뇌저동맥)

그림 1-5. 한국 성인 Willis고리(circle of Willis)의 변이

4) 대뇌반구와 간뇌에 분포하는 혈관

후대뇌동맥(posterior cerebral artery), 후교통동맥(posterior communicating artery), 전맥락동맥(anterior choroidal artery), 중간대뇌동맥(middle cerebral artery) 그리고 전대뇌동맥(anterior cerebral artery) 등이며, 그 외에 간뇌 시상하부(hypothalamus)의 깔때기(infundibulum)부위에는 내경동맥에서 나오는 상하수체동맥(superior hypophyseal artery)이 혈액을 공급한다.

5) 뇌동맥의 가지

뇌의 동맥은 주위의 혈관과 연결되어 있기는 하지만 이 혈관에 이상이 발생하면 주위혈관에서 충분한 혈액이 공급되지 못해 조직의 괴사(necrosis)가 일어나는 기능적 종말동맥(functional end-artery)이다.

① 중심가지(central branch, 중심동맥 central arteries): 중심동맥 또는 관통동맥(perforating arteries)이라고도 하며, 뇌의 표면을 뚫고 내부로 들어가 그 심부의 구조에 혈액을 공급한다.

② 피질가지(cortical branch, 피질동맥 cortical arteries): 뇌연막(pia mater)을 통해 뇌의 표면으로 주행하다 다른 혈관과 만나 서로 연결되어 표면동맥얼기(superficial plexus)를 형성한다. 이 혈관에서 나오는 작은 관통가지(perforating branch)들은 피질에 수직방향으로 들어가 피질의 신경조직에 혈액을 공급한다.

3. 내경동맥(internal carotid artery)의 가지

내경동맥은 총경동맥(common carotid artery)의 마지막 가지로 경동맥관(carotid canal)을 통해 두개강 내로 들어간다. 내경동맥은 경부(cervical portion), 암석부(petrous portion), 해면정맥동부(cavernous portion), 대뇌부(cerebral portion)의 네 부분으로 나누어지며, 뇌에 혈액을 공급하는 가지들은 모두 대뇌부분에서 나온다.

1) 경로

① 기시부: 총경동맥이 둘로 갈라지는 부분으로 갑상연골(thyroid cartilage)의 위쪽 끝부분과 같은 높이에 있다.

② 경부(cervical portion): 이 동맥의 첫 부분으로 거의 수직방향으로 위로 올라가며 측두골(temporal bone)의 암석부(petrous portion)에 있는 경동맥관으로 들어간다.

③ 암석부(petrous portion): 경동맥관 내에 있는 내경동맥으로 첫 부분은 위쪽으로 올라가지만 곧 앞쪽 내측으로 구부러져 경동맥관을 나온 후, 파열공(foramen lacerum)의 뒤쪽으로 들어가 위쪽으로 올라가다가, 뇌경막(dura mater)을 뚫고 해면정맥동(cavernous sinus) 내로 들어간다.

④ 해면정맥동부(cavernous portion): 해면정맥동 내에 있는 부분으로 'S' 자 모양으로 구부러져 있어 특히 혈관조영술(angiogram)에서는 이 부분을 "목동맥사이펀(carotid siphon)" 이라고도 한다. 이 혈관은 위쪽으로 올라가 접형골(sphenoid bone)의 전침상돌기(anterior clinoid process)와 중간침상돌기(middle clinoid process) 사이에서 해면정맥동 천장의 뇌경막을 뚫고 중간대뇌우묵(middle cranial fossa)으로 들어가 대뇌부(cerebral portion)가 된다.

2) 기능

내경동맥과 그 가지들은 대뇌피질의 전두엽(frontal lobe), 두정엽(parietal

lobe), 측두엽(temporal lobe)의 외측표면에 혈액을 공급하며, 시상(thalamus)의 앞쪽과 선조체(corpus striatum), 뇌량(corpus callosum), 내섬유막(internal capsule)에도 혈액을 공급한다.

3) 분지

내경동맥 대뇌부에서는 상하수체동맥(superior hypophyseal artery), 안동맥(ophthalmic artery), 후교통동맥(posterior communicating artery), 전맥락동맥(anterior choroidal artery)이 나오며, 마지막 부분은 전대뇌동맥(anterior cerebral artery)과 중간대뇌동맥(middle cerebral artery)으로 나누어진다.

(1) 상하수체동맥(superior hypophyseal artery)

① 경로와 기능: 상하수체동맥은 내경동맥의 대뇌부에서 나오는 여러 개의 혈관으로, 외측으로 주행하여 시상하부의 정중융기(median eminence)로 들어가며, 이 부분에서 일차모세혈관얼기(primary capillary plexus)를 형성한다. 시상하부에서 분비되는 조절호르몬(regulating hormones)들이 이 혈관으로 분비된다.

모세혈관얼기는 시상하부뇌하수체문맥(hypothalamo-hypophyseal portal vein)으로 이어지며 이 문맥은 뇌하수체(hypophysis) 전엽(anterior lobe)에서 다시 모세혈관얼기를 형성한다. 이 모세혈관의 조절호르몬이 뇌하수체 전엽 세포의 호르몬 분비를 조절한다.

② 시상하부-뇌하수체문맥계(hypothalamohypophyseal portal system): 시상하부와 뇌하수체전엽의 모세혈관얼기가 서로 연결되어 극히 소량의 조절호르몬으로도 뇌하수체 전엽의 호르몬분비를 조절할 수 있도록 하는 문맥계이다.

(2) 안동맥(ophthalmic artery, 눈동맥)

① 경로: 대부분 내경동맥의 대뇌부에서 분지하지만 해면정맥동부

(cavernous portion)나 중간뇌막동맥(middle meningeal artery)에서 분지하는 경우도 있다. 시각신경관(optic canal)을 통해 안와(orbit)로 들어가 망막중심동맥(central artery of retina) 등 눈과 안와에 분포하는 여러 가지를 낸다.

② 한국인에서 변이: 내경동맥의 대뇌부에서 나오는 경우가 92.5%로 대부분이고, 해면정맥동부에서 나오는 경우는 6.3%, 중간뇌막동맥에서 나오는 경우는 1.2%로 조사되어 있다.

(3) 후교통동맥(posterior communicating artery)

① 경로: 내경동맥의 뒤쪽에서 기시하여 후대뇌동맥(posterior cerebral artery)과 연결되는 길이 1~1.5 cm의 혈관이다. 한국인의 후교통동맥의 평균 길이는 좌측이 13.0±3.2 mm, 우측이 13.8±4.0 mm로 조사되었다.

② 변이: 일반적으로 Wills 고리를 이루는 다른 동맥보다 가늘지만, 예외적으로 아주 굵거나 아주 가는 경우도 있으며, 결손된 경우도 있다. 때로는 이 혈관이 상당히 커서 후대뇌동맥이 이 동맥과 연속된 혈관으로 보이기도 한다. 이 경우 이 동맥과 뇌기저동맥(basilar artery) 사이의 후대뇌동맥은 가느다란 경우가 대부분이다.

③ 임상적 중요성: 후교통동맥이 내경동맥에서 기시하는 부위와 후대뇌동맥과 연결되는 부위에는 동맥의 벽이 얇아 부풀어 오르는 동맥류(aneurysm)가 흔히 나타나며, 이 경우 거미막밑 출혈(subarachnoid hemorrhage)을 일으키기 쉽다.

④ 한국인에서 변이: 결손된 경우는 전체의 1.1%와 1.7%로 조사되었으나, 10.8%로 많은 경우도 보고되어 있다. 이 동맥이 바깥직경 1 mm 이하의 실같이 가는 혈관으로 관찰된 경우는 31.2% 또는 8.9%로 조사되었다.

⑤ 가지: 후교통동맥의 중심가지(central branches)는 시상하부의 뒤쪽과 후관통질(posterior perforating substance)을 뚫고 들어가 시상의 내측(시상가지, thalamic branch)과 제3뇌실의 벽(시상하부가지, hypothalamic branches) 및 내섬유막 후각(posterior limb of internal capsule)의 앞쪽 1/3에 분포한다. 시상의 내측에 분포하는 동맥은 시상융기동맥(thalamotuberal artery)이라고도 한다.

(4) 전맥락동맥(anterior choroidal artery): 전맥락동맥은 작지만(직경 0.6~1.0 mm) 매우 중요한 내경동맥의 가지이며, 이 혈관이 없는 경우는 극히 드물다.

① 경로: 후교통동맥-내경동맥 경계부의 2~4 mm 아래쪽에서 기시하여(그림 1-4) 내경동맥에서 뒤쪽으로 시각신경로(optic tract)의 내측경계를 따라 외측무릎체(lateral geniculate body, LGB)의 앞쪽 경계 부위까지 주행한 후, 외측으로 측두엽의 내측면을 향해 달리다가, 갈고리이랑(uncus) 내측의 맥락틈새(choroid fissure)를 통해 외측뇌실(laterl ventricle) 측두각(temporal horn)의 맥락총(choroid plexus)에 분포한다. 맥락총에 분포하는 외측뇌실맥락가지(branch to lateral ventricle)는 외측후맥락동맥(lateral posterior choroidal artery)과 서로 연결된다.

② 한국인에서 변이: 전맥락동맥이 내경동맥에서 기시하지 않는 경우는 매우 드물며, 한국인의 뇌에서는 96.4%가 내경동맥에서 기시되었다. 전대뇌동맥과 중간대뇌동맥이 분지하는 곳에서 같이 기시되는 경우가 2.4%, 중간대뇌동맥에서 기시되는 경우가 0.6%, 후교통동맥에서 기시되는 경우가 0.6%였다. 이 혈관의 직경은 평균 0.9 mm로 조사되었다.

③ 가지: 크기와 숫자가 다양하며, 그 분포 영역 역시 다양하다.

i. 근위부에서 나오는 가지: 시각로(optic tract), 내섬유막 무릎(genu of internal capsule), 창백핵의 내측(medial portion of globus pallidus)에 분포한다.

ii. 외측으로 나간 가지: 이상엽(piriform lobe)과 갈고리이랑(uncus)에 분포하며, 전관통질(anterior perforating substance)로 들어가는 관통가지(전관통질가지)들은 해마형성체(hippocampal formation)의 앞부분과 미상핵의 꼬리부분(tail of the caudate nucleus), 그리고 편도체

(amygdaloid body)에 분포한다.

iii. 내측으로 나간 가지: 대뇌각(cerebral peduncle)의 중간 1/3에 분포하며, 흑색질(substantia nigra)과 적색핵(red nucleus), 그리고 시상밑부(subthalamus)와 시상의 일부에도 분포한다.

iv. 외측무릎체가지(branch to the lateral geniculate body): 외측무릎체(LGB) 부위에서 기시하여 시상의 외측무릎체에 혈액을 공급하며, 내섬유막의 후각(posterior limb)과 렌즈핵후부분(postlenticular portion)에도 분포한다.

(5) 전대뇌동맥(anterior cerebral artery)(표 1-1): 내경동맥의 마지막 부분은 전대뇌동맥과 중간대뇌동맥(middle cerebral artery)으로 갈라져 끝나며, 둘 중 전대뇌동맥이 더 가늘다(그림 1-3, 4).

표 1-1. 전대뇌동맥(anterior cerebral artery)의 가지

전대뇌동맥의 가지
교통이전부분(precommunicating artery)
전내측중심동맥(anteromedial central artery, 전내측시상선조체동맥 anteromedial thalamostriate artery)
단중심동맥(short central artery)
장중심동맥(long central artery, 휴브너되돌이동맥 recurrent artery of Huebner, 내측선조체동맥 medial striate artery)
전교통동맥(anterior communicating artery)
교통이후부분(postcommunicating portion): 뇌량주위동맥(pericallosal artery)
내측전두기저동맥(medial frontobasal artery)
전두극동맥(frontopolar artery)
뇌량변연동맥(callosomarginal artery)
전내측전두엽가지(anteromedial frontal branch)
중간내측전두엽가지(mediomedial frontal branch)
후내측전두엽가지(posteromedial frontal branch)
대상고랑가지(cingulate branch)
중심옆동맥(paracentral artery)
쐐기앞동맥(precuneate artery)
두정후두엽동맥(parieto-occipital artery)

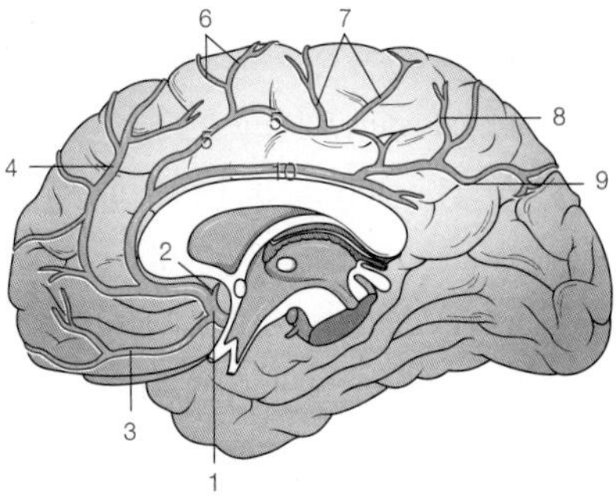

1. 전대뇌동맥(anterior cerebral artery)
2. 전내측중심동맥(anteromedial central artery)
3. 내측전두기저동맥(medial frontobasal artery)
4. 전두극동맥(frontopolar artery)
5. 뇌량변연동맥(callosomarginal artery)
6. 전두엽가지(frontal branches)
7. 중심옆동맥(paracentral artery)
8. 쐐기앞동맥(precuneate artery)
9. 두정후두엽동맥(parieto-occipital artery)
10. 뇌량주위동맥(pericalloal artery)

그림 1-6. 전대뇌동맥(anterior cerebral artery)의 가지

① 경로: 내경동맥의 뒤쪽에서 기시되어 내측 약간 앞쪽으로 주행한다. 이 혈관은 시각신경(optic nerve)의 등 쪽을 지나가며, 시각교차(optic chiasm)의 앞쪽에서 양쪽의 대뇌반구(cerebral hemisphere)를 나눠주는 대뇌세로틈새(cerebral longitudinal fissure)에 도달하게 된다. 이 부분에서 양쪽의 전대뇌동맥은 서로 가까워지며 전교통동맥(anterior communicating artery)에 의해 연결된다(그림 1-4). 대뇌세로틈새 내의 전대뇌동맥은 종말판 바로 앞에서 위쪽으로 올라간 후, 뇌량(corpus callosum)의 위쪽 표면을 따라 뒤쪽으로 주행한다. 뒤쪽으로 이어진 전대뇌동맥의 줄기(뇌량주위동맥, pericallosal artery)는 거의 뇌량팽대(splenium)까지 이어져 있으며, 여기에서 후대뇌동맥(posterior cerebral artery)의 가지들과 연결된다(그림 1-6).

전대뇌동맥은 전교통동맥을 중심으로 짧은(약 1.5 cm) 교통이전부분(precommunical part)과, 대부분의 종말가지를 포함하는 교통이후부분(postcommunical part)으로 나누어진다. 한국인에서는 좌측교통이전부분의 길이가 1.47±0.32 cm, 우측교통이전부분의 길이는 1.60±0.25 cm로 조사되었다.

② 교통이전부분(precommunical part): 전대뇌동맥의 교통이전부분에서는 뇌의 기저부를 뚫고 들어가는 수많은 중심동맥(central arteries)들이 나온

다. 전대뇌동맥에서 나오는 이 중심동맥들은 뇌 심부의 전내측에 분포하므로 전내측중심동맥(anteromedial central artery)이라고 한다.

전내측중심동맥(전내측시상선조체동맥, anteromedial thalamostriate artery)은 단중심동맥(short central arteries)과 장중심동맥(long central artery, 휴브너되돌이동맥 recurrent artery of Huebner)으로 나눌 수 있으며, 단중심동맥은 다시 내측과 외측 단중심동맥으로 나누어진다.

i. 내측, 외측 단중심동맥(short medial and lateral central arteries): 교통이 전부분의 등쪽면과 배쪽면 양쪽에서 기시한다. 배쪽면에서 나오는 동맥들은 시각신경과 시각신경교차의 위쪽 표면에 분포한다. 등쪽면에서는 외측에 8~12개의 단중심동맥이 나오고, 내측에서는 4~10개의 단중심동맥이 나온다.

   이 혈관들은 전뇌기저부(basal forebrain)의 배쪽면을 뚫고 들어가며, 일부는 전관통질(anterior perforating substance)로 들어가고, 나머지는 후각삼각(olfactory trigone)과 후각로(olfactory tract)로 들어가 그 심부의 구조에 분포한다. 또한 일부 가지들은 깔때기(infundibulum) 밑으로 들어가 시상하부의 시각전구역(preoptic area)과 전시상하부(anterior hypothalamic area), 뇌량무릎(genu of corpus callosum), 중격부(septal region), 전교련(anterior commissure), 뇌궁(fornix)및 선조체(corpus striatum)의 앞쪽 밑쪽 표면에 분포한다.

ii. 장중심동맥(long central artery, 휴브너되돌이동맥 recurrent artery of Huebner, 내측선조체동맥 medial striate artery): 전교통동맥이 일어나는 곳 가까이의 전대뇌동맥에서 기시되는 혈관으로, 전교통동맥에서 기시되기도 한다. 한국인에서는 휴브너되돌이동맥이 전교통동맥의 가지로 나타난 경우가 3.3%로 보고되었으며, 이 중 한 예는 양측 모두가 전교통동맥에서 분지하였다. 이 동맥은 기시부분에서 외측으로 2~3 cm 주행한 후 다시 내측 뒤쪽으로 방향을 바꿔 단중심동맥의 바로 내측에서 전관통질(anterior perforating substance)로 들어가는 상당히 큰 동맥이다(그림 1-4).

휴브너되돌이동맥은 주로 내섬유막(internal capsule)의 전각(anterior limb)과 미상핵 머리(head of caudate nucleus)의 내측면, 그리고 조가비핵(putamen)과 창백핵(globus pallidus)의 앞부분에 분포한다. 주로 선조체의 내측면에 분포하기 때문에 내측선조체동맥(medial striate artery)이라고도 한다. 이 혈관은 전두안와피질(orbitofrontal cortex)의 내측부위와 후각망울(olfactory tubercle)에 분포하는 가지를 내기도 한다.

③ 전교통동맥(anterior communicating artery): 전교통동맥은 두 개의 전대뇌동맥을 대뇌세로틈새를 건너 서로 연결해 주는 짧은 혈관(0.1~3.0 mm)으로, 윌리스동맥고리의 앞부분을 이루고 있다(그림 1-3, 4).

i. 한국인에서 변이: 한국인의 전교통동맥의 길이는 평균 1.8~2.9 mm로 보고 되었다. 이 동맥은 두 개인 경우, Y자 모양, 그물모양, 매우 짧고 굵은 경우, 가늘고 긴 경우 등 여러 가지 다양한 모양을 하고 있다. 한국인에서 전교통동맥이 두 개로 중복된 경우는 10.2~18.2%가 된다. 세 개의 혈관으로 나타난 경우도 1.0~5.2% 정도 된다. Y자 또는 V자 모양인 경우는 6.2~10.4%로 조사되었다. 그물모양인 경우는 5.2~9.1%로 보고되었다. 안경모양인 경우는 3.2~3.9%이며, 직경 1 mm 이하의 가는 세사형의 동맥이 3.2%에서 나타난다. 완전히 결손된 경우도 0.3%이다. 양쪽의 전대뇌동맥이 융합되어 공통줄기를 형성한 경우는 0.9~5.2%로 나타나있다.

ii. 가지: 몇 개의 작은 관통가지인 전내측중심가지(central anteromedial branches)가 전교통동맥에서 기시되며, 시각신경교차(optic chiasm), 시각전구역(preoptic area), 시상하부의 깔때기 부분(infundibular region)에 분포한다. 약 10%의 경우에서 전교통동맥에서 전중간대뇌동맥(anteromedial cerebral artery; 뇌량의 정중동맥 median artery of corpus callosum; arteria termatica of Wilder)이 기시되어 뇌량의 각 부

위와 중격핵, 투명중격, 뇌궁 등에 분포하기도 한다. 한국인에서도 이러한 경우가 4.4~10.7% 정도이다. 전대뇌동맥이 없거나 아주 가느다란 섬유형인 경우 전중간대뇌동맥은 전대뇌동맥이 지배하는 영역으로 큰 가지를 낸다.

iii. 임상적 중요성: 전교통동맥이 전대뇌동맥과 연결되는 부위는 동맥의 벽이 얇아 부풀어 오르는 동맥류(aneurysm)가 가장 흔히 나타나는 부위이며, 이 경우 뇌출혈(cerebral hemorrhage)을 일으키기 쉽다.

④ 교통이후부분(postcommunical part, 뇌량주위동맥 pericallosal artery): 전대뇌동맥의 교통이후부분은 뇌량주위동맥이라고도 하며, 전교통동맥의 원위부(distal portion)에 있는 전대뇌동맥을 말하지만 학자에 따라서는 뇌량변연동맥(callosomarginal artery)을 분지한 다음의 종말가지만을 뇌량주위동맥이라고 하기도 한다. 이 혈관은 뇌량무릎(genu of corpus callosum)을 돌아 뇌량의 위쪽 표면을 따라 뒤로 계속 진행하며, 대뇌반구 앞쪽의 내측면에 분포한다. 교통이후부분의 가지에는 내측전두기저동맥, 전두극동맥, 뇌량변연동맥, 중심옆동맥, 쐐기앞동맥, 그리고 두정후두엽동맥 등이 있다(그림 1-6).

i. 내측전두기저동맥(medial frontobasal artery, 안와가지 orbital branch, 내측안와전두엽가지 medial orbitofrontal branch): 전대뇌동맥 교통이후부분의 첫 번째 중요한 가지로 전두엽(frontal lobe) 내측면의 밑 부분이나 안와면(orbital surface)의 내측을 따라 앞쪽으로 가며, 곧은이랑(gyrus rectus)과 후각로(olfactory tract), 후각망울(olfactory bulb)에 분포한다.

ii. 전두극동맥(frontopolar artery): 뇌량무릎(genu of corpus callosum) 부위에서 기시되어 앞쪽 위쪽으로 진행한다. 이 동맥은 내측전두이랑(medial frontal gyrus)의 앞쪽에 분포하고, 대뇌의 위쪽 경계에까지 뻗어 대뇌외측면 상전두이랑(superior frontal gyrus)의 앞부분에도 분포한다. 내측전두기저동맥이 없이 전대뇌동맥에서 앞쪽으로 한 개의 가지만이 나온 경우, 그 가지는 내측전두기저동맥과 전두극동맥으로 갈라진다.

전두극동맥 다음의 동맥가지는 뇌량변연동맥(callosomarginal artery)이라는 큰 동맥가지가 대상고랑(cingulate gyrus) 위로 주행하여 여기에서 가지들을 내는 경우와 전대뇌동맥의 종말가지, 즉 뇌량주위동맥(pericallosal artery)으로부터 직접 여러 가지가 나오는 경우가 있다. 한국인에서 전자는 단지 30%의 경우에만 있다. 외국의 예에서도 40% 정도 있는 것으로 보아 전자보다는 후자가 더 흔한 것으로 생각된다.

iii. 뇌량변연동맥(callosomarginal artery, 뇌량주변동맥): 뇌량의 위쪽 표면에서 기시되는 큰 동맥으로 대뇌내측면의 대상고랑(cingulate sulcus, 대상구)을 따라 주행한다. 대상고랑을 따라 가는 이 동맥의 경로는 전대뇌동맥의 주된 줄기인 뇌량주위동맥(pericallosal artery)의 주행 방향과 거의 평행하다. 이 동맥에서 전두엽가지(frontal branches; 전내측전두엽가지 anteromedial frontal branch, 중간내측전두엽가지 intermediomedial frontal branch, 후내측전두엽가지 posteromedial frontal branch)와 대상고랑가지(cingular ramus)가 나오며, 이 가지들이 전두엽(frontal lobe) 내측면의 뒷부분과 두정엽(parietal lobe) 내측면의 앞쪽, 그리고 대상이랑(cingulate gyrus)에 분포한다(그림 1-6).

뇌량변연동맥이 없는 경우에는 전내측전두엽가지, 중간내측전두엽가지, 후내측전두엽가지, 대상고랑가지 등이 직접 뇌량주위동맥에서 기시한다.

iv. 뇌량주위동맥의 종말부분: 뇌량의 표면을 따라 주행하며, 중심옆동맥(paracentral artery), 쐐기앞동맥(precuneal artery), 두정후두엽동맥(parieto-occipital artery) 등의 가지를 내며 끝나게 된다. 한국인의 경우 중심옆동맥은 뇌량주위동맥에서 바로 기시되는 경우가 가장 많지만(47%), 뇌량변연동맥에서 기시하는 경우도 10% 정도였고, 후내측

표 1-2. 중간대뇌동맥(middle cerebral artery)의 가지

접형골부(sphenoid portion)
- 전외측중심동맥(anterolateral central artery, 전외측시상 선조체동맥(anterolateral thalamostriate artery)
  - 외측가지(lateral branch)
  - 내측가지(medial branch)

뇌섬엽부(insular portion)
- 섬동맥(insular artery)
- 외측전두기저동맥(lateral frontobasal artery, 외측안와)
  - 전두엽가지(lateral orbitofrontal branch)
- 전측두엽동맥(anterior temporal artery)
- 중간측두엽동맥(middle temporal artery)
- 후측두엽동맥(posterior temporal artery)

종말부(terminal portion, 피질부 cortical portion)
- 전전두엽동맥(prefrontal artery)
- 중심고랑동맥(artery of central sulcus)
- 중심전고랑동맥(artery of precentral sulcus)
- 중심후고랑동맥(artery of postcentral sulcus)
- 전두정엽동맥(anterior parietal artery)
- 후두정엽동맥(posterior parietal artery)
- 각이랑동맥(artery of angular gyrus)

전두동맥과 함께 기시하는 경우(18%), 중간내측전두동맥과 함께 기시하는 경우(18%) 및 후내측전두동맥, 중간내측전두동맥과 함께 기시하는 경우(7%)도 있다.

이 동맥가지들은 중심옆소엽(paracentral lobule) 및 쐐기앞소엽(precuneus)을 포함하는 두정엽(parietal lobe)의 내측면에 분포하며, 일부는 두정엽과 후두엽(occipital lobe)의 경계부위까지에도 분포한다(그림 1-6).

(6) 중간대뇌동맥(middle cerebral artery)(표 1-2): 중간대뇌동맥은 내경동맥에서 전대뇌동맥이 분지한 다음 연속되는 부위로 내경동맥의 종말가지이다

(그림 1-7). 중간대뇌동맥은 내경동맥의 가지 중 가장 크다. 중간대뇌동맥의 결손은 매우 드물며, 한국인에서는 보고 되지 않았다. 두 개로 중복된 경우는 0.3~0.5%이다.

① 경로

i. 기시 및 전체적인 경로: 외측고랑(lateral sulcus)의 내측에서 기시하여 외측으로 약 1.5 cm 정도 수평방향으로 주행한 다음 전관통질(anterior perforating substance)을 지나 위쪽 뒤쪽으로 방향을 바꿔 주행하여 섬문턱(limen insula)으로 들어간 후 2개 또는 3개의 가지로 분지된다.

ii. 접형부(sphenoid part): 내경동맥과 이어지는 기시부에서 수평 방향으로 주행하는 부위를 말하며 여기에서는 중심동맥(central arteries)이 분지된다.

iii. 뇌섬엽부(insular part): 접형부가 끝나고 2~3개의 종말가지로 분지되는 부분까지를 말하며 섬동맥(insular artery)과 외측전두기저동맥(lateral frontobasal artery)이 나오며, 측두엽(temporal lobe)에 분포하는 가지들도 여기에서 나온다.

iv. 종말부(terminal part, 피질부 cortical part): 마지막 부분으로 외측고랑

1. 외측전두기저동맥(lateral frontobasal artery)
2. 전전두엽동맥(prefrontal artery)
3. 중심전고랑동맥(artery of precentral sulcus)
4. 중심고랑동맥(artery of central sulcus)
5. 중심후고랑동맥(artery of postcentral sulcus)
6. 전두정엽동맥(anterior parietal artery)
7. 후두정엽동맥(posterior parietal artery)
8. 각이랑동맥(artery of angular gyrus)
9. 후측두엽동맥(posterior temporal artery)
10. 중간측두엽동맥(middle temporal artery)
11. 전측두엽동맥(anterior temporal artery)

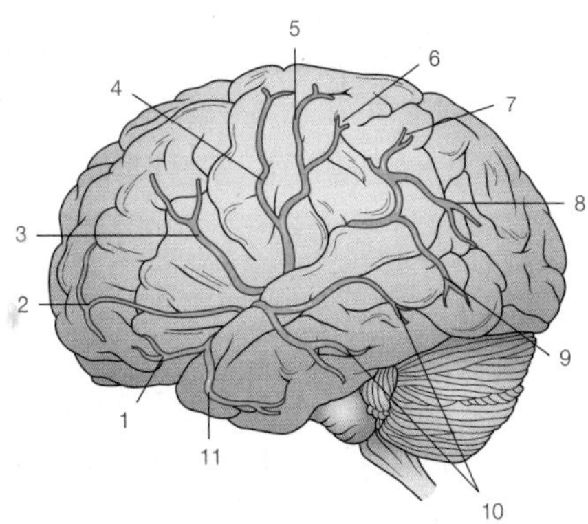

그림 1-7. 중간대뇌동맥(middle cerebral artery)의 가지

을 따라 주행하며, 이 동맥의 가지들은 대뇌의 외측표면으로 나와 두정엽(parietal lobe)과 전두엽(frontal lobe)의 외측면에 분포한다(그림 1-7).

② 접형골부(sphenoid part)의 가지: 중간대뇌동맥의 접형골부에서는 중심동맥인 전외측중심동맥(anterolateral central arteries)이 나오며, 피질가지는 나오지 않는다. 때로는 전대뇌동맥의 가지인 내측전두기저동맥(medial frontobasal artery)이 이 혈관에서 나오는 경우도 있다.

i. 전외측중심동맥: 전외측시상선조체동맥(anterolateral thalamostriate artery), 렌즈선조체동맥(lenticulostriate artery) 또는 외측선조동맥(lateral striate arteries)이라고도 한다. 이 동맥은 뇌의 다른 부위의 동맥에 비해 동맥 파열의 가능성이 높다고 알려져 있어 샤르코의 출혈동맥(hemorrhagic artery of Charcot)이라고도 한다.

전외측중심동맥은 전관통질(anterior perforating substance)을 뚫고 들어가는 10~15개의 가느다란 가지들로 구성되어 있으며, 창백핵(globus pallidus), 미상핵(caudate nucleus), 조가비핵(putamen) 및 내섬유막(internal capsule)에 분포한다.

③ 뇌섬엽부(insular part)의 가지: 중간대뇌동맥의 뇌섬엽부에서는 섬동맥, 외측전두기저동맥, 전, 중간, 후측두엽동맥이 기시된다.

i. 섬동맥(insular arteries)의 가지: 뇌섬엽을 구성하는 섬짧은이랑(short gyri of insula)과 섬긴이랑(long gyri of insula)에 분포한다. 이들은 또한 더 깊이 들어가 최외섬유막(extreme capsule), 외섬유막(external capsule)과 전장(claustrum)에도 분포한다.

ii. 외측전두기저동맥(lateral frontobasal artery): 외측고랑(lateral sulcus)에서 나온 후 바로 앞쪽으로 주행하여 전두엽의 하전두이랑(inferior frontal gyrus)과 안와이랑(orbital gyrus)의 일부분에 분포한다.

iii. 측두엽동맥(temporal artery): 중간대뇌동맥의 섬부분은 섬문턱 위에서 둘 혹은 셋으로 갈라진다. 두 개의 가지로 갈라질 때 외측으로 분지하는 동맥을 말하며 이 혈관은 섬부분의 가지로 분류하는 경우가 많다. 또 하나의 가지는 전두두정엽동맥(frontoparietal artery)이다. 세 개의 가지로 나올 때에는 전두엽동맥(frontal artery), 두정엽동맥(parietal artery), 측두엽동맥(temporal artery)이라고 한다. 이 두세 개의 가지가 외측대뇌고랑에서 위로 올라가다가 외측으로 가서 뇌섬엽의 표면을 덮는 5~8개의 가지들을 낸다. 이 혈관들은 양쪽 대칭인 부채꼴 모양으로 가지를 쳐 나가므로 혈관촬영(angiography) 사진에서는 가지촛대(candelabrum)라고 한다.

측두엽동맥(temporal artery)은 측두엽에 분포하며, 전, 중간, 후측두엽동맥으로 나누어진다. 전측두엽동맥(anterior temporal artery)은 측두엽의 앞쪽 1/3에 분포한다. 전측두엽동맥의 가지 중의 하나인 측두극동맥(temporal polar artery)은 측두극(temporal pole)에 분포한다. 중간측두엽동맥(middle temporal artery)은 측두엽의 중간 1/3에 분포하며, 후측두엽동맥(posterior temporal artery)은 측두엽의 뒤쪽 1/3에 분포한다.

④ 종말부(terminal part, 피질부 cortical part): 중간대뇌동맥의 종말부분에서는 외측대뇌고랑에서 나와 전두엽과 두정엽의 외측면에 분포하는 한 무리의 혈관들이 분지한다. 두 개의 가지로 나누어졌을 때 전두두정동맥(frontoparietal artery)이 종말부분이 된다. 종말부분의 가지에는 전전두엽동맥, 중심전고랑동맥, 중심고랑동맥, 전, 후두정엽동맥, 각이랑동맥 등이 있다(그림 1-7).

i. 전전두엽동맥(prefrontal artery): 전두엽 외측면의 앞쪽 대부분에 분포한다.

ii. 중심전고랑동맥(precentral artery; prerolandic artery 전롤란도동맥): 중심전고랑(precentral sulcus)을 따라 올라가 전두이랑(frontal gyrus)의 뒷부분과 중심전이랑(precentral gyrus)에 분포한다.

iii. 중심고랑동맥(central artery, Rolandic artery 롤란도동맥)은 중심고랑

(central sulcus; Rolandic sulcus, 롤란도고랑)을 따라 위쪽으로 올라가며, 중심전이랑(precentral gyrus)과 중심후이랑(postcentral gyrus)에 분포한다.

iv. 중심후고랑동맥(postcentral artery, postrolandic artery 롤란도후동맥): 중심후고랑(postcentral sulcus)을 따라 위쪽으로 올라가며 중심후고랑 주위의 피질에 분포한다.

v. 전 · 후두정엽동맥(anterior and posterior parietal arteries): 중심후이랑의 일부와 상 · 하두정소엽(superior and inferior parietal lobule)에 분포한다.

vi. 각이랑동맥(angular artery): 변연상이랑(supramarginal gyrus)과 각이랑(angular gyrus) 및 후두엽 외측면의 앞쪽에 분포한다. 이 동맥가지들이 분포하는 영역은 항상 그 경계부위가 중복되어 있다.

(7) 후대뇌동맥(posterior cerebral artery)(표 1-3): 후대뇌동맥은 뇌기저동맥(basilar artery)의 종말부가 둘로 나뉘어져 형성된 혈관으로 후교통동맥(posterior communicating artery)을 통해 내경동맥과 이어져 있으며, 후두엽과 측두엽의 내측면, 교뇌의 상부, 중뇌, 시상하부와 시상의 뒷부분에 분포한다(그림 1-8).

① 변이: 약 10%에서 후대뇌동맥은 후교통동맥을 통해 내경동맥 쪽에서 혈액을 받는다. 이 경우 후교통동맥이 크고, 후대뇌동맥과 뇌기저동맥 연결부는 없거나 가늘어 혈액의 대부분이 내경동맥에서 유입되므로 후대뇌동맥은 내경동맥에서 기시한다고 할 수 있다. 이와 같이 후대뇌동맥이 내경동맥에서 기시되는 유형은 태생기에 흔히 볼 수 있는 유형이기 때문에 태아유형(fetal type)이라고도 한다. 한국인에서 후대뇌동맥이 내경동맥에서 기시되는 빈도는 9.4~18.2%이며, 양쪽 혈관에서 동등하게 나오는 경우도 11%, 고도로 발달된 후맥락동맥에서 기시되는 경우도 0.8%이다.

② 발생학적 특성: 후대뇌동맥은 발생 초기에 내경동맥의 가지였으나, 전뇌

표 1-3. 후대뇌동맥(posterior cerebral artery)의 가지

- 교통이전부분(precommunicating portion)
  - 후내측중심동맥(posteromedial central artery)
    - 시상관통동맥(thalamoperforating artery)
- 교통이후부분(postcommunicating portion)
  - 후외측중심동맥(posterolateral central artery)
    - 시상무릎동맥(thalamogeniculate artery)
  - 내측후맥락동맥(medial posterior choroidal artery)
  - 외측후맥락동맥(lateral posterior choroidal artery)
  - 대뇌각가지(peduncular branches)
- 종말부분(terminal portion)
  - 외측후두엽동맥(lateral occipital artery)
    - 전측두엽가지(anterior temporal branches)
    - 중간측두엽가지(intermediate temporal branches)
    - 후측두엽가지(posterior temporal branches)
  - 내측후두엽동맥(medial occipital artery)
    - 등쪽뇌량가지(dorsal branch of corpus callosum)
    - 두정엽가지(parietal branch)
    - 두정후두엽동맥(parieto-occipital artery)
    - 새발톱고랑동맥(calcarine artery)

(forebrain)가 뒤로 팽창하고 후두엽(occipital lobe)이 점차 커짐에 따라 척추뇌기저동맥계(vertebro-basilar arterial system)와 이어지게 된다. 따라서 후대뇌동맥은 뇌기저동맥에서 대부분의 혈액을 받게 되고, 내경동맥과 이 혈관을 연결하고 있던 부분은 점차 작아져 후교통동맥을 형성한다.

③ 구분: 뇌기저동맥에서 기시하는 부분에서부터 후교통동맥과 연결되는 부분까지를 후대뇌동맥의 교통이전부분이라고 하며, 그 이후부분을 교통이후부분이라고 한다. 교통이후부분은 내측과 외측후두엽동맥의 두 동맥가지로 나누어지며 이 부분을 종말부분(terminal portion)이라고 한다.

④ 교통이전부분(precommunical part): 후대뇌동맥의 교통이전부분은 그 길이가 1 cm 이하로, 뇌기저동맥이 둘로 갈라지는 부분에서 양옆으로 뻗어

나가 후교통동맥과의 경계부분에 이른다(그림 1-4). 한국인에서는 좌측이 7.1±1.91 mm, 우측은 6.8±1.60 mm로 조사되었다. 이 부위에서 뇌심부의 후내측에 분포하는 중심동맥인 후내측중심동맥(central posteromedial arteries)이 기시된다.

i. 후내측중심동맥(central posteromedial arteries): 후대뇌동맥의 교통이전부분과 후교통동맥에서 기시되는 여러 동맥가지로 후관통질(posterior perforating substance)을 통해 시상의 내측과 시상밑핵(subthalamic nucleus), 시상하부(hypothalamus)의 중간이후부분, 대뇌각(cerebral peduncle)의 내측에 분포한다. 이들 중에서 시상의 내측에 분포하는 동맥이 후시상관통동맥(posterior thalamoperforating artery)이다.

⑤ 교통이후부분(postcommunical part): 후대뇌동맥의 교통이후부분은 외측으로 대뇌각을 감싸고돌아 소뇌천막(tentorium cerebelli)에 면한 후두엽(occipital lobe)의 아래표면까지 가며, 후교통동맥과 만나는 부분의 바로 외측에서 뇌 심부의 후외측에 분포하는 후외측중심동맥(central posterolateral arteries)이 기시된다.

i. 후외측중심동맥(central posterolateral arteries): 시상의 뒤쪽과 중뇌의 덮개(tectum) 및 대뇌각(cerebral peduncle)의 외측에 분포하는 여러 개의 동맥이다(그림 1-8). 시상의 뒤쪽에 분포하는 중심가지는 시상무릎동맥(thalamogeniculate artery)이라고 하며 감각을 중계하는 후외측핵(posterolateral nucleus)에 주로 분포한다.

교통이후부분에서는 제3뇌실과 외측뇌실의 맥락총(choroid plexus)에 분포하는 내측후맥락동맥(medial posterior choroidal artery)과 외측후맥락동맥(lateral posterior choroidal artery)이 나온다.

i-i. 내측후맥락동맥: 뇌간을 돌아 네쌍동이체(corpora quadrigemina)와 송과체(pineal body)에 가지를 내며, 제3뇌실의 천장을 따라가 제3뇌실의 맥락총(choroid plexus)과 맥락층(tela choroidea)에 분포한다.

i-ii. 외측후맥락동맥: 하나로만 나오는 내측후맥락동맥과는 달리 두 개 이상인 경우가 대부분이며, 맥락틈새(choroidal fissure)로 들어가 전맥락동맥과 함께 외측뇌실 측두각(temporal horn)의 맥락총(choroid plexus)과 시상의 외측무릎체(lateral geniculate body)에도 분포한다.

이 혈관의 종말가지들은 전맥락동맥의 가지들과 서로 연결되어 있다. 대뇌각동맥(peduncular artery)은 항상 후대뇌동맥의 교통이후부분에서 기시하며, 등쪽, 외측으로 주행하여 해마옆이랑(parahippocampal gyrus)에 분포한다.

③ 종말부분(terminal part): 후대뇌동맥의 종말부분 또는 피질부분은 대뇌각(cerebral peduncle)의 가장 외측에서 내측후두엽동맥(medial occipital artery)과 외측후두엽동맥(lateral occipital artery)의 두 혈관으로 나누어져 종말부분이 된다(그림 1-8).

i. 외측후두엽동맥(lateral occipital artery): 전,중간,후 측두가지(anterior, intermediate, posterior temporal branches)로 나누어지며, 갈고리이랑(uncus)과 해마옆이랑(parahippocampal gyrus)을 포함한 측두엽과 후두엽의 아랫변에 분포하고, 내측, 외측 후두측두이랑(medial and lateral occipitotemporal gyrus)의 앞쪽과 하측두이랑(inferior temporal gyrus)에도 분포한다.

ii. 내측후두엽동맥(medial occipital artery, 내후두엽동맥 internal occipital artery): 외측후두엽동맥보다 더 크며, 등쪽뇌량가지(dorsal callosal branch)와 두정엽가지(parietal branch)를 내 뇌량팽대(splenium)와 두정엽(parietal lobe)의 일부에 혈액을 공급하고, 새발톱고랑동맥(calcarine artery)과 두정후두엽동맥(parieto-occipital artery)으로 나누어진다(그림 1-8). 새발톱고랑동맥은 일차시각피질(primary visual cortex)에 분포하며, 두정후두엽가지는 쐐기소엽(cuneus)과 쐐기앞소엽(precuneus)에 분포한다.

4. 척추동맥-뇌기저동맥계(vertebral-basilar arterial system)

1) 척추동맥(vertebral artery)(표 1-4)

척추동맥은 쇄골밑동맥(subclavian artery)의 가지로 척추전부(prevertebral portion), 목부분(cervical portion), 척추부(vertebral portion), 가로부분(transverse portion), 환추부(atlantic portion), 두개강부(intracranial portion, 두개내부분)의 네 부분으로 나누어진다.

(1) 경로: 척추동맥은 제6경추의 가로돌기구멍(transverse foramen)으로 들어와 위쪽 경추의 가로공들을 지난 다음, 제1경추의 위쪽에서 경질막(dura mater)을 뚫고 두개강 내로 들어간다.

척추동맥의 척추부에서는 척수로 들어가 소근동맥(radicular artery)이 되어 척수에 분포하는 척수가지(spinal branch)와 심경부근육(deep muscles of the neck)에 분포하는 근육가지(muscular artery)가 분지된다. 두개강 내로 들어간 척추동맥은 연수의 전면에서 내측 위쪽으로 달리며, 교뇌-연수 이행부(ponttomedullary junction)에서 반대쪽의 척추동맥과 만나 하나의 뇌기저동맥

표 1-4. 척추동맥(vertebral artery)의 가지

척추전부(prevertebral portion, 목부분 cervical portion)
- 교통이후부분(postcommunicating portion)

척추부(vertebral portion, 가로부분 transverse portion)
- 척수가지(spinal branch)
- 근육가지(muscular branch)

환추부(atlantic portion, 후두밑부분 suboccipital portion),

두개강부(intracranial portion, 두개내부분)
- 뇌막가지(meningeal branches)
- 전척수동맥(anterior spinal artery)
- 후하소뇌동맥(posterior inferior cerebellar artery, PICA)
  - 후척수동맥(posterior spinal artery)
  - 제4뇌실맥락가지(choroidal branch of 4th ventricle)
- 연수가지(medullary branch)

(basilar artery)을 형성한다.

(2) 기능: 척추동맥과 뇌기저동맥의 가지들은 척수의 상부와 뇌간, 소뇌, 및 대뇌피질(cerebral cortex)의 뒤쪽 아래쪽에 분포한다. 이 동맥계를 척추동맥-뇌기저동맥계(vertebral-basilar arterial system)라고도 한다. 이 동맥계가 손상되면 목숨을 잃거나 혼수상태에 빠지게 되는 경우가 많아 기능적으로는 매우 중요하다.

(3) 두개강부의 가지: 뇌막가지(meningeal branches), 전척수동맥(anterior spinal artery), 후하소뇌동맥(posterior inferior cerebellar artery, PICA), 후척수동맥(posterior spinal artery) 등의 동맥가지들이 나온다(그림 1-9). 후척수동맥은 대부분의 교과서에서 척추동맥의 가지로 기술되어 있으나, 실제로는 후하소뇌동맥(posterior inferior cerebellar artery)에서 나오는 경우(60%)가 척추동맥에서 나오는 경우보다 많다.

1. 후대뇌동맥(posterior cerebral artery)
2. 상소뇌동맥(superior cerebellar artery)
3. 교뇌동맥(pontine branches)
4. 뇌기저동맥(basilar artery, 뇌저동맥)
5. 전하소뇌동맥(anterior inferior cerebellar artery, AICA)
6. 척추동맥(vertebral artery, 추골동맥)
7. 전척수동맥(anterior spinal artery)
8. 후하소뇌동맥(posterior inferior cerebellar artery, PICA)

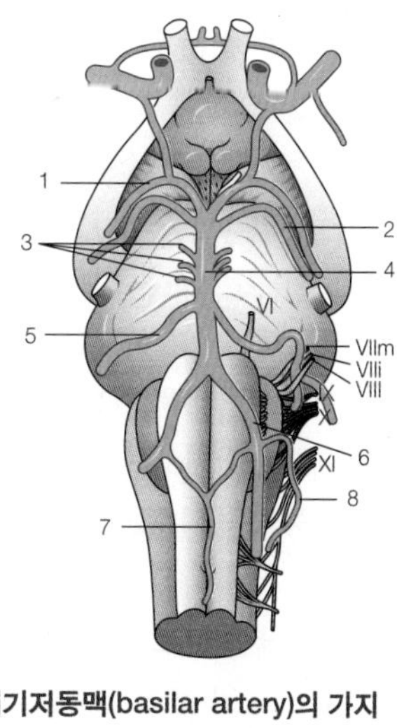

그림 1-9. 척추동맥(vertebral artery)-뇌기저동맥(basilar artery)의 가지

① 뇌막가지(meningeal branch): 대후두공(foramen magnum) 부위에서 나오는 한두 개의 작은 혈관으로 두개골과 뇌경질막 사이에서 가지를 내어 소뇌우묵(cerebellar fossa)에 분포하며, 소뇌겸(falx cerebelli) 부분에도 혈액을 공급한다.

② 전척수동맥(anterior spinal artery): 좌,우 척추동맥에서 각각 하나의 가지가 나와 연수의 상부에서 두개가 합쳐져 형성되며, 척수의 전정중틈새(anterior median fissure)를 따라 세로로 배열되어 연수의 앞쪽과 척수에 혈액을 공급한다(그림 1-9). 전척수동맥은 양쪽에서 기시하는 것이 대부분이지만 어느 한쪽에서만 기시하는 경우도 있다. 한쪽에서만 기시되는 경우가 한국인에서는 10.7~12.8%이다. 양쪽에서 기시하여 합쳐지지 않고 따로 하행하는 경우는 약 절반이다. 이 두 혈관 사이에 연결이 있어 H자 모양을 하는 경우가 그렇지 않은 경우보다 많았다. 이 혈관은 양쪽 척추동맥이 합쳐져 뇌바닥동맥을 이루는 부분에서 좌측은 6.9±2.77 mm, 우측은 6.5±3.17 mm 지점에서 기시한다.

③ 후하소뇌동맥(posterior inferior cerebellar artery, PICA)

i. 경로: 척추동맥의 가장 큰 가지이며, 올리브(olive)를 뒤쪽으로 돌아 설하신경(XII)의 소근(rootlet) 사이를 지나 미주신경(X)과 설인신경(IX)의 뒤쪽으로 하소뇌각(inferior cerebellar peduncle)을 넘어 소뇌로 들어간다(그림 1-9).

ii. 변이: 이 혈관은 변이가 많은 혈관으로 한쪽이 결손된 경우는 흔하다. 한국인에서는 한쪽이 결손된 경우가 5.9~10.7%이다. 뇌바닥동맥에서 기시하는 경우도 2.9~5.0%이다. 이 경우에는 대부분 전소뇌동맥과 공통줄기를 이루어 기시하였다. 이 혈관은 양쪽 척추동맥이 합쳐져 뇌바닥동맥을 이루는 부분에서 좌측은 7.9±3.37 mm, 우측은 8.1±4.20 mm 지점에서 기시한다.

iii. 기능: 후하소뇌동맥의 가지는 연수의 외측과 제4뇌실의 맥락총(choroid plexus)에 혈액을 공급하며(제4뇌실맥락가지 choroidal branch of 4th ventricle), 소뇌에서 외측가지(lateral branch)와 내측가지(medial branch)로 나누어진다. 소뇌에 분포하는 후하소뇌동맥의 작은 가지들은 전하소뇌동맥(anterior inferior cerebellar artery)과 상소뇌동맥(superior cerebellar artery)의 가지들과 연결되기도 한다.

④ 후척수동맥(posterior spinal artery): 후하소뇌동맥의 가지로 전척수동맥과는 달리 좌우 한 쌍이며, 척수의 후외측고랑(posterolateral sulcus)을 따라 세로로 배열되어 있다. 척추동맥에서 후척수동맥이 기시되는 경우 후척수동맥이 나오는 위치는 전척수동맥이 나오는 위치보다 항상 아래쪽에 있다.

⑤ 연수가지(medullary branch): 척추동맥에서 기원되는 작은 동맥들로 연수에 분포한다.

2) 뇌기저동맥(basilar artery)(표 1-5)

(1) 경로: 양쪽의 척추동맥이 교뇌-연수 이행부(pontomedullary junction)에서 만나 형성되며, 교뇌의 배쪽 표면 정중앙에 있는 기저고랑(basilar groove)을 따라 올라간 후, 교뇌의 위쪽 경계에서 두 개의 후대뇌동맥(posterior cerebral artery)으로 분지되어 끝난다. 한국인에서 뇌기지동맥의 길이는 26.2~27.5 mm이다.

(2) 가지: 교뇌동맥(pontine arteries, 교뇌가지 pontine branches), 전하소뇌동맥(anterior inferior cerebellar artery, AICA), 상소뇌동맥(superior cerebellar artery), 후대뇌동맥(posterior cerebral artery)이 있다. 이들 이외에 미로동맥

표 1-5. 뇌기저동맥(basilar artery)의 가지

교뇌동맥(Pontine Branches)
전하소뇌동맥(Anterior Inferior Cerebellar artery, AICA)
미로동맥(Labyrinthine artery)
상소뇌동맥(Supeior Cerebellar artery)
후대뇌동맥(Posterior Cerebral artery)

(labyrinthine artery)이 나올 수 있으나, 미로동맥의 90% 정도는 전하소뇌동맥에서 기시하기 때문에 전하소뇌동맥의 가지로 기술한다.

① 교뇌동맥(pontine arteries): 뇌기저동맥에서 기원되는 작은 혈관들로 교뇌의 내측에 분포한다. 대부분 양쪽이 대칭이며 한쪽의 교뇌동맥의 수는 2~9개의 범위 내에 있고, 3~5개인 경우가 가장 많다. 양쪽 교뇌동맥의 수가 다른 경우는 7.2%에서 나타난다.

② 전하소뇌동맥(anterior inferior cerebellar artery, AICA): 뇌기저동맥에서 기시하는 한 쌍의 혈관으로, 교뇌를 돌아 소뇌 아래 표면의 위쪽으로 주행한다. 후하소뇌동맥(PICA)의 가지들과 연결된 경우도 많다.

한국인에서 전하소뇌동맥이 결손된 경우는 4.5~5.5%로 조사되었으며, 직경이 1 mm 이하인 경우는 3.7%로 보고되어 있다. 뇌기저동맥에서 기시하지 않고 추골동맥에서 기시하는 경우는 5.5~9.3%로 조사되었다. 전하소뇌동맥의 부수동맥이 있는 경우를 8.1%에서 관찰하였다. 이 혈관은 양쪽 척추동맥이 합쳐져 뇌바닥동맥을 이루는 부분에서 좌측은 15.8±7.28 mm, 우측은 18.7±5.51 mm 지점에서 기시하는 것으로 조사되었다. 가지로는 내이(inner ear)에 분포하는 미로동맥(labyrinthine artery)과 상소뇌동맥(superior cerebellar artery)이 있으며 이 후 바로 한 쌍의 후대뇌동맥(posterior cerebral artery)으로 나누어져 끝난다.

ii. 미로동맥(labyrinthine artery, 내이동맥 internal auditory artery): 전하소뇌동맥의 가지이지만 드물게는 뇌기저동맥에서 직접 기시하는 경우도 있다. 전정달팽이신경(VIII), 안면신경(VII)과 함께 내이도(internal acoustic meatus)으로 들어가 내이(inner ear)에 분포한다. 미로동맥은 대부분의 교과서에는 뇌기저동맥의 가지라고 기술되어 있지만 실제로는 전하소뇌동맥의 가지인 것이 대부분으로 한국인에서는 91.9~98%가 전하소뇌동맥에서 나오는 것으로 조사되었다.

iii. 상소뇌동맥(superior cerebellar artery): 뇌기저동맥이 후대뇌동맥

(posterior cerebral artery)으로 나누어지기 직전(2~3 mm 전) 뇌기저동맥에서 기시하는 한 쌍의 동맥이다(그림 1-9). 외측으로 동안신경(III)의 바로 아래쪽을 지나 후대뇌동맥(posterior cerebral artery)과 거의 평행하게 주행한다. 계속 외측으로 주행하여 대뇌각(cerebral peduncle)을 돌아 소뇌의 상면에 분포하며, 이 혈관의 종말가지들은 전하소뇌동맥과 후하소뇌동맥의 종말가지들과 연결된다. 한국인에서 상소뇌동맥이 결손된 경우는 보고되지 않았으며, 후대뇌동맥에서 기시하는 경우가 0.6~2.0%로 조사되었다. 이 혈관은 양쪽 척추동맥이 합쳐져 뇌바닥동맥을 이루는 부분에서 좌측은 25.1±3.75 mm, 우측은 25.1±4.11 mm 지점에서 기시하는 것으로 조사되었다.

5. 뇌의 정맥분포(venous drainage of the brain)

뇌의 정맥은 대부분 동맥과 동반되지 않으며, 판막(valve)이 없고 근육층(muscle layer)이 발달되어 있지 않기 때문에 혈관벽이 매우 얇다. 뇌에 분포하는 정맥은 대뇌정맥(cerebral vein), 소뇌정맥(cerebellar vein), 뇌간정맥(veins of the

표 1-6. 천대뇌정맥(superficial cerebral vein)의 가지

상대뇌정맥(Superior Cerebral Vein)
전두엽전정맥(Prefrontal Vein)
전두엽정맥(Frontal Vein)
두정엽정맥(Parietal Vein)
후두엽정맥(Occipital Vein)
천중간대뇌정맥(Superficial Middle Cerebral Vein)
상연결정맥(Superior Anastomosing Vein of Trolard 트롤라드정맥, 상문합정맥)
하연결정맥(Inferior Anastomosing Vein of Labbe 라베정맥, 하문합정맥)
하대뇌정맥(Inferior Cerebral Vein)
갈고리정맥(Vein of Uncus)

brain stem)으로 나누어지며, 경질막정맥동(dural sinuses)을 통해 내경정맥(internal jugular vein)으로 이어진다(그림 1-10, 11, 12, 13). 뇌의 정맥은 동맥에 비해 변이가 많으며 그 경로도 일정하지 않은 경우가 많다.

1) 대뇌정맥(cerebral veins)

대뇌정맥은 대뇌의 표면에 분포하는 천정맥(superficial vein, 얕은정맥)과 내부에 분포하는 심정맥(deep vein, 깊은정맥)으로 나눌 수 있다. 천정맥은 직접 경질막정맥동(dural sinus)으로 이어지며, 심정맥은 대대뇌정맥(greater cerebral vein of Galen, 갈렌정맥)으로 모인 후 곧은정맥동(straight sinus, rectus sinus)으로 이어진다.

(1) 천대뇌정맥(superficial cerebral vein, 얕은대뇌정맥)(표 1-6): 주로 대뇌피질에 분포하는 정맥으로 상대뇌정맥(superior cerebral vein), 천중간대뇌정맥(superficial middle cerebral vein), 하대뇌정맥(inferior cerebral vein)으로 구성되어 있다(그림 1-10).

① 상대뇌정맥(superior cerebral vein): 10~16개정도의 정맥군으로, 대뇌피질의 위쪽 외측과 내측 표면에 분포하며, 상시상정맥동(superior sagittal sinus)으로 직접 열린다. 전두엽과 전두엽 앞부분, 두정엽, 후두엽에 분포하는 여러 가지들이 있다.

1. 상대뇌정맥(superior cerebral vein)
2. 천중간대뇌동맥(superficial middle cerebral vein, 얕은중대뇌정맥)
3. 하대뇌정맥(inferior cerebral vein)
4. 상연결정맥(superior anastomosing vein of Trolard 트롤라르정맥, 상문합정맥)
5. 하연결정맥(inferior anastomosing vein of Labbe, 라베정맥, 하문합정맥)

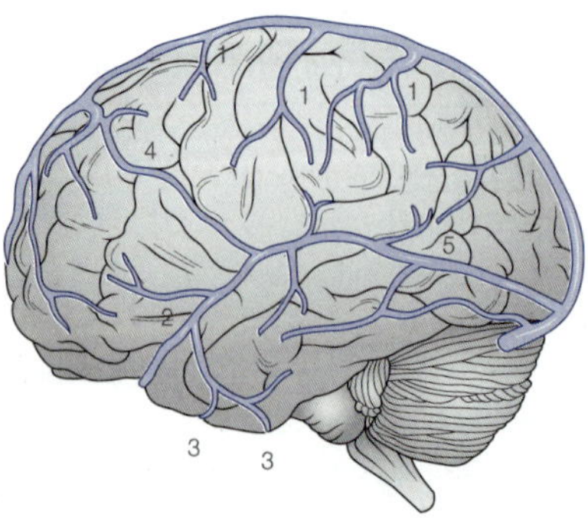

그림 1-10. 천대뇌정맥(superficial cerebral vein)의 가지

② 천중간대뇌정맥(superficial middle cerebral vein): 대뇌피질 외측면의 대부분에 분포하며, 외측고랑을 따라 주행한다. 대부분은 해면정맥동(cavernous sinus)으로 이어지지만, 상연결정맥(superior anastomosing vein of Trolard 트롤라드정맥, 상문합정맥)을 통해 상시상정맥동(superior sagittal sinus)과 이어지고 하연결정맥(inferior anastomosing vein of Labbe, 라베정맥, 하문합정맥)을 통해 가로정맥동(transverse sinus)과 연결된다(그림 1-10).

③ 하대뇌정맥(inferior cerebral vein): 대뇌피질의 하면에 분포하는 작은 정맥으로 주위의 정맥동(상시상정맥동, 해면정맥동, 상암석정맥동, 가로정맥동 등)으로 이어진다. 이 정맥의 가지 중에는 갈고리이랑(uncus)에 분

표 1-7. 심대뇌정맥(deep cerebral vein)의 가지

- 대대뇌정맥(great cerebral vein of Galen)
  - 내대뇌정맥(internal cerebral vein)
    - 상맥락정맥(superior choroidal vein)
    - 상시상선조체정맥(superior thalamostriate vein, 분계정맥 vena terminalis)
      - 전투명중격정맥(anterior vein of septum pellucidum)
      - 후투명중격정맥(posterior vein of septum pellucidum)
      - 외측뇌실내측벽정맥(medial atrial vein of lateral ventricle)
      - 외측뇌실외측벽동맥(medial atrial vein of lateral ventricle)
      - 미상핵정맥(vein of caudate nucleus)
  - 뇌기저정맥(basal vein of Rosenthal, 로젠탈정맥, 뇌저정맥)
    - 전대뇌정맥(anterior cerebral vein)
    - 심중간대뇌정맥(deep middle cerebral vein)
    - 하시상선조체정맥(inferior thalamostriate vein)
    - 후각이랑정맥(vein of olfactory gyrus)
    - 하뇌실정맥(inferior ventricular vein)
    - 하맥락정맥(inferior choroidal vein)
    - 대뇌각정맥(peduncular vein)
    - 외측바로정맥(direct lateral vein)
    - 후뇌량정맥(posterior vein of corpus callosum)
    - 등쪽뇌량정맥(dorsal vein of corpus callosum)

포하는 갈고리정맥(vein of uncus)이 있다.

(2) 심대뇌정맥(deep cerebral vein, 깊은대뇌정맥)(표 1-7): 주로 대뇌반구의 심부에 분포하는 정맥으로 대부분 대대뇌정맥으로 모여 곧은정맥동(straight sinus)으로 이어진다(그림 1-11). 대대뇌정맥(great cerebral vein, 갈렌정맥 vein of Galen)은 두 개의 내대뇌정맥(internal cerebral vein)이 합쳐져 형성된 하나의 짧고(길이 1~2 cm) 굵은 정맥이다. 뇌량팽대(splenium) 부위에서 형성되어 하시상정맥동(inferior sagittal sinus)과 만나 곧은정맥동(straight sinus)으로 이어진다. 대대뇌정맥으로 직접 들어오는 정맥에는 내대뇌정맥과 뇌기저정맥(basal vein), 그리고 외측직정맥(direct lateral vein), 후뇌량정맥(posterior vein of corpus callosum), 등쪽뇌량정맥(dorsal vein of corpus callosum) 등이 있다(그림 1-11).

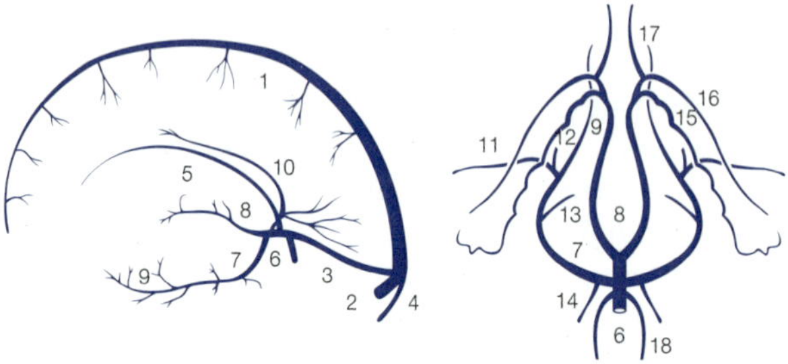

1. 상시상정맥동(superior sagital sinus)
2. 가로정맥동(transverse sinus)
3. 곧은정맥동(straight sinus, 직정맥동)
4. 후두정맥동(occipital simus)
5. 하시상정맥동(inferior sagittal sinus)
6. 대대뇌정맥(great cerebral vein of Galen, 갈렌정맥)
7. 뇌기저정맥(basal vein of Rosenthal)
8. 내대뇌정맥(intermal cerebral vein)
9. 전대뇌정맥(anterior cerebral vein)
10. 후뇌량정맥(posterior vein of corpus callosum)
11. 심중간대뇌정맥(deep middle cerebral vein)
12. 하시상선조체정맥(inferior thalamostriate vein)
13. 대뇌각정맥(peduncular vein)
14. 소뇌중심소엽전정맥(precentral vein)
15. 상맥락정맥(superior choroidal vein)
16. 상시상선조체정맥(superior thalamostriate vein, 종말정맥 vena terminalis)
17. 투명중격정맥(veins of septum pellucidum)
18. 상소뇌벌레정맥(superior vermian vein)

그림 1-11. 대뇌의 정중시상단면(왼쪽)과 기저면(오른쪽)에 나타난 심대뇌정맥(deep cerebral vein)의 가지

① 내대뇌정맥(internal cerebral vein): 뇌실간공(interventricular foramen)의 위치에서 상맥락정맥(superior choroidal vein)과 상시상선조체정맥(superior thalamostriate vein)이 합쳐져 형성되며, 양쪽의 내대뇌정맥이 합쳐져 대대뇌정맥을 형성한다(그림 1-11). 이 두 정맥과 내대뇌정맥이 이루는 각도는 예각(acute angle)이며, 이 부분을 정맥각(venous angle)이라고 한다.

i. 상맥락정맥: 맥락총을 따라 위치해 있으며, 해마형성체(hippocampal formation), 뇌궁(fornix), 뇌량(corpus callosum) 등에 분포한다.

ii. 상시상선조체정맥: 시상선조체정맥(thalamostriate vein)이라고도 하며, 분계선조(stria terminalis) 위에 놓여있기 때문에 분계정맥(vena terminalis)이라고도 한다. 이 정맥은 시상(thalamus)과 미상핵(caudate nucleus)을 나누는 경계구조가 되기도 한다. 상시상선조체정맥은 투명중격의 앞부분과 뒷부분에 분포하는 전투명중격정맥(anterior vein of septum pellucidum)과 후투명중격정맥(posterior vein of septum pellucidum), 외측뇌실 내측의 두정엽과 후두엽에 분포하는 외측뇌실내측벽정맥(medial atrial vein of lateral ventricle), 외측뇌실 외측의 측두엽과 두정엽에 분포하는 외측뇌실외측벽동맥(lateral atrial vein of lateral ventricle), 미상핵에 분포하는 미상핵정맥(vein of caudate nucleus) 등의 정맥가지에서 오는 혈액을 받는다.

② 뇌기저정맥(로젠탈정맥, basal vein, vein of Rosenthal): 전관통질(anterior perforating substance)에서 기시하여 후방으로 대뇌각(cerebral peduncle)을 돌아 내대뇌정맥(internal cerebral vein)으로 열리는 큰 정맥이다. 이 정맥은 전두엽의 기저부와 내측부 및 기저핵에 분포한다. 대뇌동맥과 동반된 전대뇌정맥(anterior cerebral vein), 중간대뇌동맥의 관통동맥과 동반되는 심중간대뇌정맥(deep middle cerebral vein), 시상과 선조체에 분포하는 하시상선조체정맥(inferior thalamostriate vein), 후각이랑에 분포하는 후각이랑정맥(vein of olfactory gyrus), 측두엽에 분포하는

하뇌실정맥(inferior ventricular vein), 맥락총에 분포하는 하맥락정맥(inferior choroidal vein), 중뇌의 대뇌각에 분포하는 대뇌각정맥(peduncular vein)등의 정맥가지에서 오는 혈액을 받는다.

③ 기타 대대뇌정맥으로 직접 열리는 정맥에는 외측뇌실(lateral ventricle)에 분포하는 외측직정맥(direct lateral vein)과 뇌량의 후면에 분포하는 후뇌량정맥(posterior vein of corpus callosum), 뇌량의 상면에 분포하는 등쪽뇌량정맥(dorsal vein of corpus callosum)이 있다.

2) 소뇌정맥(cerebellar veins)

소뇌의 정맥은 소뇌의 표면에 있으며 상면에 분포하는 정맥과 하면에 분포하는 정맥으로 나눌 수 있고, 소뇌벌레(vermis)에 분포하는 정맥과 소뇌반구(cerebellar hemisphere)에 분포하는 정맥으로 나눌 수도 있다.

소뇌와 뇌간에 분포하는 정맥계를 천막하정맥계(infratentorial venous system)라고 하며 대부분이 정맥동(venous sinus)으로 직접 이어지지만, 일부 정맥은 대대뇌정맥(greater cerebral vein of Galen)으로 이어지기도 한다. 이 부분의 정맥들은 대부분이 서로 문합(anastomosis)되어 있으며 동맥에 비해 변이가 많다.

① 상소뇌벌레정맥(superior vermian vein): 소뇌벌레(vermis) 부위에 분포하는 정맥으로 대대뇌정맥(greater cerebral vein of Galen)이나 뇌기저정맥(basal vein of Rosenthal)으로 이어진다. 소뇌중심소엽전정맥(precentral vein)은 일차틈새(primary fissure)에서 나와 소뇌전엽을 따라 올라가다가 대대뇌정맥으로 이어지는 정맥이다. 상면 소뇌반구(cerebellar hemisphere)에 분포하는 상소뇌반구정맥(superior cerebellar hemispheric vein)은 수와 위치가 사람에 따라 차이가 있으며, 반구의 내측에 위치하는 경우가 많다. 이 정맥은 상소뇌벌레정맥과 소뇌중심소엽전정맥으로 이어지거나, 곧은정맥동(straight sinus)으로 직접 이어진다. 외측으로 주행하는 상소뇌반구정맥은 가로정맥동(transverse sinus)이나 상암석정맥동(superior petrosal sinus)으로 이어지기도 한다.

② 하소뇌벌레정맥(inferior vermian vein): 소뇌벌레의 하면에 분포하는 정맥으로 소뇌벌레의 외측을 따라 주행하여 곧은정맥동(straight sinus)으로 들어간다. 소뇌반구 하면의 외측에 분포하는 하소뇌반구정맥(inferior cerebellar hemispheric vein)은 상소뇌반구정맥보다 크며 가로정맥동(transverse sinus)으로 이어진다.

③ 제4뇌실외측오목정맥(vein of lateral recess of 4th ventricle): 소뇌심부핵(deep cerebellar nuclei)과 소뇌백색질(cerebellar white matter) 및 제4뇌실 맥락총에서 정맥혈액을 받아 암석정맥(petrosal vein)으로 이어진다. 암석정맥은 상암석정맥동(superior petrosal sinus)으로 이어진다.

3) 뇌간의 정맥(veins of the brain stem)

연수, 교뇌, 중뇌의 표면에 정맥얼기(venous plexus)가 형성되며, 이를 각각 연수정맥(medullary vein), 교뇌정맥(pontine vein), 전교뇌중뇌정맥(anterior pontomesencephlic vein)이라고 한다. 연수정맥은 척추정맥얼기(vertebral venous plexus) 및 교뇌정맥과 이어져 있으며, 교뇌정맥은 연수정맥 및 전교뇌중뇌정맥과 이어져 있다. 이 정맥들은 주로 암석정맥(petrosal vein)을 통해 상암석정맥동(superior petrosal sinus)으로 들어가며, 전교뇌중뇌정맥은 뇌기저정맥(basal vein)을 통해 대대뇌정맥(great cerebral vein)으로 이어진다. 전교뇌중뇌정맥이 둘로 나누어져 양쪽의 뇌기저정맥으로 이어지는 부분을 대뇌각간정맥(interpeduncular vein)이라고 한다. 대부분의 경우, 양쪽의 대뇌각간정맥을 잇는 후교통정맥(posterior communicating vein)이 존재하기도 한다.

4) 경질막정맥동(dural venous sinuses)

뇌의 정맥혈액은 경질막(dura mater) 내에 있는 경질막정맥동(dural venous sinus)으로 들어가며, 결국에는 내경정맥(internal jugular vein)을 통해 두개강 바깥으로 나간다. 경질막정맥동은 혈관이기는 하지만 근육층이 없어 벽이 얇으며, 경질막의 치밀결합조직이 혈관벽의 역할을 한다. 경질막정맥동의 내강은 내피

(endothelium)로 덮여있으며, 정맥의 내피와 연속되어 있다. 다른 뇌정맥과 같이 정맥동에도 판막(valve)이 없다.

경질막정맥동은 대부분 뇌경질막의 두 층, 즉 골막층(periosteal layer)과 뇌막층(meningeal layer) 사이에 있지만, 하시상정맥동(inferior sagittal sinus)이나 곧은 정맥동(straight sinus)과 같이 두겹의 뇌막층 사이에 있는 경우도 있다.

(1) 상시상정맥동(superior sagittal sinus): 대뇌겸(falx cerebri)의 상면을 따라 세로 방향으로 길게 뻗어 있으며 후두골의 내후두융기(internal occipital protuberance) 부근에서 정맥동합류(confluence of sinuses, 정맥동교회)로 열린다(그림 1-12). 이 정맥동의 단면은 역삼각형 모양이며 뒤쪽으로 갈수록 내강이 조금씩 커진다. 두정골(parietal bone) 부위에서 상시상정맥동의 외측으로는 외측정맥주머니(lateral venous lacunae)가 있으며 이 부분에는 거미막과립(arachnoid granulation, 지주막과립)이 있다. 거미막과립은 거미막밑공간(subarachnoid space)의 뇌척수액(CSF)이 정맥동으로 흡수될 수 있도록 특수하게 분화된 구조이다.

상시상정맥동으로는 상대뇌정맥(superior cerebral vein)과 판간정맥(diploic veins), 도출정맥(emissary veins) 등의 정맥혈관이 들어온다. 도출정맥은 두

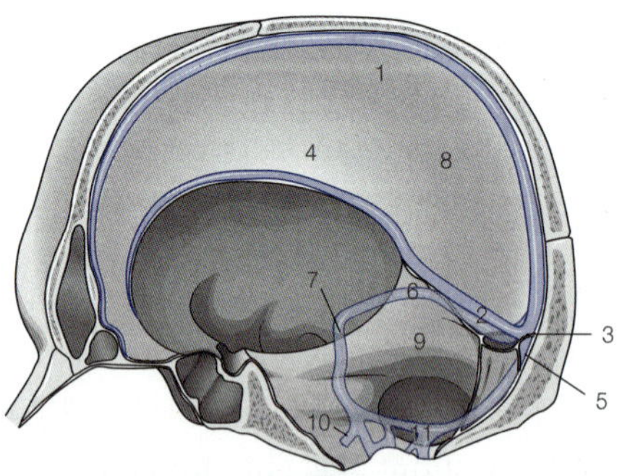

1. 상시상정맥동(superior sagittal sinus)
2. 곧은정맥동(straight sinus, 직정맥동)
3. 정맥동합류(confluence of sinuses, onfluens sinuum, 정맥동교회, 헤로필루스동 torcular Herophili)
4. 하시상정맥동(inferior sagittal sinus)
5. 후두정맥동(occipital sinus)
6. 가로정맥동(transverse sinus)
7. 에스상정맥동(sigmoid sinus)
8. 대뇌겸(falx cerebri)
9. 소뇌천막(tentorium cerebelli)
10. 내경정맥(internal jugular vein)
11. 기저정맥얼기(basal plexus)

그림 1-12. 정중시상단면에서 나타나는 경질막정맥동(dural venous sinus)

개골에 있는 작은 구멍을 통해 두개강 바깥으로 나가며, 두피(scalp)와 코의 정맥들과 문합(anastomosis)되어 있다.

(2) 하시상정맥동(inferior sagittal sinus): 대뇌겸(falx cerebri)의 하면을 따라 세로방향으로 뻗어 있다. 이 정맥동은 뒤쪽에서 곧은정맥동(straight sinus)으로 이어진다. 대뇌겸 부위와 대뇌반구에 분포하는 작은 정맥들이 이 정맥동으로 들어온다.

(3) 곧은정맥동(straight sinus, 직정맥동): 대뇌겸과 소뇌천막의 경계부에 있으며 뒤쪽에서 정맥동합류로 열린다. 앞쪽으로는 하시상정맥동과 이어지며, 대대뇌정맥(greater cerebral vein of Galen)도 곧은정맥동으로 들어온다. 상소뇌반구정맥(superior cerebellar hemispheric vein)이 곧은정맥동으로 직접 열리기도 한다.

한국인의 곧은정맥동은 양쪽 가로정맥동으로 열리는 경우가 전체의 52%로 나타났고, 왼쪽 가로정맥동으로 열리는 경우는 24%, 정맥동합류로 열리는 경우는 18%에 불과했다. 정맥동의 평균길이는 48.5 mm, 폭은 5.0 mm이었다. 곧은정맥동에 중격이 있어 두 개로 되어 있는 경우가 6%, 부분적인 중격이 있는 경우는 16%에서 관찰되었다. 곧은정맥동의 기시부위에 팽대가 형성된 경우는 40%로 조사되었다.

(4) 후두정맥동(occipital sinus): 매우 작은 정맥동으로 (falx cerebelli)이 후두골에 붙어있는 부위를 따라 있으며 위쪽에서 정맥동합류로 열린다. 대후두공(foramen magnum) 주위의 작은 정맥들이 이 정맥동으로 들어온다.

한국인에서는 후두정맥동이 전혀 없는 경우가 32%로 나타났고, 두 개가 있는 경우는 10%, 하나만 있는 경우는 40%였다. 일부에서는 한쪽 끝이 에스상정맥동과 연결된 경우도 있었다. 후두정맥동은 대부분 정맥동합류(89.7%)로 열렸으나, 곧은정맥동(5.1%)이나 가로정맥동(5.1%)으로 열리는 경우도 있었다.

(5) 정맥동합류(confluence of sinuses, confluens sinuum, 정맥동교회, 헤로필루스동 torcular Herophili): 상시상정맥동, 곧은정맥동, 후두정맥동, 가로정맥동이 만나는 부분으로 후두골의 내후두융기(internal occipital protuberance) 부근에 위치한다. 상시상정맥동, 곧은정맥동, 후두정맥동에서 들어온 정맥 혈액이 이곳에 모여 가로정맥동을 통해 에스상정맥동 쪽으로 유입된다.

① 가로정맥동(transverse sinus): 정맥동합류에서 양쪽 옆으로 이어지는 큰 정맥동으로 소뇌천막(tentorium cerebelli)이 후두골에 붙어있는 부분에 위치해 있다. 외측으로 주행하다가 소뇌천막이 끝나는 후두골과 측두골의 경계에서 에스상정맥동으로 이어진다. 이 정맥동으로는 대뇌정맥 중에서 하연결정맥(inferior anastomosing vein of Labbe, 라베정맥)이 들어오며, 하대뇌정맥(inferior cerebral vein)의 일부도 열린다. 소뇌에 분포하는 하소뇌반구정맥(superior cerebellar hemispheric vein)이 들어오며, 상소뇌반구정맥(superior cerebellar hemispheric vein)도 이 정맥동으로 열리기도 한다.

② 에스상정맥동(sigmoid sinus): 소뇌천막이 끝나는 부분에서 시작되는 정맥동으로 대부분이 측두골의 암석부분에 있으며 앞쪽 내측 아래쪽으로 돌아 경정맥공(jugular foramen)의 뒤쪽에서 내경정맥(internal jugular vein)으로 이어진다. 한국인의 에스상정맥동의 너비는 오른쪽이 평균 8.6 mm, 왼쪽은 평균 7.2 mm이었다. 16%의 경우에서만 좌우의 형태와 크기가 같았다.

③ 해면정맥동(cavernous sinus): 접형골체(body of sphenoid bone)의 양 옆에 있으며, 뇌하수체 깔때기(infundibulum)의 앞쪽과 뒤쪽에서 해면간정맥동(intercavernous sinus)에 의해 연결되어 있다(그림 1-13). 해면정맥동 내에는 결합조직으로 구성된 수많은 섬유성 구조가 정맥동의 내강을 가로지른다.

i. 외측벽에 위치한 혈관과 신경: 위에서부터 아래쪽으로 동안신경

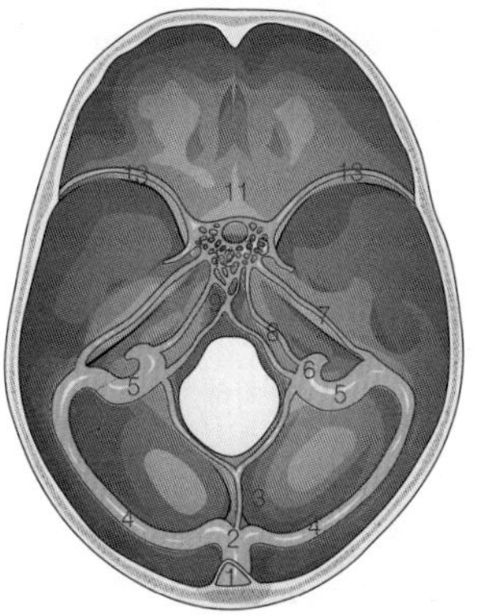

1. 상시상정맥동(superior sagittal sinus)
2. 정맥동합류(confluence of sinuses, confluens sinuum, 정맥동교회, 헤로필루스동 torcular Herophili)
3. 후두정맥동(occipital sinus)
4. 가로정맥동(transverse sinus)
5. 에스상정맥동(sigmoid sinus)
6. 내경정맥(internal jugular vein)]
7. 상암석정맥동(superior petrosal sinus, 상추체정맥동)
8. 하암석정맥동(inferior petrosal sinus, 하추체정맥동)
9. 기저정맥얼기(basilar plexus)
10. 해면정맥동(cavernous sinus)
11. 전해면간정맥동(anterior intercavemous sinus)
12. 후해면간정맥동(posterior intercavermous sinus)
13. 접형두정동(sphenoparietal sinus)

그림 1-13. 두개골기저부(skull base)에서 나타나는 경질막정맥동(dural venous sinus)

(oculomotor nerve, III), 활차신경(trochlear nerve, IV, 도르래신경), 삼차신경(trigerminal nerve, V)의 안신경(ophthalmic nerve)과 상악신경(maxillary nerve)이 지나간다.

ii. 내부에 위치한 혈관과 신경: 중앙부에 내경동맥(internal carotid artery)이 지나가고 그 아래쪽 외측으로 외전신경(abducens nerve, VI)이 통과한다.

iii. 연결: 해면정맥동으로는 천중간대뇌정맥(superficial middle cerebral vein)과 일부 하대뇌정맥(inferior cerebral vein)이 열리며, 위눈정맥(superior opthalmic vein)과 아래눈정맥(inferior opthalmic vein)도 이 정맥동으로 들어온다. 접형두정정맥동(sphenoparietal sinus)도 해면정맥동으로 이어진다. 해면정맥동은 상암석정맥동(superior petrosal sinus)을 통해 가로정맥동(transverse sinus)으로 이어지며, 하암석정맥동(inferior petrosal sinus)을 통해 내경정맥으로 이어진다(그림 1-13).

i) 상암석정맥동(superior petrosal sinus, 상추체정맥동): 소뇌천막이 측두골 암석부분에 붙는 부분을 따라 있는 작고 좁은 정맥동으로, 해면정맥

동과 가로정맥동(transverse sinus)을 이어준다(그림 1-13). 소뇌와 뇌간의 정맥 혈액을 받는 암석정맥(petrosal vein)이 상암석정맥동으로 들어오며, 일부 소뇌정맥(cerebellar vein)들과 하대뇌정맥(inferior cerebral vein)도 이 정맥동으로 들어온다.

ii) 하암석정맥동(inferior petrosal sinus, 하추체정맥동): 측두골 암석부분과 후두골 기저부의 경계에 있는 고랑에 위치해 있는 정맥동으로, 해면정맥동과 내경정맥(internal jugular vein)을 이어준다(그림 1-13). 미로정맥(labyrinthine vein)이 이 정맥동으로 들어오며, 일부 소뇌와 뇌간의 정맥들도 하암석정맥동으로 들어온다.

iii) 접형두정정맥동(sphenoparietal sinus): 접형골 작은날개(lesser wing of sphenoid bone)의 외측 끝부분에서 시작되며, 작은날개의 하면에 있는 고랑을 따라 해면정맥동의 앞쪽으로 이어지는 정맥이다(그림 1-13). 경질막에 분포하는 일부 정맥과 판간정맥(diploic vein)의 일부가 이 정맥동으로 들어온다.

iv) 뇌기저정맥얼기(basilar plexus): 후두골 기저부 경질막의 두 층 사이에 있는 정맥얼기로 양쪽의 하암석정맥동(inferior petrosal sinus)을 연결해주며, 아래쪽으로는 전척추정맥얼기(anterior vertebral venous plexus)와도 연결되어 있다(그림 1-13).

6. 척수의 동맥분포

척수에는 척추동맥(vertebral artery)에서 나와 척수에 세로로 길게 분포하는 세 개의 척수동맥(spinal artery)과 여러 분절의 척추간공으로 들어와 척수의 후근과 전면에 분포하는 소근동맥(radicular artery)에 의해 혈액이 공급된다(그림 1-14, 15).

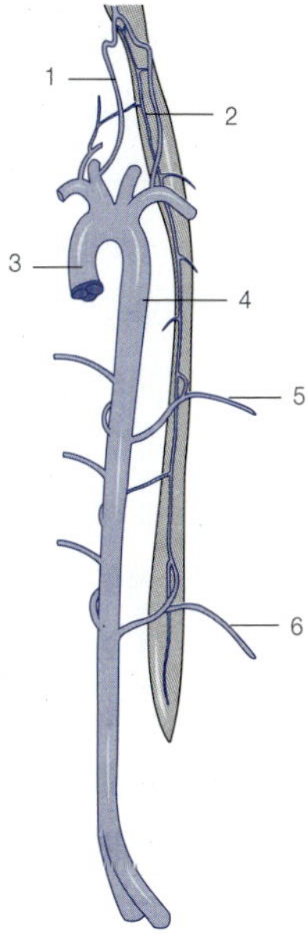

1. 척추동맥(vertebral artery, 추골동맥)
2. 전척수동맥(anterior spinal artery)
3. 상행대동맥(ascending aorta)
4. 하행대동맥(descending aorta)
5. 늑골간동맥(intercostal artery, 늑간동맥)
6. 요동맥(lumbar artery, 허리동맥)

그림 1-14. 척수의 동맥분포(arterial supply)

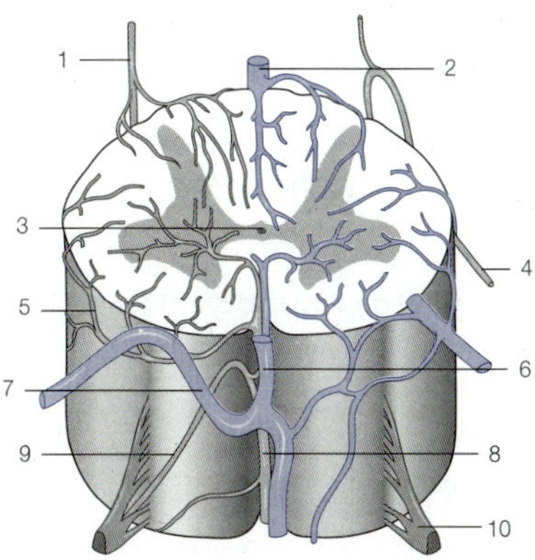

1. 후척수동맥(posterior spinal artery)
2. 후척수정맥(posterior spinal vein)
3. 중심관(central canal)
4. 후근동맥(posterior radicular artery)
5. 척수관상동맥(spinal coronal artery, 표면관상동맥 superficial coronal artery)
6. 전척수정맥(anterior spinal vein)
7. 전근정맥(anterior radicular vein)
8. 전척수동맥(anterior spinal artery)
9. 전근동맥(anterior radicular artery, 수질공급동맥medullary feeder artery)
10. 전근(anterior root)

그림 1-15. 척수에 분포하는 동맥(artery)과 정맥(vein)

(1) 척수동맥(spinal artery): 전척수동맥(anterior spinal artery)은 좌 · 우 척추동맥에서 각각 하나의 가지가 나와 연수의 상부에서 두 개가 합쳐져 형성되며, 전정중틈새를 따라 세로로 배열되어 있다. 두 개의 후척수동맥(posterior spinal artery)은 후하소뇌동맥(posterior inferior cerebral artery)이나 척추동맥(vertebral artery)에서 나오며, 후외측고랑을 따라 세로로 배열되어 있다. 후척수동맥이 나오는 위치는 전척수동맥이 나오는 위치보다 항상 아래쪽이다.

(2) 소근동맥(radicular artery): 척추동맥, 오름목동맥(ascending cervical artery), 늑골간동맥(intercostal artery), 허리동맥(lumbar artery) 등에서 기원되어 척수의 각 분절로 들어오는 분절동맥(segmental arteries)에서 기원되며, 척추간공을 통해 들어온 후 둘로 갈라져 전근동맥(anterior radicular artery)과 후근동맥(posterior radicular artery)을 형성한다. 앞 · 뒤 소근동맥은 척수의 전근, 후근과 함께 주행한다. 흉수, 요수, 천수의 혈액 공급은 척수동맥 보다는 소근동맥에 의한 것이 대부분이라고 알려져 있다.

(3) 수질공급동맥(medullary feeder artery): 소근동맥과 척수동맥은 서로 연결(anastomosis, 문합)되어 있는 경우가 많아 척수동맥을 통해 위에서 내려오는 혈액 공급을 각 분절로 들어오는 소근동맥이 보강해 주는 역할을 하는 동맥이다.

① 기원: 전근동맥에서는 2~17개(대부분은 6~10개), 후근동맥에서는 10~23개 정도가 전 · 후 척수동맥과 연결된 수질공급동맥이다. 수질공급동맥은 경수 부위에서는 양측성인 경우도 있으나 대부분은 한쪽에서만 기원된다.

② 아담키비츠동맥(artery of Adamkiewicz): 요수 부위의 전척수동맥과 연결되는 전근동맥 중 하나로 다른 수질공급동맥에 비해 훨씬 크다.

③ 대체적으로 전근동맥에서 나오는 동맥이 후근동맥에서 나오는 동맥에 비해 혈관의 직경이 더 크다.

④ 임상적 중요성: 흉수에는 수질공급동맥이 적기 때문에 흉수에 혈액을 공급하는 소근동맥이 막힐 경우에는 흉수에 심한 손상이 올 수 있다.

(4) 가지: 전척수동맥에서는 전정중격막을 따라 중심관(central canal)의 앞에까지 뻗어 있는 전정중틈새가지(sulcal branch)가 나오며, 중심관 앞에서 작은 가지(중심가지 central branch)들로 나누어져 척수 내부에 분포한다. 전척수동맥은 척수의 전각과 중간부, 후각의 기저부(base), 바깥쪽의 가장자리를 제외한 전섬유단(anterior funiculus), 외측섬유단(lateral funiculus)에 혈액을 공급한다.
척수의 후면에서는 후척수동맥(posterior spinal artery)에서 후외측고랑와 후중간고랑, 후정중고랑을 따라 나오는 가지들이 척수 후각과 후섬유단에 혈액을 공급한다.
척수의 측면과 후면의 일부에서는 척수동맥과 소근동맥의 가지들이 서로 연결되어 동맥얼기(arterial plexus)를 형성하여 척수 주위를 둘러싸고 있기 때문에 척수관상동맥(spinal coronal artery) 또는 표면관상동맥(superficial coronal artery)이라고 한다. 척수쪽으로 관통가지(perforating branch)를 보내어 척수의 전섬유단과 외측섬유단의 가장자리 부분에 혈액을 공급한다(그림 1-15).

7. 척수의 정맥분포(venous drainage)

척수의 정맥은 대체로 동맥과 함께 주행한다. 척수 내에는 전척수동맥의 중심가지와 전정중틈새가지에 동반되는 같은 이름의 정맥가지(venous branch)들이 있으며, 척수의 전면에서 척수동맥과 동반되는 세로정맥(longitudinal veins)과 소근동맥과 동반되는 소근정맥(radicular vein)으로 이어진다. 세로정맥 중에서는 전척수동맥과 동반되는 전정중정맥(anterior median vein)만이 척수 전체에 걸쳐

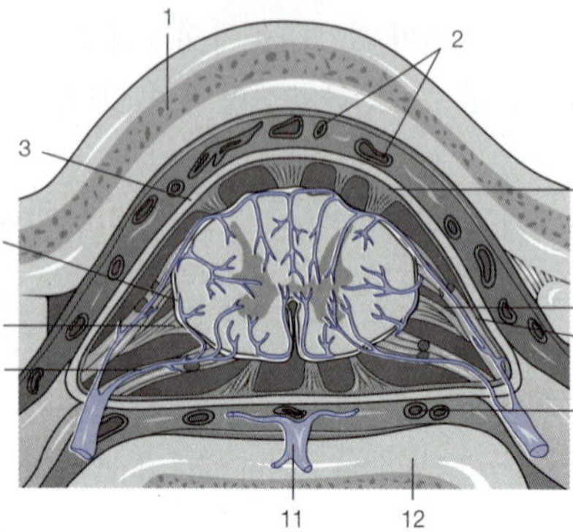

1. 척추궁(vertebral arch)
2. 후내척주정맥얼기(posterior internal vertebral venous plexus)
3. 척수경질막(dura mater spinalis)
4. 척수거미막(spinal arachnoid membrane)
5. 척수연막(pia mater spinalis)
6. 후근정맥(posterior radicular vein)
7. 거미막지주(arachnoid trabecula)
8. 치아인대(denticulate ligament)
9. 전근정맥(anterior radicular vein)
10. 전내척주정맥얼기(anterior internal vertebral venous plexus)
11. 추체정맥(basivertebral vein)
12. 추체(vertebral body)

그림 1-16. 척수에 분포하는 정맥(vein), 정맥얼기(venous plexus)와 수막(meninges)과의 관계

항상 관찰되고, 전외측고랑을 따라서는 전외측정맥(anterolateral veins)이 자주 관찰된다(그림 1-15, 16).

후면에는 후정중정맥(posterior median vein)과 후중간정맥(posterior intermediate vein)이 있으나, 때로는 서로 연결되어 하나의 정맥을 이루는 경우도 있고 두 개 또는 세 개의 정맥을 이루는 경우도 있다.

소근정맥(radicular vein)은 세로정맥(longitudinal veins)과 연결되어 전 · 후 수질정맥(anterior and posterior medullary vein)을 형성하며, 이 정맥은 수질공급동맥(medullary feeding artery)과 동반된다. 요수천수팽대에는 아담키비츠동맥과 동반되는 거대전수질정맥(giant anterior medullary vein)이 있다. 이들 정맥들은 서로 연결되어 척수표면에서 척수관상정맥얼기(spinal coronal venous plexus)를 형성한다.

소근정맥은 척추간공(intervertebral foramen)의 위치에서 척추사이정맥(intervertebral vein)으로 이어지며, 척추사이정맥은 경질막외공간에 있는 내척주정맥얼기(internal vertebral venous plexus, 또는 경질막외공간정맥얼기 epidural venous plexus)와 추체정맥(basivertebral vein), 및 척추의 바깥쪽을 둘러싸고 있는 외척주정맥얼기(external vertebral venous plexus)에서 오는 혈액을 받아서 척추정맥(vertebral vein), 늑골간정맥(intercostal vein), 요정맥(lumbar vein), 외측천골정맥(lateral sacral vein) 등의 정맥을 거쳐 대정맥(vena cava)으로 보내준다. 두개골의 기저부에서 세로정맥(longitudinal vein)들은 서로 연결하여 척추정맥과 이어지며 하소뇌정맥(inferior cerebellar vein)과도 이어져 하암석정맥동(inferior petrosal sinus)이나 가로정맥동(transverse sinus)과도 연결된다.

이와 같이 척수의 정맥계는 척주의 정맥계와 두개강의 정맥계, 그리고 골반이나 복강의 정맥계와 서로 이어져 있으며, 이들 정맥계에는 정맥판(valve)이 없기 때문에, 기침을 심하게 하거나 배변, 배뇨시 복부와 골반의 압력이 높아지면 혈액이 하대정맥으로 흐르지 않고 척수의 정맥계로 갈 수 있어, 골반이나 복강의 장기에서 발생한 악성 종양이 척수나 뇌로 전이하는 통로가 될 수 있다.

참고문헌

金鎭晶: 韓國人 腦底의 血管에 관한 解剖學的 硏究. 제1편 分枝狀態에 대하여. 부산의대잡지 1969; 9:115-25.

박경아, 장경순: 미로동맥(A. labyrinthi)의 기시부에 관한 관찰. 大韓解剖學會誌 1980; 13: 97-100.

이기찬, 이영구: 대뇌동맥-전교통동맥의 미세수술 해부학적 형태에 대한 연구. 대한신경외과학회지 1981; 10: 17-25.

이상호, 정인혁, 신태선: 한국 성인의 전대뇌동맥에 대한 형태학적 연구. 大韓解剖學會誌 1981; 14: 89-93.

이영구, 이기찬: 전대뇌동맥-전교통동맥의 미세수술해부학적 형태에 대한 연구. 고려의대 논문집 1981; 18: 343-50.

이인수: 대뇌동맥 중심지와 그 문합상태에 대한 해부학적 연구. 순천향의대논문집 1978; 1:93-9.

이인수: 大腦皮質 軟膜動脈의 解剖學的 硏究. 釜山醫大雜誌 8:179-194, 1968

이혜연, 정인혁, 신태선, 강호석, 조병필: 한국인의 에스자정맥동에 관한 형태학적 연구. 체질인류지 1989; 2: 25-31.

全尙武, 康世鎭, 康承桂, 具秀會, 李明馥: 人胎兒 頸動脈 및 그 動脈枝들의 發育에 關한 硏究. 最新醫學 1972; 15: 512-19.

전우진, 이기찬, 주정화: 해면정맥동의 형태학적 관찰. 대한신경외과학회지 1984; 13: 645-51.

정인혁, 김헌주, 한용표, 장제훈: 대뇌동맥륜의 형태학적 연구. 대한신경외과학회지 1980; 9: 345-56.

정인혁, 이혜연, 강원룡: 한국인의 곧은정맥동의 변이. 체질인류지 1989; 2: 153-8.

정인혁, 이혜연, 박경아, 강호석, 양영철: 한국인의 후두정맥동. 체질인류지 1989; 2: 19-23.

정인혁, 한용표: 전맥락총동맥의 형태학적 연구. 最新醫學 1979; 22: 729-31.

池善豪: 腦靜脈洞 融合部의 異變形에 關한 解剖學的 硏究. 大韓神經外科學會誌 1974; 3: 59-63.

천명훈, 권홍식: 한국인 성인의 뇌혈관에 대한 해부학적 관찰. I. 대뇌동맥륜. 가톨릭大學醫學部論文集 1985; 38: 441-61.

천명훈, 권홍식: 한국인 성인의 뇌혈관에 대한 해부학적 관찰. II. 추골, 뇌저동맥계. 가톨릭大學醫學部論文集 1985; 38: 463-80.

Abbott NJ: Astrocyte-endothelial interactions and blood-brain barrier permeability. J Anat 2002; 200, 629-38.

Batson OV: The function of vertebral veins and their role in the spread of metastases. Ann Surg 1940; 112: 138-49.

Batson OV: The vertebral vein system as a mechanism for the spread of metastases. Am J Roentgenol Rad Ther 1942; 48: 715-8.

Duvernoy HM: Human Brain Stem Vessels. Berlin, Springer, 1978

Duvernoy HM: The Superficial Veins of the Human Brain. Berlin, Springer, 1975

Huber P, Krayenbuhl H, Yasargil MG: Cerebral Angiography. Thieme-Stratton, New York, 1982

Leonhart H, Tillman B, Tondury G, Zilles K(ed) Rauber/ Kopsch Anatomie des Menschen, Lehrbuch und Atlas. Band III, Stuttgart, Georg Thieme, 1987

McCullogh AW: Some anomalies of the cerebral arterial circle of Willis and related vessels. Anat Rec 1962; 142: 537-43.

Padget DH: The development of cranial arteries in the human embryo. Contr Embryol Carnegie Instit Washington 1948; 32: 205-62.

Riggs HE, Rupp C: Variation in form of circle of Willis. Arch Neurol 1963; 8: 8-14.

Ring A, Waddington MM: Roentgenographic anatomy of the pericallosal arteries. Am J Roentgenol 1968; 104: 109-18.

Willard FH: Medical Neuroanatomy. A Problem Oriented Manual with Annotated Atlas. Philadelphia, J.B. Lippincott, 1993

2장

뇌와 척수의 생리 및 대사
(Physiology and Metabolism of the Brain and Spinal Cord)

학습목표

1. 신경 전달 물질과 수용체의 역할을 설명한다.
2. 중추신경계의 에너지 생성 및 소비를 설명한다.
3. 중추신경계 대사에 대한 체온의 영향을 이해하고 설명하다
4. 중추신경계 혈류의 조절 기전을 이해하고 열거한다.
5. 뇌혈류에 대한 이산화탄소의 영향을 설명한다.
6. 뇌혈류 자동조절의 의미와 기전을 설명한다.
7. 혈액-뇌 장벽의 구조와 역할을 설명한다.

이 장에서는 뇌신경 마취의 기본 지식이 되는 중추신경계의 생리 및 대사에 대한 종합적인 개념을 정립하고자 한다.

1. 뇌와 척수의 신경생리(brain and spinal cord neurophysiology)

뇌와 척수를 포함하는 중추 신경계는 신경세포(neuron)와 신경교세포(glial cell)로 이루어져 있다. 신경세포는 감각을 전달하고 운동과 감정, 학습, 기억들을

programing하는 역할을 담당하며, 신경교세포는 중추신경계의 지지 조직으로 중추신경의 구조를 견고하게 하고 혈액-뇌 장벽(blood-brain barrier)을 구성하며 신경세포에 영양을 공급할 뿐만 아니라 신경전달물질과 potassium 이온(K^+)을 재흡수하고 중추신경 손상에 따르는 세포 잔해들을 청소한다. 이러한 복잡한 중추신경계의 기능은 기본적으로 신경세포접합부 전달(synaptic transmission)과 막전위(membrane potential) 유발에 의해 수행된다.

1) 막전위와 신경세포접합부전달(membrane potentials and synaptic transmission)

(1) 막전위(membrane potentials)

① 전위차의 기전: 신경세포는 세포막을 사이에 두고 전위차를 가지는데, 이는 세포 안팎의 이온 농도의 차이에서 기인한다. 세포내 potassium 이온의 농도는 주변 간질에 비해 높은 반면, 세포 안 sodium 이온(Na^+) 농도는 세포 밖에 비해 낮다. 이러한 이온 농도의 차이는 막펌프(membrane pump, Na^+/K^+-ATPase)에 의해 능동적으로 유지된다.

② 안정막전위(resting membrane potential): 비활동성 신경세포에서 세포 안쪽은 (-)전위를, 바깥쪽은 (+)전위를 띠어 -70 mV 정도의 안정막전위를 갖는다. 신경 세포막에 존재하는 이온 통로는 세포막을 통한 이온들의 이동을 선택적으로 조절하는데, 휴지기(resting state)에는 대부분의 sodium 통로가 닫힌 상태인 반면 potassium 통로는 반개방 상태에 있다가 세포막이 자극을 받았을 때 이온에 대한 막투과성이 변한다.

③ 활동 전위(action potential): 첫 번째 단계로 sodium 통로가 열리면, 이로 인해 세포내 sodium 농도가 빠르게 증가한다. 이러한 탈분극은 막전위를 -70 mV에서 +30 mV까지 끌어올리고 활동 전위를 유발한다. Sodium의 전도도(conductance)가 최고조에 달했을 때 세포막의 선택적 투과성이 변하면서 활동 전위의 두 번째 단계인 재분극 과정이 시작된다. 재분극 과정은 sodium 통로가 닫히고 potassium 통로가 열림에 따라 potassium의 전도도가 증가하여 potassium의 세포 안 농도는 감

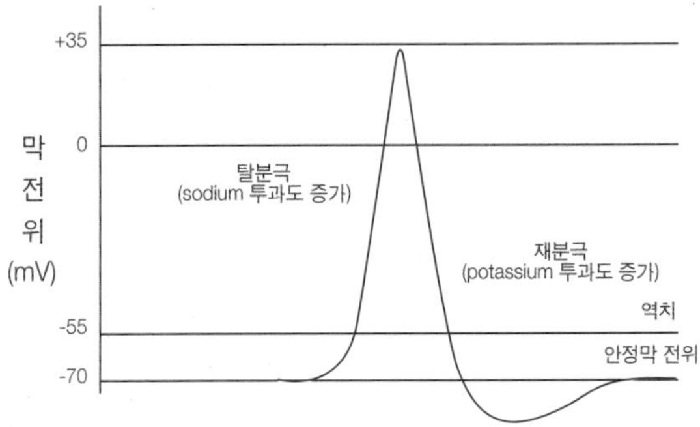

그림 2-1. 활동전위(action potential)의 생성

소하고 세포 밖 농도는 증가함으로써 (+)막전위가 안정막전위로 돌아간다(그림 2-1).

(2) 신경세포접합부전달(synaptic transmission): 신경세포 사이에는 전기적 신경세포접합부와 화학적 신경세포접합부 두 개의 신호 전달 기전이 존재하여 빠르고 정확한 상호전달을 가능하게 한다. 신호전달의 두 가지 형태는 수용체를 억제 할 뿐만 아니라 흥분을 야기하는 역할도 한다. 두 신경세포접합부는 형태와 기능에서 차이가 있다.

① 전기적 신경세포접합부

i. 형태: 신경세포접합부의 앞, 뒤 세포 사이에 간극결합(gap junction) 통로 형태를 띠고 있으며 신경세포접합부 앞, 뒤 세포의 세포질이 연속된다. 연속되는 세포질을 통하여 이온이 흐름으로써 신호가 전달되는데, 이온 흐름의 방향은 한 방향 혹은 양방향일 수 있다.

ii. 신호전달: 전기적 신경세포접합부를 가로지르는 전류는 신경세포접합부 앞쪽 신경세포의 전압 의존성 이온통로에 의해 형성되며 신경세포접합부 뒤쪽 신경세포의 세포막으로 아주 빠르게 흐른다. 전기적 신경세포접합부는 속도와 동시성이 요구되는 상호전달에 참여한다. 또한 전기적 신경세포접합부는 세포 사이의 발달적이고 규칙적인 신호 형성에 중요하다.

② 화학적 신경세포접합부

i. 형태: 세포질의 연속성이 없으며, 신경세포접합부 앞쪽 신경세포의 활성 영역과 소포(vesicle), 그리고 신경세포접합부 뒤쪽 신경세포 세포막의 수용체로 구성되어 있고 신호 전달물질로 화학물질을 이용하며, 신호 전달의 방향은 한 방향이다.

ii. 신호전달: 신경세포접합부 앞쪽 신경세포를 따라 활동 전위가 발생하면 신경세포접합부 앞쪽 신경세포 세포막의 전압의존성 이온통로가 열려서 세포 밖으로부터 축삭돌기 말단으로 calcium이 유입된다. 이러한 calcium의 유입은 소포가 신경세포의 말단 세포막과 융합하여 신경전달물질들이 소포로부터 신경세포접합부 틈으로 방출되게 한다. 방출된 신경전달물질들은 확산되어 신경세포접합부 뒤쪽 신경세포의 세포막에 존재하는 수용체와 결합한다. 신경전달물질과 수용체의 결합은 수용체 구조의 변화를 초래하고 막전위와 막전도도를 바꾼다.

iii. 특징: 어떠한 화학적 신경세포접합부의 전달도 신경전달물질의 화학적 성질과 신경 기능 사이에는 직접적인 관련이 없으며, 오로지 신경기능은 수용체의 성질과 이차 전령(secondary messenger)의 경로와 관련이 있다. 신경세포접합부전달은 이온 수용체 통로나 신경전달물질의 수용체(즉, gamma-aminobutyric acid(GABA) 수용체, glycine 수용체, glutamate 수용체 등) 또는 신경전달물질에 의해 조절되는 이온통로를 통해 일어날 수 있으며, 간접적으로는 이차 전령 물질에 의해서도 일어날 수 있다.

(3) 신경전달물질(neurotransmitters): 다양한 물질들(즉, amino acid, amine, purine 및 polypeptide 등)이 신경전달물질로서 역할을 한다.

① Glutamate: 대표적인 흥분성 아미노산으로 NMDA, kainate, quisqualate

수용체를 자극한다.

② Glycine: 염소 이온의 전도도를 증가시킴으로서 세포막을 안정화 시키는 척수 신경세포접합부의 직접적인 억제제이다.

③ Acetylcholine: Nicotine 수용체에서 sodium 이온의 전도도를 증가시키고 muscarine 수용체에서는 calcium의 유입을 증가시킨다. Acetylcholine은 모든 신경절전(preganglionic) 신경세포와 부교감신경의 신경절후(postgan-glionic) 신경세포, 그리고 척수의 운동 신경세포를 관장하는 신경전달 물질이다.

④ Norepinephrine: 생명유지에 필수적인 아민(amine)으로 뇌간과 대뇌 피질, 소뇌, 척수 등에 분포하는 신경세포에서 사용된다.

⑤ Serotonin: 생명유지에 필수적인 또 다른 amine으로 대뇌 피질하부(subcortex) 구조들과 척수에서 간접적으로 신경세포를 억제한다. Nore-pinephrine과 serotonin은 monoamine oxidase(MAO)에 의한 분해나 재흡수에 의해 비활성화 된다.

(4) 수용체(receptors)

① N-methyl-D-aspartate(NMDA) 수용체

i. 기능: 자극되면 calcium, sodium, potassium의 세포내 유입을 야기하는데, 이러한 과정은 glycine에 의해 촉진된다.

ii. 작용제: glutamate

iii. 차단제: 마그네슘, phencyclidine, ketamine 등

iv. 길항작용의 중요성: 뇌허혈이나 뇌손상에 뒤따르는 항흥분독성(antiexcitatoxicity)의 치료적 개념의 중요한 한 부분으로 생각되어지고 있다.

② GABA 수용체

i. 기능: 대표적인 신경세포접합부전 억제(presynaptic inhibition) 수용체로 염소 이온의 투과성을 증가시킴으로써 막전위를 안정화시켜 탈분극

에 대한 세포막의 감수성을 감소시킨다.

ii. 작용제: benzodiazepine, barbiturate, propofol, phenytoin 등

2) 척수 반사(spinal reflex)

(1) 정의: 자극에 대하여 미리 기억된 반응

(2) 구성 요소: ① 자극을 감지하는 수용체, ② 중추신경계로 자극을 전달하는 구심성 신경섬유(afferent fiber), ③ 중추신경계에 있는 반사 중추, ④ 반사의 흥분을 전달하는 원심성 신경섬유(efferent fiber), ⑤ 반사의 효과 장기(effector organ).

(3) 신경학적 검사에서 사용되는 신장 반사(stretch reflex)와 각 반사의 척수 수준: ① 이두박근(biceps) 반사(C5-C6), ② 상완요골근(brachioradialis) 반사(C5-C6), ③ 삼두박근(triceps) 반사(C7-C8), ④ 무릎(quadriceps(patellar)) 반사(L3-L4), ⑤ 아킬레스(Achilles) 반사(S1)가 있다. 이런 신장 반사는 근육의 수축이 중력을 거스르는 자세를 취할 때 잘 나타난다.

(4) 굴근 반사(flexor reflex)와 교차신전 반사(crossed extension reflex): 통증성 자극에 대하여 팔, 다리를 재빠르게 피하는 방어기전에 중요하다.

2. 뇌와 척수의 대사(brain and spinal cord metabolism)

1) 에너지 생성(energy generation)

뇌는 대사에 필요한 에너지원인 포도당과 산소를 사용하여 신경세포접합부 결합과 이온통로, 신경전달물질의 작용 같은 뇌기능을 유지하고 조절하는데 필요한 에너지를 만들어낸다.

(1) 뇌 대사의 특징: 뇌는 다른 장기에 비하여 상대적으로 에너지 요구량은 큰 반면, 에너지원(포도당, 산소)의 저장량은 매우 적어 공급이 중단될 경우 저장된 에너지원은 3분 이내에 고갈된다. 그러므로 중추신경계는 에너지원이 지속적으로 공급되고 대사산물이 적절하게 제거될 때에만 정상기능을 할 수 있다.

(2) 산소와 포도당 공급

① 뇌의 대사: 분당 35~70 mL의 산소를 이용하여 포도당으로부터 물과 이산화탄소가 만들어지면서 에너지가 생산되는 과정이다.

② 뇌의 산소 소비: 중추신경계의 다양한 활성 상태와 연관되어 있다. 동맥혈을 통해 뇌로 운반되는 산소량(뇌혈류량 × 동맥혈 산소함량)이 뇌의 대사에 필요한 산소 요구량보다 더 많기 때문에 산소 운반량이 감소하여도 뇌의 대사는 어느 정도 범위 내에서는 보존된다.

③ 포도당 대사: 혈액을 통해 조직으로 운반된 포도당은 세포막에서 촉진 확산(facilitated diffusion)에 의해 세포 내로 들어간다. 휴식기 상태의 뇌는 혈액으로 운반된 포도당의 약 10%를 추출하여 사용한다.

i. 대사 기관: 포도당의 산화는 미토콘드리아가 없는 적혈구를 제외한 모든 세포에서 해당작용(glycolysis), citric acid(Krebs) cycle, 전자전달계의 연속적 3단계를 거쳐 일어나며, 세포의 주에너지원으로 작용한다.

ii. 해당 작용: 세포질에서 6개의 탄소로 구성된 포도당이 3개의 탄소로 구성된 2분자의 pyruvic acid로 전환되는 연속적인 10가지 화학반응이다. 이러한 과정에서 포도당 한 분자당 ATP 두 분자가 얻어진다.

iii. 산소가 없을 때 pyruvic acid의 대사: 두 개의 수소 원자가 첨가됨으로써 lactic acid로 변환되고 궁극적으로 수소이온이 생성되어 세포내 pH를 낮춘다. 이와 같이 혐기성 해당 작용은 포도당 한 분자당 단지 두 분자의 ATP를 생성하는데 이 정도의 ATP 생산은 중추신경계의 에너지 요구량을 충족시키기에는 매우 불충분하다.

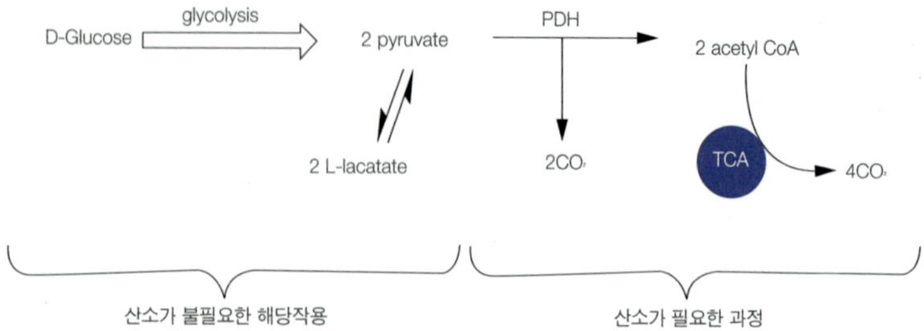

그림 2-2. 포도당의 산화과정

iv. 산소가 있을 때 pyruvic acid의 대사(그림 2-2): pyruvic acid가 미토콘드리아 안으로 들어가서 이산화탄소와 물로 산화되고 acetyl CoA로 전환된다. 이는 citric acid cycle로 들어가서 전자전달계를 거치면서 많은 양의 에너지를 생산한다. 전체적으로 포도당 한 분자당 총 38분자의 ATP를 얻을 수 있다(표 2-1). 이렇게 생산된 ATP는 세포질내로 유입되어 가수분해 되면서 중추신경계에서 사용 가능한 에너지를 만들어낸다. 혐기성 대사는 포도당 한 분자를 사용하여 단 두 개의 ATP 만을 생산하기 때문에 뇌의 에너지 요구량을 만족시킬 수 없으므로 중추신경계는 기본적으로 지속적인 산소공급이 반드시 필요하다.

표 2-1. 1 mole의 포도당으로부터 ATP가 생산되는 과정 (호기대사)

자원	ATP 생산량
해당작용 (glycolysis)	
포도당 산화에서 pyrubic acid 생성	2
citric acid (Krebs) cycle	
CoA의 산화	2(GTP)
전자전달계 (electron transport chain)	
1. 2NADH + $2H^+$ (해당작용)	6
2. 2NADH + $2H^+$ (acetyl CoA)	6
3. 6NADH + $6H^+$ (Krebs cycle)	18
4. 2FADH	4
전체	38

④ 기타 에너지원: 산소나 포도당의 공급이 중단된 상태에서 에너지를 만들어 내는 몇 가지 다른 방법(즉, phosphocreatine, ketone body, dicarboxylic acids의 이용)이 있다 하더라도 이러한 물질들의 대사로는 중추신경의 기능과 신경세포의 온전한 상태를 유지하는데 필요한 충분한 에너지를 제공하지 못한다.

2) 에너지의 소비(energy consumption)

뇌에서는 지속적인 많은 양의 에너지 생산이 왜 필요한가? 근육과 다르게, 뇌는 기계적인 일을 하지 않는다. 그럼에도 불구하고 뇌에서 소모되는 에너지의 양은 아주 많다. 신경세포는 중추신경계의 기본 정보처리장치로 감정, 지각, 운동과 반응, 학습, 그리고 기억의 과정을 위해 특수화 되어 있다. 이를 위해 아래의 기능이 정상적으로 유지되어야 하며 이 기능들을 유지하기 위해 높은 비율의 산화적 대사(즉, ATP의 생산)가 필요하다.

(1) 막 펌프(Na^+/K^+ATPase)의 지속적 활성화

① 마사이의 전기적, 이온적 차이 유지: 지속적인 막 펌프의 활성은 능동 수송으로 sodium과 potassium 농도를 재배치시켜 신경세포의 기능을 유지시키는데 이런 과정에는 ATP의 가수분해로부터 생성된 에너지의 대부분이 사용된다.

② Calcium의 세포 내 정상 농도 유지: calcium이온은 신경세포접합부 사이의 신호전달과 세포내 여러 가지 과정에 매우 중요한데, calcium의 세포 내 정상 농도 유지를 위해서는 에너지 의존성 이온 펌프가 필요하다.

(2) 신경전달물질의 합성, 저장, 분비, 그리고 재흡수: 이는 에너지가 필요한 과정으로 중추신경계의 기능과 직접적으로 관련되어 있다.

(3) 단백질, 아민, 지질, 그리고 탄수화물의 합성: 인지질 이중막의 유동적인 구

조는 완전한 세포기능을 위해 근본적으로 필요한 구조이며, 세포막과 세포질의 항상성은 에너지를 소모하는 이들 물질의 합성과 연관되어 있고, 세포 내 분자의 이동, 저장, 방출, 그리고 재흡수와도 연관되어 있다.

(4) 신경교세포의 지지 및 대사 작용: 수초(myelin sheath)를 형성하여 신경돌기를 절연시키고, 혈액-뇌 장벽을 형성하는데 기여하며, 신경세포에 영양을 공급함과 동시에 중추신경계 손상에 따른 세포의 찌꺼기를 청소하고, 신경전달물질과 potassium 이온을 재흡수 한다. 이러한 신경교세포의 기능은 모두 에너지 소비와 관련되어 있다.

3) 에너지 보존(energy conservation)

(1) 공급과 소비의 균형: 에너지원의 공급(즉, 뇌혈류)과 에너지의 소비(포도당과 산소의 사용량)는 함께 변화 한다고 밝혀져 있다. 뇌에서 에너지의 소비는 뇌가 하는 일의 양에 의해 빈틈없이 조절되며, 운반되는 에너지원의 양은 필요한 에너지 소비량과 밀접하게 관련되어 있다는 것이다.

① 활성도에 따른 변화: 혼수(coma) 상태처럼 대뇌의 기능이 저하되면 에너지 요구량도 감소되어 전체 뇌혈류량 및 산소와 포도당 소비량이 정상상태보다 낮아진다. 반대로 경련(뇌의 기능적 활성화가 아주 심한 상태)동안에는 에너지의 요구량이 증가하며, 공급도 동시에 증가한다.

② 위치에 따른 변화: 혈류량이 많은 곳은 에너지의 소비도 크며, 혈류량이 가장 적은 곳은 에너지의 요구량도 가장 적다.

③ 에너지 보전의 또 다른 기전(기능적인 활성도와 기초적인 활성도 사이의 분류)(그림 2-3): 중추신경계의 전체 에너지 소비의 60%는 중추신경계의 기능적인 활성도에 이용되며(이는 뇌의 전기적 활성에 의해 반영된다), 40%는 세포 유지를 위한 기초적인 활성도에 이용된다. 뇌로 공급되는 에너지원이 감소 될 경우에 신경세포는 세포기능을 줄이거나 완전히 차단함으로써 60%의 에너지 소모를 감소시킬 수 있으며, 이렇게 보존된 에너

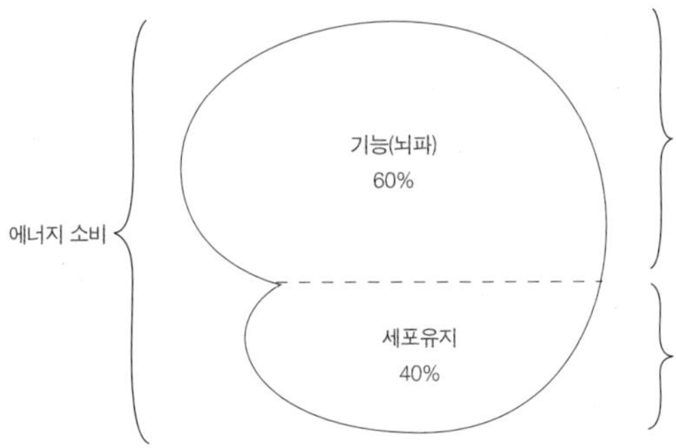

그림 2-3. 정상대뇌의 산소요구도

지는 세포를 유지하기 위한 기초 대사에 효율적으로 사용할 수 있다.

4) 뇌 대사에 미치는 체온의 영향(effect of temperature on metabolic process)

체온의 변화는 뇌의 대사 과정에 커다란 영향을 미치는데 특히 저체온의 영향을 고려해야 한다.

(1) 저체온의 영향: 신경세포접합부의 활성과 세포의 생존 상태를 유지하는데 필요한 모든 생화학적 반응을 감소시켜, 결과적으로 뇌의 에너지 소모가 감소함에 따라 산소와 포도당의 소비가 적어지고 산소와 포도당의 공급 감소에 대해 잘 견딜 수 있도록 해준다.

① 체온과 대사율의 관계: 이들 사이에는 지수관계가 성립한다.

i. 온도지수(Q_{10}): 10℃의 온도 차이가 나는 두 체온 사이의 대사율의 비율이며, 대부분의 화학반응의 Q_{10}은 약 2이다. 이것은 온도가 10℃ 감소하면 화학반응의 비율이 50%로 감소한다는 것을 의미한다. 예) 체온이 38℃에서 28℃로 감소하면 뇌의 산소소모량은 55%정도 감소하는데, 이에 따르면, 38℃에서 28℃사이의 뇌대사율의 Q_{10} 값은 약 2.2이다.

ii. 체온 구간에 따른 온도지수 변화: 활동적인 뇌에서는 온도와 대사율이 단순한 지수관계에 따르지 않고 38℃와 28℃ 사이의 Q_{10}은 2.2, 28℃와

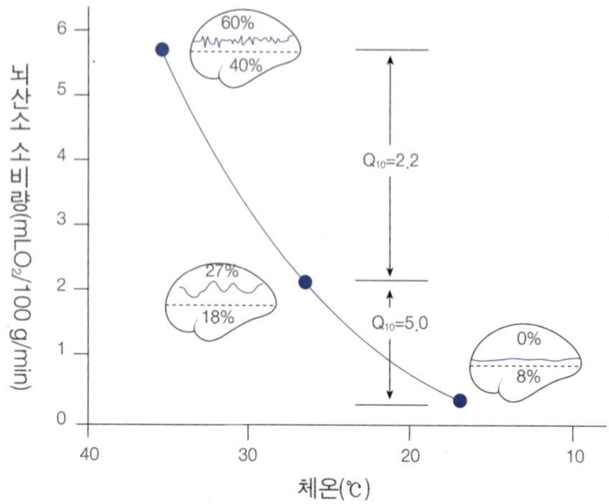

그림 2-4. 온도지수(temperature coefficient, Q_{10})에 따른 체온과 뇌산소 소모량(cerebral metabolic rate of oxygen, $CMRO_2$)의 관계

18℃ 사이의 Q_{10}은 5.0, 18℃ 이하에서 Q_{10}은 2.3이라는 연구도 있다. 28℃와 18℃ 사이에서 Q_{10}이 다른 온도에 비해 현저하게 큰 이유는 20℃ 근처에서 등전위뇌파(isoelectric EEG)가 시작되기 때문으로 생각한다(그림 2-4).

② 뇌보호 수단으로서의 저체온: 저체온은 뇌대사에 필요한 산소와 포도당의 요구량을 명백히 줄이며 이론적으로 허혈에 대해 뇌를 더욱 잘 견디게 해준다. 예) 만약 Q_{10}이 2라고 가정하고 정상체온에서 5분 동안의 완전한 허혈에 뇌세포가 견딜 수 있다면 27℃에서는 10분, 17℃에서는 20분으로 허혈에 대해 견딜 수 있는 시간이 길어진다. Q_{10}이 3이면 27℃에서 15분, 17℃에서 45분을 견딜 수 있고, 만일 27℃에서 17℃ 사이에서 Q_{10}이 5라면 허혈에 의한 산소 결핍에 대해 뇌가 견딜 수 있는 시간은 75분이 된다.

(2) 고체온의 위험: 체온이 42℃ 이상으로 증가하면 효소 단백질을 손상 시키므로 직접적으로 신경세포에 손상을 일으킨다. 고체온과 뇌대사의 관계에 대

한 연구는 아직은 미흡하지만 고체온이 뇌에 미치는 영향은 저체온과는 반대로 작용할 것이며 체온 변화에 따른 영향도 훨씬 클 것으로 생각한다. 그러나 직접적으로 신경세포가 손상되는 온도에서는 뇌의 대사가 감소할 것이라고 생각된다.

3. 뇌와 척수의 혈류(brain and spinal cord blood flow)

뇌혈류량은 뇌대사율과 밀접한 관계가 있다. 전체적인 뇌의 혈류는 큰 변화가 없을지라도 뇌의 부위마다 대사 정도에 따라 혈류량이 절묘하게 짝을 지어 변화한다. 성인에서 전체 뇌혈류량은 50 mL/100 g/min이다. 그러나 뇌의 부위에 따라 혈류량은 크게 다르다. 신경세포체와 신경세포접합부가 주로 존재하는 회색질(gray matter)은 75 mL/100 g/min인 반면 주로 섬유로(fiber tract)로 구성된 백색질(white matter)은 20 mL/100 g/min이다. 이렇게 회색질의 혈류량이 많은 이유는 대사율이 높기 때문이다. 소아의 뇌혈류량은 약 95 mL/100 g/min으로 성인에 비해 훨씬 크지만 유아는 40 mL/100 g/min로 성인보다 약간 작다. 척수의 혈류량은 회색질이 약 60 mL/100 g/min이고 백색질은 뇌와 비슷하게 20 mL/100 g/min 정도이다.

1) 대사에 따른 조절(metabolic regulation)

활동에 따른 뇌의 에너지 요구증가는 활성화된 기능적 부위로 포도당과 산소의 운반(즉, 뇌혈류량)을 증가시킴으로써 충족된다. 이러한 뇌혈류량과 대사의 일치는 신경세포의 흥분에 따라 1초 안에 흥분 부위로 혈류가 빠르게 증가하여 이루어진다. 이처럼 신경세포의 활성도 증가에 따른 뇌혈류의 증가는 활성화된 신경세포로부터 250 ㎛ 이내의 범위에서만 증가하는 것으로 알려져 있는데, 이는 뇌의 대사 증가에 따른 빠르고 국소적인 혈류의 증가가 미세혈관 수준에서 이루어진다는 것을 간접적으로 나타낸다. 뇌대사 증가에 따른 뇌혈류 증가에는 몇 가지 기전이 관여한다. 척수에서도 뇌와 마찬가지로 부위에 따른 대사 요구에 따라 미세 순환에 의해 혈류량이 조절된다. 척수에서 혈류를 조절하는 생리적 요인은 뇌의 혈류 조절인자와 같다.

(1) 뇌혈류와 대사의 화학적 조절(chemical regulation of flow-metabolism coupling): 활동적인 뇌 부위에 있는 신경세포는 혈관 확장 물질을 분비하고, 분비된 혈관 확장 물질이 확산되어 평활근 세포에 직접 작용하거나 혈관 내피세포의 매개 물질을 통해 혈관의 긴장도를 간접적으로 변화시킨다. 이러한 혈관 확장 물질에는 adenosine, nitric oxide(NO), 수소 이온, potassium 이온 등이 있다.

① Adenosine: 강력한 뇌혈관 확장제로 cyclic AMP의 생성이 증가하고 뇌혈류량이 증가한다. Adenosine은 뇌대사의 증가에 따라 adenosine nucleotide가 탈인산화 과정을 거쳐 생성되고, 세포 안팎에 축적되면 뇌혈관의 이완이 발생한다.

② Nitric oxide(NO): Nitric oxide synthase(NOS)에 의해 L-arginine으로부터 합성된다. 뇌순환 조절에 매우 중요한 역할을 하지만, NOS 억제제를 사용하여 생성을 차단시켜도 뇌의 기능적 활성에 따른 뇌혈류의 증가가 완전히 차단되지 못하고 부분적인 감소만 나타나는 것으로 미루어 볼 때 뇌의 대사 증가에 따른 뇌혈류 증가에 NO가 관여하기는 하지만 또 다른 매개 물질이 있다고 생각된다.

③ 수소 이온: 신경세포의 활성도가 증가하면 이산화탄소(CO_2)와 물이 생성되고 이것이 HCO_3^-와 수소 이온으로 전환된다. 수소 이온의 증가에 따른 혈관 주위의 pH 감소는 소동맥을 확장시킨다.

④ Potassium 이온: 활성화된 신경세포에서 유리되어 성상세포(astrocyte)를 통해 뇌혈관으로 운반된다. 신경세포의 활성에 의해서 국소적으로 증가되면 소동맥을 이완시켜 뇌혈류를 증가시킨다.

(2) 뇌혈류와 대사의 신경인성 조절(neurogenic regulation of flow-metabolism coupling): 뇌와 척수의 혈관은 교감신경과 부교감신경의 지배를 받는다.

① 교감 신경: 뇌와 척수의 혈관을 지배하는 교감신경 섬유들은 norepinephrine (NE), ATP, neuropeptide Y 등의 catecholamine을 함유하고 있다.

i. 뇌순환에 미치는 영향: 뇌혈관의 저항과 뇌혈류량을 증가시킬 수도 있고, 반대로 감소시킬 수도 있다.

ii. Catecholamine에 대한 뇌혈관의 반응에 영향을 미치는 요소: 뇌신경 전달 물질의 기원(즉, 부신이냐 혈관주위 심경섬유냐 또는 척수강내 투여), catecholamine의 농도, 혈액-뇌 장벽의 상태와 연관되어 있다.

iii. 혈액-뇌 장벽의 상태가 미치는 영향: 온전한 상태에서는 경추신경 자극이나 부신에서 분비되어 순환하는 catecholamine에 의한 교감신경 자극은 약간의 뇌혈관의 수축을 야기하고 뇌혈류량을 감소시킨다. 반대로, 혈액-뇌 장벽이 파괴된 상태에서 혈중 catecholamine이나 뇌실내로 투여한 NE은 산소와 포도당의 소비를 증가시키고 뇌혈류량을 증가시킨다. 즉, 혈중 catecholamine의 증가나 중추신경 밖의 교감신경 자극과 같은 중추신경계 외부의 교감신경 자극은 뇌혈관을 약간 수축시킨다. 그러나, 중추내 교감신경의 자극은 뇌혈류와 대사의 실질적인 증가를 일으킨다.

② 부교감 신경: Acetylcholine, vasoactive intestinal peptide(VIP), peptide histidine isoleucine(PHI) 등을 신경전달물질로 이용하는 것 같다. 중추신경 밖의 부교감 신경의 자극이나 acetylcholine의 주입은 뇌혈관의 확장과 뇌혈류량의 증가를 보여준다. 부교감신경의 활성 반응으로 인한 뇌혈관 확장은 nicotine과 muscarine 수용체들의 자극에 의해 매개된다.

그러나 전반적으로 자율신경에 의한 뇌혈류량의 조절은 크지 않다. 척수에서도 역시 자율신경의 지배에 의한 혈류량의 조절 효과는 크지 않은 것 같다.

2) 동맥혈 가스 분압(arterial gas tensions)

(1) Carbon dioxide: 이산화탄소는 대사의 주된 산물 중 하나이며 뇌혈관 저항과 뇌혈류량의 강력한 조절제이다.

① 고탄산혈증(hypercapnia)은 뇌혈관을 확장시켜 뇌혈관 저항을 감소시키며 뇌혈류량을 증가시킨다. 반대로, 저탄산혈증은 뇌혈관을 수축시키고 뇌혈관 저항을 증가시키며 뇌혈류량을 감소시킨다.

② 이산화탄소에 대한 뇌혈관의 반응성

i. 정의: 동맥혈 이산화탄소 분압($PaCO_2$)의 변화에 따른 뇌혈류량의 변화.

ii. 중요성: 뇌대사에 따른 뇌혈류량 조절의 가장 중요한 기전.

iii. 효과의 지속성: 이산화탄소에 의한 뇌혈관 확장 효과는 6~10시간에 걸쳐 점차 감소하지만, 환자마다 개인차를 보일 수 있다.

iv. 빠른 정상화의 위험성: 이산화탄소 분압이 감소 또는 증가된 상태에서 갑작스런 정상화가 상대적인 뇌혈류의 증가나 감소를 야기할 수 있다는 점이다.

v. 이산화탄소에 의한 뇌혈류 반응 곡선의 특징(그림 2-5): 정상 혈압을

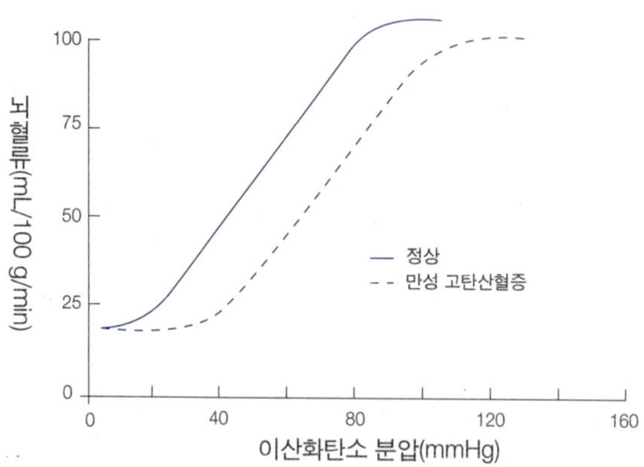

그림 2-5. 정상과 고탄산혈증 환자에서 동맥혈 이산화탄소분압(arterial carbon dioxide, $PaCO_2$)에 따른 뇌혈류량(cerebral blood flow, CBF)의 변화

가진 사람에서, 20~80 mmHg 사이의 이산화탄소 분압에 대하여 뇌혈류량은 거의 직선반응을 보인다(동맥혈 이산화탄소 분압 1 mmHg 마다 뇌혈류량은 약 2~4% 변화한다). 척수에서 이산화탄소 분압 변화에 따른 혈류의 변화도 뇌와 같이 20~80 mmHg 사이의 동맥혈 이산화탄소 분압에서 혈류가 이산화탄소 분압에 비례하여 증가한다. 일반적으로 동맥혈 이산화탄소 분압이 40 mmHg에서 80 mmHg로 두 배 증가하면 뇌혈류량도 두 배 증가하고 동맥혈 이산화탄소 분압이 40 mmHg에서 20 mmHg로 절반으로 감소하면 뇌혈류량도 절반으로 감소한다.

vi. 극한값에서 반응의 변화: 동맥혈 이산화탄소 분압과 뇌혈류량 사이의 이런 직선적인 관계는 동맥혈 이산화탄소 분압이 극한값에 도달하면 소실된다. 뇌혈류에 대한 동맥혈 이산화탄소 분압의 영향은 극한의 고탄산혈증에 의한 최대 혈관 확장이나 극한의 저탄산혈증에 따른 최대 혈관 수축으로 제한된다. 극심한 저탄산혈증(거의 10 mmHg)은 혈관수축에 의한 뇌혈류 감소로 뇌세포의 혐기성 대사를 유발한다. 임상적으로는 극심한 저탄산혈증의 유도는 불필요하고 25 mmHg 이하의 동맥혈 이산화탄소 분압은 특별한 상황이 아니고서는 피하는 것이 최선이다.

(2) Oxygen: 생리적 범위의 동맥혈 산소 분압(PaO_2)은 뇌혈류량에 영향을 주지 않는다. 그러나 저산소혈증(hypoxemia)은 그 기전이 분명하진 않지만 조직의 저산소증과 이에 동반되는 젖산혈증의 결과로 동맥을 확장시킨다. 약 50 mmHg의 동맥혈 산소 분압에서부터 뇌혈류량이 증가하기 시작하여 30 mmHg에서는 뇌혈류량이 약 2배로 증가된다(그림 2-6). 척수에서도 뇌와 같이 저산소혈증은 혈류량을 증가시킨다. 동맥이 확장하기 시작하여 척수 혈류량이 증가하는 동맥혈 산소 분압은 뇌와 거의 같은 50~55 mmHg이다.

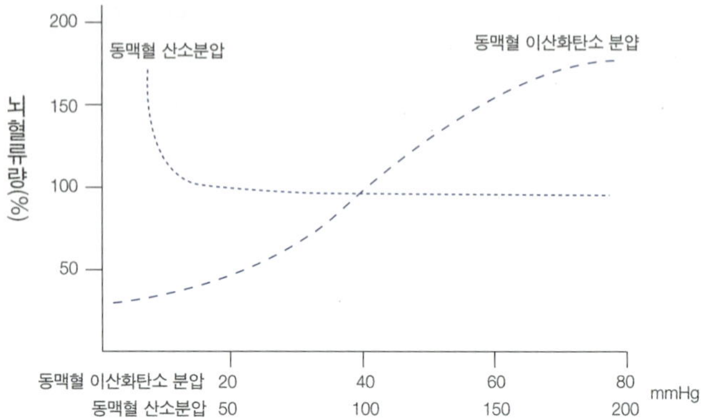

그림 2-6. 동맥혈 이산화탄소분압(arterial carbon dioxide, $PaCO_2$)과 산소분압oxygen tension, PaO_2)에 따른 뇌혈류량(cerebral blood flow, CBF)의 변화

3) 뇌혈류의 자동조절(autoregulation)

뇌혈류 조절 기전 중 가장 중요한 하나는 넓은 뇌관류압의 범위에서 뇌혈류를 일정하게 유지하는 뇌혈관의 자동조절(autoregulation) 능력이다. 뇌혈류의 자동조절은 뇌관류압이 감소했을 때에는 저산소증으로부터, 뇌관류압이 증가했을 때에는 충혈과 모세혈관의 손상 및 부종의 발생으로부터 신경 조직을 보호한다. 뇌혈류의 자동조절은 뇌관류압 변화에 반응하는 뇌혈관 저항 변화의 기능으로 이 연관성은 다음과 같이 표현할 수 있다; 뇌혈류량 = 뇌관류압/뇌혈관 저항(cerebral blood flow(CBF) = cerebral perfusion pressure(CPP)/cerebral vascular resistance(CVR)). 뇌관류압은 평균동맥압(mean arterial pressure, MAP)에서 두개내압(intracranial pressure, ICP)을 뺀 값으로(CPP = MAP - ICP) 평균동맥압과 두개내압의 어떤 변화도 뇌혈관의 자동조절을 유발한다. 뇌혈류의 자동조절은 뇌관류압이 감소하는 경우에는 뇌혈관의 저항을 감소시키는 것을 의미하며, 뇌관류압의 증가는 뇌혈류량의 항상성을 유지하기 위하여 뇌혈관 저항의 증가를 야기한다(그림 2-7). 해부학적으로, 뇌혈류의 자동조절은 주로 소동맥과 세동맥 수준에서 발생한다. 그러나 대혈관에서도 뇌관류압 변화 시 약간의 혈관 확장과 혈관 수축

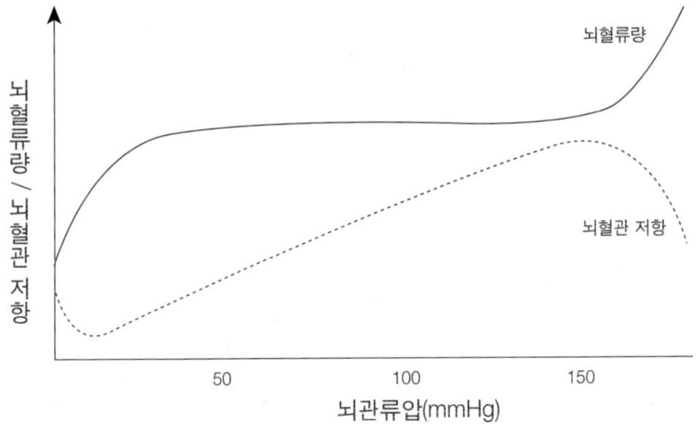

그림 2-7. 뇌관류압(cerebral perfusion pressure, CPP)이 변할 때 뇌혈류량(cerebral blood flow, CBF) 조절에 있어 뇌혈관저항(cerebral vascular resistance, CVR)의 활동적 변화(dynamic changes)

에 잠재적으로 기여한다. 뇌혈류의 자동조절이 유지되는 뇌관류압의 상한, 하한 압력은 고정된 압력이 아니며 뇌혈관 저항, 뇌대사, 동맥혈 이산화탄소 분압 수준, 혈관반응 물질의 존재 등에 따라 변한다. 뇌혈류의 자동조절이 손상된 경우에는 뇌관류압의 증감이 바로 뇌혈류의 증감을 의미한다. 척수에서도 뇌와 마찬가지로 혈류의 자동조절 기능을 가지고 있다.

(1) 자동조절의 범위(range of autoregulation): 뇌혈류의 자동조절은 50~140 mmHg 범위의 뇌관류압에서 유지된다. 일반적으로 두개내압이 10 mmHg 라고 할 때 평균동맥압으로 표시하면 60~150 mmHg 범위에서 자동조절이 유지된다(그림 2-8). 뇌혈관의 자동조절 커브는 세 개의 구간으로 구분할 수 있는데, 가운데 수평구역은 자동조절 범위 내를 나타내며 뇌관류압에 관계없이 뇌혈류량이 일정하다. 반면에 양쪽의 경사선은 자동조절 범위 밖으로 뇌관류압에 따라서 뇌혈류량이 변화한다. 척수에서 혈류의 자동조절의 범위는 평균동맥압 50~130 mmHg 사이로 생각한다.

① 뇌혈류 자동조절의 하한치(lower limit of CBF autoregulation): 혈압 감소

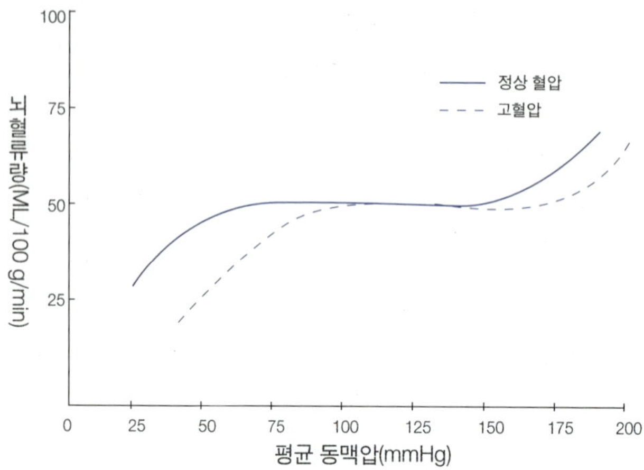

그림 2-8. 정상혈압과 고혈압 환자에서 자동조절 영역의 변화

또는 두개내압의 상승에 의한 뇌관류압의 감소가 발생할 때에는 일정한 뇌혈류량과 신경 기능을 유지하기 위하여 뇌혈관이 이완된다.

i. 정의: 최대의 뇌혈관 이완을 야기하는 뇌관류압.

ii. 뇌대사의 변화: 이 수준 이하로 뇌관류압이 하강하면 뇌관류압의 감소에 따라 뇌혈류량이 감소하고 뇌에서 산소 추출률은 산소 운반량의 감소를 보상하기 위해 증가한다. 보상적 산소 추출률이 한계에 이르면 어지러움, 혼돈, 혼수 같은 신경성 합병증이 발생한다.

② 뇌혈류의 자동조절의 상한치(upper limit of CBF autoregulation): 평균동맥압의 증가 또는 두개내압의 감소에 의하여 뇌관류압이 증가하면 일정한 뇌혈류량과 신경기능을 유지하기 위하여 뇌혈관이 수축한다.

i. 정의: 뇌혈관을 최고로 수축시키는 뇌관류압.

ii. 뇌대사의 변화: 이 수준 이상의 뇌관류압의 증가는 압력에 따라 뇌혈관을 확장시킨다. 뇌혈관의 팽창은 뇌의 충혈과 뇌내 혈액량 증가와 혈액-뇌 장벽의 파괴 및 혈관성 부종을 야기한다. 병적인 경벽압(transmural pressure)의 결과로 두통, 혼돈, 혼수와 같은 신경성 합병증이 일어날 수 있다.

(2) 뇌혈류 자동조절의 기전(mechanisms of cerebral autoregulation)

① 근원성 조절(myogenic control of autoregulation): 경벽압의 변화에 대한 뇌혈관 평활근세포(smooth muscle cells)의 내인성 혈관 활동성과 관련된다. 이 조절 과정은 actin-myosin 복합체의 입체 구조의 변화에 의하여 수초 내에 이루어진다. 또한, 근원성 조절 기전은 경벽압에 따른 뇌혈관의 평활근 세포막의 막전위 변화와도 관련 있는 것으로 여겨진다.

i. 경벽압 감소: 혈관 팽창 감소를 일으켜 소동맥과 세동맥의 확장을 야기한다.

ii. 경벽압 증가: 혈관 팽창 증가를 일으켜 소동맥과 세동맥의 수축을 일으킨다.

② 대사성 조절(metabolic control of autoregulation)

i. 이산화탄소: 실질적으로 자동조절 곡선을 변화시킬 수 있다. 고탄산혈증 때에는 뇌혈관들은 이미 확장되어 있는 상태이기 때문에 뇌관류압이 감소되었을 때 혈관이 이완될 수 있는 능력은 감소한다. 반대로, 저탄산혈증 동안 뇌혈관들은 이미 수축 상태이기 때문에 뇌관류압이 감소되었을 때 혈관의 이완 능력이 증대된다.

ii. 산소: 조직의 저산소증은 뇌혈관 확장을 자극하여 혈류량의 감소를 보상할 수도 있다.

iii. 기타: Adenosine, 수소 이온, potassium 이온 등이 관여한다. 뇌관류압이 서서히 감소하면 adenosine 농도가 증가하여 뇌혈관을 확장시킬 수 있으며, 신경세포나 혈관의 평활근 세포의 막기능이 항진되어 수소 이온과 potassium 이온이 뇌혈관 주위에 축적되면 대사 증가에 따른 뇌혈관이 확장되어, 결과적으로 뇌혈류량을 정상화 시킨다고 할 수 있다. 그러나 adenosine, 수소 이온, potassium 이온 농도의 변화만이 뇌혈류 자동조절의 주된 인자는 아닌듯하다.

③ 신경인성 조절(neurogenic control of autoregulation): 교감 신경의 자극은 뇌혈관을 수축시킴으로 자동조절을 변화시킬 수 있다. 부교감 신경은 뇌혈관의 긴장도나 뇌혈관의 자동조절에 영향을 미치지 않는다.

i. 교감신경 긴장도 증가: 뇌혈관이 수축되므로 자동조절 곡선을 오른쪽으로 이동시켜, 뇌관류압이 높은 경우에는 자동조절이 잘 유지되나 뇌관류압이 감소된 경우에는 뇌혈류의 자동조절 능력이 저하된다.

ii. 교감신경의 탈신경화(denervation): 급격한 탈신경화는 자동조절 곡선을 낮은 압력 쪽으로 이동시키는 반면, 만성적인 교감신경의 탈신경화는 영향을 미치지 않는다.

④ Nitric oxide: 뇌혈류의 자동조절은 오직 혈관 내피세포가 온전할 때에만 작용한다. 이는 뇌관류압을 감소시키기 위한 뇌혈관의 이완이 NO의 활동성과 연관되었다고 생각하게 한다. 그러나 뇌관류압이 감소된 경우에 혈관의 이완을 방지하기 위해 NOS를 억제시켰을 때에도 뇌혈관 저항이 감소하여 뇌혈류량이 일정하게 유지되는 실험 연구의 결과로 보아 뇌혈류의 자동조절과 NO는 무관하다고 생각되나 현재로서는 좀 더 많은 연구가 필요하다.

4) 혈류학(rheology)

뇌혈류량은 뇌관류압과 뇌혈관 저항에 따라 결정된다. 뇌는 생리적 혹은 약리적 변화에 대해 압력과 저항을 변화시킴으로서 뇌혈류량의 변화를 가져온다. Hagen-Poiseuille의 법칙을 따르면, 저항은 점성(viscosity)과 연관이 있다. 혈색소치는 혈액의 점성을 결정하는 가장 주된 요인이다. Hagen-Poiseuille의 법칙에 적용하면 혈색소치의 감소는 혈액의 점성을 낮추어 혈관 저항을 감소시키기 때문에 뇌혈류량을 증가시킨다. 혈액 희석에 의해서 혈색소치가 감소되었을 때에는 뇌로 운반되는 산소량의 감소에 따른 대사성 조절과 더불어 혈류학적 개선(rheologic improvement)에 의해서 뇌혈관이 이완하고 뇌혈류량이 증가한다.

4. 혈액-뇌 장벽과 뇌척수액(blood-brain barrier and cerebrospinal fluid, CSF)

1) 혈액-뇌 장벽

혈액-뇌 장벽의 개념은 혈액내로 염색약을 넣으면 뇌를 제외한 모든 몸의 조직이 염색된다는 점에서 시작되었다. 이러한 사실은 전자현미경의 출현 전까지는 자세한 이해가 불가능했지만, 어떤 종류의 장벽이 혈액과 뇌 사이에 존재한다는 것을 암시 하였었다. 현재는 두 개의 형태적으로 구분되는 장벽이 있는 것으로 확인되어 있다. 그 하나는 모세혈관의 내피(capillary endothelium)이고 다른 하나는 뇌실 주위 장기의 특수한 뇌실막(specialized ependyma of the circumventricular organs)이다.

(1) 모세혈관 내피: 혈액-조직간 물질의 교환이 일어날 때 일차적으로 통과해야 하는 막이 모세혈관의 내피이다. 뇌의 대부분의 부위에서 모세혈관의 내피는 다른 장기의 모세혈관 내피와 다음과 같은 점에서 차이가 있다.

① 뇌의 모세혈관 내피에는 물질이 이동할 수 있는 창(fenestra)이 없다.

② 뇌의 모세혈관 내피는 주위 세포와 사이에 다섯 겹으로 구성된 폐쇄연접(tight junctions)을 가지고 있다. 이런 폐쇄연접 때문에 혈액과 뇌 사이의 물질 이동이 분자의 크기에 따라 제한될 수 밖에 없다. 현재는 뇌혈관 내피의 폐쇄연접에는 직경 6~8Å의 수성 통로(aqueous channel)가 있다. 만일 통로의 직경이 6Å이라면 신체 구성 성분 중 통과가 가능한 분자는 물과 sodium, 염소 이온 셋뿐이다.

③ 뇌의 모세혈관 내피세포는 음세포(pinocyte)의 구멍과 포식을 위한 소포가 적다.

④ 뇌 이외의 다른 장기에서는 미토콘드리아가 세포의 2~5%를 차지하는데 비해 뇌에서는 8~11%를 차지한다. 미토콘드리아는 다양하고 복잡한 대사 활동을 수행하면서 뇌의 장벽 역할도 하는데 어떤 물질은 섭취하고 또 다른 물질은 세포간 이동을 제한하여 뇌와 모세혈관 사이의 투과

도에 기여한다.

⑤ 성상세포의 세포발(foot process)이 모세혈관의 기저막에 빽빽하게 붙어 있어 혈관 주위를 싸고 있다.

(2) 뇌실주위기관의 특수한 뇌실막

① 뇌실주위기관(circumventricular organ): 뇌실 주위에 분포하는 부위로 모세혈관의 내피가 폐쇄연접을 형성하지 않고, 다른 장기들에서와 같이 혈관들이 구멍 뚫려있거나 열려있어 분비 기능을 가지며 형태적, 기능적으로 유사성을 지닌 부분을 집합적으로 뇌실주위기관라고 부른다.

② 조직의 특징

i. 특수한 상피(epithelium): 다른 곳에서 보이는 뇌실막(ependyma)과는 다른데 이 뇌실막은 세포간 폐쇄연접으로 연결되어 있어 뇌척수액내로 단백질을 포함한 어떤 혈장 성분의 통과도 제한할 수 있다. 그러므로 이러한 뇌실막은 뇌의 내피세포처럼 단백질에 대한 효과적인 장벽을 형성하며, 물질의 통과에 대해 분자의 크기에 따라 제한을 가한다.

ii. 풍부한 세포내 세포내 소기관(organelle)과 lysosome: 혈액 속의 단백질이 맥락막(choroid)의 모세혈관을 통과하면 즉시 뇌실막 세포의 소포(vesicle)내로 통합되고 lysosome에 의해 분해된다. 이러한 기전은 뇌의 상피세포 장벽의 중요한 특징이면서 뇌척수액내로 물질의 확산을 제한할 수 있다.

(3) 내적 환경(internal milieu): 혈액-뇌 장벽의 기본적인 기능은 중추신경계에 특별한 환경을 제공하는 것이다.

① 방어막: 크기가 크거나 극성을 띄며, 지질에 녹지 않는 물질들은 뇌의 세포간질액으로 거의 못 들어간다. 이러한 방식으로 중추신경계는 독성이 있거나 잠재적으로 독성을 가진 물질로부터 보호되며, 구성 성분에서 뇌척수액은 단백질이 없는 혈장과 유사하다.

② 영양물질 공급: 중추신경계의 세포는 대사 작용이 활발하고 많은 기능을 수행하기 때문에, 중추신경계의 주변 환경은 활발한 대사와 기능을 유지하기 위하여 혈장내 농도 변화와 관계없이 포도당과 같은 대사에 필요한 물질을 지속적으로 대량 공급해 주어야 한다.

③ 대사물질 제거: 신경조직의 전기생리학적 요구에 부합하는 화학적으로 정밀한 환경을 유지해야하며, 대사 작용이나 병에 의해 생성된 찌꺼기를 제거해야 한다.

2) 뇌척수액

뇌척수액은 대부분은 뇌실의 맥락총(choroid plexus)에서 분비되고 나머지는 뇌의 간질액(interstitial fluid)이 림프액처럼 배액된다. 뇌척수액은 분당 0.4 mL의 속도로 생성되어 하루에 약 500 mL가 만들어진다. 뇌척수액의 전체량은 140~175 mL로 척추의 거미막하 부위에 약 30 mL가 있고 나머지가 뇌의 거미막밑 공간(subarachnoid space)에 있다. 뇌척수액은 혈장의 초미세여과물(ultrafiltrate)로 최종 구성 성분은 능동 수송(sodium 이온)과 수동적 수송(포도당)에 의해서 정해진다. 단백질과 친수성 분자 화합물은 막투과성이 낮으므로 뇌척수액에 거의 없다(표 2-2). 맥락총의 모세혈관 내피는 폐쇄연접으로 구성되어 있기 때문에 혈액과

표 2-2. 뇌척수액과 혈청의 조성

조성	뇌척수액	혈청
Sodium (mEq/L)	141	140
Potassium (mEq/L)	2.9	4.6
Calcium (mEq/L)	2.5	5.0
Magnesium (mEq/L)	2.4	1.7
Chloride (mEq/L)	124	101
Bicarbonate (mEq/L)	21	23
Glucose (mg/dl)	61	92
Protein (mg/dl)	28	7000
pH	7.31	7.41
Osmolality (mOsm/kg H_2O)	289	289

뇌척수액 사이의 장벽 역할을 한다. 뇌척수액의 생성 속도는 나이와는 무관하나, 맥락총의 혈류나 모세혈관압이 하강하면 줄어든다. 또한, 저체온, 높은 혈장삼투압, 두개내압의 상승(>25 cmH_2O)이 있을 때 뇌척수액의 생성이 감소한다. 뇌척수액은 뇌실을 통해 뇌와 척추의 거미막밑 공간으로 흘러나가 거미막융모(arachnoid villi)를 통해 정맥으로 재흡수 된다.

5. 두개내압(intracranial pressure)

정상 두개내압은 약 10 mmHg이다. 두개강은 두개골에 의해서 제한된 고정된 용적을 가진 공간이기 때문에 두개내 구성성분 중 어느 한 구성성분이 증가하면 다른 구성성분이 감소해야한다. 만일, 감소하지 않는다면 두개내압이 상승할 수 밖에 없다. 두개강내에는 세 가지의 구성요소가 있다. 신경세포와 신경교세포, 세포간질액을 포함하는 뇌실질 조직이 전체 뇌 용적의 80~85%를 차지하고, 뇌척수액이 7~10%, 혈액이 5~8%를 구성한다. 두개강내의 구성요소는 어느 정도의 유순도 또는 탄성을 가지고 있기 때문에 어느 한 구성 요소가 조금 증가했을 때에는 두개내압의 상승을 야기하지 않는다. 그러나 이런 유순도를 넘어가면 약간의 용적 증가에도 두개내압은 급격히 상승한다. 뇌척수액의 순환이나 흡수의 차단에 의해서 뇌척수액이 증가하여 두개내 용적이 증가할 수 있고, 혈관의 이완이나 혈종(hematoma)에 의해서 두개강내 혈액량이 증가한다. 또한 종양이나 부종에 의해서 뇌실질의 용적이 증가한다. 뇌관류압은 평균동맥압에서 두개내압을 뺀 것으로(CPP = MAP - ICP), 두개내압이 증가하면 뇌관류압이 감소하여 뇌허혈을 야기할 수 있다.

참고문헌

Artru AA: Cerebrospinal fluid. In: Anesthesia and neurosurgery. 4th ed. Edited by Cottrell JE, Smith DS: St. Louis, Mosby. 2001, pp 83-100.

Bear MF, Connors BW, Paradiso MA: Neuroscience: 2nd ed. Baltimore, Lippincott Williams and Wilkins. 2001, pp 3-19.

Brown PB: The electrochemical basis of neuronal integration. In: Fundamental neuroscience. Edited by Haines DE: Philadelphia, Churchill Livingstone. 2002, pp 37-55.

Fitch W: Brain metabolism. In: Anesthesia and neurosurgery. 4th ed. Edited by Cottrell JE, Smith DS: St. Louis, Mosby. 2001, pp 1-17.

Hickey R, Sloan TB, Rogers J: Functional organization and physiology of the spinal cord. In: Textbook of neuroanesthesia. Edited by Albin MS: New York, McGraw-Hill. 1997, pp 1027 38.

Hutchins JB, Naftel JP, Ard MD: The cell biology of neurons and glia. In: Fundamental neuroscience. Edited by Haines DE: Philadelphia, Churchill Livingstone. 2002, pp 15-36.

Joshi S, Ornstein E, Young WL: Cerebral and spinal cord blood flow. In: Anesthesia and neurosurgery. 4th ed. Edited by Cottrell JE, Smith DS: St. Louis, Mosby. 2001, pp 19-67.

Kass IS: Physiology and metabolism of the brain and spinal cord. In: Handbook of neuroanesthesia. 3rd ed. Edited by Newfield P, Cottrell JE: Philadelphia, Lippincott Williams and Wilkins. 1999, pp 3-19.

Lin D, Mendel E, Guiot BH: Introduction to neurophysiology. In: Textbook of Neurointensive care. Editd by Layon AJ, Gabrielli A, Friedman WA: Philadelphia, Saunders. 2004, pp 103-16.

Milhorat TH, Pan J: The blood-brain barrier and cerebral edema. In: Anesthesia and neurosurgery. 4th ed. Edited by Cottrell JE, Smith DS: St. Louis, Mosby. 2001, pp 115-127.

Rockhold RW: The chemical basis for neuronal communication. In: Fundamental neuroscience. Edited by Haines DE: Philadelphia, Churchill Livingstone. 2002, pp 56-70.

Werner C, Kochs E, Hoffman WE: Cerebral blood flow and metabolism. In: Textbook of neuroanesthesia. Edited by Albin MS: New York, McGraw-Hill. 1997, pp 21-59

3장

마취제가 뇌 및 척수 생리에 미치는 효과

(The effect of anesthetics on cerebral and spinal cord physiology)

학습목표

이 장에서는 약물이 중추신경계에 미치는 영향을 알아야 한다. 즉, 적절한 수술환경을 유지하고 더 좋은 결과를 얻기 위하여 마취제와 마취 중 사용되는 약들이 대뇌혈역동학, 대뇌산소대사, 두개내압에 어떻게 영향을 미치는지를 알아야 한다.

1. 정맥마취제가 뇌혈류와 뇌산소소모량에 어떤 영향을 주는지를 알아야 한다.
2. 정맥마취제가 뇌혈류자동조절과 이산화탄소에 대한 반응에 미치는 영향을 알아야 한다.
3. 정맥마취제가 뇌척수액의 생산과 분비에 어떠한 영향을 주는지 알아야 한다.
4. 정맥마취제가 두개내압에 미치는 영향을 알아야 한다.
5. Barbiturate와 propofol이 척수혈류에 미치는 영향을 알아야 한다.
6. 흡입마취제가 뇌혈류와 뇌산소소모향에 미치는 영향을 알아야 한다.
7. 흡입마취제가 뇌혈류자동조절과 이산화탄소에 대한 반응에 미치는 영향을 알아야 한다.
8. 흡입마취제가 뇌척수액의 생산과 분비에 어떠한 영향을 주는지 알아야 한다.
9. 흡입마취제가 두개내압에 미치는 영향을 알아야 한다.
10. 아산화질소와 isoflurane이 척수혈류에 미치는 영향을 알아야 한다.
11. 탈분극성 및 비탈분근성 근이완제가 뇌혈류와 두개내압에 미치는 영향을 알아야 한다.

신경외과 마취에서 사용하는 모든 약제들이나 기법들이 뇌혈류의 변화에 미치는 영향은 아주 중요하며 광범위하게 연구되어 왔다. 그 이유는 뇌로 공급되는 에너지는 뇌혈류에 영향을 받으며 만일 뇌허혈이 발생한 경우는 약간의 혈류 감소도 치명적인 결과를 초래할 수 있기 때문이다. 또 뇌혈류는 뇌압과 밀접한 관계를 가지기 때문이다.

일부 연구에서는 척수 생리에 영향을 주는 마취약제의 효과에 대해 보고하고 있다. 하지만 이러한 연구는 인간에서는 비침습적인 방법을 통해 얻어지기 때문에 그다지 많은 부분을 밝힐 수 없고, 대부분의 자료가 동물실험을 통해 얻게 되기 때문에 한계가 있다.

1. 정맥마취제

Ketamine을 제외한 모든 정맥마취약제는 뇌혈류와 뇌산소소모량(cerebral metabolic rate of oxygen, $CMRO_2$)을 감소시킨다(그림 3-1).

1) barbiturates

(1) 뇌혈류와 뇌산소소모량에 미치는 영향: 용량에 따라 뇌혈류와 뇌산소소모량을 감소시킨다. 마취유도 용량에서 뇌혈류와 뇌산소소모량은 약 30%감소한다.

① 뇌파에 미치는 영향: 용량을 증가시키면 뇌파의 돌팔파 억제가 나타나고 등전압 뇌파(isoelectric EEG)에 이르게 되며 뇌혈류와 뇌산소소모량은 약 50% 감소하며, 더 이상 용량을 증가시켜도 추가 감소효과는 없다.

② 뇌보호 효과: 신경 보호를 위해 임상적으로 사용할 때, 뇌파의 갑작스런 억제 시점이 종종 거의 최대 대사 억제 시점이 된다고 생각하면 된다.

③ 고용량 사용시 혈관수축제 투여: 평균동맥압의 감소를 막고, 뇌관류압을 유지하기 위해 필요하다.

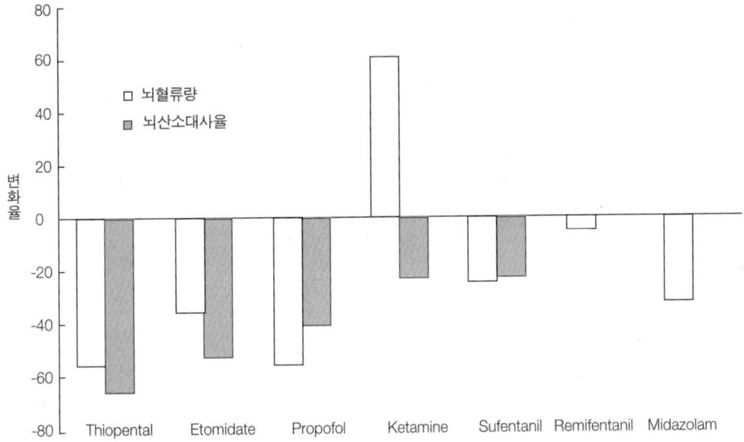

그림 3-1. 정맥마취제가 뇌혈류(cerebral blood flow, CBF)와 뇌산소소모량(cerebral metabolic rate of oxygen, $CMRO_2$)에 미치는 영향

④ methohexital: 간질의 병력이 있거나 산소 소비에 대한 신경대사율과 뇌혈류가 증가되어 있는 환자에서 발작을 유발할 수 있는 간질양상의 활동도를 고려할 때 다른 barbiturates와 나르다.

(2) 자가 조절 반응과 이산화탄소 반응에 미치는 영향: Thiopental을 사용할 경우에는 혈중농도가 높아도 평균동맥압이 60 mmHg 이상이면 신경 자동조절과 이산화탄소에 대한 반응이 유지된다.

(3) 뇌척수액 역동학에 미치는 영향

① 저용량의 thiopental: 뇌척수액 생성률을 변화시키지 않고 뇌척수액 흡수에 대한 저항을 변화시키지 않거나 증가시킨다.

② 고용량의 thiopental: 뇌압의 감소가 예상되는 상황에서 뇌척수액 생성을 감소시키고, 뇌척수액 흡수 저항이 변하지 않거나 감소된다.

(4) 뇌압에 미치는 영향: 뇌혈류와 뇌혈량의 감소의 결과로 뇌압을 감소시킨다.

(5) 척수혈류와 대사에 미치는 영향: 척수혈류도 현저히 감소시킨다. 척수혈류의 자가 조절은 barbiturate 마취(thiopental의 실험에서)하에 약 60에서 120 mmHg의 자가 조절 범위에서 그대로 유지된다. Pentobarbital는 뇌에서보다는 효과가 적지만 척수에서 포도당 이용 감소를 보인다.

2) etomidate

(1) 뇌혈류와 뇌산소소모량에 대한 영향: Barbiturate와 비슷한 정도로 뇌혈류와 뇌산소소모량을 감소시키며, 뇌파의 억제가 이루어진 이후에 추가 용량이 주어졌을 때도 뇌산소소모량의 더 이상의 감소는 나타나지 않는다. Etomidate에 의한 뇌산소소모량 감소는 barbiturate나 isoflurane에 의한 감소보다는 덜하다.

① 뇌파: 뇌파억제가 뇌의 전체보다는 전뇌(forebrain) 부분의 억제가 주로 많이 이루어진다.

② 부작용

i. 간대성의 근경련: 신경외과 수술 환자에서 발작으로 잘못 이해될 수 있다.

ii. 스트레스에 대한 부신피질의 반응 억제: 지속적으로 사용할 때 나타날 수 있지만 이미 자주 steroid를 맞는 두개내 종양 환자에서는 중요치 않다.

③ 장점: Thiopental과 비교해서 심혈관 억제가 적어 외상환자와 복합적의 의료문제를 가진 노인 신경외과 환자에서 마취유도시 장점으로 작용한다.

(2) 자동조절 반응과 이산화탄소 반응에 미치는 영향: 이산화탄소에 대한 반응은 잘 유지되며, 자동조절 반응에 대한 효과는 아직 알려지지 않았다.

(3) 뇌척수액 역동학에 미치는 영향:

① 저용량: 뇌압에 상관없이 뇌척수액 생성율과 뇌척수액 흡수에 대한 저항을 변화시키지 않는다.

② 고용량: 뇌척수액 생성율을 감소시키고, 뇌압의 감소 없이 뇌척수액 흡수에 대한 저항을 변화시키지 않거나 감소시킨다.

(4) 뇌압에 미치는 영향: 뇌관류압의 감소 없이 뇌압을 감소시키므로 신경외과 환자에서 유용하다.

3) propofol

(1) 뇌혈류와 뇌산소소모량에 미치는 영향: 용량에 따라 뇌혈류와 뇌산소소모량를 감소시킨다. 일회주입 후 지속주입 하였을 때 평균 뇌혈류 감소와 뇌산소소모량 감소는 각각 51%와 36%이며 건강한 성인을 양전자방출단층촬영술(positron emission tomography, PET)로 촬영한 결과는 뇌의 부분에 따라 차이가 있지만 48%에서 58% 정도였다고 보고한다.

① 저혈량시 주의: 저혈량 상태의 뇌수술을 시행 받는 환자에서 1회 주입받을 때도 평균동맥압의 감소가 나타날 수 있다. 이러한 환자에서는 수액투여 등을 통해 혈관 내 용적을 보전해야 한다.

② 전정맥마취시 장점: 전 정맥 주입법의 한 부분으로 지속주입이 가능하며 아편유사제(remifentanil 등)를 같이 사용하면 유발전위를 감시할 때 저농도 흡입 마취제를 사용하는 다른 방법에 비해 특히 유용하다.

③ 기타 장점: 각성하 개두술(awake craniotomy)을 시행하는 동안 진정제로 유용하며, 전신마취의 끝에 각성시간을 줄이기 위해 흡입 마취제를 대체하는데도 유용하다. 빠른 각성시간은 신경학적 상태를 순차적으로 평가해야 하는 환자에서 유리하다.

(2) 자동조절 작용과 이산화탄소 반응에 미치는 영향: 자동조절 작용과 이산화

탄소 반응은 보존되며, 다량을 사용하여 돌발파 억제를 나타낼 경우에도 보존된다. 저탄산혈증의 경우에는 약제에 의한 뇌혈류 감소의 정도가 적어지는데, 이는 뇌산소소모량의 감소로 인한 뇌혈관 수축에 의한 것으로 생각된다.

(3) 뇌혈류 역학에 미치는 영향: 두개내압에 예견된 영향이 없고 뇌척수액 생성 속도나 뇌척수액 재흡수에 대한 저항을 변화시키지 않는다.

(4) 두개내압에 미치는 영향: 두개내압 감소 효과로 인해 두개내압이 증가된 환자를 중환자실에서 진정시키는데 유용하게 쓰인다. 정위 조직검사를 시행하는 뇌종양 환자를 propofol로 매우 깊게 진정시키면 두개내압 증가를 감소시킬 수 있다. 뇌종양 절제를 위한 개두술에서 propofol-fentanyl을 사용하면 isoflurane-fentanyl 또는 sevoflurane-fentanyl로 사용할 때에 비하여 두개내압을 낮게 유지할 수 있다.

(5) 척수 대사에 미치는 영향: 회색질과 백질 모두의 척수산소소모량을 감소시킨다.

4) 아편유사제(opioids)

(1) 뇌혈류와 뇌산소소모량에 미치는 영향: 대부분의 아편유사제들을 사용한 연구는 아산화질소(nitrous oxide, N_2O)나 다른 마취제들과 함께 사용하기 때문에 그 영향을 알기가 어렵다. 단독 투여시에는 뇌혈류를 변화시키지 않거나 증가시킬 수 있다.

① 병용 마취제에 따라 뇌혈류에 미치는 영향

i. 뇌혈관을 확장시키는 마취제: 뇌혈류를 감소시킨다.

ii. 뇌혈관을 수축시키는 마취제: 뇌혈류에 변화가 없거나 증가시킬 수 있다.

② 뇌산소소모량의 변화: 아산화질소와 함께 사용할 때는 감소시키지만 단독으로 사용할 때는 거의 영향을 미치지 않는다.

③ morphine

i. 1 mg/kg 단독 투여: 뇌혈류의 변화 없이 뇌산소소모량은 점진적으로 41%까지 감소시킨다.

ii. 1 mg/kg나 3 mg/kg를 70% 아산화질소와 함께 사용: 대조군에 비해 뇌혈류와 뇌산소소모량의 차이가 없었다. 아산화질소가 뇌혈류와 뇌산소소모량을 증가시키는 것으로 미루어 morphine은 어느 정도의 뇌혈류와 뇌산소소모량의 감소를 가져온다고 추정할 수 있다.

iii. Histamine 분비: 뇌혈관을 확장시켜 뇌혈류와 뇌혈량을 증가시킬 수 있으며, 이런 반응의 정도는 혈압에 대한 반응에 따라 다양하게 나타난다.

④ fentanyl: 동물에서 pentobarbital 마취시 추가로 사용할 때는 뇌혈류와 뇌산소소모량의 차이가 없으나 얕은 마취나 깨어 있는 상태에서 사용 시에는 많이 감소한다. 사람에서의 데이터는 많지 않으며, 50%의 아산화질소와 함께 12-30 ㎍/kg를 사용했을 경우 경련을 보인 한 명을 제외한 5명에서 뇌혈류와 뇌산소소모량이 각각 21%와 26% 감소하였다고 한다. 따라서 fentanyl은 중등도의 뇌혈류와 뇌산소소모량 감소 효과가 있으며, 깨어 있는 상태에서 사용 시 그 효과는 더욱 커진다.

⑤ remifentanil

i. 단독투여: 저용량에서는 뇌혈류를 어느 정도 증가시키며 고용량에서는 증가 정도가 더 커진다.

ii. 다른 마취제와 병용투여: 중등도 용량에서는 뇌혈류와 뇌산소소모량은 다른 합성 아편유사제의 경우와 비슷하게 아주 적은 영향을 나타내며 고용량에서는 중대뇌동맥 혈류속도를 약 30% 감소시킨다.

(2) 자동조절과 이산화탄소 반응성에 대한 영향: 유지된다.

(3) 뇌척수액 역학에 대한 영향

i. 저용량의 fentanyl, alfentanil과 sufentanil: 뇌척수액 생성 속도는 변화시키지 않고 뇌척수액 재흡수에 대한 저항의 감소를 유발하며, 이는 두개내압의 감소를 예측하게 한다.

ii. 고용량의 fentanyl: 뇌척수액 생성 속도를 감소시키지만 뇌척수액 재흡수에 대한 저항의 증가가 있거나 아무런 변화도 일으키지 않으며, 이는 두개내압이 감소하거나 특별한 변화가 없을 것임을 의미한다.

iii. 고용량의 sufentanil: 뇌척수액 생성 속도에는 아무런 영향이 없고 뇌척수액 재흡수에 대한 저항은 변화가 없거나 증가하며, 이는 두개내압의 변화가 없거나 증가될 것임을 의미한다.

(4) 두개내압에 대한 효과: 대부분의 경우에서 마약은 두개내압을 변화시키지 않거나 약간 감소시킨다. 그러나 특별한 경우에는 두개내압을 상승시킨다.

① 두개내압을 상승시키는 경우와 그 기전

i. 심한 두부손상을 입은 환자에서 sufentanil을 한번에 많이 주입: 일시적이지만 두개내압의 큰 상승을 보였다.

ii. 천막상부 뇌종양이 있는 환자에서 sufentanil이나 alfentanil을 주입: 뇌척수액 압력이 상승하였다. 이는 평균동맥압의 감소에 따른 자동조절에 의한 뇌혈관 확장이 뇌척수액 압력에 변화를 준 것으로 설명할 수 있을 것이다. 따라서 신경외과 수술을 받는 환자에게 마약을 투여할 때는 평균동맥압을 갑작스럽게 감소시키지 않는 방법으로 투여되어야 한다.

iii. Naloxone의 효과: 적절하게 투여한 경우 뇌혈류와 두개내압에는 미약한 효과를 보인다. 그러나 아편유사제의 효과를 길항시키기 위해 많은 용량의 naloxone을 사용한 경우 고혈압, 심부정맥 및 두개내출혈 등의 부작용이 발생할 수 있어 주의를 요한다.

5) ketamine

(1) 뇌혈류와 뇌산소소모량에 대한 효과: 뇌혈류와 뇌산소소모량을 증가시킨다.

① 뇌산소소모량

i. 동물: 뇌의 부위에 따라 다른 양상을 나타낸다.

ii. 사람: PET로 관찰한 결과 저용량(0.2~0.3 mg/kg)으로 투여하면 전반적인 뇌산소소모량이 약 25% 증가하였는데, 전두엽 부위의 대사가 가장 많이 증가한 반면 소뇌의 대사는 감소한 소견을 나타내었다.

iii. 이성체: 일반적으로 사용하는 ketamine은(S)-와(R)- 형태의 이성체가 혼합된 형태인데, (S)-ketamine은 뇌산소소모량을 증가시키고,(R)-ketamine은 약간 감소시킨다.

② 뇌혈류: 자발 호흡 시 약한 고탄산혈증에 동반된 호흡 저하, 뇌 대사 증가에 따른 부분적인 신경자극 및 직접적인 뇌 혈관확장에 의해 증가한다.

③ 뇌파: 약제를 투여 받은 간질 환자에서 경련이 보고 되었지만, 보통 뇌파 분석에서는 간질형태의 활동성은 보이지 않는다.

(2) 자동조절과 이산화탄소 반응에 대한 효과: 유지된다.

(3) 뇌척수액 역학에 대한 효과: 뇌척수액 재흡수에 대한 저항을 증가시키지만, 두개내압 증가를 예측하게 해주는 뇌척수액 생성 속도에는 영향을 미치지 않는다.

(4) 두개내압에 대한 효과: 자발호흡 동안은 두개내 고혈압의 유무와 관계없이 동맥 내 이산화탄소 분압과 두개내압을 높인다. Ketamine은 비경쟁적 N-methyl-D-aspartate 길항제로 불완전한 뇌허혈 동물 모델에서 뇌경색 크기를 줄여주었다. 그러나 임상에서 ketamine은 여전히 대부분의 신경외과 환자에서 쓰이지 않으며, 특히 두개내압이 높아질 수 있는 경우나 뇌종양이 있는 환자에서 더욱 그러하다.

6) benzodiazepines

(1) 뇌혈류와 뇌산소소모량에 미치는 영향: 약의 종류에 관계없이 진정효과를 나타내는 용량에서 뇌혈류와 뇌산소소모량을 약 20~30% 감소시키는데, 특정 수용체 결합 부위의 포화 때문에 천정효과가 나타난다. 항경련제로도 사용되고 있다.

① 뇌혈류: 주로 각성이나 기억과 연관된 부위의 뇌혈류가 많이 감소하는데 이는 barbiturates처럼 뇌산소소모량 감소의 이차적인 효과로 생각된다.

② flumazenil의 효과: 마취되지 않은 사람에게 투여하면 뇌혈류나 뇌산소소모량에 변화가 없으나, benzodiazepine계 약물을 사용하고 있는 경우는 이에 의한 뇌혈류 감소나 뇌산소소모량 감소를 길항시킨다. 특히 뇌압이 잘 조절되지 않는 사람에서 benzodiazepine을 사용하다 flumazenil을 투여하면 뇌산소소모량에 비해 뇌혈류가 많이 증가할 수 있어 주의를 요하는데 이는 뇌산소소모량 증가가 아닌 다른 원인으로 생각된다.

(2) 뇌혈류 자동조절과 이산화탄소 반응에 미치는 영향: 유지된다.

(3) 뇌척수액 역학에 미치는 영향: Midazolam은 저농도에서는 뇌척수액 생성에 변화가 없고 고농도에서는 생성이 감소한다. 재흡수저항도 변하거나 증가하지 않는다. 뇌척수액 역학 변화에서 뇌압에 미치는 영향은 확실하지 않다.

(4) 뇌압에 미치는 영향: 약간 감소시키지만 영향은 적다. Midazolam은 보통 신경마취에서 환자 반응에 적정화된 소량을 정맥주사하여 보조마취제로 쓰이는 전처치약이다. 그러나 진정효과가 연장될 수 있으므로 고용량은 피한다. 뇌압이 조절되지 않는 환자에게 사용할 경우 flumazenil을 투여하면 뇌압이 급격히 상승할 우려가 있다.

7) lidocaine

(1) 뇌혈류와 뇌산소소모량에 미치는 영향: 용량에 따라 뇌산소소모량을 감소시킨다. 고용량을 사용하면 뇌산소소모량을 pentobarbital 보다 더 많이 감소시키는데, 이는 lidocaine의 신경세포막 안정 효과가 뇌의 에너지 요구량을 감소시키기 때문이다. 마취되지 않은 사람에서 30분에 걸쳐 5 mg/kg 투여 후 45 ㎍/kg/min로 지속 투여하면 뇌혈류와 뇌산소소모량을 각각 24%와 20% 감소시킨다.

(2) 뇌압에 미치는 효과: 감소시킨다. 뇌수술시 머리에 정위 고정 핀을 꽂을 때 thiopental 3 mg/kg와 lidocaine 1.5 mg/kg를 각각 투여하여 비교한 결과 두 가지 방법 모두 효과적으로 뇌압상승을 억제하였으며, thiopental 투여군에서 평균동맥압이 더 많이 감소하였다. 급격한 뇌압의 상승이 예상되는 기관내튜브 흡인 시에 사용하면 뇌압 상승을 어느 정도 예방할 수 있다. 비록 마취된 환자에서는 나타나지 않지만 고용량의 lidocaine은 간질을 유발할 수 있어 조심해야한다. 뇌압상승 예방을 위한 적정 용량은 1.5~2 mg/kg이다.

2. 흡입마취제(그림 3-2)

1) 아산화질소

(1) 뇌혈류와 뇌산소소모량에 미치는 영향: 뇌혈류와 뇌산소소모량을 증가시킨다.

① 기전: 교감신경계 자극 작용이 일부 작용하는데 이는 다른 마취제의 유무에 크게 영향을 받는다.

② 병용 약제에 따른 차이

i. 단독 투여: 용량에 따라 뇌혈류와 뇌산소소모량을 많이 증가시킨다.

ii. 정맥마취제 병용: 아산화질소에 의한 뇌혈관확장효과는 최소화되거나 사라지게 되어 뇌혈류에 대한 영향은 감소한다.

iii. 흡입마취제와 병용: 단독 투여 때 보다는 아산화질소에 의한 뇌혈류 증가효과가 적고 뇌산소소모량은 변화가 없거나 증가한다.

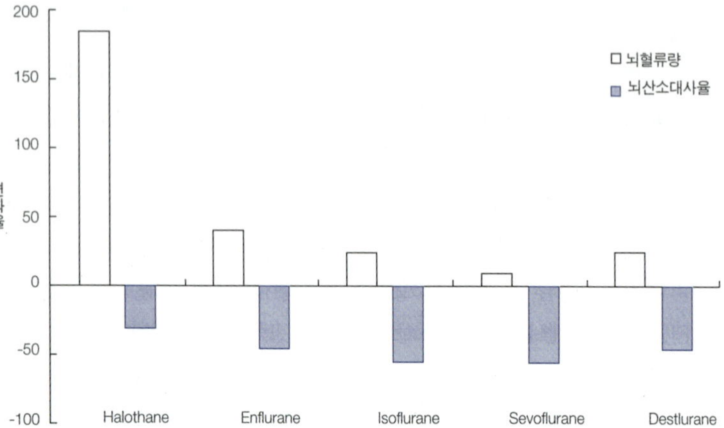

그림 3-2. 흡입마취제가 뇌혈류(cerebral blood flow, CBF)와 뇌산소소모량(cerebral metabolic rate of oxygen, $CMRO_2$)에 미치는 영향

③ 뇌파: 아산화질소를 투여하면 뇌파에서 활동이 증가한 소견을 나타내지만 발작의 원인은 아니다.

(2) 이산화탄소 반응에 미치는 영향: 보존된다.

(3) 뇌척수액 역학에 미치는 영향: 흡입마취제를 함께 투여하여도 뇌압에 상관없이 뇌척수액 생성률이나 뇌척수액의 재흡수 저항에는 영향이 없다.

(4) 뇌압에 미치는 영향: 뇌종양이 있는 환자에서는 뇌압을 증가시키나 barbiturates를 동시에 투여하였을 때는 뇌압증가가 감소될 수 있다.

① 금기

i. 뇌공기색전증(air embolism)의 위험이 있는 경우: 폐쇄된 공간으로 빠르게 확산되므로 투여하면 안 된다.

ii. 정맥 공기색전증의 위험이 있는 좌위 수술: 정맥내 공기방울을 크게 하고 공기색전증을 악화시키기 때문에 사용을 피해야 한다.

(5) 척수 대사에 미치는 영향: 척수의 포도당 사용을 25% 정도 증가시킨다.

2) 휘발성 흡입마취제의 일반적인 효과

(1) 뇌산소소모량: 감소시킨다.

(2) 뇌혈류: 흡입마취제의 뇌혈관 확장 효과 때문에 뇌혈류를 증가시킨다.

① 농도에 따른 영향: 흡입마취제에 의한 뇌혈류 증가는 뇌산소소모량 감소와 뇌혈관 확장 효과 간의 균형에 의해 좌우되며 그것은 흡입마취제의 농도에 영향을 받는다.

i) 최소폐포내농도(minimal alveolar concentration, MAC) 0.5 이하: 뇌혈관 확장 효과 보다 뇌산소소모량 감소에 의한 뇌혈류 감소 효과가 커서 뇌혈류가 감소한다.

ii) 1 MAC 이상: 뇌혈관 확장 효과가 커져서 뇌혈류가 급격히 증가하게 된다.

② 뇌혈류 측정의 기술이 뇌혈류 연구의 해석에 미치는 영향

i) 피질 혈류 측정: Desflurane이나 sevoflurane은 뇌혈류를 감소시킨다.

ii) 전체 뇌 혈류를 측정(microspheres, PET, autoradiography): 흡입마취제 간에 비슷할 것이다.

3) isoflurane

(1) 뇌혈류 및 뇌산소소모량에 미치는 영향: 뇌혈관확장 효과는 비교적 적고 뇌산소소모량을 많이 감소시킨다. 혈역학적으로 안정적인 적절한 농도(1.5~2 MAC)에서는 뇌파의 돌발파 억제를 나타내며, 이 때 뇌산소소모량은 약 50% 정도 감소한다.

(2) 뇌 자동조절 및 이산화탄소 반응에 미치는 영향: 뇌의 자동조절 기능은 용량에 따라 억제되나 이산화탄소에 대한 반응성은 영향을 받지 않는다. 저탄산혈증은 isoflurane에 의한 뇌의 자가 조절 억제를 감소시킨다.

(3) 뇌척수액 역학에 미치는 영향

① 저농도: 뇌척수액 생성률에 변화를 주지 않으며, 뇌척수액 재흡수 저항이나 뇌압를 증가시키거나 변화시키지 않는다.

② 고농도: 뇌척수액 생성률에 변화를 주지 않으나 뇌척수액 재흡수 저항을 감소시켜 뇌압을 저하시킬 수 있다.

(4) 뇌압에 미치는 영향: 잠재적으로 뇌압을 증가시킬 수 있으나 흡입 전에 저탄산혈증을 만들 필요는 없고 약제를 투여하며 약간의 과호흡을 하면 뇌압 상승을 억제하기에 충분하다.

(5) 척수혈류와 대사에 미치는 영향: 1 MAC과 2 MAC 농도에서 모두 척수혈류를 증가시키고 자동조절을 억제시킨다. 2 MAC에서는 피질이나 피질하부보다 척수에 더 영향을 미친다.

4) desflurane

(1) 뇌혈류와 뇌산소소모량에 대한 영향: Isoflurane과 아주 유사하지만 약간 적게 뇌산소소모량의 용량 의존적 감소를 동반하며, 만약 혈압이 일정하게 유지된다면 뇌혈류는 증가한다. 2 MAC에서 뇌파의 돌발파 억제가 발생할 수 있으나 시간이 경과하면 이는 되돌아간다. 혈액-가스분배계수가 낮아(0.4) 마취깊이의 적정과 마취 회복이 신속하게 이루어진다.

(2) 뇌 자동조절과 이산화탄소 반응에 대한 영향: 뇌 자동조절은 1 MAC을 초과하면서 손상되며 이산화탄소 반응은 0.5~1 MAC인 경우 유지된다.

(3) 뇌척수액 역동학에 대한 영향: 뇌척수액 생성율에 변화를 주지 않으며, 뇌척수액 재흡수 저항이나 뇌압을 증가시키거나 변화시키지 않는다. 저탄산혈증이나 증가된 뇌척수액압의 상태에서는 뇌척수액 생성율을 증가시키고 이는 뇌압의 증가를 초래할 수 있다.

(4) 뇌압에 대한 영향: Isoflurane과 같이 전반적인 뇌혈관 확장으로 인한 뇌압의 증가를 초래한다. 그러나 저탄산혈증이 유지되는 경우는 뇌압에 대한 영향이 최소화된다. 뇌척수액 생성율의 증가와 같은 뇌척수액 역동학의 변화는 두개골 탄성을 감소시키는 역할로 작용한다.

5) sevoflurane

(1) 뇌혈류와 뇌산소소모량에 대한 영향: Isoflurane과 비교할 때 뇌산소소모량에 대한 영향은 아주 유사하지만, 뇌혈류는 적게 증가하며 이는 뇌혈관확장에 의한 이차적인 영향이다.

① 뇌파: 돌발파 억제는 약 2 MAC의 농도(isoflurane과 유사)에서 발생한다.

② 안전성: 높은 농도로 사용하여도 마취시 뇌 독성이 생긴다는 어떤 증거도 없으며 상대적으로 혈액가스분배계수가 낮아(0.6) 빠른 마취유도와 마취회복을 일으킨다.

③ 흡입마취유도: Desflurane과는 다르게 기도에 자극적이지 않기 때문에 흡입마취유도에 사용될 수 있으나 대부분의 신경외과적 수술을 하는 환자에서 흡입마취유도는 피하는 것이 좋은데, 이는 흡입마취제가 혈관확장을 일으켜 뇌혈류, 뇌혈액량, 그리고 뇌압을 증가시켜 잠재적으로 대뇌겸하 이탈(subfalcial herniation), 천막뇌이탈(tentorial herniation), 또는 소뇌 이탈(cerebellar herniation)의 위험을 증가시키기 때문이다.

④ inorganic fluoride와 compound A: 흡수된 sevoflurane의 약 2%는 inorganic fluoride를 생성하며 대사된다. 이산화탄소 흡수제와 반응하여

compound A를 생성할 수 있다. 이렇게 생성된 compound A와 fluoride의 임상적으로 유의한 농도는 알려져 있지 않지만 인간에게 신장 손상을 초래할 정도는 아니다.

(2) 뇌자동조절과 이산화탄소 반응에 대한 영향: 저농도로 사용하면 보존된다.

(3) 뇌척수액 역동학에 대한 영향: 뇌척수액 생성률은 감소시키고 재흡수 저항은 증가시킨다. 뇌척수액 역동학에 의한 뇌압에 대한 영향은 명확하지 않다.

(4) 뇌압에 대한 영향: Isoflurane과 유사하여 정상적인 두개골 탄성을 가진 사람에게는 뇌압의 변화는 미미하다. 그러나 아주 큰 두개내 덩어리가 있고 감소된 두개골탄성을 가진 사람에게 이 약물을 주는 경우 주의를 기울여야 되는데 이는 뇌혈관확장을 초래하여 뇌혈류, 뇌혈액량, 그리고 뇌압을 증가시킬 수 있기 때문이다.

3. 근육이완제

근육이완제는 혈액-뇌 장벽을 건너지 못한다. 따라서 모든 뇌에 대한 영향은 histamine 방출, 전신적인 혈역학적 변화, 대사물의 작용, 그리고 변화된 뇌의 구심성 입력(afferent input)에 의한 이차적인 영향이다.

1) 탈분극성 근육이완제(succinylcholine)

뇌혈류를 증가시켜 뇌압의 증가를 초래한다. 이것은 근육방추 작용에 의해 뇌구심성 입력이 증가되어 이차적으로 나타나는 현상이다. 이러한 영향들은 비탈분극성 근육 이완제의 전처치로 억제할 수 있다. 뇌압의 변화는 크지 않고 일시적이므로 기도의 빠른 조절이 필요한 경우에는 빠르고 확실하게 근육을 이완시키기 위해 사용할 수 있다. 뇌척수액 역동학에는 영향을 미치지 않아 뇌압에 대한 영향을 예상하기 힘들다. 신경외과환자에서 뇌압에 대한 영향보다 더 주의를 기울여야할 점은 폐쇄성 두부외상, 뇌혈관사고, 반불완전마비, 척수외상, 그리고 신경근병과 같은 신경손상 시 발생할 수 있는 potassium의 과도한 방출에 있다.

2) 비탈분극성 근육이완제

(1) mivacurium: 혈장 cholinesterase에 의해 대사되고(succinylcholine 속도의 88%) 간에서 ester 가수분해되는 단기작용 이완제이다. 이는 빠른 대사 때문에 보통 지속 주입으로 투여한다. 많은 용량이 빠르게 공급되면 histamine의 방출이 발생한다. 그러나 이런 다량 주입에 의한 histamine 방출이 임상적으로 뇌압이나 뇌혈류에 미치는 영향은 아주 적다.

(2) atracurium: 많은 일회 용량으로 투여하는 경우 histamine 방출을 초래한다. ester 가수분해와 Hoffmann 제거로 약효가 소실되어 신장 또는 간장 장애 환자에서도 작용시간이 연장되지 않는 이점이 있다. Hoffmann 제거 시 생성되는 대사물인 laudanosine은 실험동물에서 경련을 유발한다고 알려져 있으나 임상적으로 유의한 농도는 밝혀지지 않았다. 새로운 유사물인 cis-atracuruim은 histamine을 거의 방출하지 않고 독성 대사물 생성을 하지 않는다.

(3) vecuronium: 많은 용량을 줄 때조차 안정적인 혈역학을 유지할 수 있는 이점이 있다. 한 가지 예외는 많은 용량의 아편유사제과 함께 마취 유도를 하는 경우 미주신경 작용 때문에 서맥을 유발할 수 있다. 뇌척수액 역동학에도 영향이 없어 뇌압의 변화도 일으키지 않는다.

(4) rocuronium: 상대적으로 안정적인 혈역학(약한 미주신경작용)을 가지며 담

도계와 신장에 의해 변화를 받지 않고 배설되는 비탈분극성 근이완제이며, vecuronium과 달리 활성 대사물을 형성하지 않는다. 작용 시간이 빨라 빠른 마취유도가 필요하나 succinylcholine의 부작용으로 위험해 질수 있는 신경외과마취가 필요한 환자에게 훌륭한 선택 약물로 사용될 수 있다.

(5) pancuronium: 마비된 근육방추로부터 뇌로의 입력을 감소시켜 이차적으로 흡입마취제의 MAC을 감소시킨다. 많은 용량을 사용하면 고혈압과 빈맥이 유발되어 뇌혈류와 뇌압을 증가시킨다. 이러한 영향은 마취 유도시 아편유사제와 병용 투여하는 경우, 또는 근육이완을 유지하기 위해 적은 용량을 주는 경우에도 발생할 수 있다.

참고문헌

Eng C, Lam AM, Mayberg TS, Lee C, Mathisen T: The influence of propofol with and without nitrous oxide on cerebral blood flow velocity and CO_2 reactivity in humans. Anesthesiology 1992; 77: 872-9.

Field LM, Dorrance DE, Krzeminska EK, Barsoum LZ: Effect of nitrous oxide on cerebral blood flow in normal humans. Br J Anaesth 1993; 70: 154-9.

Forster A, Juge O, Morel D: Effects of midazolam on cerebral hemodynamics and cerebral vasomotor responsiveness to carbon dioxide. J Cereb Blood Flow Metab 1983; 3: 246-9.

Lam AM, Mayberg TS, Eng CC, Cooper JO, Bachenberg KL, Mathisen TL: Nitrous oxide-isoflurane anesthesia causes more cerebral vasodilation than an equipotent dose of isoflurane in humans. Anesth Analg 1994; 78: 462-8.

Mielck F, Stephan H, Buhre W, Weyland A, Sonntag H: Effects of 1 MAC desflurane on cerebral metabolism, blood flow and carbon dioxide reactivity in humans. Br J Anaesth 1998; 81: 155-60.

Mielck F, Stephan H, Weyland A, Sonntag H: Effects of one minimum alveolar anesthetic concentration sevoflurane on cerebral metabolism, blood flow, and CO_2 reactivity in cardiac patients. Anesth Analg 1999; 89: 364-9.

Paris A, Scholz J, von Knobelsdorff G, Tonner PH, Schulte am Esch J: The effect of remifentanil on cerebral blood flow velocity. Anesth Analg 1998; 87: 569-73.

Patel PM, Drummond JC: Cerebral physiology and the effects of anesthetics and techniques. In: Miller's Anesthesia. 6th edition. Edited by Miller RD: Philadelphia, Elsevier Churchill Livingstone. 2005, pp 813-33.

Pierce EC Jr, Lambersten CJ, Deusch S, Chase PE, Linde HW, Dripps RD, et al: Cerebral circulation and metabolism during thiopental anesthesia and hyperventilation in man. J Clin Invest 1962; 41: 1664-71.

Renou AM, Macrez P, Vernhier J, Constant P, Billerey J, Caille JM: Effect of etomidate on cerebral blood flow and oxygen metabolism in man. Ann Anesthesiol Fr 1978; 19:

201-5.

Scheller MS, Tateishi A, Drummond JC, Zornow MH: The effects of sevoflurane on cerebral blood flow, cerebral metabolic rate for oxygen, intracranial pressure, and the electroencephalogram are similar to those of isoflurane in the rabbit. Anesthesiology 1988; 68: 548-51.

Stephan H, Gröger P, Weyland A, Hoeft A, Sonntag H: The effect of sufentanil on cerebral blood flow, cerebral metabolism and the CO_2 reactivity of the cerebral vessels in man. Anaesthesist 1991; 40: 153-60.

Stephan H, Sonntag H, Schenk HD, Kettler D, Khambatta HJ: Effects of propofol on cardiovascular dynamics, myocardial blood flow and myocardial metabolism in patients with coronary artery disease. Br J Anaesth 1986; 58: 969-75.

Takeshita H, Okuda Y, Sari A: The effects of ketamine on cerebral circulation and metabolism in man. Anesthesiology 1972; 36: 69-75.

Todd MM, Drummond JC: A comparison of the cerebrovascular and metabolic effects of halothane and isoflurane in the cat. Anesthesiology 1984; 60: 276-82.

4장

중추신경계의 전기생리학적 감시
(Electrophysiologic Monitoring of the Central Nervous System)

학습목표

1. 뇌파의 정의와 전기 생리학적 원리를 설명한다.
2. 뇌파와 유발 전위의 차이점을 열거한다.
3. 뇌파에 영향을 주는 생리학적 요인들을 열거한다.
4. 마취제가 뇌파에 미치는 영향을 설명한다.
5. 유발전위에서 나타나는 파형의 잠복기와 진폭를 정의하고, 최고점의 명명방법 세 가지를 열거한다.
6. 유발전위의 종류를 유발하는 방법에 따라 구분한다.
7. 체성감감유발전위에 영향을 미치는 생리요소들과 병리요소를 열거한다.
8. 하행대동맥이나 척추수술시 체성감각유발전위나 운동유발전위가 임상적 사용에 있어서 제한될 수 있는 이유를 해부학적으로 설명한다.
9. 청각신경유발전위의 세 가지 종류를 자극유발 후 나타나는 시간에 따라 분류하며, BAEP와 MLAEP의 수술 중 용도를 마취제에 의한 민감도로 설명한다.

1. 뇌파(electroencephalogram)

1) 뇌파의 정의와 전기생리학적 원리

(1) 정의: 뇌파는 간단히 말하면 대뇌 피질에서 자발적으로 발생하는 전기 활성

도를 의미한다. 즉, 대뇌의 서로 다른 두 부위에서 발생하는 전위의 차를 시간에 따라 도식으로 나타낸 것으로, 이는 대뇌 피질의 피라밋층(pyramidal layer)에서 나타나는 흥분성(excitatory)과 억제성(inhibitory) 전기적 활성도에 의해 나타내어지는 전위의 합을 의미한다.

(2) 발생원리: 피라밋층에 존재하는 피라밋 세포(pyramidal cell)에서 이러한 전류 흐름이 발생하며, 수천 개의 근접한 피라밋 세포 각각의 전류 흐름이 합쳐져서 비로소 두피에서 측정할 수 있을 정도가 된다(그림 4-1). 두피에서 측정되는 뇌파 신호는 대뇌 신경세포와 기록 전극 사이에 있는 조직의 전기 전도성, 기록 전극 자체, 그리고 신경세포에서 기록 전극까지의 방향에 의해서 변형된다.

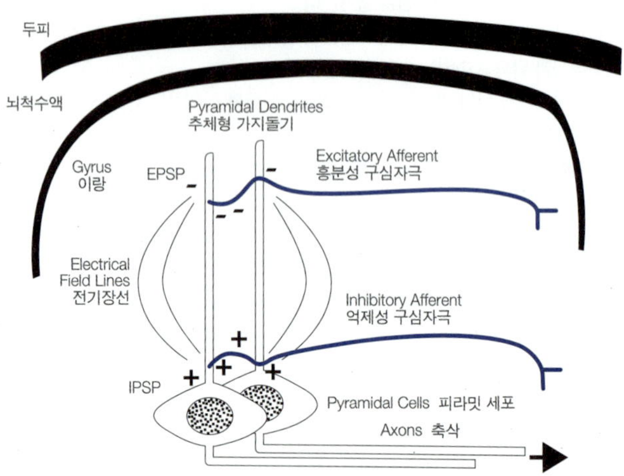

그림 4-1. 뇌파의 생성(EPSP: exitatory postsynaptic potential, 흥분성 synapse후 전위, IPSP: inhibitory postsynaptic potential, 억제성 synapse후 전위)

2) 뇌파와 유발 전위의 차이

뇌파는 앞서 설명한 바와 같이 대뇌 피질에서 자발적으로 발생하는 전기 활성도이며 자극에 의해 발생하는 유발 전위와는 차이가 있다. 뇌파와 유발 전위의 차이점은 표 4-1에 제시되어 있다. 뇌파는 대뇌 피질의 변화만을 측정할 수 있으므로 대뇌 피질보다 심부의 구조에서 발생한 손상은 뇌파로 측정할 수 없다.

표 4-1. 뇌파와 유발전위의 차이점

뇌파	유발전위
자연발생적 무작위적 활성	사건과 연관된(event-related) 활성
불특정적인 기능	경로 특징적(pathway-specific)
진폭(amplitude)이 크다.	진폭이 작다.
컴퓨터를 이용한 평균화(averaging)가 불필요	컴퓨터를 이용한 평균화가 필요
마취제에 영향을 크게 받는다.	마취제에 영향을 적게 받는다.

3) 뇌파 측성 장치

뇌파는 한 쌍의 두피 전극(montage)간의 전기 활동을 증폭시켜 기록한다. 즉 기준점을 이용하여 전극 쌍을 배치하여 실행하는데, 기준 전극의 유무에 따라 하나의 기준 전극에서 각 전극과의 전위차를 측정하는 단극(unipolar) montage와 두 개의 서로 다른 전극 사이의 전위를 측정하는 양극(bipolar) montage로 구분된다. 전극의 위치의 명칭은 '국제 10-20 표기법' 에 따라 붙여진다(그림 4-2). 대뇌 신경세포에서 발생하는 신호는 증폭기를 통해 증폭되고, 잡음은 제거되어 신호를 더욱 개선시킬 수 있다. 이렇게 얻어진 신호는 화면이나 종이에 시간-진폭 도면으로 나타내어진다.

4) 뇌파 분석 방법

(1) 수기 분석: 뇌파의 전통적인 판독은 특징적인 파형을 눈으로 직접 판독하는 것이다. 수술 중의 감시를 위해서는 뇌파의 주파수(frequency), 진폭, 대칭성의 세 가지 측면을 우선적으로 고려해야 한다. 뇌파 활성도의 대칭성은 뇌파 분석의 매우 중요한 요소이다. 일반적으로, 뇌파 활성도는 대체로 정

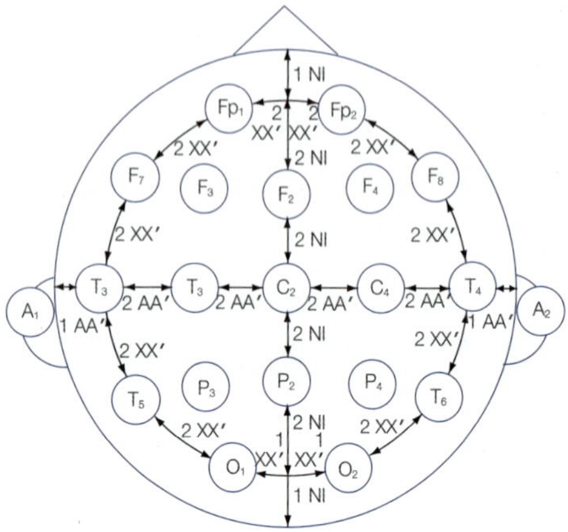

그림 4-2. 뇌파와 유발전위를 측정에 사용되는 전극 위치에 대한 국제적 10-20 system

중시상선(midsagittal line) 부근에서 대칭성을 보인다. 뇌파 활성도가 국소적으로 증가하거나 감소한 것은 병적인 상태를 나타내는 경우가 대부분이다. 또한, 뇌파의 모양을 감시하는 것이 중요한데, 특히 간질파 발생 유무는 간질 부위 절제술 중 절제 범위를 결정하는데 있어 매우 중요하다.

① 뇌파의 주파수: 뇌파의 주파수는 대개 4개의 주파수대로 기술된다(그림 4-3).

i. Beta파(13~30 Hz): 깨어 의식이 있는 정상 환자에서 나타나는 전형적인 빠른 주파수다.

ii. Alpha파(8~12 Hz): 눈을 감고 쉬고 있는 환자에게 전형적으로 나타난다.

iii. Theta파(4~7 Hz), Delta파(0~3 Hz): 주파수가 낮은 뇌파로 수면 중에 관찰되나, 각성 시에는 대개 비정상적인 것으로 간주된다. 마취된 환자에서, 이런 주파수는 약제 효과에 의해 나타나거나 곧 손상이 발생할 수 있다는 위험을 알려주는 지표가 될 수 있다.

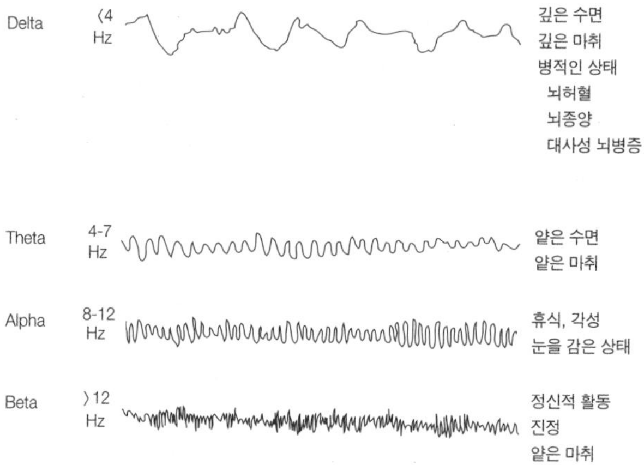

그림 4-3. 뇌파의 주파수 영역과 각 영역이 나타내는 현상

iv. 돌발파 억제(burst-suppression): 마취를 하지 않은 환자에서 이것이 보인다면 고도로 비정상적인 것이다. 그러나 많은 마취 약제들에 의해 흔히 발생할 수 있으며 저체온증이 동반된다면 대부분의 마취 약제에서 나타날 수 있다.

② 마취 중 뇌파의 양상: 흡입마취제로 전신 마취를 시행하는 경우, 일반적으로 마취 초기에는 대뇌 피질 활성도가 증가되어 뇌파의 주파수가 증가하는 양상을 나타내며, 이는 중앙부에서 잘 나타난다. 마취제 농도가 증가하여 마취가 깊어지게 되면, 대뇌 피질 활성도가 서서히 감소하면서 뇌파의 주파수와 진폭이 감소하게 되고 주로 delta파가 많이 나타나게 된다. 마취제 농도가 어느 이상 증가하면 돌발파 억제, 최종적으로는 뇌파 활성도가 사라지게 된다.

(2) 컴퓨터를 이용한 뇌파 분석: 전통적인 뇌파의 수기 분석은 경험 있는 전문가를 필요로 하고 분석 결과가 객관적이지 못하다는 제한이 있다. 그래서 컴퓨터를 사용하여 자료를 수학적 방법으로 조작하여 analog 자료를 좀더

객관적인 digital 자료로 변환시키는 방법이 개발되어 현재 임상에서 많이 사용되고 있다. 이러한 뇌파 처리 과정으로는 대표적으로 power spectrum analysis와 bispectrum analysis가 있다.

① Power spectrum analysis: Fourier analysis라는 수학적 기법을 이용한 방법이 컴퓨터를 이용한 뇌파 분석에 현재 가장 흔히 사용되고 있다. Fourier analysis는 복합 파형에서 일련의 사인파(sine waves)의 진폭을 측정하여 파형을 수학적으로 재구성하는 방법이다(그림 4-4). 이렇게 해서 구한 그래프 결과는 각각 성분의 주파수의 상대적인 출력(relative power)을 나타낸다.

i. Fourier analysis로 구할 수 있는 변수

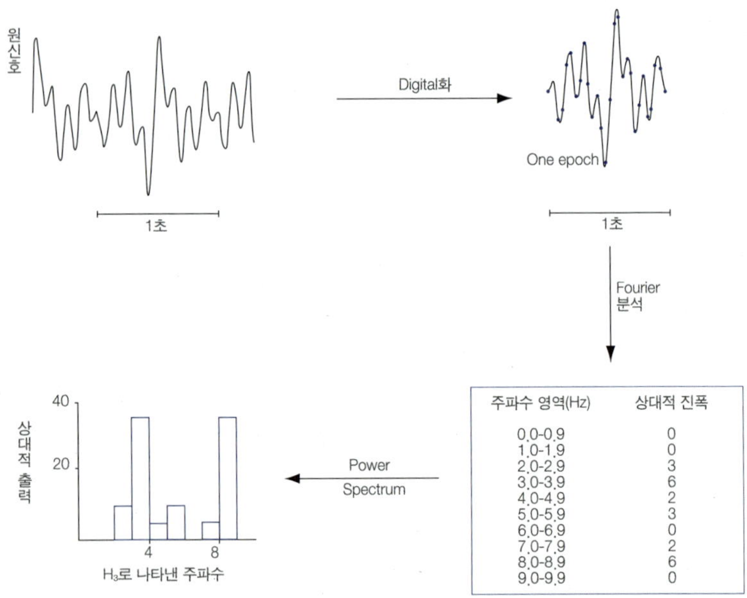

주파수 영역(Hz)	상대적 진폭
0.0-0.9	0
1.0-1.9	0
2.0-2.9	3
3.0-3.9	6
4.0-4.9	2
5.0-5.9	3
6.0-6.9	0
7.0-7.9	2
8.0-8.9	6
9.0-9.9	0

그림 4-4. Power spectrum 분석. Fourier 분석을 통하여 analogue 신호를 digital화 하고 각 주파수 영역의 진폭을 계산한다.

i-i. Spectral edge frequency: 대다수(95~99%)의 활성도가 위치하는 주파수이다.

i-ii. Peak power frequency: 특정 주기 동안 가장 높은 출력을 보이는 범위의 주파수이다.

i-iii. 기타: median power frequency, mean power frequency 등도 구할 수 있다(그림 4-5).

ii. 컴퓨터를 이용한 뇌파 분석 결과를 표시하는 방법(그림 4-5).

ii-i. Compressed spectral array(CSA): 위에서 말한 분석 결과를 삼차원 구조로 변형시킨 것이다. 즉, "hill-and-valley"의 주파수 대 출력 대 시간에 대한 가성-삼차원적 그래프로 나타낸 것이다.

ii-ii. Density spectral array(DSA): 삼차원 그래프를 색상을 이용한 이차원 그래프로 나타낸 것으로 회색조 강도를 이용하거나 컬러 색상으로 나타낸다.

② Bispectrum analysis: 서로 다른 주파수의 뇌파간의 상호 작용이나 위상

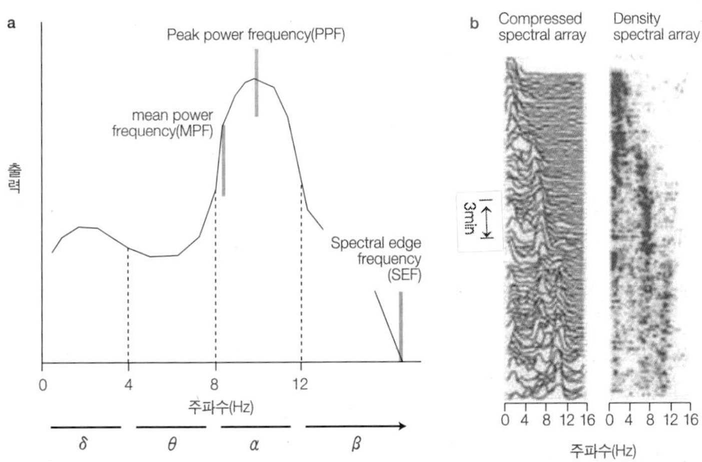

그림 4-5. 뇌파 power spectrum 분석의 변수(a)와 표시방법(b)

관계(phase relationship)를 평가하는 수학적 방법으로 마취 깊이를 감시하는데 사용되고 있다. 이는 3가지 다른 기술자(descriptor)로부터 계산을 하게 되는데 돌발파 억제비율(burst suppression ratio)은 깊은 마취를, beta 비율은 얕은 진정을, 위상 일치 정도(SynchFastSlow)는 중등도 진정이나 얕은 마취 깊이를 잘 반영한다. 그래서 이 3가지 지표로부터 구해진 값에 가중치를 곱한 후 합산하여 이미 연구된 database로부터 그 값에 해당하는 백분위의 bispectral index(BIS)값을 구한다.

5) 뇌파에 영향을 주는 생리학적 요인

주파수가 느려지는 것은 대개 신경 세포 기능의 저하와 관련이 있다. 예를 들면, 저산소혈증, 저체온증, 저탄산혈증, 저혈당증과 허혈은 뇌파를 느리게 하고 편평하게 만든다. 고탄산혈증($PaCO_2$>90 mmHg)은 높은 주파수의 뇌파 활성도를 유발한다. 저체온증은 뇌파 활성도를 점차적으로 느리게 하고 진폭을 감소시켜서, 20℃ 미만에서는 전기적 무반응(electrical silence)을 유발한다. 뇌파는 또한 연령에 따라 변하는데, 10~15세에는 어른의 유형을 보이게 된다.

6) 마취제가 뇌파에 미치는 영향

마취 약제가 뇌파에 미치는 영향은 다음 세 범주 중 하나로 분류될 수 있다.

(1) 대부분의 전신마취제(예: isoflurane, desflurane, barbiturates, propofol): 용량 의존적으로 이상성(biphasic) 뇌파 반응을 일으킨다. 이 약제들 투여 초기의 흥분기에는 억제성 신경세포접합부 기능이 소실되어 비동기화(desynchronization)가 특징인 뇌파를 유발한다. 용량을 증가시키면 뇌파가 돌발파 억제를 보이다가 최종적으로 전기적 무반응에 이르게 된다.

(2) 아편유사제: 뇌파검사에서 전신마취제와는 다른 용량 반응을 보이는데, 흥분기를 가지지 않고 점차적으로 뇌파 활성도 감소를 일으킨다. 뇌파 억제는

delta범위의 정점지속(plateau)으로 끝이 나며 고농도를 투여해도 돌발파 억제나 전기적 무반응은 나타나지 않는다.

(3) 특정 약제(예: enflurane, ketamine, etomidate): 적정 마취 용량이라고 간주되는 용량에서 뇌파 활성도를 이차적으로 증가시켜 점차 증대되면 간질모양 활성도까지도 나타낼 수 있다는 점을 제외하면 (1)의 유형과 유사하다.

7) 뇌파검사의 대표적 임상 적용

(1) 뇌허혈: 허혈에 대한 뇌파의 반응은 빨라서 완전 허혈 20초 이내에 전기적 무반응이 나타난다. 부분적인 허혈의 경우, 18~20 mL/min/100 g 조직(tissue) 이하의 혈류량에서는 뇌파가 느려지고, 12~15 mL/min/100 g tissue에서는 편평해진다. 혈류량이 일정 수준(<10 mL/min/100 g)에 도달할 때까지 세포사(cell death)는 일어나지 않으므로, 뇌파검사는 허혈의 조짐을 감지하는데 유용하다. 즉, 뇌파검사는 곧 일어날 뇌졸중을 경고하고 비가역적인 손상이 일어나기 전에 혈류량을 교정할 수 있게 해 준다.

(2) 목동맥 수술: 뇌파검사는 목동맥을 겸자로 결찰하는 동안 뇌를 보호하기 위해 폭넓게 이용되며, 어떤 환자가 결찰 시 대뇌 허혈을 초래할 위험성이 높은가를 결정하는 데 매우 유용하다. 뇌파검사에 의해 허혈이 감지되면, 그쪽 반구에 혈액 공급을 회복시키기 위해 단락(shunt)을 시행하기도 한다.

(3) 피질뇌파검사(Electrocorticography): 피질뇌파검사는 주로 간질 수술 동안에 사용된다. 절제술 시행 전과 후에 간질 극파를 확인하고 뇌파 유발 부위에 대한 뇌지도(brain mapping)를 그릴 수 있다. 이외의 통상적인 신경외과 수술에서는 언어 영역 피질의 위치를 확인하고 병변에 접근하는 과정에서 이 영역을 절제하는 것을 피하도록 하기 위해 피질뇌파검사를 사용한다.

2. 유발전위(evoked potentials, EPs)

1) 유발전위의 정의와 종류

대뇌피질의 피라밋세포(pyramidal cell)로부터 자발적으로 나오는 전기신호인 뇌파와는 달리 말초신경으로부터 뇌간을 지나 대뇌 피질하(subcortical)과 피질(cortex)에 이르는 신경경로상에서 외부의 자극에 의해 발생되는(evoked) 전기적 신호의 전도로서 자극의 종류와 신경경로에 따라 다음과 같이 나눌 수 있다.

① 체성감각유발전위(somatosensory evoked potential, SSEP)

② 청각유발전위(auditory evoked potential, AEP)

③ 시각유발전위(visual evoked potential, VEP)

④ 운동유발전위(motor evoked potential, MEP)

표 4-2. 유발전위의 종류

	자극의 형태	전위의 발생 위치~기록 위치
SSEP	전기적	감각신경~체성감각 대뇌피질
VEP	시각적	시각 경로~후두엽
AEP	청각적	청각 경로~전두엽과 연합피질(association cortex)
MEP	전기적	운동 피질~말초 운동신경
EMG	전기적	말초 운동신경

2) 좋은 신호를 얻기 위한 기술적 측면

(1) 전기적 잡음의 최소화 또는 제거

① 외적 소음: 모든 주위 전기신호, 소음 등을 효과적으로 제거하기 위해 기록전극(활성전극)주위에 전기적 소음의 근원을 없애고, 특히 50-60 Hz의 교류전원이 자극회수에 영향이 미치도록 작동하는 것을 피하기 위해 자극횟수를 60의 배수가 되지 않도록 한다.

② 내적 소음: EEG, ECG, EMG 또는 근육수축 등 전기소음으로부터 유발전위 전극을 멀리 위치하거나 전극의 저항을 가능한 작게 한다.

(2) 낮은 전기적 저항(low impedance)의 전극: 전극부착 부위의 피부를 알코올로 닦아 피지를 제거하여 저항을 3 KΩ이하로 하고, cup형 전극이 바늘형 전극보다 저항이 낮다.

(3) 차등증폭기(differential amplifier): 활성전극과 기준전극간의 전위차를 증폭시키고 활동전극과 기준전극에 공통적으로 들어오는 전기적 잡음들을 제거시키는 역할을 한다.

(4) 여과기(filter): Signal to noise ratio를 높이기 위해 고, 저 영역제거 여과기(high and low-cut band filter)나 60 Hz의 특정 주파수만 제거하는 notch filter를 사용한다.

(5) 반복자극(repetition)을 통한 평균화(averaging): 유발전위의 전기적 신호의 크기는 1~2 μV에 불과하여 뇌파(50배), 심전도(1000배)의 전기적 신호의 크기에 비해 매우 작다. 따라서 수백에서 수천 번의 반복자극을 통하여 전기적 신호를 평균함으로써 전기적 소음(background electric noise)들을 소멸시키고 유발전위만 남도록 한다.

3) 유발전위의 표시방법

자극 후 나타나는 양 또는 음 정점[최고점(peak) or 최저점(valley)]의 파형을 극성(polarity)에 따라 세 가지 표시방법이 있다(그림 4-6).

(1) 극성과 잠복기(latency): 양 또는 음의 정점을 자극 후 나타나는 시간(ms), 즉 잠복기로 나타내는 방법이다. 위로 솟는 파형을 음극파(N)로, 아래로 파인 파형을 양극파(P)로 나타내지만, 통속적으로 위로 솟은 파를 P, 아래로 파인 파를 N으로 표시하기도 한다. 예로, N17, P50은 자극 후 각각 17 ms, 50 ms에 나타나는 음극 및 양극정점을 말한다.

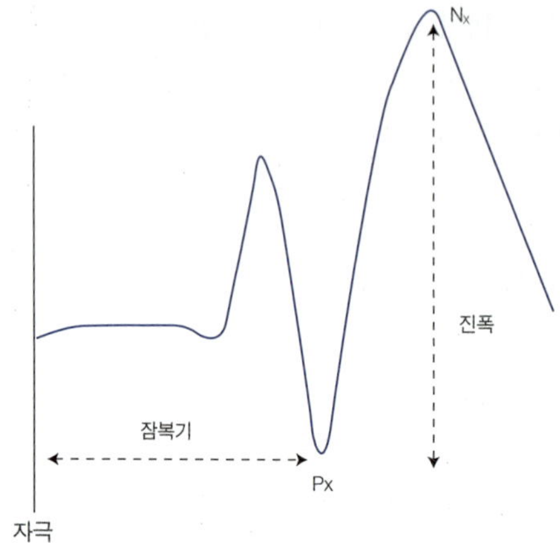

그림 4-6. 유발전위의 명명(nomenclature) 및 잠복기와 진폭의 정의

(2) 양의 정점을 로마수자로 표기: 예: BAEP; I, II, III,~ VII

(3) 양, 음의 정점을 알파벳 문자로 표시: 예: cortical AEP: Pa, Na, Pb, Nb, Pc

4) 유발전위의 기록(그림 4-6)

잠복기, 진폭, 전도시간 등의 변화를 관찰한다.

(1) 잠복기: 자극에서 정점에 도달하는 시간

(2) 진폭: 정점에서 다음 고랑까지의 진폭크기

(3) 신경정점간 잠복기(interpeak latency, conduction time) 또는 중심전도시간 (central conduction time, CCT): 신호가 뇌간에서 대뇌피질에 이르는 시간

5) 유발전위에 영향을 미치는 요소들

(1) 생리적 요소

① 체온: 저체온은 신경손상을 예방하는 효과가 있는 것으로 알려져 있다.

체온이 낮아짐에 따라 잠복기는 체온감소에 비례하여 연장되지만, 진폭은 체온변화에 따라 다양하게 변한다.

i. 경미한 저체온(34℃ 정도): 과반응에 의해서 오히려 신경전달물질이 항진되는 중추신경계의 항진현상이 나타날 수도 있다. 따라서 경미한 저체온 하에서 진폭은 약간 증가하고 잠복기도 약간 줄어든다.

ii. 중등도 저체온(32℃ 정도): 신경세포의 대사요구량이 감소되어 신경활동도 줄어든다. 따라서 진폭은 감소하고 신경전도는 느려져서 잠복기가 연장된다.

iii. 심한 저체온(20℃ 정도): 이 정도로 체온이 낮아져도 SSEP는 반응을 보이므로 저체온 유도 심폐정지를 이용한 수술 시에도 SSEP의 잠복기가 예상 이상으로 연장되는지를 관찰함으로써 효과적으로 사용할 수 있다.

② 혈액희석: 적혈구용적률(Hct)이 16~20% 정도에서는 오히려 신경활성작용에 의해 SSEP의 진폭이 증가할 수도 있으나, 15% 이하에서는 진폭이 감소하고 잠복기는 증가하기 시작한다. 그러나 적혈구용적율을 증가시키면 진폭과 잠복기는 회복된다.

③ 그 외: 저혈압, 고 혹은 저 탄산혈증, 대사이상 등이 영향을 미칠 수 있다.

(2) 병적 인자: 신경경로의 병변으로 인한 SEP와 MEP의 변화는 잠복기나 진폭의 변화로 판단한다. 일반적으로 잠복기가 1ms 이상 연장되거나 기준치의 10% 이상 연장될 때, 진폭이 50% 이상 감소될 때 의미 있는 변화로 인식되며 특히 이런 변화가 외과적 조작과 연관하여 즉시 나타나거나 외과적 조작을 해소할 때 회복되면 특히 의미가 있으며 다음의 형태로 주로 나타난다.

① 허혈 손상: 허혈에 의한 신경조직 손상은 수술실에서 발생할 수 있으므로 이를 조기에 감지하고 더 이상의 손상을 예방하기 위해 사용된다. 그러나 허혈손상은 신경조직에 따라 민감성이 달라진다.

i. 뇌: 많은 신경세포접합부(synapse)들이 위치하는 회백질(grey matter)

이 백질(white matter)보다 허혈 손상에 민감하다. 따라서 대뇌피질이 피질하 조직에 비해 허혈 손상이 잘 일어나는 이유가 된다. 또한 조직으로 공급되는 혈관의 분포에 따라도 차이가 난다. 예를 들어 대뇌에서 전대뇌동맥과 중대뇌동맥의 말단부에 의해 혈류가 공급받는 시상전엽(paramedian frontal) 피질과 경동맥과 기저동맥의 말단부에 의해 공급받는 두정-후엽(parieto-occipital) 피질이 허혈손상에 쉽게 노출된다.

ii. 척수: 전면부는 하나의 척추동맥으로부터 혈류가 공급되고, 후면부는 두 개의 척추동맥으로부터 혈류가 공급된다. 따라서 특히, 흉-요부척수는 해부학적으로 혈류공급의 제한이 쉽게 노출되므로 허혈손상의 위험이 높아진다.

(3) 마취를 비롯한 약리적 요소

① 전신마취제

i. 흡입마취제: 대부분 친지질성(lipophilic)을 띠고 있어 신경전달 수용체뿐 아니라 이온수용체가 존재하는 신경세포막에서의 신경전도 둘 다 억제하는 성질이 있다. 따라서 흡입마취제는 농도에 의존적으로 유발전위의 진폭을 감소시키고 잠복기를 연장시킨다. 친지질성 정도에 따라 다소 차이가 나지만 isoflurane이 halothane에 비해 억제를 많이 시키며 1MAC 이상의 경우 대뇌피질에서 측정되는 유발전위들은 영향을 받는 반면, 척추와 피질하에서 측정되는 유발전위들은 영향을 적게 받는다.

ii. 정맥마취제: 흡입마취제에 비해 유발전위에 대한 영향이 적으며 용량에 따라 정도의 차이가 난다. Opioid를 단독으로 사용하면 척추와 피질하에서 측정되는 유발전위(예, BAEP 또는 척수에서의 SEP)는 거의 영향을 받지 않으며, 대뇌피질에서 측정되는 유발전위는 진폭과 잠복기 모두가 어느정도 영향을 받지만 흡입마취제보다는 덜하다. Propofol과 barbiturate는 대뇌피질 유발전위의 진폭을 감소시키고 잠복기를 연장시키지만 척추와 피질하 유발전위에 미치는 영향은 적다.

Barbiturate는 barbiturate coma를 유도하는 용량에서도 BAEP에 거의 영향을 미치지 않는다. Thiopental(2.5~5 mg/kg)은 대뇌피질 유발전위의 잠복기를 10% 정도 연장시키고 진폭은 5~30% 정도 감소시키지만, 척추와 피질하 유발전위에는 거의 영향을 미치지 않는다. Propofol(2.5 mg/kg)은 대뇌피질 유발전위에 대해 잠복기를 10% 정도 연장시키나 진폭에는 영향을 미치지 않으며 척추와 피질하 유발전위에 대한 영향도 미미하다. 따라서 유발전위 감시가 필요한 경우 흡입마취제의 사용보다는 전정맥마취가 유용하게 사용된다.

② 국소마취제를 이용한 축성 차단(axial block): 국소마취제를 이용한 상완신경총차단시 정중신경 SSEP를 시행할 경우 신경흥분이 전달되지 않는다. 또한 척추마취와 경막외마취는 척추를 통한 하지로부터 상행하는 신경흥분(SSEP)과 척수를 통한 운동신경의 흥분(MEP)을 차단한다.

③ 근육이완제: 근육이완제의 사용은 SSEP에 거의 영향을 미치지 않으며, neurogenic MEP는 영향을 받지 않으나 myogenic MEP, 복합근활동전위(compound muscle action potential)에 크게 영향을 미친다. 그러나 신경근 감시장치를 사용하여 단일수축의 10~20%의 수준으로 근육이완제의 지속적인 점적주입을 하면 MEP를 기록할 수 있다.

6) 임상 유용성

① 신경의 정상적 기능 확인

② 비정상적 기능을 가진 신경의 인지

③ 신경전도경로 중 국소적인 위치 확인

④ 비정상적 기능의 중증도 구분

7) 체성감각유발전위

(1) 신경전달로: 상지의 정중신경과, 하지의 후경골신경에서 전기적 자극으로 유발된 신경흥분은 말단과 중추 양방향으로 전달되어 말단에서는 근수축을

유발하고, 중추로는 후근을 통하여 척수로 들어간다. 척수 후주(dorsal column)섬유를 타고 위로 전파되어 하부 연수에서 신경세포접합부를 이루고 경-연수 접합부(cervicomedullary junction)에서 정중선을 가로질러 반대편으로 건너가서 안쪽섬유띠(medial lemniscus)를 형성한 후 시상(thalamus) 배쪽 뒤가쪽 핵(ventroposterior-lateral nucleus)에서 신경접합을 한 후 시상피질 방사(thalamocortical radiation)를 따라 두정부의 중심뒤이랑(postcentral gyrus)에 위치하는 일차 체성감각 피질(primary somatosensory cortex)에서 신경세포접합부를 한다. 이외에 척수소뇌로(spinocerebellar tract)도 관여를 한다.

(2) 신경발생기(neural generator)와 최고점 파형(peak waves)

① 정중신경 SSEP(그림 4-7): 대개 손목 근처에서 정중신경을 전기자극하여 팔신경얼기(brachial plexus)에 해당하는 Erb point에서 기록하면 N9가, 시상에 해당하는 제2경추에서 기록하면 N13(경우에 따라 N14로 표시)이, 체성감각피질에 해당하는 C4(국제적 10-20 표기상)에서 기록하면 N20으로 각각 나타난다.

i. N9, N13, N20의 잠복기: 자극을 가하는 위치부터 신호가 감지되는 위치까지 신호 경로의 손상시 연장된다.

ii. N20과 P23 사이의 진폭: 대뇌피질의 손상이나 허혈이 발생하면 진폭이 감소한다.

iii. 중심전도시간(central conduction time, CCT): 시상에서 체성감각피질에 이르는 신경전도시간으로 N20과 N13간의 잠복기 차이로서 정상상태에서는 6 ms 정도며 말초신경이 아닌 피질하 조직에 이르는 신경손상의 감지에 사용된다.

② 후경골신경 SSEP: 후경골신경을 발목 부위에서 자극하면 정중신경 SSEP의 N20에 해당하는 파가 P40로 20 ms 정도 늦게 나타나며 이 P40과 N50 사이의 진폭을 측정하게 되는데 대뇌피질의 손상이나 허혈이 발생하면

진폭이 감소한다.

(3) 신경발생기의 해부학적 위치에 따른 마취제에 대한 민감성: 피질의 신경세포들은 많은 신경세포접합부(polysynapsis)를 형성하고 있는 반면, 피질하에 이르는 신경세포들은 단일 신경세포접합부(monosynapsis)를 형성하고 있다. 따라서 대뇌피질에 가까울수록 많은 대사량이 요구되고 있으며 이는 앞에서 언급하였다시피 회백질이 백질에 비해 마취제에 대한 민감한 반응을 보이는 것과 같은 이유가 된다. 나중에 청각유발전위에서 설명이 되겠지만 청각유발전위 지수(auditory evoked potential index)는 이런 특성을 이용하여 마취의 심도를 평가하는 데 사용된다.

(4) 임상적용: 말초신경의 손상을 인지하기 위해서는 말초신경이 주행하는 신경경로의 근위부와 원위부를 자극, 기록하여야 하며 중추신경계의 손상을 감시하기 위해서는 마취의 심도를 일정하게 유지하면서 손상을 일으킬 수 있는 조작 직전에 대조치로 사용할 파형을 얻은 다음 조작 중이나 후에 계속하여 파형을 얻어 대조치와 비교해 보면서 잠복기나 CCT의 연장, 진폭의 감소 등이 나타나는지 감시해야 한다.

① 목동맥 내막절제술(carotid endarterectomy): 대뇌 백질과 회백질의 허혈 손상 위험이 있는 수술이므로 정중신경과 후경골신경 SSEP의 잠복기, 진폭, CCT 등을 감시한다.

② 하행대동맥 수술: 후경골신경 SSEP는 운동기능을 담당하는 척수의 전면부의 허혈을 감시하는데 문제가 있다. 따라서 하행대동맥 수술시 하반신불수 등 운동기능 손실에 대한 위양성, 위음성이 높아진다. 전면부의 허혈은 나중에 설명할 운동유발전위로 감시해야 한다.

③ 대뇌동맥류 수술: 동맥류가 전뇌동맥 영역에서 발생한 경우 후경골신경 SSEP를 시행하여 P40과 N50 사이의 진폭을, 내경동맥(internal carotid artery)이나 중간대뇌 동맥영역에서 발생한 경우 정중신경 SSEP를 시행하여 N20과 P23사이의 진폭이나 CCT를 관찰하는 것이 좋다(그림 4-7).

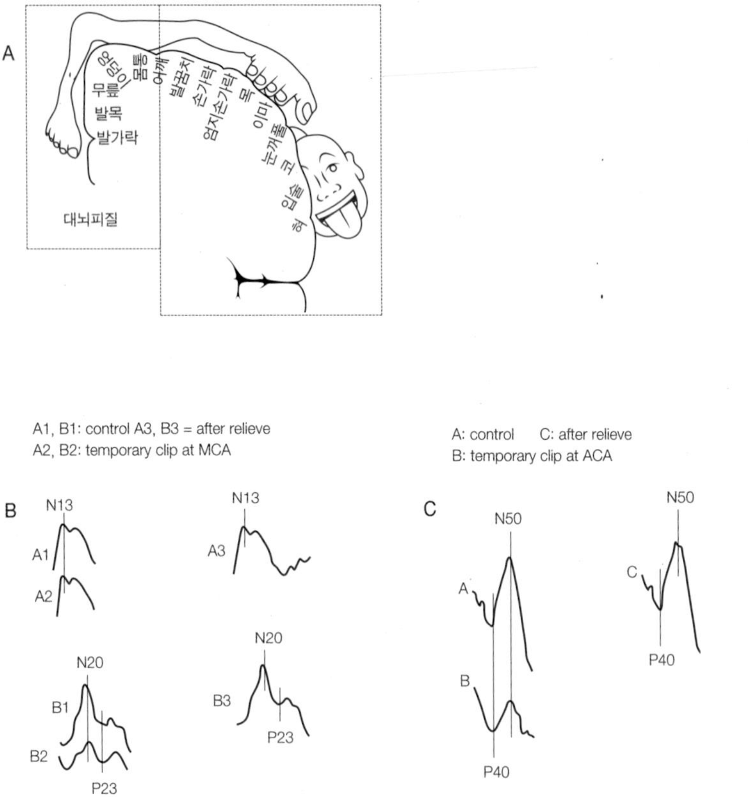

그림 4-7. 대뇌의 감각 축소인간(homunculus)(A)과 대뇌동맥류 결찰술 중에 시행한 체성감각유발전위(SSEP)(B, C)

A: 전뇌동맥(좌측)과 중간대뇌동맥(우측)이 분포하는 대뇌영역

B: 중간대뇌동맥이나 내경동맥의 동맥류 결찰술에서 이용된 정중신경 SSEP. 동맥을 임시결찰(temporary clipping) 했을 때 N13의 잠복기는 변화가 없으나 N20의 잠복기는 연장되었으며 N20과 P23 사이의 진폭이 감소하였다. 이러한 변화는 임시결찰을 제거 했을 때 회복되었다.

C:전뇌동맥의 동맥류 결찰술에서 이용된 후경골신경 SSEP. 동맥을 임시결찰(temporary clipping) 했을 때 P40과 N50 사이의 진폭이 감소하였다. 이러한 변화는 임시결찰을 제거했을 때 회복되었다.

④ 척추측만증(scoliosis)이나 척추종양 수술: SSEP는 척추수술의 손상에 대하여 논란이 있지만, 척추수술시 손상은 후주에 국한되지 않고 보다 넓은 부위에서 발생하므로 의미가 있을 수 있다.

⑤ SSEP의 민감도: 대뇌수술 251례, 뇌간 수술 198례, 척추수술 209례에 대한 SSEP의 민감도와 감시장치로서 문제점을 발표한 보고에 의하면, 위음성(false negative)은 4.1%, 민감도는 79%, 음성예측치(negative predictive value)가 96%였다고 하며, 뇌줄기를 압박하는 천막하 종양, 운동피질의 작은 병변, 뇌동맥류 수술시 작은 혈관손상에 의한 신경손상을 예측하는데 문제가 있다.

8) 청각유발전위

(1) 신경전달로: "Click" 소리를 이어폰을 통하여 귀에 반복적으로 전달하면 신경흥분은 와우에서 청각신경을 따라 뇌간으로 가고, 뇌간에서 중앙을 지나 반대쪽 올리브체(olivary complex)로 건너가 가쪽섬유띠(lateral lemniscus)를 따라 하부둔덕(inferior colliculus)을 거쳐 내측무릎체(medial geniculate)를 지나 청각피질로 이른다.

(2) 잠복기에 따른 3 가지 유발전위종류와 각 파형의 명명: 청각 자극 후, 나타나는 파형들의 신경발생기의 해부학적 위치는 논란이 있지만 잠복기에 따라 크게 3가지로 나뉜다(그림 4-8).

① 뇌줄기 청각유발전위(brainstem auditory evoked potential, BAEP): 잠복기가 1.5 ms 이후부터 10 ms 이내에 7개의 양극파가 순차적으로 나오는데, 각각 로마숫자 I~VII로 표시하며, 이중 I, III, V파가 가장 뚜렷하게 나타난다.

② 중잠복기 청각유발전위(middle latency auditory evoked potential, MLAEP): 잠복기가 10 ms 이후부터 100 ms 사이에서 나오는 음, 양의 파형을 Na, Pa, Nb, Pb 등으로 순차적으로 명명하는데 청각의 인지에 관련

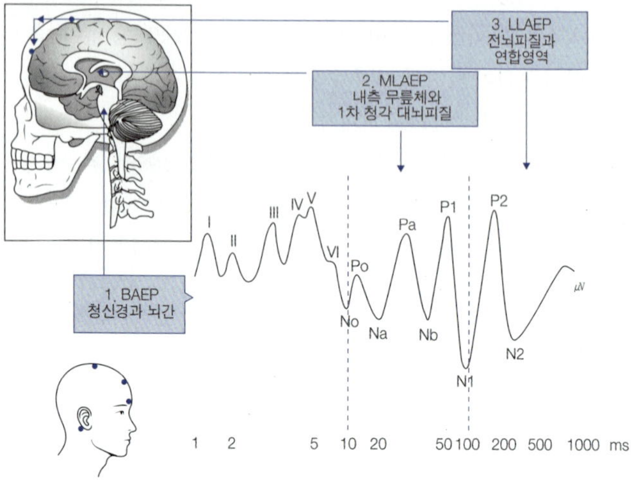

그림 4-8. 신호발생 장소와 잠복기에 따른 청각유발전위의 3가지 형태

되어 있어 마취의 깊이에 따라 진폭이 줄어든다.

③ 후중잠복기 청각유발전위(late latency auditory evoked potential, LLAEP): 잠복기 100 ms 이후에 피질에서 나오는 파형들로서 P1, N1, P2, N2 등으로 명명하기도 하지만 마취 하에서는 소실되는 경우가 많다.

(3) 기술적 측면: montage는 A1/2[귓불 또는 유양돌기(mastoid process)뒤]에 활

표 4-3. 청각유발전위의 신호를 발생시키는 해부학적 위치

파형	신호발생 위치
I	와우(cochlear)의 활성전위
II	청신경
III	올리브체(olivary complex)
IV	뇌간
V	가쪽 섬유띠(lateral lemniscus)
VI	내측 무릎체(medial geniculate)
VII	청각 방사(auditory radiation)

동전극을, 기준전극을 Cz에, 접지전극을 Fpz에 각각 부착한다. 진폭의 크기가 1 ㎶ 정도로 작으므로 70 dB 정도의 세기로 분당 10회 미만의 속도로 1000회 정도의 반복자극을 평균한다. 한쪽 귀에만 자극을 가하여 AEP를 기록할 수 도 있으나 반대 쪽 귀로 소리의 뼈전도(bone conduction)를 통하여 흥분의 전달이 전해질 수 있으므로 반대쪽 귀에 40~70 dB의 자극(white noise)을 주어 뼈전달을 상쇄시키면 검사하는 쪽의 AEP를 정확하게 얻을 수 있다.

(4) 임상적용

① BAEP: I-III 파형은 청각신경의 말초전도를, III-V파는 청각신경의 중추성전도를 반영한다. V파형의 잠복기 및 진폭의 변화는 감각신경난청(sensorineural hearing loss)의 발생여부를 감지하는데 도움이 된다. 따라서 청신경종(acoustic neuroma) 수술 시 청각신경손상 유무를 판단하는데 도움이 되며, 미세혈관감압술(microvascular decompression)이나 소뇌교각(cerebellopontine angle), 중간뇌(midbrain), 교각(pons) 등의 수술 시

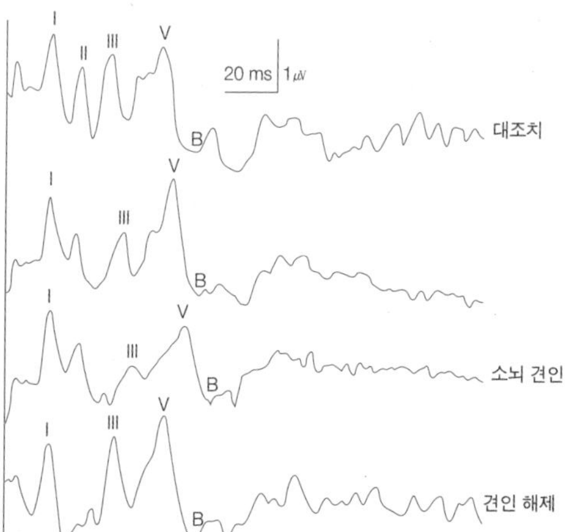

그림 4-9. 미세혈관 감압술 (micrvascular decompression) 동안 발생한 뇌간청각유발전위의 변화. 소뇌를 견인했을 때 V파의 잠복기가 연장되었으며 견인을 풀었을 때 다시 회복되었다.

견인에 의한 감각신경난청의 위험을 예상할 때 사용된다(그림 4-9). 한 보고에 의하면, I, V 파 모두 유지되면 98%의 환자가, I 파만 유지 되면 52%의 환자가, 모든 파형이 소실되면 7%의 환자만 청각이 보존되었다. BAEP의 파형들 중 V파형은 마취 중에도 가장 영향을 거의 받지 않기 때문에, 진폭이 50% 이상 감소하거나 잠복기가 1 ms 이상 연장되면 수술 후 청각소실의 위험이 있으므로 외과의에게 고지하여 견인을 중단하거나 다른 조치를 취하도록 한다.

② MLAEP: 마취깊이에 따라 Pa, Nb 파형의 잠복기는 수술 중 의식과 무의식의 전환상태를 잘 반영하며, 이를 토대로 개발된 auditory evoked index인 AAI™(Danmeter, Denmark)는 마취 중 각성여부를 감시하기 위해 개발되었는데 1000회의 반복측정을 평균하므로 약 2분의 시간이 소요되었으나, 최근에는 마취의 깊이를 보다 빠르고 정확하게 알려주는 AEP monitor/2가 사용 중이다.

9) 시각유발전위

눈에 가해진 광자극이 시신경을 통하여 시각피질인 후두엽으로 전달된다. 대개 P100, N70의 파를 이용하여 뇌하수체, 시각교차(optic chiasm)의 수술에 사용할 수 있으나, 시각유발전위의 신경흥분 전달에는 신경세포접합부가 많이 관여하므로 마취제에 매우 민감하여 외과적 마취심도에서는 거의 소실되며, 수술 중 광자극을 전달하는 안경이 수술에 방해를 줄 수도 있으므로 수술중 적용에는 어려움이 있다.

10) 운동유발전위

최근에 수술 중 감시장치로서 새로이 관심이 집중되고 있으며 보다 뚜렷한 파형을 얻기 위해 다양한 자극 방법과 기록 방법에 따라서 가치가 달라질 수 있다. MEP는 크게 두 가지 파형으로 나뉘는데, 자극 후 즉시 처음으로 나타나는 커다란 파형을 D 파라고 하며 이는 전기적 자극에 의해 직접 생성되는 피질척수 축삭

(axon)의 비접합부(non-synaptic)의 전기적 신호이다. 이어서 여러 개의 파형이 연속으로 나타나는데 이를 I 파라고 하며 I 파는 피질 신경세포접합부(cortical synapse)에서 발생하므로 전기자극에 의해 간접적으로 발생한다.

(1) 자극종류: 전기(electric MEP, EMEP) 또는 자장(magnetic MEP, MMEP)이 사용될 수 있으며, 전기자극은 통증을 유발하지만 마취 중에는 사용에 큰 문제가 없으며, 자장에 의한 자극은 통증을 유발하지 않으므로 각성하의 환자에게 적합하다.

(2) 자극과 기록전극 위치: 말초신경에서 기록하는 경우를 신경성(neurogenic) MEP라 하고, 말단근육에서 기록하는 경우를 근육성(myogenic) MEP라고 한다(그림 4-10). MEP는 마취제에 민감한 편이어서 쉽게 파형을 얻기가 용이하지 않다. 특히 I 파는 신경세포접합부의 활성도(synaptic activity)이므로 마취제에 특히 민감한 반면, D 파는 신경세포접합부의 활성도가 아니므로(nonsynaptic activity)이므로 피질 자극 후 경막외강의 기록전극으로 잘 나

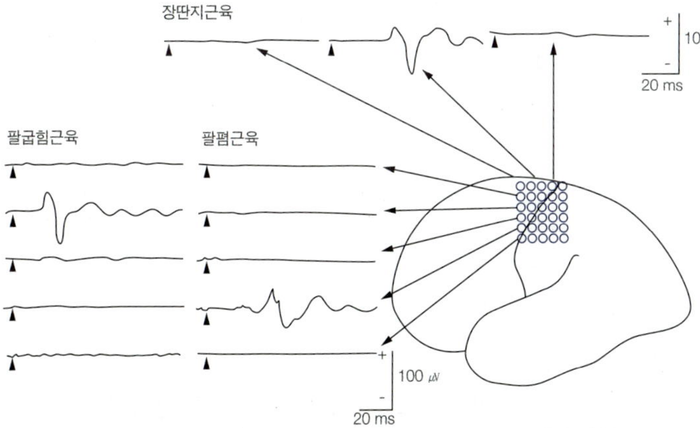

그림 4-10. 대뇌피질 자극에 의한 근육성 운동유발전위의 파형

타나므로 최근 수술중 사용에 관심을 끌고 있다.

(3) 자극횟수: SEP와는 달리 MEP는 단회 자극으로도 D, I 파가 나타나지만, 운동피질에 수차례 연속적인 전기자극을 가함으로써 마취 중에도 근육성 MEP의 기록이 가능해졌다. 최근에는 2 Hz의 pulse-train 전기자극 방법으로 MEP반응을 크게 증폭시킴으로써 수술 중 근육성 MEP를 기록하는 방법이 소개되었다.

(4) 사용상의 제한과 안전성: 마취제에 대한 민감성으로 인해 아산화질소의 사용을 피하고 0.5 MAC 이하의 흡입마취제를 사용할 수 있지만 propofol과 remifentanil을 이용한 전정맥마취가 선호된다(그림 4-11,12). Ketamine, diazepam, fentanyl 등도 사용이 가능하며 근육이완제의 사용은 피하는 것이 좋으나 신경-근 감시 장치하에 근이완제 투여전 단일자극에 의한 근수축력의 10~20% 정도가 유지되도록 지속점적주입하며 사용할 수 있다. 대뇌피질에 직접 자극을 가하기 때문에 이로 인해 경련이 유발되었다는 보고가 있으나 경련유발이 피질자극과 직접연관이 있는지는 확실하지 않다. 전기자극을 세게 가하는 경우 온도손상을 초래할 가능이 있으므로 1 KΩ 저항에 50 mjoule을 초과하지 않도록 한다. 드물게(심부정맥이나 혈압의 변화가 발생할 수 있다) 전기자극이 시상하부나 뇌간으로 진행된다.

(5) 임상적용

① 하행대동맥 수술: MEP를 사용하지 않을 경우 수술후 하반신마비가 5~16% 발생하지만, 수술중 MEP 감시를 시행하면 2.4~3.5%로 빈도를 줄일 수 있다.

② 척추 및 척수 수술: 척추만곡증 수술시 SEP 감시단독은 위음성, 위양성 반응이 흔히 나타날 수 있으므로 근육성 MEP를 시행하여 척수 전면부의 손상을 감시할 수 있어 좋은 결과를 예상할 수 있다.

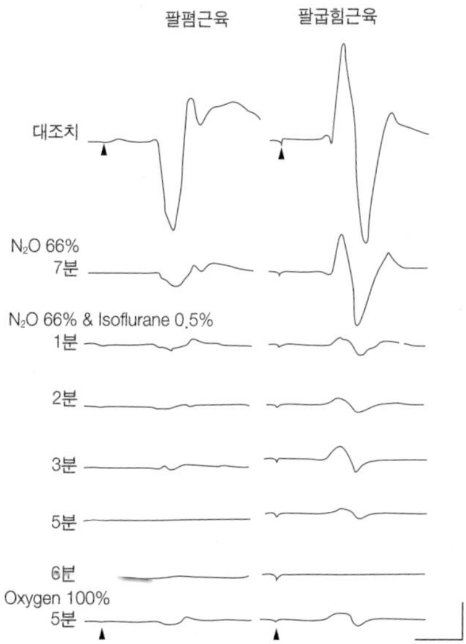

그림 4-11. 흡입마취제에 의한 근육성 운동유발전위의 변화

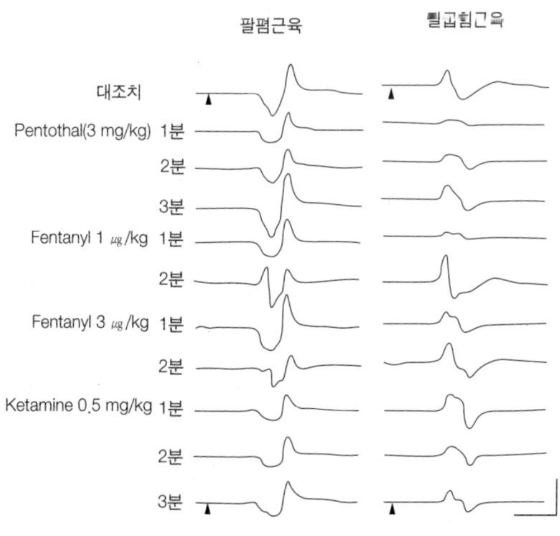

그림 4-12. 정맥마취제에 의한 근육성 운동유발전위의 변화

참고문헌

Adams DC, Heyer EJ, Emerson RG, Moeller JR, Spotnitz HM, Smith DH, et al: The reliability of quantitative electroencephalography as an indicator of cerebral ischemia. Anesth Analg 1995; 81: 80-3.

Banoub M, Tetzlaff JE, Schubert A: Pharmacologic and physiologic influences affecting sensory evoked potentials. Anesthesiology 2003; 99: 716-37.

Blume WT: Current trends in electroencephalography. Curr Opin Neurol 2001; 14: 193-7.

Florence G, Guerit JM, Gueguen B: Electroencephalography(EEG) and somatosensory evoked potentials(SEP) to prevent cerebral ischaemia in the operating room. Neurophysiol Clin 2004; 34: 17-32.

Freye E: Cerebral monitoring in the operating room and the intensive care unit-an introductory for the clinician and a guide for the novice wanting to open a window to the brain. J Clin Mon Comp 2005; 19: 77-168.

Guerit J-M: neuromonitoring in the operating room: why, when, and how to monitor. Electroencephal Clin Neurophysiol 1998: 106; 1-21.

Levy WJ, Shapiro HM, Maruchak G, Meathe E: Automated EEG processing for intraoperative monitoring: a comparison of techniques. Anesthesiology 1980; 53: 223-36.

MacDonald DB: Intraoperative motor evoked potential monitoring:overview and update. J Clin Mon Comp 2006; 20: 3447-77.

Olejniczak P: Neurophysiologic basis of EEG. J Clin Neurophysiol 2006; 23: 186-9.

Quinonez D: Common applications of electrophysiology(EEG) in the past and today: the technologists' s view. Electroencephalogr Clin Neurophysiol 1998; 106: 108-12.

Rampil IJ: A primer for EEG signal processing in anesthesia. Anesthesiology 1998; 89: 980-1002.

Sloan MA: Prevention of ischemic neurologic injury with intraoperative monitoring of selected cardiovascular and cerebrovascular procedures: roles of electroencephalography, somatosensory evoked potentials, transcranial doppler, and near-infrared spectroscopy. Neurol Clin 2006; 24: 631-45.

Sloan TB: Evoked potentials. In:Textbook of Neuroanesthesia: with neurosurgical and neuroscience perspectives. Edited by Albin MS: New York, The MacGraw-Hill Co. 1997, pp221-77.

Tatum WO 4th, Husain AM, Benbadis SR, Kaplan PW: Normal adult EEG and patterns of uncertain significance. J Clin Neurophysiol 2006; 23: 194-207.

Wiedemayer H, Sandalcioglu IE, Armbruster W, Regel J, Schaefer S, Stolke D: False negative findings in intraoperative SEP monitoring: analysis of 658 consecutive neurological cases and review of published reports. J Neurol Neurosurg Psychiatry 2004; 75: 280-6.

5장

두부 외상 환자의 마취관리

(Anesthetic Management for Head Trauma)

학습목표

1. Glasgow coma scale을 사용하여 두부 외상(head trauma) 환자의 신경학적 상태를 평가한다
2. 두부 손상(head injury)에서 일차 손상(primary injury)과 이차 손상(secondary injury)을 정의한다.
3. 두부 손상에서 이차 손상의 유발 요인을 설명한다.
3. 두부 손상 환자에서 적절한 기도 관리 방법 및 기도 관리 시 주의사항을 기술한다.
4. 두부 손상 환자에서 적절한 수액요법을 기술한다.
5. 두개내압 상승의 치료법을 열거한다.
6. 뇌성 염소모 증후군(cerebral salt wasting syndrome)과 항이뇨호르몬 부적절 분비 증후군(syndrome of inappropriate secretion of antidiuretic hormone, SIADH)을 감별하고, 각각의 치료법을 설명한다.

두부 손상은 외상 환자에서 흔히 동반되며, 손상 정도에 따라 환자의 예후에 확연한 차이가 생긴다. 두부 손상 또는 외상성 뇌 손상은 그 자체로 매우 위험할 수 있으며, 저혈압, 저산소증, 두개내압 상승 등으로 인한 이차 뇌손상(secondary brain injury)이 초래되면 환자의 예후는 더 악화될 수 있다. 두부 손상 환자의 수

술 중, 수술 전 후 관리에 참여하는 마취 의사는 즉각적이고 적절한 치료를 통해서 이차 뇌손상을 최소화하도록 애써야 한다.

1. 두부 손상(head injury)의 분류

1) 손상 형태에 따른 분류

(1) 폐쇄성 손상(closed injury): 대개 교통 사고나 낙상에 의하여 발생한다. 우리나라의 경우, 총기 손상이 드물기 때문에 폐쇄성 손상이 대부분을 차지한다.

(2) 관통상(penetrating injury): 총기 손상과 관련이 있는 경우가 대부분이다.

2) 손상 정도에 따른 분류

두부 손상 환자의 신경학적 상태를 평가하기 위해 Glasgow coma scale(GCS)을 널리 사용한다. 표 5-1에서와 같이, 세가지 항목에 의해 점수를 매기며, GCS의 최고 점수는 15점이고 최저 점수는 3점이다. GCS은 단순하고 평가자간 변이가 적기 때문에 환자의 예후를 예측하는데 유용하며, 환자의 사망률과 깊은 관련이 있다. GCS를 사용하여 환자의 예후를 예측할 때 주의해야 할 것은, 알코올 등의 약물에 의한 영향을 배제하기 위하여 손상 후 6시간이 경과한 후에 측정한 GCS 점수를 사용하는 것이 권장되며, 저혈압이나 저산소증과 같은 문제를 해결한 후(즉, 소생술을 실시한 후)에 측정한 GCS 점수가 신뢰할 만하다는 점이다.

(1) GCS 점수에 따른 두부 손상 정도의 분류

① 13~15점: 경한 두부 손상(mild head injury)

② 9-12점: 중등도의 두부 손상(moderate head injury)

③ 8점 이하: 중증 두부 손상(severe head injury)

(2) 혼수(coma) 상태: 일반적으로 GCS 점수가 8점 이하인 경우를 혼수 상태라고 한다.

3) 손상 부위에 따른 분류

(1) 두개골절: 두개골절은 단순선상골절(simple linear fracture), 경막 열창(laceration)을 동반하지 않는 복잡 함몰 골절(compound depressed fracture), 경막 열창을 동반한 관통 함몰 골절(penetrating depressed fracture)로 나뉜다. 대부분의 함몰 골절(depressed fractures)과 경막 열창이 있는 모든 개방 골절(open fracture) 또는 복잡 골절(compound fracture)은 조기 수술적 치료를 요한다.

두개골절은 두개내 혈종, 뇌척수액루(cerebrospinal fluid [CSF] fistula), 감염 발생과 연관이 있다. 뇌척수액 비루(CSF rhinorrhea)와 이루(otorrhea)는 경막이 찢어졌음을 알리는 징후로, 손상후 수막염(posttraumatic meningitis)의 위험성이 크다. 이루와 비루를 동반하는 경우 세균성 수막염(bacterial meningitis)의 빈도가 증가한다. 외상성 뇌척수액루(traumatic CSF fistula)가 있는 환자에게 예방적 항생제의 사용 여부는 논란의 여지가 있다.

(2) 두개내 병변: 두개내 병변은 크게 광범위 뇌손상(diffuse brain injury)과 국소성 뇌손상(focal brain injury)으로 나뉘지만, 두 가지가 공존하기도 한다. 일반적으로, 사망률은 국소성 병변에서 더 높다. 두개내 혈종(intracranial hematoma)이 있는 경우 수술적 치료가 필요하다.

① 광범위 뇌손상(diffuse brain injury)

i. 뇌진탕(cerebral concussion): 의식 소실 기간이 6시간 이내인 경우

ii. 광범위 축삭 손상(diffuse axonal injury): 외상으로 인한 혼수 상태가 6시간 이상 지속되는 경우를 말하며, 혼수 상태가 6 ~ 24시간 지속되면 경한 광범위 축삭손상, 24시간 이상 지속되면서 대뇌제거 체위(decerebrate posturing)가 없으면 중등도의 광범위 축삭손상이라 한

다. 혼수상태가 24시간 이상 지속되면서 대뇌제거 체위나, flaccidity가 나타나면 중증의 광범위 축삭 손상이다.

② 국소성 뇌손상(focal brain injury)

i. 경막외 혈종(epidural hematoma): 거의 대부분 두개골절과 관련 있으며, 중수막동맥(middle meningeal artery)의 열창(laceration)에 의한 경우가 많다. CT상 양쪽으로 볼록한(biconvex), 고밀도 병변(hyperdense lesion)으로 관찰된다.

ii. 경막하 혈종(subdural hematoma): 가장 흔한 국소성 두개내 병변이다. 대뇌피질과 배액정맥동(draining sinus) 사이의 연결 정맥(bridging vein)이 찢어져 생기며, 급성 경막하 혈종의 경우 사망률이 높다.

iii. 뇌내 혈종(intracerebral hematoma) 및 뇌 타박상(brain contusion): 가끔 외상성 뇌내 혈종과 자발성 출혈을 분간하기 어려울 수도 있지만, 뇌 타박상, 골절, 부비동(sinus)에 공기액체(air fluid)가 관찰되는 경우 외상성으로 간주할 수 있다. 뇌내 혈종은 대개 전두엽(frontal lobe)과 측두엽(temporal lobe)에 있고, CT 상 고밀도 병변으로 관찰된다.

2. 두부 손상의 병태생리

1) 일차 손상(primary injury)

외상 당시의 직접적인 기계적 충격(direct mechanical impact)과 가속-감소 스트레스(acceleration-deceleration stress)에 의해서 발생하는 손상을 말한다. 두피 열창(scalp laceration)과 두개골절, 두개내 병변 등은 모두 일차 손상에 해당된다.

2) 이차 손상(secondary injury)

외상 그 자체에 의한 손상이 아니라, 저산소혈증과 저혈압, 허혈 등으로 인해 이차적으로 발생하는 손상을 말한다.

(1) 이차 손상에 관여하는 요인

① 저혈압: 자동조절(autoregulation)에 이상이 있는 경우의 저혈압은 뇌관류압(cerebral perfusion pressure, CPP)을 감소시켜 뇌허혈을 초래할 수 있다. 자동조절이 정상인 경우, 저혈압은 보상성 혈관확장을 일으켜 뇌혈액 용적(cerebral blood volume, CBV)과 두개내압(intracranial pressure, ICP)을 증가시키고, 그 결과 뇌관류압을 감소시키고, 이것은 또 혈관확장을 심화시키는 악순환을 초래한다.

② 고혈압: 자동조절에 이상이 있는 경우, 고혈압은 혈관성 부종(vasogenic edema)을 일으켜 ICP를 더욱 증가시킨다. 반면, 자동조절이 정상인 경우에는 정상 또는 증가된 혈압은 혈관수축을 일으켜 CBV와 ICP에 좋은 영향을 미친다.

③ 고혈당증: 두부 손상에서 신경학적 결과를 악화시킨다. 실험 연구에서, 고혈당은 중추신경계의 허혈 손상을 악화시킨다고 증명되었다.

④ 저산소혈증과 고탄산혈증: 저산소혈증은 조직의 저산소증을 일으킨다. 저산소혈증 과 고탄산혈증은 CBV와 ICP를 증가시킨다.

⑤ 응고장애: 뇌에는 조직 트롬보플라스틴(tissue thromboplastin)이 풍부하므로 뇌손상에 의한 조직 트롬보플라스틴의 분비는 파종혈관내응고(disseminated intravascular coagulation, DIC)나 뇌출혈을 일으킬 수 있다. 혈액응고 장애는 외상성 뇌손상의 예후를 악화시킨다.

(2) 이차 손상에 관여하는 생화학적 연속단계(biochemical cascade): 허혈, 저혈압→조직의 저산소증→신경세포와 아교세포(glia)로부터 glutamate와 같은 excitotoxic amino acids 분비→세포내로 calcium 유입, superoxide와 free radical 생성, lipid peroxidation→세포 손상→신경 사망(neuronal death)

3. 두부 손상의 응급 치료 및 내과적 치료

1) 손상 정도 평가

(1) 신경학적 상태 평가

① GCS(표 5-1)에 근거한 신경학적 상태 평가

② 동공 반응(크기, 대광 반사)과 사지의 운동 기능 평가

③ 영상의학적 평가

(2) 다른 장기의 동반 손상 정도 평가: 흉곽내, 복강내 출혈 여부를 확인해야 하며, 출혈성 shock이 있는 경우, 이에 대한 치료가 선행되어야 한다.

표 5-1. Glasgow Coma Scale

항목	점수
Eye opening	
Spontaneous	4
To speech	3
To pain	2
None	1
Best Motor Response	
Obeys	6
Localizes	5
Withdraws	4
Abnormal flexion	3
Extensor response	2
None	1
Verbal Response	
Oriented	5
Confused conversation	4
Inappropriate words	3
Incomprehensible sounds	2
None	1

2) 기도유지

① 두부 손상환자에서 무호흡, 호흡 패턴의 이상 소견, 호흡 부전 등이 나타날 수 있으므로, 기도 유지 및 적절한 환기를 우선 시행한다. 저산소혈증(PaO_2 < 60 mmHg, SaO_2 < 90%)은 반드시 피해야 한다.

② 두부 손상 환자는 충만위(full stomach)인 경우가 많고, 경추 손상이 동반되는 경우가 종종 있으므로, 직접 후두경을 사용하여 기도 삽관을 할 때에는 윤상연골 압박법(cricoid pressure)과 in-line stabilization 상태에서 시도한다. 경우에 따라서는 굴곡성 기관지경을 사용한 각성하 기도 삽관을 하거나, 광봉(lighted stylet)을 사용하는 것이 도움이 될 수 있다. 두개기저골절(basal skull fracture), 심한 안면 골절, 출혈성 경향이 있는 경우, 코를 통한 기도삽관(nasal intubation)을 해서는 안된다.

3) 환기

① 저산소혈증이나 과탄산혈증은 ICP를 현저하게 증가시키므로, 적절한 산소화와 환기가 이루어지도록 해야 한다.

② 기도삽관 후 비탈분극성 근이완제를 투여하고 기계 환기를 시행하여 동맥혈 이산화탄소분압($PaCO_2$)을 35 mmHg 정도로 유지하고, 천막 이탈(transtentorial herniation)이 의심되는 경우가 아니면 $PaCO_2$를 30 mmHg 미만으로 감소시키지 않도록 주의한다.

4) 심혈관계의 안정 도모

① 심한 두부 손상 환자나, 여러 장기 손상이 동반된 경우 저혈압과 심박출량 감소가 생길 수 있다. 내원 당시 수축기 혈압이 90 mmHg 미만인 경우 이환율(morbidity rate)과 사망률이 높다.

② 두부 손상 환자에서, 수축기 혈압이 90 mmHg 밑으로 떨어지지 않도록 각별히 주의해야 하며, 수축기 혈압뿐 아니라, 평균동맥압을 관찰하면서 뇌관류압이 유지되도록 애써야 한다.

(1) 수액 요법: 혈압뿐만 아니라, 소변량, 중심 정맥압에 근거하여 저혈량증을 치료하고, 정상혈량(normovolemia) 상태를 유지한다. 이 때 등장성 용액, 고장성 용액, 교질 용액을 사용할 수 있다. 고혈당은 신경 손상을 악화시키므로, 포도당을 함유하는 용액은 피한다. 혈당은 당뇨가 없던 환자에서는 80~150 mg/dL 정도로 유지하되, 200 mg/dL 이상인 경우 인슐린으로 치료한다.

① 생리 식염수: Lactated Ringer's solution은 약간 저장성 용액(hypotonic solution)이므로, 다량의 수액을 투여해야 하는 경우 생리식염수와 같은 등장성 용액을 투여한다.

② 고장성 식염수(hypertonic saline: 3%, 7.5% NaCl): 외상성 두부 손상 후 소량의 고장성 식염수가 도움이 될 수 있으나, 다량 투여시 치명적인 고나트륨혈증을 초래할 수 있다. 만성적인 저나트륨혈증이 있는 환자에게 투여시 중심성 뇌교 수초용해증(central pontine myelinolysis)을 초래할 수 있으므로 사용해서는 안된다.

③ 교질 용액: Hydroxyethyl starch와 같은 혈장 증량제를 투여할 수 있으나, 다량 투여 시 혈액응고 장애를 일으킬 수 있으므로 주의한다.

(2) 수혈 요법: 조직으로의 산소 공급이 원활하도록, 적혈구 용적률(hematocrit)을 30% 이상 유지한다.

(3) 심혈관계 작용 약물: 수액 요법으로 뇌관류압(CPP = MAP - ICP)이 적절히(> 60 mmHg) 유지되지 않는 경우 phenylephrine이나 dopamine을 투여한다.

5) 두개내압 상승의 치료

(1) 체위: 머리 거상(head elevation) → 뇌 정맥과 뇌척수액(cerebrospinal fluid, CSF)의 배액(drainage)을 촉진한다. 환자가 저혈량 상태가 아니고, 머리를 올렸을 때 저혈압이 유발되지 않으면 15~30° 정도 머리 부분을 올려주는 것이 ICP 감소에 도움이 된다.

(2) 과환기: 과환기는 관류를 감소시킴으로써 신속하고 효과적으로 ICP를 떨어뜨리지만, 30 mmHg 미만으로 $PaCO_2$를 감소시키는 것은 뇌혈관의 과다한 수축에 의해 허혈 상태를 악화시킬 수도 있다. 따라서 이뇨제, barbiturate, CSF 배액 등과 같은 다른 조치를 함께 취해야 하고 가급적 빨리 $PaCO_2$를 정상치로 회복시키는 것이 바람직하다.

(3) 이뇨제 치료

① Mannitol 0.25~1.0 g/kg을 10~20분에 걸쳐 정주한다(3~6 시간 마다 반복). 단, 경천막 이탈과 같은 응급 상황시 mannitol 1.0 g/kg을 10분 동안 정주한다. 효과는 3~4시간 정도 지속되며, 저혈량(hypovolemia), hyperosmolality, 신부전 등의 부작용을 피하기 위해서 혈청 osmolality가 320 mOsm/kg를 초과하지 않도록 주의해야 한다.

② 고리이뇨제(loop diuretics): Furosemide와 같은 고리이뇨제는 CSF 생성을 감소시키고, 신장에 의해 자유수 제거(free water clearance)를 증가시킴으로써 혈청 osmolality를 증가시킨다. Mannitol과 병용할 경우 각각을 단독 사용하였을 때보다 뇌 수분 감소 및 ICP 감소에 더 효과적이다.

(4) Barbiturate coma

① 효과와 기전: 뇌 보호 효과와 ICP 감소 효과를 가지며, 그 기전으로는 혈관 긴장(tone)과 저항(resistance)의 변화, 대사 억제, free radical-mediated lipid peroxidation 억제, excitotoxicity 억제 등이 관여한다. 특히 국소대사요구(regional metabolic demand)에 대한 뇌 혈류(CBF)의 결합(coupling)이 중요하다.

② 적응증: 중증 두부 손상 환자에서, 모든 내과적, 외과적 방법으로 치료되지 않는 심한 ICP 상승이 있을 때 고용량의 barbiturate 투여를 고려할 수 있으나, barbiturate coma를 예방적으로 사용하는 것은 권장되지 않는다.

③ 주의점: Barbiturate의 투여는 저혈압을 유발할 수 있으므로, barbiturate

투여 이전에 혈역학적 안정을 우선 도모해야 한다. Barbiturate 투여로 인해 저혈압이 발생할 경우 우선 수액을 공급하고, 이후에 dopamine의 투여를 고려해 볼 수 있다.

④ Pentobarbital을 이용한 barbiturate coma 요법(regimen)은 다음과 같다.

i. 부하용량(loading dose)으로 10 mg/kg을 30분에 걸쳐 정주한 후, 매 시간 5 mg/kg을 정주하는 것을 3회 시행한다. 이렇게 4회 투여하고 나면, 치료범위(therapeutic level)에 도달한다.

ii. 유지용량은 1 mg/kg/h로 정주한다.

(5) CSF 배액: ICP가 증가되어 있는 경우에는 1~2 mL의 CSF 배액은 일시적으로 ICP를 떨어뜨린다. 그러나, 뇌가 부풀어 오름에 따라 뇌실이 허탈되고 그 결과 배액할 수 있는 CSF 양도 감소되므로, 이 방법의 효용성은 떨어지게 된다.

(6) Corticosteroids: Corticosteroid의 사용은 혈당치를 증가시켜서 뇌 손상을 악화시킬 위험이 있으며, 중등도 혹은 심한 외상성 뇌손상에서 고농도의 methylprednisolone 투여는 사망률을 증가시킨다고 되어 있으므로, 뇌손상 환자에서 steroid 투여는 피해야 한다.

6) 발열의 치료

발열은 뇌손상을 악화시키고, 나쁜 결과를 초래한다. 그 기전으로는 온도 상승에 의한 뇌산소 소모의 증가, glutamate excitotoxicity, 혈액뇌장벽(blood brain barrier, BBB) 기능의 변화 등이 작용하는 것으로 보인다. 그러나, 발열을 치료하는 것이 결과를 향상시키는지에 대해서는 알려져 있지 않다.

7) 혈액응고 장애 치료

혈액응고 장애는 두개내 또는 두개밖 출혈의 위험을 증가시킴으로 인해 나쁜 결과를 초래한다. 혈액 응고 장애는 뇌 트롬보플라스틴(brain thromboplastin)이 전신 순환으로 분비되는 것과 전신 젖산 산증(systemic lactic acidosis) 등에 의하는 것으로 생각된다.

8) 예방적 저체온(prophylactic hypothermia)

예방적 저체온이 사망률을 유의하게 감소시킨다는 일관된 증거는 없다. 저체온으로 치료받은 경우 신경학적 결과(Glasgow outcome scale)가 더 좋았다는 예비 결과(preliminary findings)는 제시된 바 있으나, 저체온이 뇌손상의 예후에 미치는 영향은 아직 불분명하다.

9) 두부 손상 환자에서의 전해질 불균형

두부 손상 환자에서 가장 중요한 전해질 이상은 혈중 Na^+농도의 이상이다.

(1) 저나트륨혈증(혈청 [Na^+] < 135 mEq/L): 저나트륨 혈증의 원인으로 항이뇨호르몬 부적절 분비 증후군(syndrome of inappropriate secretion of antidiuretic hormone, SIADH), 뇌성 염소모 증후군(cerebral salt wasting syndrome)이 있으며, 감별진단을 위하여 체액량 상태(volume status)를 주의깊게 평가해야 한다.

① SIADH: 다른 원인에 의해서도 발생할 수 있지만, ICP 상승에 의해 항이뇨호르몬의 분비가 증가되어 발생할 수 있다. 손상 후 3-15일 경에 나타날 수 있다.

i. 임상 소견 및 검사 소견: 체액량은 정상(isovolemic status)
혈청 [Na^+]: < 135 mEq/L
혈청 osmolarity < 280 mOsm/L
OsmU/OsmS >1
지나친 고농도 요 [Na^+]: > 40 mEq/L

ii. 치료: 경하거나 중등도인 경우 등장성 용액의 투여가 1000 mL/24hr 를 넘지 않도록 수액을 제한하며, serum [Na^+] < 110~115 mEq/L 인 경우

3% 또는 5% 식염수와 furosemide로 저나트륨혈증을 교정(이 때 혈중 Na^+농도의 교정 속도가 2 mEq/L/h 정도가 되도록) 한다.

② 뇌성 염소모 증후군(cerebral salt wasting syndrome): 뇌병변으로 인해 다량의, Na^+, Cl^-가 소변으로 배설되어 체액량이 부족해진다.

i. 임상 소견 및 검사 소견: 혈청 $[Na^+] < 135$ mEq/L
체액량 부족(volume contraction)
요 $[Na^+] > 50$ mEq/L

ii. 치료: 생리식염수로 체액량과 Na^+을 보충한다. 필요한 경우 3% 식염수를 주의 깊게 투여한다.

(2) 고나트륨혈증(혈청 $[Na^+] > 145$ mEq/L): 두부 손상 후 중추성 요붕증(central diabetes insipidus)에 의한 고나트륨혈증은 대개 자체 제어식(self-limiting)이고, 일시적이다.

① 임상소견: 다뇨증(polyuria), 다음증(polydipsia), 고나트륨혈증, hyperosmolality, 낮은 소변 osmolality 등이 나타난다.

② 치료: Half saline 또는 자유수(free water)로 수액을 적절하게 보충하며, 소변량이 2시간 동안 300 mL/h 보다 많을 경우 6시간마다 aqueous vasopressin 5~10 IU를 근육주사 또는 피하주사하거나, 8시간마다 desmopressin acetate 0.5~2 ㎍을 정주한다(비흡입[nasal inhalation] 시에는 10~20 ㎍).

10) 경련(seizure) 예방

손상 7일 이내에 발생하는 조기 외상후발작(early posttraumatic seizure)의 빈도를 줄이기 위해 항경련제를 사용할 수는 있으나, 조기 외상후발작은 예후(outcome)에 영향을 주지 않는다. 후기 외상후발작(late posttraumatic seizure)을 예방하기 위해 phenytoin이나 valproate를 예방적으로 사용하는 것은 권장되지 않는다.

4. 두부 손상의 마취 관리에 사용하는 약물

1) 정맥 투여 약물

(1) Barbiturate

① 뇌산소대사율, CBF, CBV, ICP를 감소시킨다. 뇌 혈관을 수축시킨다.

② 심혈관계를 억제하며, 평균 동맥압을 감소시킨다. 장시간 투여시 지속 시간이 연장된다.

(2) Propofol

① 뇌산소대사율, CBF, CBV, ICP를 감소시키고, 뇌 혈관을 수축시킨다.

② 뇌산소대사율을 감소시키는 정도 보다 CBF를 더 심하게 떨어뜨릴 수 있으므로, propofol 마취 중 과환기를 시행할 때에는 뇌허혈의 가능성이 있으므로 주의해야 한다.

③ 심혈관계, 평균 동맥압 감소.

④ 지속 투여 후에도 회복이 빠르다는 장점이 있다.

(3) Etomidate

① 뇌산소대사율, CBF, CBV, ICP를 감소시킨다. 뇌 혈관을 수축시킨다.

② 심혈관계 억제가 덜하다는 장점이 있으나, 지속 투여할 경우 스트레스에 대한 부신피질호르몬 반응(adrenocortical hormonal response)을 억제한다는 단점이 있다.

(4) Benzodiazepine

① 뇌 혈관계에 경미한 효과를 나타내며, 뇌 대사와 혈류를 약간 감소시킨다.

② 심혈관계에 대한 반응은 최소한으로 일으킨다.

(5) 아편유사제

① 뇌산소대사율과 CBF를 최소한에서 중등도로 감소시킨다.

② 환기(ventilation)가 적절하다면 ICP에 미치는 영향은 최소한이다.

2) 흡입마취제

(1) Isoflurane

① 뇌대사율을 감소시키고, 뇌혈관을 확장시키고, CBF를 증가시킨다.

② Halothane에 비하여 CBF나 ICP에 미치는 영향이 적으므로, 두부 손상환자의 마취 시 널리 사용되지만, 용량의존적으로 CBF를 증가시키므로, 1 MAC 이하의 농도로 사용해야 한다.

(2) Sevoflurane

① 뇌혈역학에 미치는 영향은 isoflurane과 유사하거나 경하다.

② 투여를 중단한 후 각성이 빠르므로 수술 후 조기 신경학적 평가를 용이하게 한다.

(3) Desflurane: 고농도로 투여시 ICP를 증가시킨다.

(4) 아산화질소(N_2O)

① 뇌혈관 확장, ICP 증가

② 기두증(pneumocephalus)이나 기흉(pneumothorax)이 있는 경우 아산화질소를 투여해서는 안된다.

3) 근육 이완제

적절한 근육이완을 통해 기계 환기가 적절히 되도록 하고, 기침 등이 발생하지 않도록 해야 한다.

① Vecuronium: ICP, 혈압, 심박수에 미치는 영향이 거의 없다.

② Pancuronium: ICP에는 영향을 미치지 않으나, 미주신경억제 효과(vagolytic effect)로 인하여 고혈압, 빈맥을 초래할 수 있다.

③ Atracurium: ICP에 영향을 미치지 않고, 작용 발현이 빠르며, 지속시간이 짧다.

④ Rocuronium: ICP에 영향을 미치지 않고 작용 발현이 빠르다.

5. 두부손상의 마취관리

1) 마취 관리의 목표

뇌관류와 산소화를 유지시킴으로써 이차성 뇌손상이 발생하는 것을 예방하고, 뇌 수술에 적절한 상태를 제공한다.

① 주요 장기 기능을 소생시키고 유지시킨다.

② 저혈압(수축기 혈압 100 mmHg 미만), 저산소혈증(PaO_2 60 mmHg 미만), ICP 상승, 과도한 과환기(excessive hyperventilation)를 피한다.

③ 혈액 응고 이상을 교정하고, 수액/전해질 불균형을 치료한다.

④ 경련(seizure) 발생을 예방한다.

2) 마취 전 평가 시 확인 사항

① 기도 평가, 호흡 상태, 경추(cervical spine) 손상 여부, 충만위(full stomach) 여부, 순환 상태

② 뇌 손상 정도(Glasgow coma scale), 동반된 손상

③ 기존 질환, 알레르기, 투약 상태, 과거 병력, 수술력, 마취력, 독성 약물 투여 여부

3) 전신 마취 유도

(1) 동맥 도관(A-line) 삽입

(2) 충만위(full stomach) 인 경우: 신속 마취유도(rapid sequence induction)

① thiopental 3~4 mg/kg 또는 propofol 1~2 mg/kg.
혈역학적으로 불안정한 경우 etomidate 0.2~0.3 mg/kg을 사용한다.

② succinylcholine 1.5 mg/kg(succinylcholine 투여 전에 소량의 비탈분극성 근이완제를 투여할 수 있다.) 또는 rocuronium 0.6~1 mg/kg

(3) 충만위(full stomach)가 아닌 경우

① thiopental, 또는 propofol, etomidate 등의 정맥 마취제를 적정(titration) 하여 투여한다.

② rocuronium 0.6~1 mg/kg

③ fentanyl 1~4 ㎍/kg IV 또는 lidocaine 1.5 mg/kg IV

4) 마취 유지

(1) 마취 유지 방법

① 정맥마취: propofol-opioid(propofol-fentanyl 또는 propofol-remifentanil)

② 흡입마취: 아산화질소와 함께 isoflurane, sevolfurane, 또는 desflurane을 사용한다. 이 때 아편유사제를 보조적으로 사용하여 흡입마취제의 투여 농도를 1 MAC 이하로 사용한다.

(2) 수술 중 기계환기

① $PaCO_2$가 35 mmHg 정도, PaO_2는 100 mmHg 이상으로 유지시키도록 한다.

② 필요한 경우 호기말 양압(positive end-expiratory pressure, PEEP)을 걸 수 있으나, 과도한 호기말 양압은 흉곽내압을 증가시켜 뇌로부터의 정맥

배액(venous drainage)을 방해하여 ICP를 상승시킬 수 있음을 숙지해야 한다.

③ 충분한 근이완 상태를 유지한다.

5) 수술 중 순환 관리

① 뇌 순환의 정도를 평가할 수 있도록 동맥도(anterial line)의 변환기(transducer)를 외이도 높이 정도에 맞춘다.

② 뇌관류압(cerebral perfusion pressure, CPP = MAP - ICP)

i. 두부손상 환자에서 CPP를 70~80 mmHg 이상 유지했을 때 결과가 더 좋다는 보고가 있으나, 심한 두부 손상에서 CPP를 70 mmHg 이상으로 유지하기 위해 수액제제와 혈압 상승제를 적극적으로 사용할 경우 급성 호흡곤란증후군(acute respiratory distress syndrome, ARDS)과 같은 부작용이 발생할 수 있으므로 주의해야 한다.

ii. 심한 두부 손상에서, CPP가 50 mmHg 이하로 감소하는 것은 반드시 피해야 하며, CPP 목표 범위를 50~70 mmHg 정도로 볼 수 있겠으나, 이것을 지지하는 임상 연구 결과는 아직 충분하지 않다.

iii. 자동조절(autoregulation)이 정상으로 유지되는 경우 CPP를 50~70 mmHg 보다 더 높게 유지시켜도 좋다.

③ 수액요법: 두부 외상 환자의 수액 요법 참조.

④ 적절한 수액 요법을 시행해도 저혈압이 지속될 때: Phenylephrine 0.1~0.5 ㎍/kg/min, 또는 dopamine의 지속 정주를 고려할 수 있다.

⑤ 고혈압: ICP 증가를 보상하고자 혈압이 증가했을 수 있으므로, 고혈압 치료는 신중히 해야 하며, 고혈압을 치료한 후에도 CPP가 유지되어야 한다. 필요한 경우, 뇌혈관 확장을 일으키지 않는 labetalol 또는 esmolol을 투여할 수 있다.

6) 뇌 감시

(1) 두개내압(ICP): ICP가 20 mmHg 이상인 경우 치료를 요한다.

(2) 경정맥구혈 산소포화도(jugular venous bulb oxygen saturation, SjO_2): SjO_2는 뇌의 산소화 정도를 측정하는 감시 장치로, 뇌로의 전반적인 산소 요구량 및 산소 공급 간의 균형 상태를 반영한다. SjO_2가 50% 미만으로 감소하는 원인으로 과다한 과환기, 뇌관류압(CPP)의 감소, 뇌혈관 연축(cerebral vasospasm) 등이 있으며, 이러한 원인에 대한 치료가 필요하다. SjO_2가 75% 이상 높은 경우는 충혈(hyperemia)나 경색(infarct) 등과 관련이 있으며, 이 경우 역시 환자의 예후는 좋지 않다.

(3) 경두개 도플러 유속(transcranial Doppler flow velocity): 임상에서 뇌 순환 상태를 평가하는데 도움이 되지만 뇌혈류의 절대값(absolute value)를 제공하지는 않는다. 정상보다 높은 유속(flow velocity)은 충혈이나 혈관연축이 있음을 암시한다.

(4) 뇌산소포화도(brain oximetry, near-infrared spectroscopy): 뇌조직의 산화혈색소(oxyhemoglobin), 탈산소혈색소(deoxyhemoglobin)와 시토크롬산화효소 산화환원(cytochrome oxidase redox) 상태에 대한 정보를 제공한다.

(5) 뇌조직 산소 분압(brain tissue oxygen tension monitoring, $PbrO_2$): 뇌조직 산소분압 감시는 뇌 조직에 탐침(probe)을 삽입하여 조직의 산소분압을 측정하는 감시 방법이다. $PbrO_2$가 10 mmHg 미만이면 저산소 뇌손상의 위험이 있는 것으로 간주되며, $PbrO_2$가 10 mmHg 미만인 상태가 30분 이상 지속될 경우 사망률 증가와 관련이 있는 것으로 보인다. 또한, $PbrO_2$가 15 mmHg 미만인 경우 치료가 필요한 상태로 간주된다. 뇌조직 산소 분압 감시의 단점은 국소 부위의 산소 분압만을 감시할 수 있다는 점이다.

7) 수술 중 두개내압 상승의 치료: 두부 외상 환자의 두개뇌압 상승 치료 참조

6. 수술 후 관리

수술 전 의식 수준이 정상이고 수술 중 별다른 문제가 동반되지 않은 경우, 수술후 조기 각성을 시키고 기관내튜브를 발관함으로써 수술 직후에 신경학적 상태를 평가할 수 있다. 이때 회복 도중 고혈압, 기침이 발생하지 않도록 유의한다. 수술전 의식 수준이 떨어져 있던 환자나 뇌부종이 심한 경우, 다발성 외상을 동반하거나 저체온증이 있는 경우는 기관내튜브를 유지하고 중환자실에서 기계 환기를 비롯한 적절한 치료를 해야 한다.

증 례 35세의 여자 환자가 횡단보도를 건너다가 택시에 부딪히는 교통사고로 응급실을 내원하였다. 응급실 내원 시 환자 신경학적 검사 구두명령에 반응하여 눈을 뜨나, 질문에 대하여 답변을 하지 못하고, 통증을 주면 사지를 굽히는 행동을 하며, 활력징후는 혈압은 190/80 mmHg, 심박수는 150회/분, 호흡수는 15회/분이였다. 환자는 응급실에서 기관내 삽관을 시행하였고 컴퓨터 촬영을 위해서 방사선실로 이송되었다. 머리 컴퓨터 촬영 상 측두 두개골 골절(temporal skull fracture)과 함께 경막하 출혈의 소견을 보였다.

Q. 두부 외상 시 나타나는 일차 손상(primary injury)와 이차 손상(secondary injury)의 차이를 기술하시오. 이차 손상에 기여하는 요소는 무엇인가?

A. 두부 외상 시 일차 손상은 직접적인 충격으로 인한 것으로, 손상이 광범위한 경우에는 뇌진탕(cerebral concussion), 광범위 축삭 손상(diffuse axonal injury)이 있고 손상이 국소적인 경우에는 뇌좌상(cerebral contusion), 경막외 혈종(epidural hematoma), 경막하 혈종(subdural hematoma), 뇌내 혈종(intracerebral hematoma)을 유발할 수 있다. 이차 손상은 일차 손상이 발생한 후에 뇌저산소증(cerebral hypoxia), 뇌허혈증(cerebral ischemia), 저혈압, ICP 상승 등에 의해서 뇌의 손상이 심해지는 경우를 말한다. 두부 외상 환자에서는 저혈압과 저산소혈증으로 인한 뇌손상을 막기 위해서 환자를 신속하게 병원으로 이송하여 조기에 기관내 삽관을 시행하고 뇌관류압(cerebral perfusion pressure)이 유지되도록 혈압을 유지해 주고 출혈성 또는 저혈량성 shock에 대한 처치를 해야 한다.

상기 환자는 두부 외상의 일차 손상으로 경막하 혈종을 동반한 환자로 기관내 삽관으로 기도를 확보하고 뇌의 저산소증 및 허혈증을 예방하여 이차 손상을 예방하는 조치를 취하면서 방사선적 연구를 하여야 한다.

Chestnut RM, Marshall LF, Klauber MR, Blunt BA, Baldwin N, Eisenberg HM, et al: The role of secondary brain injury in determining outcome from severe head injury. J Trauma 1993; 34: 216-22.

Jeremisky E, Omert L, Dunham CM, Protetch J, Rodriguez A: Harbinger of poor outcome the day after severe brain injury: hypothermia, hypoxia, and hypoperfusion. J Trauma 2003; 54: 312-9.

Q. Glasgow Coma Scale(GCS)에 대해 설명하고, 이 환자의 Glasgow Coma Scale을 구하고 이때 이 환자의 임상적 유의성을 설명하시오.

A. Glasgow Coma Scale은 두부 외상후 신경학적 상태와 뇌 기능장애를 판단하는 방법으로 총 점수는 15점이다. 환자는 구두명령에 반응하여 눈을 뜨나(eye opening - to speech: 3점), 질문에 대하여 답변을 하지 못하고(best verbal response - none: 1점), 통증을 주면 사지를 굽히는 행동을 하므로(best motor response - flexes to pain: 3점) GCS score는 총 7점이다. 두부 외상 후에 생존한 환자의 80%는 GCS score가 13~15점으로 경한 손상이고, 10%는 GCS score가 9~12점으로 중등도 손상이며, 10%는 GCS score가 8점 이하로 심한 손상에 해당 된다. 증례의 환자는 GCS score가 총 7점으로 심한 손상에 해당된다.

Alvarez M, Narva JM, Rué M, Quintana S: Mortality prediction in head trauma patients: performance of Glasgow Coma Score and general severity systems. Crit Care Med 1998; 26: 142-8.

Morgan GE, Mikhail MS, Murray MJ: Clinical Anesthesiology. 4th ed. New York, McGraw-Hill. 2006, pp 640

Q. 두부 외상 환자에서 기관내 삽관의 적응증과 예후에 대하여 기술하시오.

A. 기관내 삽관은 두부 외상으로 인해 기도의 보호 능력이 소실되기 전에 기도를 확보할 수 있게 되고, 과환기를 시행하여 ICP를 신속하게 낮출 수 있으며 안면 외상이 심한 경우에는 부종과 해부학적 변형이 시간이 지남에 따라 점차로 심해져서 차후에 기도삽관이 어려워지는 경우를 예방할 수 있다. 기관

내 삽관의 적응증은 저환기의 소견을 보이고 구역질 반사(gag reflex)가 소실되고 GCS score가 8점 이하인 경우에 시행된다. 대개 GCS score가 8점 이하이고, 컴퓨터 촬영상 정중선 변위(midline shift)가 5 mm이고 병변의 크기가 25 mL 이상이고 뇌실 압박이 있는 경우에 예후가 불량하다.

Drummond JC, Patel PM: Neurosurgical anesthesia. In: Miller's anesthesia. 6th ed. Edited by Miller RD: Philadelphia, Churchill Livingstone. 2005, pp 2152.

Q. 이 증례의 환자에게 기관내삽관을 시도할 때 고려해야 할 사항을 열거하시오.

A. 마취과의사는 기관내삽관 방법을 선택하는데 있어서 다음과 같은 사항을 고려해야 하는데, 두개내압이 상승되어있고 충만위(full stomach)이며 경추 척수의 손상이 있을 수 있고 외상에 의한 기도손상, 두개기저골절(basal skull fracture)이 있을 수 있으며 혈역학적으로 불안정하여 환자의 협조가 이루어지지 않거나 호흡중추의 손상으로 저산소혈증 등을 동반할 수 있다. 응급 수술을 시행하기 위해 기관내 삽관을 시행해야 하는 상황에서 최선의 방법은 다양한 요소들의 중요도를 비교하여 결정되어야 한다. 물론 두개내압을 고려하여 방법을 선택하여야 하지만, 항상 소생술의 기본에 입각하여 기도를 확보하고(airway) 환기가 적절히 이루어지며(breathing) 순환이 안정화되는 것이(circulation) 우선시 되어야 한다. 삽관시에 발생할 수 있는 기침이나 고혈압을 예방하기 위해서 기도확보를 하지 못하거나 저혈압이 발생해서는 안된다.

기관내 삽관시 경추 손상과 충만위(full stomach)인 상태에서는 단단한 칼라(rigid collar)의 뒷부분(posterior portion)은 그대로 둔 상태에서 보조자에 의해서 윤상연골 압박법(cricoid pressure)과 함께 경추의 in-line stabilization을 시행하면서 삽관을 시행하여야 한다.

안면 골절이나 기도 연조직의 부종 및 후두외상이 있는 경우에는 각성 굴곡성 후두경 삽관(awake fiberoptic intubation)을 시행하거나 윤상갑상막 절개

(cricothyrotomy) 또는 기관절개술(tracheostmy)을 시행한다.

맹목 경비삽관(blind nasal intubation)은 두개기저골절이나 출혈성 경향이 있는 경우 시행해서는 안된다.

기관내 삽관 시행 시 적절한 산소화와 환기를 시행하고 혈역학적 상태에 따라 thiopental 2~4 mg/kg나 propofol 1.5~3.0 mg/kg을 정주하고, 빠르게 작용하는 비탈분극성 근육이완제인 rocuronium이나 mivacurium을 사용하고, succinylcholine은 근방추활성화(muscle spindle activation)의 증가로 두개내압을 상승시키나 succinylcholine에 의한 두개내압의 증가는 몸부림치는 환자에서 각성상태에서 기관내삽관을 시행하는 것보다 미미하다고 한다.

Criswell JC, Parr MJ, Nolan JP: Emergency airway management in patients with cervial spine injuries. Anaesthesia 1994; 49: 900-3.

Drummond JC, Patel PM: Neurosurgical anesthesia. In: Miller's anesthesia. 6th ed. Edited by Miller RD: Philadelphia, Churchill Livingstone. 2005, pp 2152.

Lanier WL, Milide JH, Michenfelder JD: Cerebral stimulation following succinylcholine in dogs. Anesthesiology 1986; 64: 551-9.

Q. 심한 두부 외상환자의 수술을 위한 마취 시에 활력 징후인 혈압과 호흡은 어떻게 유지되어야 하는지 말하시오.

A. ICP가 상승되어 있을 것으로 예상되는 심한 두부 외상 환자에서 유지되어야 하는 혈압 및 뇌관류압에 대한 이견이 많으나, 대부분의 연구에서 뇌관류압을 70~110 mmHg로 유지하고 평균 동맥압을 90 mmHg 이상으로 유지할 것을 권장하고 있다(CPP = MAP - ICP). 저혈압(수축기 혈압 〈 60 mmHg)이나 저산소증을 피해야 하고 즉시 교정되어야 한다. 특히 저혈압은 반드시 피해야 하고 즉시 교정되어야 하는데, ICP가 상승된 환자에서 신경세포 손상(neuronal damage)을 심화시킬 수 있다.

과환기는 ICP를 감소시키고 뇌 조직의 산증을 역전시키는 장점이 있지만 두부 외상 환자에서는 뇌혈류를 감소시키고 뇌혈관의 수축이 뇌허혈을 유발할 수 있다. 두부 외상 환자에서 예방적인 과환기($PaCO_2 \le 30$ mmHg)를 시행해서는 안되며 경정맥구혈 산소포화도(jugular venous bulb oxygen saturation, SjO_2)나 비침습적인 뇌 산소측정기(cerebral oximeter)를 사용하여 뇌허혈의 유무를 감시하여야 한다. 단지 과환기는 모든 환자에게 모두 적용하기 보다는 mannitol이나 뇌척수액 배액등과 같은 조치에도 불구하고 ICP가 감소하지 않는 경우에 선택적으로 단기간 동안 시행한다.

Cruz J, Jaggi JL, Hoffstad OJ: Cerebral blood flow, vascular resistance, and oxygen metabolism in acute brain trauma: redefining the role of cerebral perfusion? Crit Care Med 1995; 23: 1412-7.

Drummond JC, Patel PM: Neurosurgical anesthesia. In: Miller's anesthesia. 6th ed. Edited by Miller RD: Philadelphia, Churchill Livingstone. 2005, pp 2154-6.

Marshall LF: Head injury: recent past, present and future. Neurosurgery 2000; 47: 546-61.

Morgan GE, Mikhail MS, Murray MJ: Clinical Anesthesiology. 4th ed. New York, McGraw-Hill. 2006, pp 639-41.

Muizelaar JP, Maramarou A, Ward JD, Kontos HA, Choi SC, Becker DP et al: Adverse effects of prolonged hyperventilation in patients with severe head injury: a randomized clinical trial. J Neurosurg 1991; 75: 731-9.

Q. 두부 외상환자에서 발생하는 혈중 Na^+과 K^+ 변화를 기술하시오.

A. 신경학적으로 손상을 받은 환자는 전해질 불균형의 위험이 있다. 수술 전후로 투여되는 수액, mannitol 주입, SIADH, 뇌성 염소모 증후군이 저나트륨증을 유발하며, $[Na^+]$이 120 mEq/L 이하로 저나트륨증이 심한 경우에는 뇌부종과 간질을 유발할 수 있다.

고나트륨증은 장관튜브영양법(enteral tube feeding), mannitol에 의한 다뇨, 요붕증(diabetes insipidus), 두개기저골절(basal skull fracture)시에 잘 발생하

며, 치료는 1-desamino-8-D-arginine-vasopression(DDAVP), 저삼투성 수액을 투여하여야 한다.

저칼륨증은 이뇨제 주입에 의한 다뇨 또는 SIADH나 뇌성 염소모증후군에서 다뇨에 의해서 K^+이 소실되어서 발생하며, 체내 총 K^+의 저장량이 정상임에도 불구하고 과환기나 인슐린 주입에 따른 K^+의 세포내 이동에 의해서 나타나기도 한다.

Cucchiara RF, Black S, Michenfelder JD: Clinical neuroanesthesia. 2nd ed. New York, Churchill Livingstone. 1998, pp241-2.

참고문헌

Avellino AM, Lam AM, Winn HR: Management of acute head injury. In: Textbook of neuroanesthesia: with neurosurgical and neuroscience perspectives. Edited by Albin MS. New York, The McGraw-Hill companies Inc. 1997, pp 1137-75.

Bardt TF, Unterberg AW, Härtl R, Kiening KL, Schneider GH, Lanksch WR: Monitoring of brain tissue PO_2 in traumatic brain injury: effect of cerebral hypoxia on outcome. Acta Neurochir Suppl 1998; 71: 153-6.

Brain Trauma Foundation; American Association of Neurological Surgeons; Congress of Neurological Surgeons; Joint Section on Neurotrauma and Critical Care, AANS/CNS: Guidelines for the Management of Severe Traumatic Brain Injury. J Neurotrauma 2007; 24(Suppl 1): S1-95.

Changaris DG, McGraw CP, Richardson JD, Garretson HD, Arpin EJ, Shields CB: Correlation of cerebral perfusion pressure and Glasgow coma scale to outcome. J Trauma 1987; 27: 1007-13.

Cormio M, Valadka AB, Robertson CS: Elevated jugular venous oxygen saturation after severe head injury. J Neurosurg 1999; 90: 9-15.

Dietrich WD: The importance of brain temperature in cerebral injury. J Neurotrauma. 1992; 9(suppl 2): S475-485.

Dietrich WD, Alonso O, Halley M, Busto R: Delayed posttraumatic brain hyperthermia worsens outcome after fluid percussion brain injury: a light and electron microscopic study in rats. Neurosurgery. 1996; 38: 533-41.

Drummond JC, Patel PM: Neurosurgical anesthesia. In: Miller's anesthesia. 6th ed. Edited by Miller RD: Philadelphia, Churchill Livingstone. 2005, pp 2152-6.

Eisenberg HM, Frankowski RF, Contant CF, Marshall LF, Walker MD: Highdose barbiturate control of elevated intracranial pressure in patients with severe head injury. J Neurosurg 1988; 69: 15-23.

Gopinath SP, Robertson CS: Management of severe head injury. In: Anesthesia and neurosurgery. 4th ed, Edited by Cottrell JE, Smith DS: St. Louis, Mosby Inc. 2001, pp

663-91.

Jennett B, Teasdale G, Braakman R, Minderhoud J, Heiden J, Kurze T: Prognosis of patients with severe head injury. Neurosurgery. 1979; 4: 283-9.

Kaufman HH, Moake JL, Olson JD, Miner ME, duCret RP, Pruessner JL, et al: Delayed and recurrent intracranial hematomas related to disseminated intravascular clotting and fibrinolysis in head injury. Neurosurgery. 1980; 7: 445-9.

Morgan GE, Mikhail MS, Murray MJ: Clinical Anesthesiology. 4th ed. New York, McGraw-Hill. 2006, pp 639-41.

Muizelaar JP, Maramarou A, Ward JD, Kontos HA, Choi SC, Becker DP, et al: Adverse effects of prolonged hyperventilation in patients with severe head injury: a randomized clinical trial. J Neurosurg 1991; 75: 731-9.

Pattisapu JV, Miller JD, Bell WN, Smith RR, O'Neal RM, Reddy VN: Spinal cord thromboplastin-induced coagulopathy in a rabbit model. Neurosurgery. 1990; 27: 549-53.

Rimel RW, Jane JA, Edlich RF: An injury severity scale for comprehensive managoment of central nervous system trauma. JACEP 1979; 8: 64-7.

Rosner MJ, Daughton S: Cerebral perfusion pressure management in head injury. J Trauma 1990; 30: 933-40.

Sharma HS, Drieu K, Alm P, Westman J: Role of nitric oxide in bloodbrain barrier permeability, brain edema and cell damage following hyperthermic brain injury. An experimental study using EGB-761 and Gingkolide B pretreatment in the rat. Acta Neurochir Suppl. 2000; 76: 81-6.

Stein SC, Young GS, Talucci RC, Greenbaum BH, Ross SE: Delayed brain injury after head trauma: significance of coagulopathy. Neurosurgery. 1992; 30: 160-5.

Stocchetti N, Furlan A, Volta F: Hypoxemia and arterial hypotension at the accident scene in head injury. J Trauma 1996; 40: 764-7.

Takagi K, Ginsberg MD, Globus MY, Martinez E, Busto R: Effect of hyperthermia on glutamate release in ischemic penumbra after middle cerebral artery occlusion in rats. Am J Physiol. 1994; 267: H1770-6.

Teasdale G, Jennett B: Assessment of coma and impaired consciousness. Lancet 1974; 2: 81-4.

Touho H, Hirakawa K, Hino A, Karasawa J, Ohno Y: Relationship between abnormalities of coagulation and fibrinolysis and postoperative intracranial hemorrhage in head injury. Neurosurgery. 1986; 19: 523-31.

Vavilala MS, Dunbar PJ, Rivara FP, Lam AM: Coagulopathy predicts poor outcome following head injury in children less than 16 years of age. J Neurosurg Anesthesiol. 2001; 13: 13-8.

6장

천막상 병소수술의 마취관리

(Anesthestic Management for Supratentorial Space Occupying Lesion)

학습목표

1. 뇌고혈압의 병태생리를 설명한다.
2. 마취제에 의한 뇌생리의 변화를 비교하여 설명한다.
3. 뇌종양 환자에서 마취전 방사선 소견 평가 시 판독해야 할 사항들을 열거한다.
4. 두개내압과 뇌조직의 긴장도를 완화할 수 있는 수단들을 열거한다.
5. 개두술 마취의 일반적인 마취 목표를 알고 실천한다.
6. 뇌고혈압 환자에서 혈압 유지의 중요성을 알고, 뇌고혈압의 병태생리를 악화시키지 않는 승압제와 감압제의 작용 원리를 설명한다.
7. 개두술 마취 후 장시간 이송이 필요한 환자에서 적절한 감시 장비를 선택하고 이송 중 발생할 수 있는 현상을 열거한다.

뇌종양은 전 연령층을 대상으로 할 때 전신에서 발생하는 종양 중 세 번째로 많이 발생하며, 소아 연령층에서는 전체 악성 종양의 약 20~40%로 2번째로 많이 발생하는 종양이다. 원발성 뇌종양의 경우 연간 발생빈도를 보면 인구 10만 명당 1~15.8명이며, 전이성 뇌종양의 경우 10만 명당 2.8~11.1명, 15세 미만의 소아 연령층에서는 10만 명당 2~3명이다. 이는 폐암, 유방암, 대장암, 위암 등에 비하여 발생빈도가 적지만 최근 30년 동안 인구의 노령화, 진단 방법의 발전, 신경외과 의사 수의 증가, 의료혜택 범위의 증가로 발병률이 과거의 3배 이상으로 증가하고 있다. 특히 종양의 특성상 신체 장애를 동반하는 경우가 많아 사회적 관심과 공포의 대상이 되어가고 있다. 뇌종양을 치료하는 첨단의 방법들이 차츰 개발되고 있지만 개두술을 통한 수술적 제거는 여전히 뇌종양 치료의 중심에 있다.

1. 병태생리

뇌종양이 서서히 자라는 초기에는 뇌척수액의 이동 기전으로 압력을 완충할 수 있지만, 급격히 자라거나 종양의 크기가 완충 영역 이상으로 성장했을 경우에는 뇌압의 증가가 완충 기전을 상회하면서(그림 6-1) 신경학적 증상과 징후들을 동반하게 된다. 완충 기전이 작동되지 않는 환자들에서는 아주 작은 혈압의 상승도 심각한 뇌압 상승을 야기할 수 있다(그림 6-2). 뇌압의 상승은 뇌허혈과 뇌조직의 이탈(herniation)이라는 합병증을 발생시키는 두개내고혈압(intracranial hypertension) 상태를 초래할 수 있다. 두개내고혈압은 전신경련, 뇌혈관의 경련

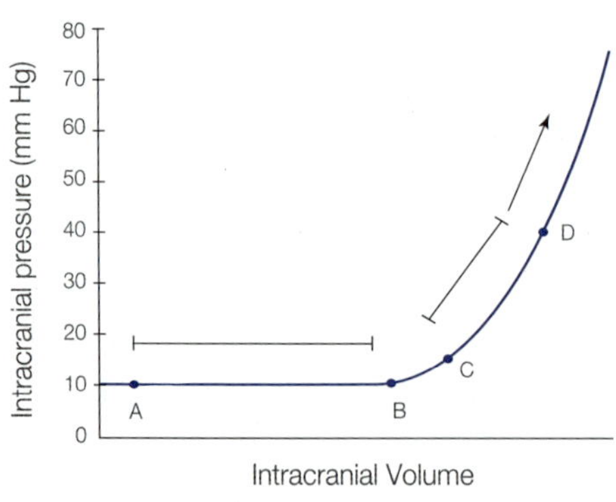

그림 6-1. 뇌 용적(intracranial volume)의 변화와 두개내압(intracranial pressure)의 상관관계. 뇌 용적이 증가하여도(A~B 구간) 완충 기전에 따라 두개내압에는 변화가 거의 없지만 완충 기전을 벗어나면서(B~C~D~ 구간) 뇌 용적의 단위 증가에 따른 두개내압의 상승의 폭은 점점 커진다.

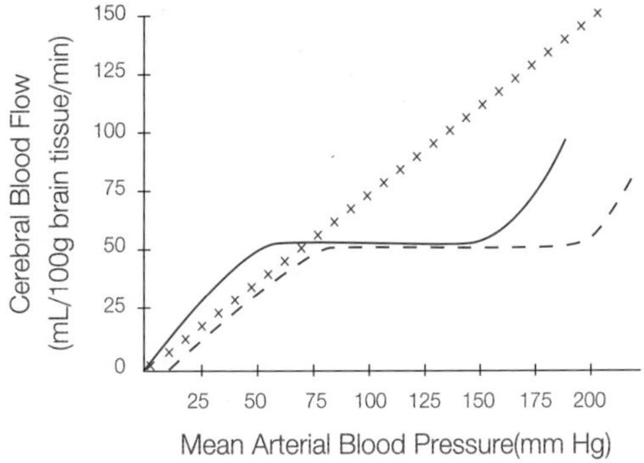

그림 6-2. 평균동맥압(mean arterial pressure) 변동에 따른 뇌혈류량(cerebral blood flow)의 변화. 자동조절 범위의 혈압(50~150 mmHg)에서는 아무리 혈압이 변동하여도 뇌혈류량은 변화하지 않지만 조절 범위를 벗어나면 뇌혈류량도 선형으로 변화한다.
실선은 정상 자동조절능을 가진 뇌순환, 파선은 고혈압으로 인해 우측으로 편위된 자동조절능을 가진 뇌순환, 알파벳 엑스(x)는 자동조절능이 완전히 작동되지 않는 뇌순환의 경우이다.

(vasospasm), 뇌 이탈, 뇌 중간선전위(midline shift)에 따른 혈관 파열과 같은 두개내 현상 외에도 고탄산혈증, 저산소혈증, 혈압 변동, 혈당 변동, 심박출량 감소, 혈장삼투압의 변화, 고열증(hyperpyrexia), 떨림(shivering)과 같은 전신적인 징후를 일으킬 수 있는데, 열거된 징후들은 모두 뇌 조직의 2차적인 손상의 원인이 된다.

따라서 마취의 목표는 일반적인 목표 외에도 두개내용적을 줄이는 일련의 수단과 뇌의 2차적인 손상을 야기할 수 있는 징후들을 제거하는 데에 목표를 두어야 한다(표 6-1). 열거된 수단들이 두개내고혈압을 해소하는 데 있어서 뒷받침하는 객관적인 증거는 충분하지 않으며 다분히 경험적이다.

2. 일반적인 뇌종양 수술의 마취

뇌신경마취에서 환자에 대한 접근은 대체로 아래 열한 가지 질문에 대한 마취과 의사의 탐구와 선택을 포괄한다(표 6-2). 뇌신경마취가 특수한 점은 수술 부위

표 6-1. 두개내고혈압의 관리

이뇨제	삼투성 이뇨제인 mannitol 0.25~1 gm/kg IV, 고리이뇨제인 furosemide 0.5~1 mg/kg IVS 또는 0.15~0.3 mg/kg IVS(mannitol 병용 시)
부신피질호르몬제	Dexamethasone(국소 뇌허혈에서만 효과)
산소화/환기 상태 점검	$PaO_2 \geq 100$ mmHg, $PaCO_2$ 33~35 mmHg
혈역학 지표 점검	정상 혈압, 정상 혈관용적 유지. CPP=MAP-ICP
뇌 정맥환류 촉진	머리 위기울림 20~30도, 머리 회전 해소
뇌혈관수축제	propofol, thiopental
체온	발열 방지
뇌척수액 배액	자연 배액되도록 하며 강제적인 배액은 금지

가 마취제의 일차적인 작용 부위라는 점에서 비롯된다. 이는 적어도 두 가지 면에서 아주 중요하다. 첫 번째로 마취제가 중추신경계의 기능 자체에 영향을 미쳐서, 자동조절능과 이산화탄소 혈관반응성 등과 같은 항상성(homeostasis)에 심각한 변화를 초래할 수 있다. 마취제에 의해서 뇌대사, 뇌혈류, 두개내용적이 변화한다. 그 결과, 마취제가 두개내압을 불리한 방향으로 변화시킬 소지가 많다. 두 번째로 중추신경계 병증에서 나타나는 증상과 징후가 마취제의 정상적인 작용 아래에서 모두 은폐된다는 점을 들 수 있다. 이를테면 국소 뇌허혈에 따른 뇌손상으로 일어나는 합병증으로서의 무반응성(unresponsiveness)을 흡입마취제, 아편유사

표 6-2. 개두술 마취의 제 문제

환자의 중추신경계 질환에 연관된 신경해부학, 생리학, 병리학
수술의 범위 및 특성
수술 전 환자의 중추신경계 기능 손상 정도
동반된 내과 질환
전투약
수술 중 감시
마취제 선택
체위
수액 및 수혈 관리
체온 관리
각성 및 이송

제, 근육이완제의 잔류효과에 의한 무반응성과 구분하는 것은 어려운 일이다. 표 6-2의(1)~(4)항이 환자가 이미 가지고 있는 불변의 사실이라고 하면, 나머지 (5)~(11)은 불변의 사실을 기초로 해서 환자를 안전하게 관리하기 위한 마취과의사의 고유의 선택 사항이 될 것이다.

1) 마취전평가 및 전투약

① 방사선 시술의 발달로 말미암아 뇌종양의 마취전 평가는 과거보다 향상되었다. 컴퓨터단층촬영(computed tomography, CT)이나 자기공명영상(magnetic resonance imaging, MRI)에서 뇌종양의 정확한 위치와 함께 다음 항목들을 판독한다[종양의 크기, 뇌실의 변형과 뇌척수액의 배액 장애, 중간선전위, 종양 주위 뇌조직의 부종, 조영증강, 정맥동(venous sinus)과의 거리].

② 대부분의 진정제는 호흡억제를 수반하므로 동맥혈 이산화탄소분압을 상승시켜 뇌혈류와 뇌용적을 증가시키고, 두개내압 상승을 일으킬 수 있다. 개두술을 앞둔 환자에게 진정 작용을 가진 전투약을 투여하는 일은 과거에는 금기처럼 여겨졌지만 현재에는 금기까지는 아니지만 반드시 추천하지도 않는다. 환자의 과흥분이 호흡억제보다 더 위험하다고 판단될 때에는 호흡 상태를 철저히 감시하면서 진정제를 투여하기를 추천한다. 일반적인 전투약 용량의 midazolam(1~5 mg 근주 또는 정주)과 소량의 아편유사제(opioids)를 병용할 수 있다.

2) 감시장비의 선택

심전도, 맥박산소포화도, 호기말이산화탄소분압, 체온과 같은 기본적인 마취 감시장비는 개두술 마취에서도 그대로 적용된다.

(1) 침습적 동맥압

① 개두술의 대부분에서 침습적인 동맥혈압 감시를 필요로 한다. 전신 마취

중에는 비록 반응이 완화되기는 하지만, 동맥압을 파형단위로 관찰 분석함으로써, 두개내압의 급격한 변화를 감지할 수 있으며, 마취 깊이의 변동을 추정하는 것이 가능하다. 침습적 동맥압을 측정하기 위한 동맥로는 마취의 유도가 이루어진 후에 확보되는 것이 보통이지만 환자의 상태에 따라서는 마취 전에 확보하여야 한다. 이 때에는 국소마취제와 진통제를 충분히 투여하여 통증으로 인한 혈역학 반응을 억제하여야 한다. 동맥로로 흔히 선택되는 것은 요골동맥(radial artery), 대퇴동맥(femoral artery), 족배동맥(dorsalis pedis) 등이다.

② 일반적으로 눕거나 엎드린 체위에서는 침습적 동맥압의 압력 센서의 높이를 심장의 높이를 기준으로 맞추는 것이 일반적이며, 앉은 자세처럼 심장의 높이와 머리의 높이에 격차가 큰 경우, 유도저혈압이나 뇌관류압을 철저하게 유지할 필요가 있는 경우에는 외이도(external auditory canal)의 높이에 맞추는 것이 뇌허혈을 예방하는 데 있어서 안전한 지침을 제공할 것이다.

(2) 혈관용적

① 중심정맥 도관은 대량 출혈이나 과다한 수액 이동이 예상되는 경우에 중심정맥압을 측정하기 위해서 꼭 삽입하여야 한다. 자주 선택되는 정맥로는 내경정맥(internal jugular vein), 쇄골하정맥(subclavian vein), 외경정맥(external jugular vein) 등이며, 특수하게 고안된 긴 도관(50 cm 이상)이 준비되어 있다면 자쪽 또는 노쪽피부정맥(basilic or cephalic vein), 대퇴정맥(femoral vein)에도 도관을 넣을 수 있다. 내경정맥 도관이 정맥 환류를 방해하여 두개내압을 상승시킨다는 우려가 있으나 이를 뒷받침하는 객관적인 증거는 없다. 단, 정맥 천자 및 도관 삽입 시에 통상적으로 시행하는 머리 아래기울임 체위와 과도한 두부 회전은 삼가야 하며, 장시간 거치 중에는 정맥 혈전이 발생될 가능성이 있으므로 주의를 요한다.

② 수술 중에는 정상 혈량(euvolemia)을 유지해야 한다. 정상 혈량이라는 표

준 목표는 달성하기가 매우 어려워서, 체내 혈량을 반영하는 신체 징후와 검사결과들 즉, 혈액농축 정도, 질소혈증(azotemia), 소변내 sodium 부족, 대사성 산증/알칼리증은 모두 저혈량을 반영하지만 부정확하고 비특이적이다. 경우에 따라서 폐동맥 도관을 삽입하여 폐모세혈관쐐기압(pulmonary capillary wedge pressure, PCWP)을 측정하면 심장의 전부하를 비교적 정확하게 측정할 수 있지만 시술 자체의 합병증을 무시하기 어려우며 높은 가격도 고려하여야 한다. 근래에는 경식도초음파를 동원하여 심장의 이완기 부피를 평가하여 혈량을 측정하는 방법이 동원되기도 하는데, 2차원 영상에서 얻은 좌심실의 확장기말 넓이로부터 용적을 산출하는 방법이다. 어떠한 고전적인 방법보다 경식도초음파가 체내 혈량의 참값에 보다 근접할 수 있는 것은 사실이지만 장비의 비용과, 시간에 따른 영상의 비교분석을 위해서는 잘 훈련된 초음파 시술자가 필요하다는 점을 무시할 수는 없다.

(3) 호기말이산화탄소분압: 개두술에서는 약한 과환기($PaCO_2$ = 30~35 mmHg) 상태를 유지하는 것이 뇌압과 뇌 긴장도를 낮추어 수술 시야를 확보하는 데 중요하다. 각 환자에서 동맥혈가스분석을 통해 호기말이산화탄소분압과 동맥혈이산화탄소분압의 차이를 밝혀야 한다. 전정맥마취 동안에는 과환기의 중요성은 다소 떨어지며 흡입마취 동안에는 중요하다. Propofol을 주 마취제로 사용하는 경우에는 propofol의 내재적인 뇌혈관수축 작용으로 인해 뇌혈류/뇌대사 결합(cerebral blood flow/cerebral metabolic rate coupling)이 떨어져 뇌허혈을 일으킬 수 있으므로 과환기를 금해야 한다는 의견도 팽배하다. 뇌관류압과 수술 시야 확보를 위해 과환기보다 중요한 것은 저환기, 동맥혈 탈산소화를 방지하는 것이다.

(4) 근육이완

① 뇌조직 자체에는 감각 수용기가 존재하지 않으므로 뇌수술에서 요구하

는 적당한 마취깊이는 사실상 얕다. 하지만 얕은 마취는 수술 중의 뜻하지 않은 각성과 움직임의 위험성을 내포한다. 특히 현미경을 사용하는 두개내 미세수술에서 수술 중 힘주기, 기침, 움직임은 두개내압의 급격한 항진과 연관된 재앙을 초래할 수 있으므로 근육이완을 완전하게 유지할 필요가 있다.

② 많은 마취과 의사들은 근육이완의 정도를 경험과 직관으로만 판단하는 경향이 있지만, 뇌수술을 받는 환자들은 수술 전에 장기간 항경련제를 복용하는 경우가 많아 약물 상호작용으로 인하여 비탈분극성 근육이완제의 신경근육접합부 작용을 단순한 직관만으로 예측하는 것을 곤란하게 한다.

③ 근전도계(electromyography)나 기타 근육이완을 파악할 수 있는 감시 장비(accelerography 등)를 부착하여 도움을 얻을 수 있는데, 기침을 완전하게 통제하기 위해서는 엄지벌림근(adductor pollicis)보다는 눈둘레근(orbicularis oculi)과 후두근(laryngeal muscles)의 근활성도를 감시하여야 하지만, 측정 부위와 수술 부위와의 거리가 가까운 뇌신경마취에서의 유용성은 떨어진다.

④ 반신마비(hemiplegia) 환자에서는 마비된 편측의 아래운동신경세포(lower motor neuron)의 신경접합부에 acetylcholine수용체가 병적으로 과잉 증식한다. 따라서 마비된 편측에서 근육이완을 감시한다면 근육이완제에 저항하는 것으로 오판하여 과량의 근육이완제를 사용하게 될 우려가 있어서 반드시 정상 운동기능을 가진 편측에서 근육이완 감시를 하여야 한다.

(5) 혈액화학: 모든 개두술에서 뇌의 견인은 국소적 뇌허혈을 야기한다. 부신피질호르몬은 혈당을 상승시키며 고혈당증은 뇌허혈에 따르는 뇌세포의 손상을 심화시키므로 혈당을 주기적으로 측정하는 것은 필수적이다. 이뇨제를 사용하는 경우에는 혈장 K^+과 Na^+을 측정하여 신체 징후, 심전도의 변화에 주의를 기울이면서 교정하여야 한다.

표 6-3. 마취제가 체성감각유발전위에 미치는 효과

	잠복기(Latency)	진폭(Amplitude)
isoflurane, sevoflurane, desflurane, propofol, barbiturates, fentanyl	↑	↓
nitrous oxide	0	↑
etomidate	↑	↑
ketamine	0	↑
midazolam	0	↓

(6) 뇌 기능 감시: 개두술 중 전체적인 뇌의 기능을 평가하기 위해서 뇌파, 경정맥구혈 산소포화도(jugular bulb oxygen saturation, $SJVO_2$), 뇌산소포화도(cerebral oxygen saturation, rSO_2)를 측정할 수 있다. $SJVO_2$는 병변이 있는 쪽의 경정맥구에 도관을 위치하게 하여야 한다. 뇌파와 뇌산소포화도의 센서의 위치는 흔히 수술 부위와 근접하므로 사용에 제한이 있지만 필요하다고 판단되면 별도의 무균조작법을 동원하여서라도 설치하여야 한다. 별도로 특정 뇌신경에 대한 유발전위를 필요로 하는 경우도 있다. 정도의 차이는 있지만 ketamine, etomidate, 아산화질소를 제외한 모든 마취제는 체성감각유발전위(somatosensory evoked potentials, SSEPs)를 억제한다(표 6-3).

(7) 공기색전증 감시: 천막위개두술에서는 공기색전증이 잘 발생하는 것은 아니지만 중심정맥압이 낮고 머리의 높이를 심장보다 높게 두는 개두술 환자에서는 공기색전증의 가능성을 완전히 배제할 수 없다. 잘린 정맥으로 공기가 유입되는 것을 막기 위해서는 수술의가 머리뼈의 단면을 왁스와 적신 솜으로 철저히 밀봉하는 것이 가장 중요하다. 호기말양압(positive end-expiratory pressure, PEEP)의 예방 효과는 불분명하며 기이성공기색전증(paradoxical air embolism)의 원인을 제공할 수 있어서 추천할 수 없다. 일단 심장으로 유입된 공기는 혈역학의 변화, 동맥혈산소포화도의 하강으로 징후가 나타날 수 있지만 경식도초음파로 직접 공기의 양을 측정하는 것이 가장 민감한 감시 장비이다. 중심정맥압 도관은 우심방 내의 공기를 흡인하는 공

기색전증 치료의 수단임과 동시에 진단적 가치도 있다. 공기색전증에 대해서는 후두개와 개두술의 마취 단원에서 보다 자세히 다룰 것이다.

3) 마취: 마취제의 선택, 마취 관리

(1) 마취제의 선택

① Ketamine을 제외한 모든 정맥마취제는 뇌대사와 뇌혈류를 감소시킨다. Etomidate는 뇌 피질의 간질병소(epileptic foci)를 전기적으로 활성화시키는 작용이 있다. 모든 휘발성 흡입마취제는 뇌대사를 감소시켜서 뇌혈류를 감소시키지만 내재적으로는 뇌혈관을 확장시키는 작용도 가진다. 정상 뇌생리를 유지하고 있는 뇌에서는 1.5 MAC 이하의 휘발성마취제는 각성 상태보다 뇌혈류를 낮추며 뇌혈류의 자동조절능도 잘 유지된다. 작은 차이는 있지만 현재 사용되는 휘발성 마취제들의 뇌혈관 확장 효과와 뇌압 항진 효과는(desflurane > sevoflurane = isoflurane) 비슷하다고 볼 수 있다.

② 마취제를 선택하는 데 있어서 가장 중요한 점은 현재의 두개내고혈압 여부, 기왕의 뇌허혈이 존재하는가가 될 것이다. 하지만 두개내압은 단지 마취제의 종류뿐 아니라 여러 가지 생리적 변수(환기 상태, 자세, 뇌척수액 배액 여부), 병용된 약제들과 상호작용을 하기 때문에 어떤 마취제가 가장 안전하다고 단정할 수는 없다.

③ 마취과 의사들은 대부분의 정례 신경외과 수술에서 각기 지식과 경험에 따라 정맥마취제를 근간으로 하는 마취를 선호하거나 저농도의(< 1.5 MAC) 휘발성 마취제를 근간으로 하는 마취를 선호할 수도 있다. 약제에 따른 신경학적 결과의 차이는 여전히 입증되어 있지 않다.

(2) 마취 유도 및 유지

① 개두술에서 일반적으로 추천되는 마취 유도법이다(표 6-4). 어떤 마취제를 선택하더라도 마취 깊이를 충분히 유지하여야 하며, 적당한 뇌관류를

표 6-4. 일반적인 개두술 마취의 유도

유도
- 마취 유도 전 충분한 진정 및 진통. Midazolam 1~2 mg IVS ± Opioids
- 기본 감시장비 부착 및 마취전산소투여(preoxygenation)
- 국소마취하 동맥내도관 설치
- Propofol 1~2.5 ㎍/kg 또는 thiopental 3~5 mg/kg IVS → 마스크 양압환기 확인 →비탈분극성 근육이완제
- (± 윤상연골 압박)
- 마스크 환기(± 주 마취제)
- 기관내삽관

주 마취제
- 정맥마취제(Propofol)
- 휘발성 마취제(Sevoflurane, Isoflurane, Desflurane)

보장할 수 있도록 동맥혈압을 철저하게 유지하는 것이 마취제에 따른 뇌혈관 작용의 차이보다 더 중요하다. 하지만 뇌중간선전위가 10 mm 이상이라면 휘발성마취제를 삼가는 것이 좋다는 데 대해서 대다수의 마취과 의사들은 일치된 의견을 이루고 있는 듯하다. 마취제들이 혈역학에 미치는 효과는 연구의 모델에 따라 미소한 차이는 있으나 통제되지 않은 임상 상황에서는 정맥마취제와 휘발성 마취제가 비슷하다고 볼 수 있다. 마취 중 의도하지 않은 외현기억(explicit memory; recall)의 빈도는 정맥마취제를 주마취제로 사용할 때 더 높은 것으로 알려져 있다.

② 아산화질소는 뇌조직의 활성도를 증가시키는 효과 때문에 뇌신경마취에서의 적용에는 제한이 따른다. 특히 흡입마취제를 주 마취제로 쓰는 경우에는 금기로 여겨지며 정맥마취제는 아산화질소의 뇌조직 활성 효과를 상쇄할 수 있으므로 정맥마취제를 주 마취제로 쓰는 경우에는 자유롭게 사용하여도 좋지만 마취 전에는 없었던 두개내압 항진의 징후가 마취 중에 새롭게 나타난다면 아산화질소는 즉각 중단하여야 한다.

③ 현재 뇌 수술에서 주로 사용되는 아편유사제인 fentanyl과 remifentanil은 뇌혈류와 뇌대사에 거의 영향을 미치지 않는다. Remifentanil은 아편유사

제 중에서 가장 신속하게 체내에서 제거되므로 수술 후의 신경학적 평가를 용이하게 해 준다. Remifentanil의 용량 범위는 0.125~0.2 ㎍/kg/min 이며 상황에 맞추어 적정한다.

④ 두개내압 항진으로 인해 수술 전에 구토를 일으킨 환자에서는 마스크 환기 중에 윤상연골 압박법(cricoid pressure)을 적용할 것을 추천한다.

4) 수술 후 각성

① 천막위 종양의 수술 후에는 일반적으로 조기 신경학적 평가를 위해 수술실 내 각성을 목표로 한다. 종양의 크기, 수술 전 의식 저하의 여부, 수술 합병증의 동반 여부에 따라서 조기 각성을 피할 필요가 있는 경우에는 수술의와 상의하여 중환자실에서 천천히 각성을 유도하기도 한다.

② 각성을 유도할 때에는 항상 부드러운 각성을 목표로 한다. 부드러운 각성을 얻기 위해 선택하는 술기와 약제의 선택은 마취과 의사에 따라서 각양각색일 것이다. 수술 후반에 아편유사제를 투여하는 것이 일반적인 방법이다. 그 밖에도 아산화질소를 마지막 순간까지 중단하지 않는 방법, 각성을 유도하는 동안에 적당한 용량의 propofol을 점적주입하는 방법 등을 각 상황과 자신의 경험에 비추어 신중하게 적용하면 된다.

③ 마취로부터 각성하는 동안에는 혈역학 지표의 상승으로 대변할 수 있는 급격한 신체 징후가 나타나는데 이는 술후 두개내출혈의 위험을 높이므로 진통제와 교감신경 차단제(antagonist)로 예방 및 치료를 하여야 한다. 특히 기관내튜브의 흡인이나 발관 전에는 적절한 약제로(lidocaine 1.5 mg 정주, 아편유사제 용량 추가, labetalol, 또는 esmolol) 교감신경 항진을 막아야 한다. 마취 중에 저체온이 동반된 경우에는 각성 전까지 완전히 재가온을 하여야 하며 재가온 중에는 산소소모량이 증가하므로 맥박산소포화도의 변화를 주시하면서 산소를 충분히 투여한다. 수술실 내에서 충분한 재가온에 실패한 경우에는 중환자실 각성으로 전략을 바꾸도록 한다.

④ 수술 직후 기관내튜브를 가지고 있는 환자가 방사선 촬영 등으로 인해 시간

이 지체되는 동안에 점진적인 각성이 이루어지면서 기침/힘주기/혈압 상승을 겪을 수 있다. 따라서, 기관내튜브를 가진 채로 이송되는 환자의 경우, 근이완 효과가 유지될 수 있도록 수술 종료 시에 근이완 길항제를 투여하지 않는 것이 좋고, 이송을 담당한 의사는 labetalol, esmolol 등의 교감신경차단제, propofol 등을 준비하여 이에 대비하고, phenylephrine 등으로 급작스러운 저혈압에도 대비하는 것이 안전하다. 이송 중의 급작스러운 힘주기, 기침, 오심과 구토에 대비해서 별도의 근육이완제도 준비하는 것이 좋다. 이송 중에도 심전도, 맥박산소포화도와 침습적 동맥혈압을 철저히 감시하여야 한다.

5) 자세

① 천막위 개두술를 위한 수술 자세는 일반적인 수술의 마취과적 관심사와 크게 상충되지 않는다. 단, 어떤 개두술에서는 장시간의 수술이 소요되므로 장시간 신전과 압박에 따른 신경 손상을 피하기 위해서는 호발 부위인 팔꿈치, 무릎과 발목 뒤에 적절히 패딩을 해주어야 한다. 장시간 아산화질소 혼합 가스로 환기시키면 기관튜브의 기낭이 과다하게 부풀어 오를 수 있어 신경계 합병증이 일어나는데 반회후두신경(recurrent laryngeal nerve)에 압박 손상을 주어 성대 마비가 일어나면 발관 후 기도 폐쇄를 일으키므로 일정한 시간 간격으로 기낭의 공기를 빼주는 등의 방법을 모색해야 한다. 과도한 머리 회전은 뇌정맥의 환류를 방해하여 뇌혈량을 증가시키고 두개내압이 상승될 수 있으므로 피해야 한다.

② 개두술에서는 머리를 안전하게 고정하기 위해서 머리뼈에 고정침(Mayfield fixator)을 박는 경우가 빈번한데 일반적인 마취 깊이에서 갑자기 고정침을 박으면 혈압과 심박수가 심각한 수준까지 오를 수 있다. 고정침 설치에 따른 혈압 반응을 억제하기 위해서는 충분한 마취 깊이를 유지하거나, 아편유사제나 혈관확장제를 투여하는 방법, 고정침이 설치될 부위에 미리 국소마취제(1% lidocaine 또는 0.25% bupivacaine)를 침윤하는 방법이 있다. 국소마취제는 두개의 뼈막(periosteum)까지 깊숙하게 침윤하여야 효과가 좋다.

6) 수액, 수혈 관리

수액 관리는 두 개의 목표를 모두 만족시킨다. 첫째로는 정상 혈량을 유지해야 하고, 둘째로는 정상 혈장 삼투압을 유지해야 하는 것이다.

(1) 정상 혈량

① 수분 제한은 수액 과다만큼 합병증이 많으므로 반드시 혈량을 정상으로 맞추어야 한다. 심장의 전부하를 나타내는 감시상의 지표들 외에도 수술 부위의 실혈량을 주기적으로 측정하여 보충하여야 한다.

② 두개내압이 증가한 경우에는 이뇨제를 필요로 하는데, 이뇨제의 목표가 뇌 조직의 탈수이지 저혈량이 아니라는 점을 명심한다. 이뇨제 중에서 삼투성 이뇨제인 mannitol을 초회 용량 0.25~1.0 gm/kg으로 천천히 주입하거나 furosemide 10~40 mg을 정주할 수 있다. 모든 이뇨제는 크고 작은 범위의 전해질 이상을 동반하며, 혈량 보충을 게을리할 경우 저혈량과 심정지를 초래할 수 있어 근래의 뇌 수술에서는 두개내압 항진의 증거가 없는 경우에 일상적으로 이뇨제를 투여하는 것을 삼가고 있다.

(2) 정상 혈장삼투압

① 뇌에서 혈관과 간질 간의 수분이동을 결정하는 주된 인자는 교질삼투압(oncotic pressure)이 아니라 전해질의 삼투압 경사(osmotic gradient)이다. 혈장보다 삼투압이 낮은 링거씨액은 개두술에서는 투여하지 않는다. 고장액(hyperosmolar solution)이 등장액(isoosmolar solution)에 비해서 소생술의 초기에는 혈량 증가에 도움이 되지만 장기적인 예후와는 상관이 없다.

② 생리식염수와 생리식염수를 근간으로 하는 각종 교질액은 무방하지만, 정질액과 교질액의 임상 차이는 입증되어 있지 않으며, 뇌허혈에 따른 세포의 손상을 심화시키므로 포도당이 함유된 수액은 투여하지 않는다.

③ 두개내압 상승의 합병증으로 요붕증이 발생한 경우에는 vasopressin

(5~10 IU), desmopressin(0.5~2 ㎍)등의 약물 치료에 앞서 저삼투압 용액(1/2 생리식염수, 자유수)을 사용하면서 K^+ 보충을 고려할 것을 권장한다.

(3) 개두술의 마취에서 수혈 관리 지침

① 수술에 따른 출혈량은 종양의 크기, 위치, 혈관형성 정도에 따라 다양하다. 뇌조직의 출혈은 동맥혈의 산소함량을 낮추기도 하지만 가장자리구역(marginal zone)의 혈관수축을 야기하여 뇌허혈에 취약해진다. 통상 뇌종양의 개두술의 예측 실혈량은 25~500 mL 정도에 이를 뿐이지만 혈관종양(vascular tumor)의 경우에는 달리 대처해야 한다.

② 동종혈액(homologous blood)은 반드시 수술 전에 교차시험과 항원검사를 마쳐야 한다. 수술 중의 출혈량을 측정하는 것은 다분히 경험과 직관에 의존하게 되지만 수혈의 목표는 혈장 혈색소(hemoglobin, Hb) 농도를 10~12 g/dl를 유지하는 것을 목표로 적혈구를 보충한다.

③ 출혈에 따른 혈장의 용적은 위에서 언급한 정질액을 기준으로 출혈량의 3배 비율로 보충하여야 혈장 삼투압을 유지할 수 있다. 혈소판제(platelet)는 혈액 혈소판이 양적 기능적으로 부족한 것을 검사로 확신한 경우에 신선동결혈장(fresh frozen plasma, FFP), 동결침전물(cryoprecipitate)은 혈액응고 이상을 혈액검사로 확진한 경우에만 투여한다.

7) 혈압 관리

① 혈압의 변동에 대해서는 철저히 대응하여야 한다. 자동조절능을 벗어나는 고혈압은 두개내고혈압을, 저혈압은 뇌허혈을 유발할 수 있다(그림 6-2). 원인을 제거하는 것이 혈압 관리의 일차적인 치료라는 점에 대해서는 의문의 여지가 없으므로 마취의 깊이, 혈관내용적, 혈색소농도, 체온을 섬세하게 맞추는 것이 약물 치료보다 중요하다.

② 항고혈압제 중에서 혈관 확장 작용을 가진 nitroprusside, nitroglycerine, hydralazine 등은 경막이 개방되기 전에는 사용하지 않는다. 교감신경에 작용하는 알파차단제, 베타차단제, 신경절 차단제면 무난하며, labetalol, esmolol을 손쉽게 쓸 수 있다지만 임상에서 쓸 수 있는 신경절 차단제는 현재 구하기 어려울 것이다. 모든 약제는 용량을 잘 적정하여 사용하여 의인성 저혈압을 초래하지 않도록 한다.

③ 대부분의 마취과의사들이 개두술에서 일차적으로 선택하는 승압제는 순수 알파작용제인 phenylephrine일 것이다. 혈압 반응에 따라 phenylephrine을 25~50 ㎍씩 순차적으로 증량하는 일회정주의 반복으로 사용할 수 있으며 0.05~0.1 ㎍/kg/min으로 지속 정주할 수도 있다. Dopamine, dobutamine에는 뇌동맥경련을 예방, 치료하는 부수 효과가 있어서 경막 개방 후에는 오히려 이점이 될 수 있고, 두개내압이 문제가 되지 않는 경우에는 경막이 개방되기 전에라도 자유롭게 써도 좋다. 또한 아무리 두개내고혈압 환자라고 하더라도 현존하는 저혈압이 순환 상태를 위협하는 상황이라면 망설이지 말고 epinephrine, norepinephrine 등의 소생술에 준하는 약물 치료로 전환하여야 한다. 이상과 같은 약제들에 불응하는 저혈압의 경우에는 vasopressin을 시도할 필요가 있다.

④ 유도저혈압(deliberate hypotension)의 필요성과 가치에 대해서는 뇌신경마취의 영역에서 과거에 비해 중요하게 다루어지지 않는다. 이는 현재 사용되는 마취제들이 과거에 비해 좋은 수술 시야를 제공하는 것이 주된 이유일 것이지만 크기가 큰 혈관종양을 제거하는 수술에서 수술의들은 여전히 유도저혈압을 요구하곤 한다. 이때의 유도저혈압은 가능한 한 짧은 시간에만 한정되어 적용해야 한다는 점을 명심할 필요가 있다. 유도저혈압의 대상이 되는 환자들은 현존하는 뇌허혈, 심근허혈의 징후, 고혈압의 합병 여부와 치료 정도에 대해서 철저히 평가되어 있어야 한다. 경막이 열리기 전에는 결코 유도저혈압을 시행해서는 안 된다. 유도저혈압을 적용하기 전까지 혈관용적은 반드시 정상혈량으로, 혈색소농도도 정상범위로 유지되고 있음을 확인해야

한다. 유도저혈압은 뇌관류를 유지할 수 있는 최저 평균동맥압을 유지하는 것을 목표로 하지만 이를 환자마다 개별화할 수 있는 표준화된 기술은 존재하지 않는다. 평균동맥혈압 55 mmHg을 최저 기준으로 볼 수 있지만, 개두술에서는 60~70 mmHg이라는 다소 엄격한 기준에 대부분의 마취과의사들은 동의할 것이다. 유도저혈압 기간 동안에 $SJVO_2$와 rSO_2를 기준으로 유도저혈압의 바닥값과 중단 시간을 판정하는 데 도움을 받을 수 있지만 아직은 경험된 자료의 축적이 모자란 형편이다. 유도저혈압을 구현하기 위해서 앞에서 열거한 항고혈압제를 쓸 수도 있으며, 단순히 마취제의 용량을 높임으로써 간단하게 이룰 수도 있다.

8) 체온 관리

저체온이 뇌보호에 미치는 효과에 대한 여러가지 실험실 증거에도 불구하고 실제 임상에서 드러나는 많은 부정적 효과들로 인해서 인위적으로 유도하는 저체온은 삼가는 것이 현재의 정론이다. 마취 중에 자연적으로 발생하는 저체온은 약 섭씨 33℃까지는 허용하지만, 더욱 심한 저체온은 치료하는 것보다 발생하기 전에 예방하는 것이 더 바람직하다는 점을 염두에 둔다. 자연적으로 발생한 저체온은 마취로부터 각성시키기 전까지는 반드시 재가온한다.

3. 각성 개두술(awake craniotomy)의 마취

발화(eloquence)에 관계하는 대뇌 피질을 포함하는 종양에서는 수술 중에 대뇌 피질의 기능적 지도화(functional mapping)를 필요로 하는 경우가 있다. 지도화는 종양의 제거 범위를 기능적으로 최소화하여 술 후의 신경학적 합병증을 줄인다. 발화 기능을 수술 중에 평가하기 위해서 각성 개두술을 시행하며 이에 맞추어 마취의 전략을 특별하게 구성하여야 한다.

1) 마취전준비

각성 개두술의 마취에서 환자의 선별은 아주 중요하다. 정신적 문제, 기도 관리의 문제가 합병되어 있어서는 안 되며 치료되고자 하는 환자의 강한 의지와 협조가 필수적이다. 수술과 마취의 절차에 대한 상세한 설명과 동의를 필요로 한다. 수술 과정을 미리 녹화하여 영상물 형태로 정보를 제공하는 것이 도움이 될 것이다.

2) 마취

① 각성 개두술의 마취는 수면-각성-수면이라는 일련의 절차를 포함한다. 수면 상태는 일반적인 진정수면 상태와 전신마취 상태의 중간에 위치하지만 충분한 통증 억제를 병행해야 한다. 긴 수술시간과 자세에 따른 불편을 미리 해소하기 위해서는 환자가 깨어 있는 상태에서 미리 수술 자세를 잡은 뒤에 마취를 유도하여야 한다. 피부절개 부위에는 국소마취제를 도포하고 필요에 따라 두피신경을 차단하는 것이 도움이 된다.

② 아무리 용량을 잘 적정하여도 수면 상태의 환자들에서는 호흡 억제가 필연적으로 수반되므로 후두마스크 등으로 기도를 확보한다. Propofol과 초단시간 지속성 아편유사제의 지속정주가 일반적이며 dexmedetomidine 병용으로 도움을 받을 수 있다. 후두마스크로 기도가 적절히 확보되지 않는다면 수술 중에 기관내삽관을 해야 하는데 삽관 전에 혈역학 반응을 억제할 수 있는 조치를 취한 뒤에 직접후두경이나 굴곡형 기관지경을 사용하여 삽관할 수 있지만 수술 중에 삽관하는 일은 대개 번거롭고 때로는 대단히 어려운 일이므로 호흡억제와 기도 관리의 문제를 미리 예방하는 것이 최선이다. 호흡 억제 외에 수술 중에는 고혈압, 안절부절, 착란 등이 발생하며 심한 경우에는 환자의 과흥분과 비협조 상태를 꼽을 수 있다. 과흥분은 자체만으로도 고혈압, 구역과 구토, 뇌압 항진, 경련을 일으킬 수 있으므로 각별한 주의를 필요로 한다. 항고혈압제, 항구토제, 항경련제를 예방 처치한다. 머리를 고정하기 위한 머리뼈 고정침은 마취 중에 환자가 과흥분, 경련을 일으킬 경우에

목뼈 골절을 초래할 위험이 있어서 사용하지 않을 것을 추천한다.
이상으로, 개두술 마취의 주요 목표는 이미 뇌허혈 손상을 입은 조직의 2차적인 손상을 최소화하면서 뇌허혈 손상을 입지 않은 조직에 대해서는 항상성을 유지하는 것이다. 이를 위해 뇌대사와 뇌혈류의 자동조절능을 잘 보존하며 혈역학, 가스교환 상태를 정상으로 유지한다. 두개내압이 항진되고 뇌조직의 긴장도가 상승되어 있다면 이를 낮출 수 있는 여러 수단을 도모한다 (표 6-1).

증 례 64세 된 여자 환자가 심한 두통과 경련을 동반하여 응급실을 통해 입원하였다. 환자는 3개월 전부터 좌측 팔에 힘이 빠지는 느낌과 함께 두통과 현훈(vertigo)이 있었으며, 1일전부터는 심한 두통과 경련 그리고 좌측 팔에 힘이 빠지는 증상이 다시 나타나기 시작하였다. 고혈압으로 2년째 항고혈압제를 복용 중이었으며, 그 외 과거력에는 이상이 없었다. 가족력으로는 부모님들이 고혈압의 기왕력이 있었으며, 부친이 간암으로 20년 전 사망하였다고 하였다. 뇌종양이 의심되어 뇌 전산화 단층 촬영을 시행한 결과 우측 전두엽에 커다란 종괴를 볼 수 있었으며 이는 수막종(meningioma)의 침윤(infiltration)으로 추정되었다. 2일 후 뇌혈관 조형술과 종괴혈관 색전술을 시행하였다. 환자는 입원 10일 후 개두술 및 종괴제거술을 시행받기로하였다. 수술 전 생화학 검사 소견으로는 BUN 33 mg/dl, glucose 212 mg/dl을 보인 것 이외에는 특이사항이 없었으며, 뇌전산화 단층 촬영술상 과다 혈관을 함유한 종괴의 소견이 보였고, 뇌혈관 종양 혈관색전술상 우측 원위부 중뇌동맥(middle meningeal artery)에 성공적인 색전화 소견을 볼 수 있었다. 마취 중 특이사항은 없었으며, 수술은 11시간이 소요되었고, 우측 전두두정 골형성 개두술을 시행하여 거의 대부분 종괴를 제거하였다(Simpson grade II). 수술 후 조직검사 소견에서는 수막종(meningioma)으로 판명되었다.

Q. 두개내압(intracranial pressure, ICP)의 결정 인자는 무엇인가?

A. 두개강은 뇌조직(80%), 뇌척수액(12%), 혈액(8%)으로 구성되어 있으며, 총부피는 약 1500 mL로서 액체로 채워져 있는 견고한 통이다(Monro Kellie doctrine). 두개내압은 두개강 내의 내용물[뇌조직(백질, 회백질), 뇌척수액, 혈액]에 의해 결정되고, 두개내의 요소들의 안정된 상태는 3가지 구성요소의 압력관계 조정을 통해 이루어진다.

이 세 가지 내용물중 어느 한가지의 용적이 증가하는 경우, 이를 보상하는 능력에는 한계가 있는데, 초기에는 증가된 뇌척수액이 척수 내 뇌척수액 저장소를 거쳐 두개외 정맥혈로 배출된다. 따라서 두개내 용적 증가 초기 단계에서는 두개내압이 약간만 상승하게 된다. 하지만 이러한 보상 기전은 임계점에 도달하게 되면, 아주 적은 두개내 용적 증가에도 상당한 두개내압 증가가 초래된다.

두개내압의 측정방법은 침습적인 방법으로 뇌실로 카테타를 삽입하거나, 지주막하 나사 삽입, 경막상 뇌내압 기록장치 등이 있고, 비침습적인 방법으로 TCD(Transcranial Doppler, 경두개강 도플러) 등이 있다.

정상적으로 두개내압은 요부천자시 8~18 mmHg(성인), 10~20 mmHg (유아)이다. 정상 성인의 뇌 조직 용적은 약 1,400 mL, 두개내 뇌척수액 용적은 75~100 mL이며, 두개내 혈관 용적은 약 150 mL이다. 그러나 두개내압은 일정하지 않고 여러 요인에 의해 영향을 받게 되는데, 심장이 수축하는 경우에는 증가되고, 자발호흡의 변화에 따라 흡기시에는 감소되고 호기시에는 증가된다.

Bergsneider M, Becker D. Intracranial pressure monitoring. In: Anesthesia and neurosurgery. 4th ed. Edited by Cottrell J, Smith D: St. Louis, Mosby. 2001, pp 101-13.

Bertalanffy A, Roessler K, Koperek O, Gelpi E, Prayer D, Neuner M: Intraventricular meningiomas: a report of 16 cases. Neurosurg Rev 2006; 29: 30-5.

DiMeco F, Li KW, Casali C, Ciceri E, Giombini S, Filippini G: Meningiomas invading the superior sagittal sinus: surgical experience in 108 cases. Neurosurgery 2004; 55: 1263-72.

Firsching RP, Fischer A, Peters R, Thun F, Klug N: Growth rate of incidental meningiomas. J Neurosurg 1990; 73: 545-7.

The Korean Society of Anesthesiologist: Anesthesia and Pain Medicine. Seoul, Ryo Moon Gak. 2003, pp387-99.

Q. 수술 전 시행하는 색전술 치료의 역할은 무엇인가?

A. 색전(embolization)이란 해를 미치는 한 개 또는 여러 개의 혈관을 폐색시키는 방법이다. 혈관 폐색이 일시적이냐 또는 영구적이냐, 커다란 혈관이냐 작

은 혈관이냐에 따라 여러 물질이 사용된다. 이런 방법은 비정상적인 출혈을 예방하거나 종양의 성장에 영향을 주는 혈관들의 활동을 정지시킨다.

고도의 혈관 종양은, 특히 해부학적으로 접근하기 어려운 위치에 존재하는 경우에는 더욱더, 수술 중 상당한 양의 실혈이 발생할 위험성이 높다. 육안으로 확인되는 실혈과 관련된 전신적 위험뿐만 아니라, 수술 시야가 매우 나빠지며, 혈액이 뇌 조직 안으로 과도하게 주입되면서 신경과 신경혈관의 염증과 자극이 악화된다.

이러한 위험을 감소시키기 위해, 환자들은 종종 수술 직전 며칠 전에 영양 혈관에 대한 색전술을 시행 받는다.

색전을 위해 사용되는 물질에는 GelfoamTM, gelatin sponge material, polyvinyl alcohol(PVA)과 gelatin 같은 permanent particulate agents, Metal coils, alcohol 같은 liquid sclerosing agents, Glue 등이 있다.

가끔 혈관의 해부학적 구조가 색전술에 적합하지 않을 수 있으며, 색전술 자체가 혈역학적으로 부종과 충혈 변화를 촉진시킬 수 있음을 반드시 고려하여야 한다.

Dowd CF, Halbach VV. Higashida RT: Meningiomas: the role of preoperative angiography and embolization. Neurosurg Focus 2003; 15: E10.

Engelhard HH: Progress in the diagnosis and treatment of patients with meningiomas. Part I: diagnostic imaging, preoperative embolization. Surg Neurol 2001; 55: 89-101.

Probst EN, Grzyska U, Westphal M, Zeumer H: Preoperative embolization of intracranial meningiomas with a fibrin glue preparation. Am J Neuroradiol. 1999; 20: 1695-702.

Wakhloo AK, Juengling FD, Van Velthoven V, Schumacher M, Hennig J, Schwechheimer K: Extended preoperative polyvinyl alcohol microembolization of intracranial meningiomas: assessment of two embolization techniques. Am J Neuroradiol 1993; 14: 571-82.

Q. 개두술(craniotomy) 시에는 어떤 종류의 환자 감시장치가 필요한가?

A. 일반적으로 전신마취를 시행하는 모든 환자들과 동일하게 심전도, 혈압, 맥박 산소포화도와 capnography 등의 환자 감시장치가 요구된다. 침습적인 혈압측정을 위한 동맥로(arterial line)는 개두술을 시행하는 환자에서는 거의 의무적으로 행해지고 있다.

동맥로는 대부분은 환자에게 자극이 덜 주어지는 마취 후에 이루어지지만, 환자의 상태에 따라 뇌혈류나 뇌관류압에 영향을 주는 상태인 경우에는 마취유도전에 미리 동맥로를 확보하는 경우도 있다. 동맥로 확보를 위해 사용되는 혈관은 주로 요골동맥(radial artery), 대퇴동맥(femoral artery), 족배동맥(dorsalis pedis artery) 등이 선택된다.

또한 환자의 전체적인 생리학적 상태에 따라 동맥로를 확보하여 동맥압을 측정하는것 외에 중심정맥압(central venous pressure)도 측정해야 한다. 중심정맥압을 측정하기위해 선택되는 혈관으로는 쇄골하정맥, 경정맥, 대퇴정맥 등이 이용된다.

정맥혈 공기 색전(venous air embolism)의 위험성이 있는 경우에는 경식도 초음파 Doppler 감시장치(transesophageal echocardiography)를 사용하여야 한다. 그 외 뇌파, 근전도측정기, 유발전위와 같은 신경생리 감시장치가 사용되는 경우도 있다.

Bruce DA, Langfitt TW, Miller JD, Schutz H, Vapalahti MP, Stanek A, et al: Regional cerebral blood flow, intracranial pressure and brain metabolism in comatose patients. J Neurosurg 1973; 38: 131-44.

Lowdon JD, Tidmore TL Jr: Fatal air embolism after gastrointestinal endoscopy. Anesthesiology 1988; 69: 622-3.

The Korean Society of Anesthesiologist: Anesthesia and Pain Medicine. Seoul, Ryo Moon Gak. 2003, pp80-91.

Todd MN, Drummond JC, Hoi SU: Hemodynamic effects of high dose pentobarbital: Studies in elective neurosurgical patients. Neurosurgery 1987; 20: 559-63.

Q. 두개강내 종양으로 인한 두개내압 상승에 대한 처치로 이뇨제 치료의 목적은?

A. 두개강내 종양은 병소가 커지게 되는 경우 두개내압이 점점 증가하게 된다. 종양 자체로 인한 주변 조직에 대한 압박은 부종을 야기하거나 뇌혈류 및 뇌척수액의 흐름에 장애를 주며 뇌혈류의 자가조절 기능이 상실되면 동맥압이 약간만 상승하여도 뇌혈류가 증가하여 두개내압이 크게 상승한다.

이때 이뇨제는 뇌를 탈수시키는 효과가 있어 두개내압의 상승에 대한 처치로 사용하고 있으며 이는 두개내압에 영향을 주는 세 가지 요인 중 체액 구획의 부피를 줄이는 쪽으로 유도하는 것으로 수술부위의 노출을 좋게 해주며 수술중 뇌의 견인을 줄여준다.

두개내압을 감소시키기 위해 사용하는 이뇨제의 사용방법으로는 mannitol 15~25%(주로 20%) 0.25~1.0 gm/kg을 30~60분 이상에 걸려 정주하거나, furosemide 0.5~1.0 gm/kg을 정주하는 방법 외에 furosemide와 mannitol을 함께 정주하는 방법을 택하기도 한다.

Mannitol은 보통 20% solution으로 준비되는(20g/100mL) 삼투성 이뇨제이며 처음에 0.5~1.0 g/kg의 용량으로 투여하고, 초기 투여된 용량에서 효과가 보이지 않는다면 1.5 g/kg까지 총용량을 증가시킬 수 있다. 고용량 사용시 심세포 기능에 장애를 주어 심정지(cardiac arrest)를 유발했다는 보고가 있다.

Mannitol은 혈뇌장벽이 온전한 경우에 효과가 있으며 혈액-뇌 장벽 손상시 mannitol을 투여하면 뇌로 흡수되어 뇌압을 오히려 증가시킬 수 있다.

극심한 뇌부종이 있는 경우 고장성 생리식염수를 7.5%의 농도까지 사용할 수 있다. 이는 고질적인 두개강내 고혈압에 효과적이나 극심한 고나트륨혈증이 생길 수 있어 사용이 제한된다.

Brater DC: Diuretic Therapy. New Engl J Med 1998; 339: 387-95.

Brater DC: Drug-induced electrolyte disorders and use of diuretics. 3rd ed. Philadelphia: WB Saunders. 1996, pp 693-728.

Gemma M, Cozzi S, Tommasino C, Mungo M, Calvi MR, Cipriani A, et al.: 7.5% hypertonic saline versus 20% mannitol during elective neurosurgical supratentorial procedures. J Neurosurg Anesthesiol 1997; 9: 329-34.

Suarez JI, Qureshi AI, Bhardwaj A, Williams MA, Schnitzer MS, Mirski M, et al: Treatment of refractory intracranial hypertension with 23.4% saline. Crit Care Med 1998; 26: 1118-22

Thenuwara K, Todd MM, Brian JE Jr.: Effect of mannitol and furosemide on plasma osmolality and brain water. Anesthesiology 2002; 96: 416-21.

Warren SE, Blantz RC: Mannitol. Arch Intern Med 1981; 141: 493-7.

Q. 뇌종양수술시 저혈압이 요구되는 경우 유도저혈압마취의 방법은?

A. 유도저혈압 마취는 수술 중에 인위적으로 저혈압을 유도하는 방법으로 평균 동맥압을 50~60 mmHg 또는 수축기 혈압을 80~90 mmHg로 감소시키는 것을 말한다.

뇌종양 수술 시에 시행하는 유도저혈압마취는 수술로 인한 출혈을 감소시켜 수혈의 양을 줄이며 수술부위의 시야가 개선되는 장점은 있다. 그러나 뇌허혈(ischemia)이 일어날 수 있으므로 뇌혈류를 잘 유지시키는 것이 중요하다.

유도저혈압을 유도하는 수기로는 고위 척추마취 또는 경막외 마취가 있으며 흡입마취는 저혈압마취 시술 시 가장 기본이 되는 마취방법으로 이는 마취 깊이의 조절이 용이하며 안정된 상태로 활력징후를 유지할 수 있다.

그 외 약제로는 주로 혈관확장제가 사용되는데 sodium nitroprusside (Nipride), nitroglycerine, trimethaphan, adenosine triphosphate, prostaglandin E1 등이 있다.

대부분의 경우에서 요구되는 저혈압은 고용량의 remifentanil과 propofol을 통해 얻을 수 있으며, 베타 차단제를 사용할 수도 있다. Propofol도 전신혈관 확장 작용이 있어 저혈압을 유도할 수 있으나 뇌혈관 확장은 일으키지는 않는다.

Degoute CS: Controlled hypotension: a guide to drug choice. Drugs 2007; 67(7): 1053-76.

Endoh H, Honda T, Ohashi S, Hida S, Shibue C, Komura N: The influence of nicardipine-, nitroglycerin-, and prostaglandin E(1)-induced hypotension on cerebral pressure autoregulation in adult patients during propofol-fentanyl anesthesia. Anesth Analg 2002; 94: 169-73.

Hoffman WE, Edelman G, Ripper R, Koenig HM: Sodium nitroprusside compared with isoflurane-induced hypotension: the effects on brain oxygenation and arteriovenous shunting. Anesth Analg 2001; 93: 166-70.

참고문헌

Chai PJ, Skaryak LA, Ungerleider RM, Greeley WJ, Kern FH, Schulman SR, et al: Jugular ligation does not increase intracranial pressure: Crit Care Med. 1995; 23: 1864-71.

Gooding CA, Stimac GK: Jugular vein obstruction caused by turning of the head. Am J Roentgenol 1984; 142: 403-6.

Hutchinson R: Awareness during surgery: A study of its incidence. Br J Anaesth 1961; 33: 463-9.

Jaffe RA, Samuels SI: Anesthesiologist's manual of surgical procedures. 2nd ed. Philadelphia, Lippingcott Williams & Wilkins. 1999, p 26.

Kawano Y, Kawaguchi M, Inoue S, Horiuchi T, Sakamoto T, Yoshitani K, et al: Jugular bulb oxygen saturation under propofol or sevoflurane/nitrous oxide anesthesia during deliberate mild hypothermia in neurosurgical patients. J Neurosurg Anesthesiol 2004; 16: 6-10.

Kim BI, Park CH, Choi BK: The hemodynamic effect of nerve block by cranial pinning in brain surgery patients. Korean J Anesthesiol 2000; 38: 619-22.

Lee Y, Yon JH, Lee SJ, Kim K, Woo SH, Kim JW, et al: Cerebral blood flow and CO_2 reactivity estimated by jugular bulb oxygen saturation in propofol-N_2O compared to enflurane-N_2O anesthesia. Intrav Anesth 2000; 4: 114-21.

Lee Y, Lee S, In J, C S-H, Yon J-H: Prediction of plasma hemoglobin concentration by near-infrared spectroscopy. J Kor Med Sci 2008; 23: 674-7.

Mahla ME: Neurologic surgery. In: Clinical Anesthesia Practice Edited by Kirby RR and Gravenstein N: Philadelphia, Saunders. 1994, pp 1283-95.

Moon BK: Therapeutic hypothermia in patients with traumatic head injury. Anesth Pain Med 2007; 2: 107-12.

Moore TA 2nd, Markert JM, Knowlton RC: Dexmedetomidine as rescue drug during awake craniotomy for cortical motor mapping and tumor resection. Anesth Analg 2006; 102: 1556-8.

Ristagno G, Sun S, Tang W, Castillo C, Weil MH: Effects of epinephrine and vasopressin on cerebral microcirculatory flows during and after cardiopulmonary resuscitation. Crit Care Med. 2007; 35: 2145-9.

See JJ, Lew TW, Kwek TK, Chin KJ, Wong MF, Liew QY, Lim SH, Ho HS, Chan Y, Loke GP, Yeo VS: Anaesthetic management of awake craniotomy for tumour resection. Ann Acad Med Singapore 2007; 36: 319-25.

Stephens PH, Lennox G, Hirsch N, Miller D: Superior sagittal sinus thrombosis after internal jugular vein cannulation. Br J Anaesth 1991; 67: 476-9.

Todd MM, Hindman BJ, Clarke WR, Torner JC; Intraoperative Hypothermia for Aneurysm Surgery Trial(IHAST) Investigators: Mild intraoperative hypothermia during surgery for intracranial aneurysm. N Engl J Med 2005; 352: 135-45.

Woda RP, Miner ME, McCandless C, McSweeney TD: The effect of right internal jugular vein cannulation on intracranial pressure. J Neurosurg Anesthesiol 1996; 8: 286-92.

7장

후두개와 병소수술의 마취관리

(Anesthetic Management for Posterior Fossa Surgery)

학습목표

1. 후두개와의 구조에 대하여 설명한다.
2. 후두개와 수술환자의 술전 검사를 설명한다.
3. 후두개와 수술에 주로 사용되는 자세를 설명하고 취할 수 있어야 한다.
4. 좌위에서 발생할 수 있는 합병증을 열거한다.
5. 정맥공기색전증에 대하여 설명하고 감시 및 처치방법을 열거한다.
6. 후두개와 수술환자의 술 후 합병증을 설명하고 처치할 수 있어야 한다.

인체의 중요 활력기관인 소뇌와 뇌간이 있는 후두개와 수술은 특별한 주의를 필요로 한다. 후두개와의 용량이 작은 관계로 작은 혈종에 의해서도 신경학적 활동에 제약을 줄 뿐만 아니라 수술 후 발생한 부종은 호흡이나 심혈관계에 악영향을 미친다. 또한 해부학적인 위치상 후두개와에 대한 까다로운 수술적 접근은 좌위와 같은 생소한 자세를 요구하며 이러한 자세로 인한 다양한 합병증을 초래할 수 있다. 그러므로 마취통증의에게 후두개와 수술에 대한 마취관리는 환자에 대한 세심한 평가와 관리뿐만 아니라 술중 집도의와 적극적인 의사소통이 요구된다.

1. 병태생리 및 일반적인 고찰

1) 해부학적 구조

(1) 범위

① 전방부: 비스듬틀(clivus)

② 후부: 뒤통수뼈(occipital bone)

③ 측부: 관자뼈(temporal bone)

④ 하부: 뒤통수뼈와 큰구멍(foramen magnum)

⑤ 상부: 소뇌천막(tentorium cerebelli)

(2) 구성

① 신경구조물: 소뇌, 뇌간(운동 및 감각신경의 통로, 호흡 및 심혈관 중추), 뇌신경(3~12번)

② 뇌척수액

③ 동맥 및 정맥 혈관들: 척추뇌바닥 동맥 시스템(vertebrobasilar system)

④ 정맥동(venous sinuses)

(3) 의의: 머리의 과도한 회전은 혈류에 장애를 일으킬 수 있으며, 정맥동에 손상이 생길 경우 공기가 유입되는 경로가 될 수 있으며 또한 심한 출혈의 원인이 되기도 한다. 후두개와 부위의 병변이 있을 시에는 이러한 구조물과 연관된 다양한 증상이 나타날 수 있으며 또한 후두개와에 대한 수술적 접근을 쉽게 하기 위하여 다양한 수술 자세가 필요하게 되므로 이러한 합병증과 수술 자세에 대한 지식은 후두개와 수술의 관리에 있어서 필수적이라 하겠다.

2) 후두개와의 흔한 수술 요인

(1) 종양: 후두개와에서 가장 흔한 병변이다. 소아에서는 원발성 종양이 주를

이루고 이중 약 2/3는 후두개와에서 발생한다. 성인에 있어서는 소뇌에서 발견되는 종양의 약 2/3가 전이성 종양이다.

(2) 혈관질환: 동정맥기형, 동맥류, 경색증 및 출혈

(3) 선천성 질환: Dandy-Walker complex, Arnold-Chiari malformation, 거미막 성낭포(arachnoid cysts), 두개경수질환(craniocervical disorders) 등

(4) 뇌신경 질환: 신경에 대한 압박으로 인한 증상이 발생하며 이에 대한 미세 혈관 감압술이 주로 실시된다. 삼차신경통(trigeminal neuralgia), 반얼굴연축(hemifacial spasm), 전정신경장애(vestibular nerve dysfunction), 혀인두 신경통(glossopharyngeal neuralgia) 등이 있다.

2. 자세

후두개와 병변의 처치에 다양한 접근법이 요구되는 만큼 다양한 자세가 사용되며, 비교적 긴 시간을 요하는 수술인 만큼 압력이 가해지는 부위에 대한 세심한 배려가 필요하다. 또한 각 자세에 따라 특이한 합병증을 초래할 수 있으므로 자세에 따른 합병증을 숙지하여야 한다. 후두개와 수술에 있어서 가장 많이 사용되는 자세로는 복와위 및 측와위가 있으며 또한 특별한 경우에는 좌위가 사용되기도 한다. 이외에도 앙와위 및 반복와위(Park-bench [semiprone] position)가 있다.

1) 측와위

① 측와위는 소뇌교각(cerebellopontine angle) 부위를 포함한 외측 후두개와와 후두엽(occipital lobe)과 후부두정엽(posterior parietal lobe)에 대한 수술적 접근에 주로 사용된다. 정맥동 출혈의 위험성은 증가하나 공기색전증의 위

험성은 극히 드물다.

② 주의할 점

i. 아래쪽 팔의 상완신경총 및 아래쪽 다리에 대한 압박이 장시간 가해질 경우 상완신경총 및 외측슬와신경(lateral popliteal nerve)의 장애를 초래할 수 있으므로 겨드랑이 및 하지에 대는 roll은 신경 손상을 방지하는 데 중요하다.

ii. Roll과 plaster를 이용하여 환자를 고정하는 것보다 환자의 해부학적 특성에 맞추도록 되어 있는 진공 매트리스는 환자의 측와위를 보다 안정되게 유지할 수 있도록 해준다.

2) 복와위

① 복와위는 concord 자세라고도 하는데 척수, 후두엽, 두개골유착증과 후두개와 수술 시에 사용된다. 복와위는 출혈의 배출을 용이하게 하기 위하여 머리를 약간 높게 하는 경향이 있어 공기색전증을 완전히 피할 수는 없다.

② 주의할 점

i. 병변에 대한 수술적 접근을 용이하게 하기 위하여 고개를 심하게 굴전시키는 경우가 흔한데 이런 자세는 기관내튜브를 더 깊게 할 수 있으므로 환자가 자세를 잡기 전 환자의 고개를 움직여 보아 환자의 움직임에도 기관내튜브의 적절한 위치가 유지되는지 확인하는 것이 좋다. 또한 환자가 자세를 취한 이후에는 기도에 대한 접근이 어려운 경우가 많으므로 자세를 취한 후 제외하기 즉시 기관내튜브의 위치가 적당한지, 혹은 고정이 잘 되어 있는지 확인한다.

ii. 자세를 취한 이후 안구에 대한 압박으로 인한 망막허혈과 실명이 초래될 수 있으므로 안구의 보호를 위하여 자세가 고정된 후 안구의 상태를 점검하여야 하며 술중에도 자세의 변화가 있다면 다시 안구의 상태를 점검하는 것이 필요하다.

iii. 안구 이외에도 압박이 올 수 있는 안면부위나 겨드랑이, 가슴 및 기타의 접촉부위에 대한 압박 및 견인으로 인한 손상이 오지 않도록 적절한 padding을 하여야 한다.

3) 앙와위

후두개와에 대한 수술적 접근을 위하여 앙와위를 취하는 경우는 드물다. 그러나 부득이하게 앙와위를 취할 경우 목을 한 쪽으로 비틀게 되는데 이로 인하여 혈류의 장애를 초래하게 되므로 너무 과도한 목의 회전은 하지 않는 것이 바람직하다.

4) 반복와위

측와위와 거의 동일하다. 머리를 30° 정도 비틀며, 목은 최대한도로 굽힌다.

5) 좌위

좌위는 송과체(pineal region)나 소뇌교각에 대한 접근이나 중앙부 조직에 대한 수술에 이용되나 어느 정도의 이환율과 사망률을 가지고 있어서 다른 자세를 사용하는 경우가 많다.

(1) 좌위의 이점

① 우수한 수술시야

② 배액 용이: 출혈이나 뇌척수액의 배액이 원활

③ 기도 관리 용이: 마취통증의 입장에서 기도에 대한 접근이 용이하고 호흡 조절이 용이

(2) 좌위의 단점

① 심혈관계의 불안정

② 정맥공기색전증(venous air embolism, VAE)

③ 기이성 공기색전증(paradoxical air embolism, PAE)

(3) 좌위의 금기

① 심장 내 션트질환

② 우심방압이 좌심방압보다 높은 경우

③ 열린타원구멍(patent foramen ovale, PFO)이 있는 경우

④ 상대적인 금기: 기립성 뇌허혈이 있는 경우, 고령의 환자, 조절이 되지 않는 고혈압이 있는 환자

(4) 자세

① 환자는 그림에서와 같은 자세를 취한다(그림 7-1). 환자는 안락의자(beach chair)에 앉았을 때와 같은 자세로 앉게 되는데 환자의 다리는 밑에 베개나 스펀지를 받쳐 다리를 높게 유지하고 압박붕대나 스타킹 혹은 공기장화(pneumatic boots) 등을 착용하여 혈액의 저류가 일어나지 않도록 한다. 또한 장시간 수술로 인한 압박손상의 위험성을 고려하여 꼬리뼈나 팔꿈치, 무릎이나 발목 등 압박이 가해질 수 있는 부위에 대한 보호를 하여야 한다.

② 수술 시야의 확보를 위하여 과도하게 머리를 숙이거나 회전을 할 경우 혈액의 환류를 방해하여 울혈로 인해 수술 시야가 악화될 수 있을 뿐만 아니라 혈액의 공급을 방해할 수 있다. 이를 예방하기 위하여 환자의 턱과 흉부의 간격이 손가락 2개 정도가 들어갈 수 있는 여유가 있도록 하여야 하며(그림 7-1) 이러한 머리의 위치로 인하여 기관내튜브의 위치도 변할 수 있으므로 한 번 더 위치를 확인한다.

③ 기도유지기나 식도청진기와 같은 외부 물질이 구강 내에 있을 경우에는 혀의 기저부, 연구개(soft palate)와 인두후벽에 대한 압박으로 허혈이 일어날 수 있는데 이로 인하여 거대설증(macroglossia)을 일으키고 발관 후 예상치 않은 기도폐색을 일으키기도 한다. 그러므로 구강 내에 불필요한 기구나 장치의 삽입을 피하는 것이 좋다.

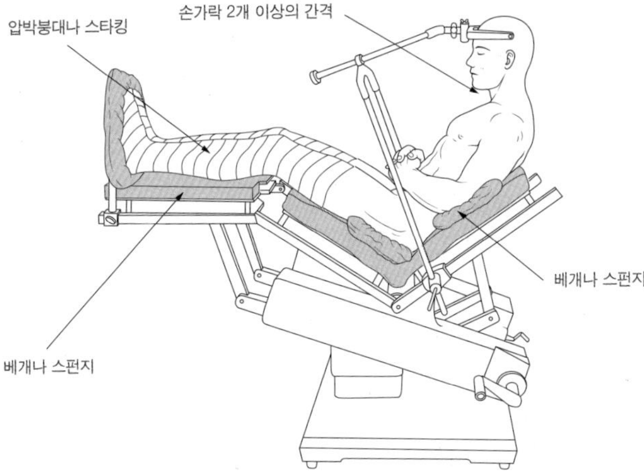

그림 7-1. 좌위

(5) 심혈관계에 대한 영향

① 환자의 자세가 앙와위에서 좌위로 변화함에 따라 혈액의 저류에 의하여 저혈압이 발생할 수 있다. 그러므로 자세 변화 전에 충분한 수액 공급을 하거나 다리를 높이고 탄력 붕대나 스타킹을 착용하여 저류를 막는다. 이러한 처치에도 혈압이 심하게 떨어질 경우에는 승압제를 투여할 수도 있다.

② 좌위로 수술하는 환자에서 혈압의 측정은 심장의 높이가 아니라 외이도의 높이에서 측정하여 뇌관류압을 측정하도록 한다. 뇌관류압은 정상적인 환자에서 최소한 60 mmHg 이상 유지하는 것이 좋다. 그러나 노인이나 고혈압 환자, 혹은 뇌혈관 질환, 경추의 퇴행성 질환, 경추관협착증 등으로 뇌관류가 감소할 위험성이 있는 환자, 견인기에 의한 압력이 뇌나 척수조직에 지속적으로 가해지는 환자에서는 뇌관류압의 하한값을 더 높게 잡아야 한다.

(6) 공기뇌증(pneumocephalus): 수술 중 자유롭게 외부와 통하던 공기가 술후 뇌내에 갇히면서 발생한다. 밀폐된 공기뇌증은 아산화질소를 사용할 경우

팽창하여 긴장성 공기뇌증을 일으킬 수 있으므로 후두개와 수술 시 뇌막을 닫게 되면 아산화질소를 중단하는 것이 바람직하다.

(7) 정맥공기색전증(VAE)

① 좌위에서 수술을 할 경우 흔히 발생한다. 그러나 일반적으로 심장보다 높은 위치에서 시행되는 모든 뇌수술에서 발생할 수 있으므로 앙와위나 복와위에서의 수술에서도 발생할 수 있다. 좌위일 경우 전흉부 초음파 상 약 25~50%정도의 빈도로 발생하나 심혈관계의 불안정성을 초래할 만큼의 변화를 일으키는 경우는 훨씬 적다.

② 공기의 유입은 정맥의 노출이나 낮은 중심정맥압, 부적절한 수술 술식 등에 의하여 일어날 수 있다. 흡입된 공기는 폐동맥을 막아 혈류를 막거나 우심실에 머물면서 스펀지 효과를 통하여 폐동맥으로의 원활한 혈류를 막을 수 있다.

③ 심혈관계에 영향을 주지 않고 심장 내 공기를 조기에 발견하기 위하여 경식도초음파, 전흉부 도플러, 폐동맥 카테터, 호기말 가스분압 측정, 식도청진기 등이 사용되고 있다.

④ 우심방의 압력이 좌심방의 압력보다 높고 션트가 있거나 폐동정맥간의 션트가 있을 경우 전신순환으로 공기가 유입되어 중요 기관의 혈관을 막는 PAE를 일으킬 수 있다.

(8) 이외의 합병증들: 사지마비, 거대설증, 부적절한 뇌관류, 기립성 저혈압, 말단신경 손상 등이 일어날 수 있다.

3. 마취관리

후두개와 수술의 마취관리에 있어서 주의할 점은 기관내삽관 및 수술을 위해 적절한 마취 심도를 유지하고 심혈관계의 안정성을 지키며 환자의 움직임을 방지하면서 신경생리학적 감시를 할 수 있도록 하여야 하는 것이다. 또한 마취에서 부드럽게 일찍 깨어나도록 하여 조기에 신경학적 검사를 하도록 하여야 한다.

1) 마취 전 평가

일반적으로 천막위 병변을 수술하는 환자의 술전 검사를 기준으로 한다. 후두개와 수술의 경우 환자의 수술 자세로 인한 다양한 합병증을 고려하여 이에 대한 부가적인 검사가 필요하다.

(1) 신경학적 검사: 천막위 병변은 뇌압의 증가로 인한 증상이 주를 이루는 반면 천막하 병변은 내부 구조물에 대한 압박 등에 의한 호흡이나 심혈관계에 대한 영향이나 폐쇄수두증(obstructive hydrocephalus)으로 인한 뇌압 증가 및 뇌신경에 대한 압박으로 인한 증상이 주를 이룬다. 그러므로 환자의 의식상태, 신경학적인 이상, 호흡 및 심혈관계의 변화 및 구역반사(gag reflex)의 유무와 흡인폐렴의 과거력에 대하여 검사하여야 한다.

(2) 경부 검사: 수술적 시야를 확보하기 위하여 술중 환자의 목을 과도하게 숙이거나 돌리는 경우 수술 후 사지 마비에 대한 보고가 있는데 이것은 목의 과도한 움직임으로 척수에 대한 기계적인 압박, 혹은 척수혈관에 대한 견인에 의하여 일어날 수 있다. 그러므로 목 운동에 제한은 없는지 혹은 어떤 특정한 자세에서 불편한 점은 없는지에 대한 검사가 필요하며 증상이 있을 경우에는 술전 방사선 검사를 고려하여야 한다.

(3) 심혈관계 검사: 심혈관계의 검사에서 경동맥 질환이나 고혈압 혹은 허혈성 심장 질환의 유무를 확인한다. 또한 탈수 증세의 유무에 대하여 확인하여야 한다. 좌위에서의 수술이 예정된 경우 심혈관계 및 호흡기계에 대한 검사가

필요한데 특히 좌위에서의 수술이 불가한 경우(심장 내 션트질환, 우심방압이 좌심방압보다 높은 경우, PFO가 있는 경우)가 있는지에 대한 검사가 필요하다.

2) 전투약

기존에 사용하던 질환에 대한 투약은 계속하는 것을 원칙으로 한다. 의식이 명료한 환자에서는 소량의 전투약을 할 수 있으나 의식이 부족하거나 신경학적 증상이 있는 경우에서는 피하는 것이 좋다. 저환기로 인한 두개강 내압의 증가를 고려하여 마약성 제제의 전투약은 피하는 것이 좋으며 경구 benzodiazepine이 뇌압에 심각한 영향이 없이 흥분을 감소시킬 수 있는 약제로 추천된다.

3) 환자감시장치

① 대부분의 환자에서 천막위 종양에 사용하는 것과 같은 일반적인 감시 장비를 사용한다. 심전도 및 침습적 동맥압 측정 및 중심정맥압 측정, 동맥혈 산소포화도 및 호기말 이산화탄소분압, 체온 및 소변량을 측정한다.

② 좌위에서의 수술일 경우 뇌관류의 적정성을 확인하기 위하여 침습적 동맥압 측정은 심장 높이에서 확인하기 보다는 환자의 외이도(external auditory canal) 높이에서 측정하여야 한다. 또한 좌위의 경우 상기의 감시장치 이외에 VAE를 대비한 감시장치가 필요하다.

(1) 전흉부 도플러

① 가장 우선적으로 권장되는 감시장치는 기존의 호기말 이산화탄소분압 외에 전흉부 도플러이다. 전흉부 도플러는 비침습적인 감시 장비 중에서 가장 민감하게 정맥공기색전증을 감지할 수 있는데 0.25~1 mL 이상의 공기를 감지할 수 있다.

② 탐색자(probe)의 위치는 우측 흉골 옆 부위의 3~5번 늑간에 거치하는 것을 원칙으로 하나 환자의 자세를 모두 취한 후 공기의 움직임을 가장 잘

들을 수 있는 위치를 다시 한 번 확인하여 거치한다. 정확한 위치는 5~10 mL의 saline을 우심방 카테터를 통하여 주입하여 공기가 들어갔을 때와 유사한 소리가 들리므로 정확한 위치를 알 수 있다.

(2) 경식도초음파(transesophageal echocardiography, TEE): 전흉부 도플러보다 좀 더 민감하게 공기를 감지할 수 있으며 PFO를 발견할 수 있다. 또한 심장뿐만 아니라 PAE의 발생 시 대동맥 및 좌심실의 공기도 찾아낼 수 있다. 그러나 이의 사용을 위하여서는 숙달된 의사가 필요할 뿐만 아니라 침습적인 방법으로 합병증을 초래할 수 있다.

(3) 폐동맥 카테터: 좌위에서 수술하는 환자에서 흡입된 공기를 감시하는 데 사용될 수 있는데 호기말 이산화탄소분압보다 조금 더 예민하다. 심장을 통과하여 폐로 유입된 공기가 혈류를 방해하고 폐동맥 수축이 오면서 폐동맥압(pulmonary artery pressure)이 증가하게 되는데 이를 통하여 공기색전증을 감지한다. 그러나 호기말 이산화탄소분압에 비하여 침습적인 시술일 뿐만 아니라 효율적으로 우심방내의 공기를 제거할 수 없다는 단점이 있다.

(4) 호기말 가스 감시: 호기말 이산화탄소분압($EtCO_2$)은 전흉부 도플러나 경식도초음파에 비하여 상대적으로 민감하지는 않으나 상대적으로 간단하게 사용할 수 있다. 폐동맥 혈류가 공기로 인하여 방해를 받으면 이산화탄소를 잘 배출할 수 없어서 호기말 이산화탄소분압은 감소하게 된다. 전흉부 도플러와 병행 사용 시 전흉부 도플러의 지나친 민감함(sensitivity)을 보완할 수 있다.

(5) 중심정맥 카테터

① 중심정맥 카테터는 흡입된 공기의 제거에 유용할 뿐만 아니라 정확한 전흉부 도플러의 위치를 확인하는데도 사용된다. 내경정맥의 사용은 뇌로

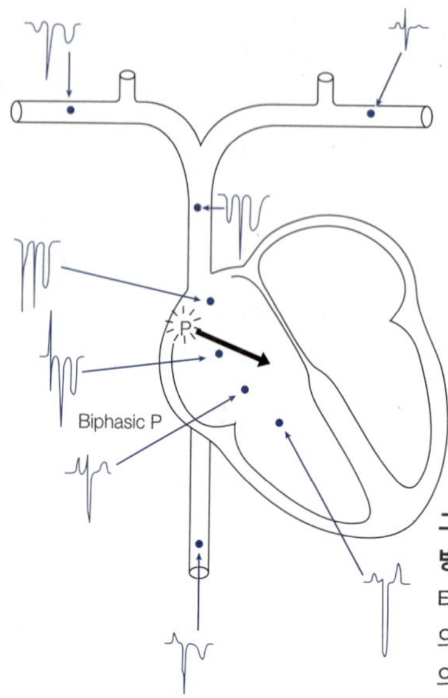

그림 7-2. 심장내 중심정맥카테터의 거치 방법. 심전도의 양극전극(다리전극)을 카테터에 연결하여 lead II를 관찰하였을 때 P파의 변화를 이용하여 원하는 위치에 카테터의 끝을 위치시킬 수 있다.

부터의 혈액 환류를 방해할 수 있기 때문에 피해야 한다고 주장하는 경우도 있으나 경정맥의 이상 혹은 혈류에 영향을 미치는 다른 문제가 없는 경우에는 숙달된 마취통증의에 의하여 내경정맥접근법을 통하여 거치할 수 있다.

② 카테터는 다공의 카테터를 사용하며, 위치는 공기를 가장 잘 흡입하여 낼 수 있는 상대정맥과 심장의 접합 부위에 놓이도록 한다. 중심정맥 카테터를 정확한 위치에 거치하기 위해서는 흉부 방사선 촬영이나 혈관 내 심전도의 관찰을 이용하여 거치할 수도 있다(그림 7-2).

4) 마취 유도

(1) 환자감시: 일반적인 천막위 종양과 같은 방법으로 마취 유도한다. 뇌압이 증가되어 있는 환자에서는 적극적인 혈압관리를 위하여 마취 유도 전에 침습적 동맥압 측정을 할 수 있다.

(2) 유도약제: 마취유도시의 심혈관계의 안정성을 위하여 정맥 마취제(thiopental, propofol)와 마약성 제제(fentanyl, remifentanil)를 주로 사용하며 마취의 유지는 수술 후 조기에 신경학적 검사를 위하여 정맥마취제와 산소 및 공기를 이용한 전정맥마취나 정맥마취제와 함께 흡입마취제와 산소 및 공기, 혹은 산소와 아산화질소를 이용한 균형마취를 사용한다.

(3) 아산화질소(nitrous oxide): 아산화질소의 사용에 대해서는 다양한 의견이 있다. 아산화질소 자체가 좌위에서 VAE를 일으키지는 않으나 유입된 공기를 팽창시켜 VAE를 악화시킬 수 있다. 일반적으로 아산화질소의 사용을 금기시 하지는 않으나 VAE가 발생하면 즉시 중지하여야 한다.

(4) 기타: 수술을 위하여 환자의 자세를 취한 후 최종적으로 기관내튜브의 정확한 위치를 확인한다.

5) 마취 유지

수술 중 마취관리의 목표는 적절한 뇌관류압을 유지하고, 술중 수술 조작에 의한 심혈관계의 변화를 즉각 감지하여야 하며 또한 술중 환자의 움직임을 방지하면서 뇌신경 검사가 필요한 경우 이를 가능하도록 적절한 깊이의 마취를 유지하는 것이다.

(1) 자세: 좌위에서 수술을 하는 경우 우선적으로 자세의 변화에 따른 심혈관계의 변화와 VAE를 예방하는 것에 주안점을 두어야 한다.

① 환자의 자세 변화는 가능한 한 혈압 변화를 최소화할 수 있도록 천천히 하도록 한다.

② 환자의 자세가 완전히 잡힌 후에는 환자의 기관내튜브의 위치를 확인하고 턱과 흉부 사이에 손가락 2개 정도가 들어갈 수 있는 공간이 확보되었는지 확인한다.

③ 전흉부 도플러의 위치를 중심정맥관을 통하여 수액을 주입하여 확인한다.

④ 환자의 팔꿈치 혹은 발뒤꿈치 등 신경이 눌릴 수 있는 부위를 확인하여 신경 손상을 예방한다.

(2) 술중 심혈관계 유지

① 수술 중 안정적인 심혈관계의 유지를 위하여 좌위 환자의 경우 자세 변화 전에 충분한 수액공급이 필요하며 다리에 탄력붕대나 스타킹을 착용한다.

② 수술 중 심혈관 변화는 수술 자극에 의한 뇌 손상 때문에 나타날 수 있다. 그러므로 심각한 심혈관계의 변화가 없다면 항콜린제나 베타차단제를 사용하여 이러한 심혈관 변화를 마스킹하지 않는 것이 바람직하다. 또한 이러한 심혈관의 변화가 있을 경우 집도의와 긴밀하게 상의하여 문제를 해결하도록 한다.

(3) 정맥공기색전증(VAE)

① VAE의 예방

i. 술중 출혈 시 즉시 지혈을 시행한다.

ii. 박리된 뼈의 단면 부위에 골랍(bone wax)을 바른다.

iii. 노출되는 조직에 젖은 거즈를 덮는다.

iv. 과도한 좌위로 머리를 높이지 않는다.

② VAE의 증상

i. 경식도 초음파 상 공기 출현 및 전흉부 도플러 상 공기 흡입음.

ii. 폐동맥압 증가, 폐고혈압

iii. 호기말 이산화탄소분압 감소

iv. 동맥혈가스분석: 산소 분압 감소, 이산화탄소 분압 증가

v. 부정맥, 저혈압 및 심정지

③ VAE의 발생 시 처치법

i. 집도의에게 공기유입을 알려 수술부위에 물을 뿌리거나 노출된 뼈부위에 골랍을 발라 더 이상의 공기 유입을 막는다.

ii. 아산화질소의 사용을 중지한다(아산화질소를 사용한 경우).

iii. 100% 산소를 이용하여 호흡한다.

iv. 중심정맥카테터를 이용하여 공기를 제거한다.

v. 계속적인 공기의 유입이 있을 경우 경정맥을 압박하고, 가능하다면 환자의 머리를 낮춘다.

vi. 혈압을 유지하기 위하여 승압제를 사용한다.

vii. 공기의 유입이 심할 경우 심정지를 초래할 수 있으므로 흉부압박을 한다.

viii. 환자의 자세를 좌측와위로 전환하는 것은 효과적이지 않은 것으로 보고되고 있다. 호기말양압호흡은 PAE의 가능성을 높일 수 있으므로 시도하지 않는다.

(6) 신경생리학적 검사: 뇌신경에 대한 수술을 할 경우 수술의 적절성을 확인하기 위하여 신경생리학적 검사가 필요할 경우가 있다. 신경생리학적 검사를 할 경우 흡입마취제와 아편유사제를 병용하거나 혹은 propofol과 remifentanil을 이용한 정맥마취를 시행하여 검사를 행할 수 있도록 하고 안면신경 자극이 필요할 경우 완전히 근이완제를 사용하지 않기도 하나 train of four(TOF) 검사와 함께 지속적인 근육이완제의 주입을 하여 낮은 정도의 근이완이 일정하게 유지하면서 검사를 하기도 한다. 이때 TOF 검사는 마비가 없는 쪽에 하는 것을 원칙으로 한다.

6) 각성 및 회복

① 마취로부터 회복 시에는 기침을 피하면서 부드럽고 빠른 각성을 유도하여 조기에 신경학적 검사를 하도록 하는 것을 원칙으로 한다.

② 술후 환자의 각성이 늦어지는 경우는 공기뇌증, PAE로 인한 뇌경색, 뇌간의

손상, 뇌혈종 및 뇌부종이 있을 수 있다. 그러므로 이에 대한 적절한 치료를 조기에 하기 위하여 빠른 진단이 필요하다.

③ 호흡중추에 대한 손상은 술후 호흡에 이상을 일으킬 수 있으며 인후의 부종이나 거대설증으로 인하여 기도폐쇄가 올 수 있다. 또한 뇌신경의 손상으로 구역반사의 손상이 와서 기도 보호가 잘 되지 않을 수 있다. 이러한 경우에는 기관내튜브를 계속 유지하며 인공호흡을 계속한다.

④ 술중 VAE가 발생한 경우에는 술후 폐부종이 있을 수 있으므로 산소의 공급이 필요하며 인공호흡을 지속한다. 24시간 동안 심전도 검사를 한다. 만약 PAE가 의심된다면 고압 산소 요법을 시도할 수 있다.

증례 54세 여자가 3년 전부터 시작된 청력감소를 주소로 내원하였다. 자기공명영상(magnetic resonance imaging) 상 왼쪽 소뇌교각에 지름 약 3.5 cm 크기의 종양이 발견되었으며 개두술과 종양제거술이 예정되었다.

Q. 천막상부 종양에 비해서 후두개와 종양 수술에서 특별히 고려되어야 할 사항에 대해서 기술하시오.

A. 1) 훨씬 더 제한된 공간이고, 종종 뇌신경이나 뇌간과 인접해 있는 경우가 많으므로 수술에 의한 손상에 더 민감하다.

2) 혈관운동 중추의 자극에 의해 심혈관계의 급격한 변화가 갑자기 일어날 수 있다.

3) 뇌신경 손상의 위험이 높기 때문에 뇌생리 감시장치의 사용이 빈번하다(sensory evoked potentials(SEP), brainstem auditory evoked potential (BAEP), electromyography(EMG) 등).

4) 종양의 위치에 따라 다양한 체위에서 수술을 시행하게 되며 이에 따른 문제점을 항상 염두에 두어야 한다(예: 정맥혈 공기색전증, jugular venous outflow obstruction 등).

Porter SS, Sanan A, Rengachary SS: Surgery and anesthesia of the posterior fossa In: Textbook of Neuronesthesia: with neurosurgical and neuroscience perspectives. Edited by Albin MS. New York, The McGraw-Hill companies Inc. 1997, pp 971-1004.

Topf N, Hemmings HC: Brain tumor and craniotomy. In: Anesthesiology; Problem-Oriented Patient Management. 6th ed. Edited by Yao FF, Artusio JF: Philadelphia, Lippincott Company. 2008, pp 527-547.

Q. 근전도검사(electromyography, EMG), 체성감각유발전위(somatosensory evoked potential, SEP), 뇌간청각유발전위(brain stem auditory evoked potential, BAEP) 등의 유발전위 감시장치를 사용하면서 수술을 진행할 경우의 마취관리에 대해 기술하시오.

A. 1) 피질하반응(subcortical responses)

일반적으로 감시하고자 하는 유발전위가 전적으로 말초신경(예: evaluation of neuroma in situ), 척수(예: invasive spinal cord electrodes), 뇌간(예: BAEP)에서 기원한다면 어떤 마취제를 사용하여도 상관이 없다. 근육의 반응을 측정할 필요가 있는 경우에는 근육이완제의 사용을 피하면 된다.

2) 피질반응(cortical reponses)

대뇌피질에서 발생하는 유발전위를 감시하고자 할 때에는 마취제의 선택에 주의를 기울여야 한다. 흡입마취제를 사용할 경우 아편유사제나 진정제를 병용하여 저용량(0.2~0.5 MAC)으로 유지할 경우 감시에 큰 영향을 주지 않고 수술을 진행할 수 있다. 그러나 적절하고 반복 가능하고 신뢰할 수 있는 반응을 얻을 수 없을 경우에는 흡입마취제의 용량을 줄이거나 다른 정맥마취제로 바꾸어야 할 것이다. 마취유도 후 유발전위가 중요한 시기 까지는 대개 충분한 시간 여유가 있으므로 이 기간 동안 마취제에 의한 영향을 평가하여 조정하여야 한다. 종종 전정맥마취(total intravenous anesthesia, TIVA)를 시행하여야 하는 경우도 있을 것이다.

마취제에 의한 순환계의 반응이 환자마다 다르게 나타나듯이 마취제가 유발전위에 미치는 영향도 개인차가 심할 수 있다. 즉 특정한 마취제의 조합이 한 환자에서는 큰 문제없이 사용되었다 해도 다른 환자에서는 사용할 수 없을 수도 있다.

수술 전에 측정한 유발전위도 수술 중 유발전위를 측정하는데 도움을 줄 수 있다. 수술 전 유발전위의 진폭이 크고 뚜렷하다면 수술 중 마취제를 상당량 사용하여도 감시하는데 큰 문제가 없을 수 있지만, 수술 전 검사에서 유발전위의 진폭이 작고 측정이 힘들었다면 수술 중의 마취제 사용에 의해 검사가 불가능할 수 있다. 또 나이가 많은 노인과 신경학적 질환이 심한 경우 마취 중 유발전위의 감시가 힘들며 따라서 흡입마취제 등에 의한 영향을 더 많이 받는다.

EMG의 방해에 의해 수술 전 유발전위의 측정이 어려웠다면 마취제와 근육 이완제를 사용하는 수술 중에는 오히려 유발전위의 측정이 쉬워질 수 있다. 또 수술 전과 수술 중의 유발전위 측정방법에 차이가 있을 경우 수술 전 유발전위 검사가 수술 중의 검사의 예측에 도움이 되지 못할 수도 있다. 감시하고자 하는 신경회로에 장애가 있거나 수술 전 검사에서 유발전위의 측정이 어려웠던 경우에는 처음부터 전정맥마취를 고려할 수 있다.
전정맥마취 하에서도 유발전위의 측정이 만족스럽지 못 할 경우 etomidate나 ketamine 같은 유발전위를 촉진시키는 마취제의 사용을 고려할 수 있다. 그러나 아주 소수의 환자에서는 가능한 모든 방법을 사용해 보아도 만족스러운 유발전위의 측정이 불가능할 수 있음을 알아야 한다.
어떤 마취방법을 사용하든지 유발전위의 변화에 민감한 시기에는 마취심도를 일정하게 유지해 주는 것이 중요하며, 이 시기에 마취제의 추가 투여가 꼭 필요할 경우에는 수술의와 상의하여 유발전위의 측정에 변화가 있을 수 있음을 주지시켜야 할 것이다.

Porter SS, Sanan A, Rengachary SS: Surgery and anesthesia of the posterior fossa In: Textbook of Neuronesthesia: with neurosurgical and neuroscience perspectives. Edited by Albin MS. New York, The McGraw-Hill companies Inc. 1997, pp 971-1004.

Topf N, Hemmings HC: Brain tumor and craniotomy. In: Anesthesiology; Problem-Oriented Patient Management. 6th ed. Edited by Yao FF, Artusio JF: Philadelphia, Lippincott Company. 2008, pp 527-547.

Q. 후두개와 종양 수술시 사용할 수 있는 체위와 이에 따른 주의점을 기술하시오.

A. 1) 좌위

(1) 머리와 몸통이 항상 같이 움직이도록 머리를 고정시키는 장치를 부착하여야 한다(손상을 방지하고 응급상황에서 빨리 체위를 변환시킬 수 있다).

(2) 상완신경총(brachial plexus), 척골신경(ulnar nerve), 총비골신경(common peroneal nerve), 좌골신경(sciatic nerve)의 손상을 방지하기 위해 적절한 padding을 해 주어야 한다.
(3) 팔꿈치나 무릎이 수술대의 딱딱한 부분에 직접 닿지 않게 해 준다.
(4) 체중이 뒷등, 엉덩이, 넓적다리 등에 균등히 배분되도록 한다.
(5) 머리를 굽히되 턱과 가슴 사이가 1 inch(2.54 cm) 이상이 되도록 한다(기도를 유지시키고, 얼굴과 혀로부터의 정맥혈 배출에 장애가 되지 않도록 하기 위해).
(6) 마지막에는 목을 굽히면서 기관내튜브의 위치가 바뀌지 않았는지 다시 한 번 확인한다.
(7) 혈액 저류을 방지하기 위하여 압박 스타킹이나 공기장화를 사용한다.
(8) 공기색전증의 공기 유입구로서 작용하는 것을 방지하기 위해 머리를 고정하는 핀 위치에 항생제를 함유한 바셀린 제제를 발라둔다.

2) 복와위

(1) 머리를 pin으로 고정하여야 한다(고정을 하지 않을 경우 머리가 불안정해지며 얼굴부위에 압력손상을 입을 수 있고, 중심망막동맥의 폐쇄에 의해 실명이 올 수 있다).
(2) 흉곽과 복부가 압박되지 않도록 쇄골에서 골반 부위까지 pad를 대어 준다.

3) 측와위

(1) 신경과 혈관손상을 방지하기 위해 겨드랑이 밑에 pad를 반드시 한다.
(2) 총비골신경의 압박손상을 방지하기 위해 다리 사이와 아래쪽 다리 아래에 pad를 한다.
(3) 아래쪽 다리는 곧게 펴고, 위쪽 다리는 약간 굽힌다.
(4) 위쪽 팔은 머리 근처에 놓거나, 환자가 큰 경우 위쪽 팔을 팔받침 위에

놓는다.

(5) 환자의 어깨에 의해 수술 시야가 지장을 받을 경우 테이프를 붙여 강제로 아래쪽으로 끌어 놓을 수도 있다.

4) 반복와위

(1) Pad를 측와위와 동일하게 시행한다.

(2) 머리를 30° 정도 비틀며 목은 최대한도로 굽힌다(목을 과도하게 비틀 경우 정맥혈 배출 장애가 발생하여 두개내압이 증가할 수 있다).

(3) 마지막에 기도내 압력곡선을 확인하여 환기에 지장이 없는지 살핀다.

5) 앙와위

(1) 목을 한 쪽으로 비틀게 되는데 너무 과도하지 않은지 확인한다(노인의 경우 목이 굳어져 있어 앙와위에서의 수술이 불가한 수 있으며, 반복와위와 마찬가지로 정맥혈 배출에 지장을 줄 정도로 목을 비틀지 않도록 주의한다).

(2) 수술부위와 같은 쪽의 어깨 아래에 pad를 하여 목을 비트는데 따른 긴장도를 감소시킨다.

Porter SS, Sanan A, Rengachary SS: Surgery and anesthesia of the posterior fossa In: Textbook of Neuronesthesia: with neurosurgical and neuroscience perspectives. Edited by Albin MS. New York, The McGraw-Hill companies Inc. 1997, pp 971-1004.

Topf N, Hemmings HC: Brain tumor and craniotomy. In: Anesthesiology; Problem-Oriented Patient Management. 6th ed. Edited by Yao FF, Artusio JF: Philadelphia, Lippincott Company. 2008, pp 527-547.

Q. 정맥 공기색전증의 진단, 예방, 치료에 대해 기술하시오.

A. 1) 진단

(1) 임상징후: 저혈압, 저산소증, 숨헐떡임, 부정맥, mill-wheel murmur(이러한 증후는 신뢰도가 떨어지고 말기에 나타남)

(2) 전흉부 도플러

① 탐색자 위치: 우측 흉골 옆 부위의 3~5번 늑간

② 0.05 mL/kg의 공기에도 소리가 변함

(3) 호기말 이산화탄소분압의 급격한 감소와 호기말 질소분압의 증가

(4) 폐동맥압과 중심정맥압의 증가와 폐모세혈관 쐐기압의 감소

(5) 경식도초음파

① 0.02 mL/kg의 공기도 감지해 낼 수 있음(가장 예민한 검사)

② 단점: 장비가 비싸고 크며, 경식도초음파를 판독할 수 있는 직원이 필요

2) 예방

(1) 출혈 시 지혈을 즉시 그리고 완전히 시행한다.

(2) 노출되는 모든 뼈조직에 골랍을 아끼지 않고 바른다.

(3) 노출되는 조직에 젖은 거즈를 덮어 놓는다.

(4) 과도하게 머리를 올리지 않는다.

(5) Military antishock trousers(MAST): 30~40 mmHg로 팽창시키면 소아에서 목정맥압을 대기압 이상으로 올려 VAE 방지에 효과가 있다는 보고가 있음. 그러나 실제로 중심정맥압 상승효과가 30분 이상 지속되지 않아 임상적인 유용성은 거의 없을 것으로 사료됨.

3) 치료

(1) 수술의에게 알려서 더 이상의 공기 유입을 막는다.

- 수술 부위를 물로 적시고, 젖은 스펀지(wet sponge)로 덮어 주며, 공기

유입이 의심되는 부위가 있는지 살핀다.

(2) 우심방 카테터를 통해 공기를 빼낸다.

(3) 아산화질소의 투여를 중단하고 100% 산소를 투여한다.

(4) 목정맥을 누르거나 Valsalva maneuver를 시행하여 공기유입 부위를 찾는데 도움을 준다. 그러나 이러한 방법에 대하여 논쟁의 여지가 있다.

(5) 필요하면 혈역학적인 보조를 해 준다(수액, 승압제, inotrope, 항부정맥제).

(6) 위와 같은 조치에도 공기색전증이 호전되지 않으면 도움을 청한다.

(7) 더 이상의 공기가 유입되지 않도록 머리를 낮춘다.

(8) 혈역학적인 보조를 계속하고 필요하면 심폐소생술을 시행한다.

(9) 필요하면 좌측와위도 취해 볼 수도 있다.

Porter SS, Sanan A, Rengachary SS: Surgery and anesthesia of the posterior fossa In: Textbook of Neuronesthesia: with neurosurgical and neuroscience perspectives. Edited by Albin MS. New York, The McGraw-Hill companies Inc. 1997, pp 971-1004.

Topf N, Hemmings HC: Brain tumor and craniotomy. In: Anesthesiology; Problem-Oriented Patient Management. 6th ed. Edited by Yao FF, Artusio JF: Philadelphia, Lippincott Company. 2008, pp 527-547.

Q. 수술 중 갑자기 심한 서맥이 발생했을 때 가능한 원인과 처치에 대해 기술하시오.

A. 1) 원인

뇌간 부위와 가까운 곳에서 수술을 진행하면 경우에 따라 뇌간이 자극되어 자율신경계의 극적인 반응이 발생할 수 있다. 미주신경반사가 자극되면 극심한 서맥과 저혈압이 발생될 수 있으며 경우에 따라서는 심정지가 일어나기도 한다. 이러한 현상에 의해 종종 교감신경계의 반사가 일어나 서맥과 저혈압이 순간적으로 빈맥과 고혈압으로 전환되기도 하는 등 활력증후가 심하게 변화할 수 있다.

2) 처치

(1) 수술의에게 알려 더 이상의 수술진행을 막는다. 대개의 경우 조금 기다리면 증상이 호전된다.

(2) 예방적으로 glycopyrrolate를 투여하여 심박수를 15~20% 정도 증가시킨다. 교감신경계가 자극된 것으로 사료되면 교감신경 차단제를 사용한다.

(3) 약제의 투여에 의해 뇌간자극증상이 감춰질 수 있음에 주의한다.

Porter SS, Sanan A, Rengachary SS: Surgery and anesthesia of the posterior fossa In: Textbook of Neuronesthesia: with neurosurgical and neuroscience perspectives. Edited by Albin MS. New York, The McGraw-Hill companies Inc. 1997, pp 971-1004.

Topf N, Hemmings HC: Brain tumor and craniotomy. In: Anesthesiology; Problem-Oriented Patient Management. 6th ed. Edited by Yao FF, Artusio JF: Philadelphia, Lippincott Company. 2008, pp 527-547.

참고문헌

Bendo AA, Kass IS, Hartung J, Cottrell JE: Anesthesia for neurosurgery. In: Clinical anesthesia. 5th ed. Edited by Barash PG, Cullen BF, Stoelting RK: Philadelphia, Lippincott-Raven Publishers. 2006, pp746-789.

Black S, Ockert DB, Oliver WC, Cucchiara RF: Outcome following posterior fossa craniotomy in patients in the sitting or horizontal positions. Anesthesiology 1988; 69: 49-56.

Bunegin L, Albin MS, Helsel PE, Hoffman A, Hung TK: Positioning the right atrial catheter: a model for reappraisal. Anesthesiology 1981; 55: 343-8.

Culley DJ, Crosby G: Anesthesia for posterior fossa surgery. In: Handbook of neuroanesthesia. 4th ed. Edited by Newfield P, Cottrell JE: Philadelphia, Lippincott williams & Wilkins Publishers. 2007, pp 327-44.

Drummond JC, Patel PM: Neurosurgical anesthesia. In: Anesthesia. 6th ed. Edited by Miller RD: Philadelphia, Elsevier Churchill Livingstone Publishers. 2005, pp 2127-73.

Giebler R.: Effect of positive end-expiratory pressure on the incidence of venous air embolism. Br J Anaesth 2000; 80: 30-5.

Ho VTG, Newman NJ, Song S, Ksiazek S, Roth S: Ischemic optic neuropathy following spine surgery. J Neurosurg Anesthesiol 2005; 17: 38-44.

Mammoto T, Hayashi Y.: Incidence of various and paradoxical air embolism detected by TEE. Acta Anesthesiol Scand 1998; 42: 643-7.

Meridy HW, Creighton RE, Humphreys RP: Complications during neurosurgery in the prone position in children. Can Anaesth Soc J 1974; 21: 445-53.

Patel SJ, Wen DY, Haines SJ: Posterior fossa: Surgical considerations. In: Anesthesia and neurosurgery. 4th ed. Edited by Cottrell JE, Smith DS: St. Louis, Mosby Publishers. 2001, pp 319-33.

Perkins NA, Bedford RF: Hemodynamic consequences of PEEP in seated neurological patients: Implications for paradoxical air embolism. Anesth Analg 1984; 63: 429-32.

Pivalizza EG, Katz J, Singh S, Liu W, McGraw-Wall BL: Massive macroglossia after posterior fossa surgery in the prone position. J Neurosurg Anesthesiol 1998; 10: 34-6.

Porter JM, Pidgeon C, Cunningham AJ: The sitting position in neurosurgery: a critical appraisal. Br J Anaesth 1999; 82: 117-28.

Smith DS, Osborn I: Posterior fossa: Anesthetic considerations. In: Anesthesia and neurosurgery. 4th ed. Edited by Cottrell JE, Smith DS: St. Louis, Mosby, Inc. 2001: pp335-51.

8장

두개내 동맥류수술의 마취관리
(Anesthetic Management for Intracranial Aneurysm)

학습목표

1. 두개내 동맥류 파열로 인한 거미막밑출혈의 병태생리, 진단, 중증도 평가법을 기술한다.
2. 거미막밑출혈의 합병증을 열거한다.
3. 재출혈의 선행요인, 예방법 및 관리에 대해 기술한다.
4. 혈관연축의 위험요인, 진단, 치료 및 예방법에 대해 기술한다.
5. 거미막밑출혈의 심장, 호흡기계를 비롯한 내과적 후유증에 대해 기술한다.
6. 마취유도 시 수의점과 마취제 및 근이완제의 선택, 기관내삽관에 의한 혈압상승 예방법에 대해 기술한다.
7. 마취유지 중 재출혈 예방법을 기술한다.
8. 마취유지 중 뇌용적 감소를 위한 관리와 동맥류파열 시 관리에 대해 기술한다.
9. 마취로부터 각성, 회복 및 수술 후 관리에 대해 기술한다.
10. 저체온순환정지의 적응증, 뇌보호방법, 감시장치 및 합병증 예방법에 대해 설명한다.

자연 발생적인 거미막밑출혈(subarachnoidal hemorrhage, SAH)의 가장 흔한 원인인 두개내 동맥류의 수술 시 수술 전, 중, 후의 마취 관리는 동맥류파열, 재출혈(rebleeding), 혈관연축(vasospasm), 뇌허혈, 신경학적 결손 등의 위험을 최소화하도록 하여 수술의 진행을 원활하게 하고 환자의 회복을 빠르게 하여 이병률과 사망률을 줄이는데 중점을 두어야 한다.

1. 병태 생리 및 일반적인 고려사항

1) 발생빈도

유병률은 약 2%(0.5~7%), SAH의 연간발생률은 6.5~26.4명/100,000, 뇌동맥류 파열 비율은 연간 0.05~6%, 전 인구의 약 1%이다.

2) 분류

(1) 형태에 따른 분류: 낭상(saccular), 방추형(fusiform), 박리형(dissecting)으로 나눈다.

(2) 크기에 따른 분류: small (<1 cm, 78%), large (1~2.4 cm, 20%), giant (≥ 2.5 cm, 2%)로 나눈다.

(3) 기타: 뇌손상 후 2~3주에 발생하는 외상성(traumatic) 뇌동맥류와 진균감염에 의한 뇌동맥류가 있다.

3) 발생 위치와 양상

환자의 10~30%에서 두 개 이상의 동맥류를 가진다.

(1) 전방순환계(anterior circulation): 두개내 동맥류의 90%를 차지한다.

① 전교통동맥동맥류(anterior communicating artery aneurysm): 두개내 동맥류 중 가장 발생빈도가 높고(37%) 남자에게서 다소 많으며, SAH의 형태로 나타난다.

② 후교통동맥동맥류(internal carotid-posterior communicating artery aneurysm): 전체 뇌동맥류의 25%를 차지, 여자에게서 더 흔하다.

③ 중간대뇌동맥동맥류(middle cerebral artery aneurysm): 두개내 동맥류의 약 20%를 차지, 이중 80%는 중간대뇌동맥의 분지부(bifurcation)에서 발생한다. 가장 흔한 임상증상은 SAH이며, 이와 더불어 측두엽 또는 전두엽 내로 출혈하게 되어 뇌실질내 혈종의 빈도가 30~50%로 높다.

(2) 후방순환계: 두개내 동맥류의 10%를 차지하며, 뇌기저동맥분지부(basilar artery bifurcation)에 가장 많이 발생하고 수술적 접근이 매우 어렵다.

4) 미파열 뇌동맥류

전구증상 및 징후를 보이는데, 가장 흔한 증상은 두통이고 가장 흔한 징후는 제3신경마비이다. 다른 임상소견으로는 뇌간 기능장애, 시야결손, 삼차신경통, 해면정맥동증후군(cavernous sinus syndrome), 발작, 시상하부-뇌하수체 기능장애 등이 있다. 가장 흔히 사용되는 진단방법은 뇌혈관조영술, 자기공명뇌혈관조영술, 나선형 전산단층촬영 혈관조영술이다. 대부분의 환자가 40~60세이고 뇌동맥류외의 다른 건강상태는 양호하며, 예정수술로 동맥류경부 결찰술이나 코일을 이용한 혈관내수술을 받게 된다.

5) 거미막밑출혈(SAH)

SAH의 가장 흔한 원인은 낭상 뇌동맥류의 파열이며(75~80%), 이외에 동정맥기형(4~5%), 외상, 겸상적혈구병, 혈액응고질환 등도 SAH의 원인이다. 뇌동맥류 파열의 위험요인은 표 8-1과 같다.

(1) 진단

① 병력: 갑자기 발생하는 극심한 두통, 권태감, 오심, 구토

② 진찰(physical examination): 의식의 변화, 수막자극증(meningism), 목덜미경직(nuchal rigidity), 안구내 출혈, 뇌실질내 출혈 동반 시 운동마비, 동공부동(anisocoria), 제3신경마비 등이 나타난다.

표 8-1. 뇌동맥류 파열의 위험 요인

흡연
고혈압
임신
음주
코카인, 암페타민 남용
경구 피임약 복용
혈중 콜레스테롤 > 6.3 mmol/L
유전적 요인[예: 보통염색체우성 다낭성콩팥병(autosomal-dominant polycystic kidney disease, ADPKD)]
가족력: 일등친(first-degree relatives)

③ 영상진단: 전산화단층촬영, 뇌혈관조영술(뇌동맥류의 정확한 위치와 형상), 입체재현 혈관조영술, 자기공명혈관조영술(MRA)

④ 요추천자: 전산화단층촬영 상 음성일 경우 뇌척수액 분석을 위해 시행한다. 뇌척수액을 원심분리하면 노랗게 변색이 되는 황색변색증(xanthochromia)이 SAH 후 4시간에서 3주 사이에 나타난다. 그러나 요추천자는 탈뇌나 재출혈을 유발할 수 있다.

(2) 중증도 평가법: 수술적 위험과 결과를 평가하는 기준이 되며, Hunt와 Hess 변형 등급과(표 8-2) 세계신경외과의사연합(World Federation of Neurological Surgeons, WFNS) 등급이(표 8-3) 있다.

표 8-2. Hunt와 Hess 변형 등급

등급	기준
0	파열되지 않은 뇌동맥류
I	무증상, 혹은 극미한 두통과 약한 목덜미경직
II	중등도 내지 심한 두통, 목덜미경직, 그러나 뇌신경마비 이외의 다른 신경학적 결손이 없다
III	기면(drowsiness), 혼돈(confusion), 혹은 경한 국소적 결손(focal deficit)
IV	혼미(stupor), 경증 내지 심한 편측부전마비, 제뇌경직의 초기 증상, 식물인간성 장애
V	심혼수(deep coma), 제뇌경직, 빈사상태(moribund appearance)

표 8-3. 세계신경외과의사연합(WFNS) 등급

WFNS 등급	글라스고우혼수척도 (Glasgow coma scale, GCS)	운동 결손(motor deficit)
I	15	무
II	14-13	무
III	14-13	유
IV	12-7	유 혹은 무
V	6-3	유 혹은 무

6) 거미막밑출혈의 합병증

SAH의 합병증은 표 8-4와 같고, 중추신경계의 주 합병증은 재출혈, 혈관연축, 수두증(hydrocephalus)이다.

(1) 재출혈: SAH 후 신경학적 증상 악화의 주요 원인 중 하나로, SAH 후 24시간 이내에 가장 잘 발생하며(4%), 그 후 재출혈 가능성은 1.5%/day로 2주경에

표 8-4. 동맥류 파열에 의한 거미막밑출혈의 합병증

중추신경계
재출혈
혈관연축
자동조절장애
두개내압 상승: Hunt와 Hess 등급 IV, V
수두증
발작
전신적 장애
혈량저하증
저나트륨혈증, 저칼륨혈증, 저칼슘혈증
심전도이상
호흡기계 이상: 폐부종, 폐렴, 폐색전
간기능장애
신기능장애
저혈소판증
위장관출혈

19%, 1개월 이내에 20~30%, 6개월에 50%에 달하고, 그 후부터는 15년 동안 1년에 3%씩 감소한다. 전반적인 재출혈 빈도는 11%이다. 재출혈 시 사망률은 50~70%로 증가하며 SAH에 의한 사망 원인의 22%를 차지한다.

① 병태생리학적 후유증: 두개내압 상승, 뇌관류 감소, 급성 수두증, 뇌경색, 자동조절기능 장애, 뇌산소소모량(cerebral metabolic rate for oxygen consumption, $CMRO_2$) 감소

② 재출혈의 선행요인

i. 거미막밑 출혈량이 많은 경우

ii. 신경학적 상태가 나쁜 경우

iii. 처음 출혈과 재출혈 사이의 간격이 짧은 경우

iv. 여성: 재출혈 빈도가 남성의 두 배

v. 노인 및 일반적인 건강상태가 나쁜 경우

vi. 전신고혈압: 재출혈 위험은 수축기혈압과 직접적인 관련이 있다.

vii. 다수의 재출혈 과거력

viii. 뇌내 또는 뇌실내 혈종

ix. 비정상적인 혈액응고 지표

x. 후방순환계 동맥류

③ 예후: 예후를 결정하는 가장 중요한 요인은 혈종의 크기로, 경막하 혈종이 크고 전산화단층촬영에서 심한 중간선 전위를 보이는 환자와 뇌내 또는 뇌실내 출혈이 있는 환자는 예후가 나쁘다. 동맥류의 조기 결찰수술이나 혈관내수술이 재출혈을 막는 유일하게 확실한 방법이며 24~48시간 이내에 시행하는 것이 예후를 좋게 하므로 선호된다. 대부분의 환자가 임상적인 중증도 등급이 좋고(WFNS 등급 I-II) 크기가 작은 전방순환계 동맥류를 가진 2,143명의 환자를 대상으로 무작위로 실시한 국제적인 거미막밑 동맥류 임상시험의 1년 추적조사 결과, 재출혈 위험이 동맥류결찰술에서 1%, 혈관내수술에서 2.4%로 두 방법 모두 낮았으나 사망이나 심각한 불구는 혈관내수술 환자에서 동맥류결찰술을 시행한 환자에 비해 상

대적 위험은 22.6%, 절대적 위험은 6.9% 낮은 것으로 나타났다.

④ 재출혈의 예방

i. 수축기혈압의 상승과 경벽압(평균동맥압 - 두개내압)의 상승을 조절한다.

ii. 짧은 작용시간을 갖는 항고혈압제 투여(esmolol, labetalol): 불안정한 고혈압의 조절이나 치료적 시술로 인한 일시적 혈압상승의 조절을 위함.

iii. 뇌관류압 감소로 인한 혈관연축의 발생이나 악화를 막기 위해 평소의 정상혈압 이상을 유지

iv. 통증과 불안을 경감시키기 위해 적정용량의 마약진통제와 진정제 투여

v. 요추천자나 뇌실천자에 의한 뇌척수액의 갑작스런 배액을 피한다. 갑작스런 뇌척수액 배액은 두개내압의 감소로 상대적인 경벽압 증가를 일으켜 동맥류 재파열이 발생할 수 있다.

vi. 정상 혈량 유지

vii. 발작 자체가 고혈압을 일으키므로 발작을 피한다.

⑤ 재출혈의 관리

i. 뇌관류압 유지

ii. 두개내압 상승 제한

iii. 두개내 용적 감소

iv. 전신적인 혈압 조절

v. 동맥류 경벽압 감소

vi. 동맥혈산소포화도와 혈색소농도를 정상으로 유지하여 뇌산소 운반을 적절하게 유지

⑥ 응급 재수술: 혈종을 제거하기 위해 혹은 술 후 출혈이나 뇌실 배액을 조절하기 위해 응급수술이 필요할 수 있다. 뇌실의 감압을 위하여 병상에서 외부 뇌실배출관을 삽입할 수 있다.

⑦ Epsilon-aminocaproic acid (EACA)와 다른 항섬유소용해제 사용은 SAH

후 첫 2주 이내에 재출혈 발생률을 반으로 줄이나, 혈관연축과 수두증의 빈도를 증가시켜 전반적인 결과 향상에는 효과가 없어 신경외과 의사들은 조기에 혈관내수술이나 직접 결찰술을 선호한다.

(2) 혈관연축: SAH 환자에서 이환율과 사망률의 주요 원인(30%)으로, 뇌혈관조영술 상 환자의 70%까지 발견 가능하나 임상적으로 허혈성 신경학적 결손을 보이는 경우는 환자의 30~35%이다. SAH 후 4~12일에 빈발하고, 6~7일에 발생률이 가장 높으며, 수 시간 내지 수 일 내에 혼수와 사망(5~17%)에 이르거나 2~4주에 걸쳐 서서히 호전된다.

① 발생기전: SAH 후 혈액응괴 내 적혈구의 분해로 생기는 연축발생 물질에 의해 혈액응괴에 둘러싸인 큰 동맥이 가늘어진다.

② 위험요인: SAH에 의한 뇌자동조절장애와 비정상적인 이산화탄소 반응성, 입원 시 13 이하의 Glasgow coma scale (GCS) 점수, 경두개도플러초음파촬영술에서 평균 중간대뇌동맥 혈류속도의 조기 증가, 전대뇌동맥과 내경동맥(internal carotid artery) 동맥류, 술 중 혹은 술 후 농축적혈구 수혈 등이다. Fisher 등은 혈관연축의 발생위험을 전산화단층촬영 상 나타나는 SAH의 양과 분포에 따라 분류하여(표 8-5) 등급 III이 혈관연축 발생의 위험이 가장 높고, 등급 IV는 혈관연축 발생 위험이 없다고 하였다.

③ 증상 및 징후: 두통의 악화, 목덜미경직, 발열, 혈압상승, 혼돈(confusion), 기면(lethargy), SAH 후 4일 이후에 새로이 발생한 국소적인 운동 및 언어장애

표 8-5. 거미막밑출혈의 Fisher 등급

등급	전산단층촬영 상 출혈
I	거미막밑 공간에 출혈이 보이지 않음
II	산재성이거나 두께 1 mm 미만의 얇은 수직층의 출혈
III	국소화된 거미막밑출혈 그리고/또는 두께 1 mm 이상의 수직층의 출혈
IV	뇌실내 혹은 뇌실질내 출혈(거미막밑출혈이 없거나 산재성 거미막밑 출혈이 동반된 경우)

④ 진단

i. 뇌혈관조영술: 혈관연축의 진단과 평가에 가장 신뢰도가 높은 방법으로, 뇌혈관조영술상 심한 혈관연축의 정의는 동맥내강 직경의 50%이상의 감소이며, 이 경우 뇌혈류 감소로 인한 증상 및 징후가 나타난다.

ii. 경두개도플러초음파촬영술: 안전하고 비침습적이며 반복측정이 가능한 방법으로 치료의 효능과 지속시간을 평가하는데 사용된다. 혈류속도의 증가(중간대뇌동맥 혈류속도 > 120 cm/s)와 24시간 이내에 혈류속도의 빠른 상승(> 50 cm/s)은 혈관직경의 감소를 반영하며, 최고혈류속도가 140~200 cm/s이면 중등도의 혈관연축으로, > 200 cm/s이면 중증의 혈관연축으로 진단한다. 이 방법은 측정자에 따라 다를 수 있고, 기술적 요인, 두개내압, 심박출량, 평가하고자 하는 동맥에 따라 다르게 나타날 수 있으므로 결과를 판독할 때 신경학적 검사, 두개내압, 혈압, 심박출량의 연속적인 측정결과를 관련시키는 것이 중요하다.

iii. 크세논-증강 전산화단층촬영술(Xenon-enhanced CT): 국소 뇌혈류감소가 나타난다. 비교적 저렴하며, 국소 뇌혈류량을 정확히 측정할 수 있고, 20분 내에 반복 측정이 가능하며, 고식적 전산화단층촬영술에 의한 해부학적 결과와 연합하여 판독할 수 있고, SAH 후 신경학적 증상 악화의 원인이 허혈에 의한 것인지 다른 원인들에 의한 것인지를 구별할 수 있다.

iv. 경정맥구혈 산소측정법(jugular bulb oximetry): 뇌산소추출의 변화를 감지할 수 있다. 혈관연축의 임상적인 증상을 보이는 환자에서 신경학적 결손이 나타나기 약 1일 전에 뇌산소추출의 유의한 증가가 나타나므로, 뇌산소추출의 증가는 임상적인 혈관연축이 임박하였음을 예측할 수 있으며, 뇌산소추출의 개선은 치료에 대한 환자의 반응을 반영한다.

v. 뇌혈류 측정 방법들: 양전자방출단층촬영술(SAH 후 뇌산소소모량 감소), 단일광자방출단층촬영술(single-photon emission computed tomography, SPECT: 관류저하)

⑤ 치료

i. 조기 동맥류경부 결찰수술: 혈액응괴의 제거가 가능하며 남아있는 응괴를 용해하기 위해 섬유소용해제인 재조합형 조직플라스미노겐활성제(recombinant tissue plasminogen activator, rTPA)를 거미막밑 공간에 직접 주입하여 혈관연축을 감소시킬 수 있다. 그러나 섬유소용해제의 사용은 출혈을 야기할 수 있으므로 임상적으로 혈관연축 발생의 위험률이 높은 환자에서만 사용한다.

ii. 조기 혈관내수술(코일에 의한 뇌동맥류치환술): 입원 시 중증도가 경한(WFNS 등급 I-III) 환자에서 혈관내수술을 시행한 경우가 직접결찰술을 시행한 경우보다 혈관연축 증상이 덜 나타나나, 장기 추적 시 전반적인 결과에는 차이가 없다.

iii. 칼슘길항제: SAH 발생 96시간 이내에 nimodipine의 예방적 투여로 혈관연축의 발생빈도를 감소시키나 사망률의 감소는 통계적으로 유의하지 않았다. Nicardipine의 정맥내 투여는 혈관연축의 빈도를 감소시킨다.

iv. Enoxaparin: 저분자량헤파린으로 20 mg을 하루에 한번 피하주사 함으로써 허혈성 신경학적 결함과 뇌경색의 지연 발생을 감소시켜 SAH 후 1년에 전반적인 결과를 향상시킬 수 있고, 두개내출혈과 심한 수두증의 빈도도 낮출 수 있다.

v. 다른 약제들: Tirilazad(항산화제, 자유유리기제거제, mixed results), nicaraven(자유유리기제거제, 사망률 감소, 좋은 결과, 3개월 시 경색의 크기 감소), ebselen(항산화제, 항염증약물, 신경보호 성질이 있어 급성 뇌졸중의 치료에 효과적), fasudil(키나아제 억제제, 동맥 내로 투여), endothelin antagonist(폐렴과 저혈압의 빈도 증가가 동반됨)

vi. Triple-H therapy: 혈관연축에 의한 허혈성 신경학적 결손 시 과다혈량(hypervolemia), 고혈압(hypertension), 혈액희석법(hemodilution)의 세 가지 치료가 주축을 이루는데, 이는 자동조절기능이 손상된 혈관

연축부위의 관류를 증진시킨다. 조기에 시행하면 혈관연축에 의한 경한 허혈이 경색으로 진행하는 것을 막을 수 있다.

vi-i) 과다혈량: 적절한 수액팽창의 지침은 중심정맥압 10~12 mmHg, 폐모세혈관쐐기압 12~18 mmHg를 유지하는 것이다. 혈관내 용적 증가에 대한 미주신경 반응을 억제하기 위해 atropine 1 mg을 3~4시간마다 근육내주사하고, 시간당 소변배출량을 200 mL 미만으로 감소시키기 위해 수성 vasopressin (Pitressin) 5단위를 근육내주사한다. SAH 환자에게서 나타나는 과도한 나트륨뇨 배설에 의한 저나트륨혈증을 경감시키고 전체혈액량 감소를 막기 위해 hydrocortisone을 사용한다. 생리식염수 투여로 중심정맥압을 8 mmHg 이상으로 유지할 수 없는 경우 알부민을 사용하면 SAH 후 3개월에 임상적인 결과를 향상시키고 입원비용을 줄일 수 있다.

vi-ii) 고혈압: Dopamine, dobutamine, phenylephrine 등의 승압제를 사용하여 혈압을 증가시킨다. 동맥류결찰 전에는 수축기혈압을 120~150 mmHg로 유지하고 결찰 후에는 160~200 mmHg로 증가시킨다. 동맥압, 중심정맥압, 폐동맥압, 폐모세혈관쐐기압, 심박출량 측정과 같은 침습적인 혈역학적 감시를 하여 유도고혈압 치료의 안정성과 효능을 향상시킬 수 있다.

vi-iii) 혈액희석법: 적혈구용적률을 30~35%로 유지하여 뇌의 미세혈관계의 혈류를 증가시킨다.

vi-iv) Triple-H therapy의 합병증: 재출혈, 출혈성 경색으로의 전환, 뇌부종, 두개내압 상승, 고혈압성 뇌병증, 심근경색, 폐부종, 울혈성심부전, 응고병증, 희석성 저나트륨혈증, 중심정맥도관 삽입에 의한 합병증

vii. 경관풍선혈관성형술(transluminal balloon angioplasty): 연축으로 좁아진 뇌혈관을 팽창 가능한 풍선으로 확장시켜 환자의 의식 상태와 국소적 허혈성 결손의 향상을 이룰 수 있다. Papaverine의 초선택적

동맥내 주입(superselective intra-arterial infusion)이 원위부 혈관을 확장시킬 수 있으나 papaverine의 신경독성 때문에 verapamil, nimodipine, nicardipine이 papaverine 대신 사용되어 왔다. 혈관성형술의 합병증으로는 동맥류파열, 두개내 혈관파열, 혈관내막 박리, 뇌허혈, 뇌경색 등이 있다.

⑥ 혈관연축의 예방: 혈관연축이 가장 많이 발생하는 시기까지 중환자실에서 의식수준과 신경학적 기능의 감시와 정상 혈량 및 전해질균형의 유지 등 주의 깊은 중환자 진료가 필요하며 이차적인 뇌질환(cerebral insult)과 내과적 합병증의 예방이 필요하다. SAH 후 환자는 정상 혈량을 유지하기 위하여 3~4 L/d의 수액이 필요하나 링거젖산용액과 같은 저장액의 사용은 피해야 하고, 저나트륨혈증 시 필요에 따라 생리식염수나 고장성 생리식염수로 치료한다. 동맥류결찰 전에는 혈압조절을 하며 결찰 후에는 위험 수준에 도달하지 않는 한 치료하지 않는다. 두개내압을 정상범위로 유지하고 뇌관류압을 60~70 mmHg보다 높게 유지하기 위하여 mannitol 투여, 뇌실배액(ventricular drainage), 경한 과환기 등을 시행한다.

(3) 수두증: 약 10~20% 환자에서 발생하며, 뇌실내 혹은 뇌실질내 혈액에 의한 뇌척수액 배액경로의 폐쇄와 거미막 유착의 발생으로 뇌척수액의 재흡수가 안 되어 발생한다.

① 급성 수두증: 환자의 15~20%에서 발생하며 SAH 후 24시간 이내에 기면, 혼수가 발생하고 입원 시 임상적 등급이 나쁘며, 초기 전산화단층촬영에서 거미막밑 혹은 뇌실내 출혈이 있는 경우, 알코올중독, 여자, 노인, 동맥류 크기가 큰 경우, 폐렴, 수막염, 기존에 고혈압 병력이 있는 경우에 동반된다. SAH 후 의식 수준이 떨어지는 환자에서 두개내압을 정상화하기 위해 뇌척수액의 뇌실외배액술(external ventricular drainage, EVD)을 시행하면 뇌실-복강 단락술 같은 영구적인 단락술의 필요를 감소시킬 수 있으나 출혈과 감염 가능성이 있다.

② 만성 수두증: SAH 후 생존한 환자의 25%에서 수 주 후에 발생하며 의식 장애, 치매, 보행 장애, 실금 등의 증상이 나타난다. 거미막밑출혈 한 달 후에는 뇌실의 크기를 확인하기 위해 전산화단층촬영을 시행한다.

(4) 발작: SAH 후 발작의 빈도는 3~26%이며 환자의 1.5~5%에서 조기에 발생하고, 3%에서 후기에 발생한다. 발작은 뇌혈류와 뇌산소소모량을 증가시키며, 혈압증가로 재출혈 가능성이 있다. 발작 발생 위험요인으로는 전산화단층촬영 상 수조 혈액의 두꺼운 층(thick cisternal blood)이나 엽상 뇌내출혈, 재출혈, 혈관연축, 허혈성 신경학적 결손의 지연발생, 중간대뇌동맥류, 경막하혈종, 만성 신경학적 장애 등이 있다. 대부분의 발작은 SAH 후 24시간 이내에 발생하며, 내원 전에 자주 발생하기 때문에 항경련제의 예방치료에 대해서는 논쟁의 여지가 있으나, 신경외과의사들은 보통 SAH 후 1~2주 동안 phenytoin, fosphenytoin, levetiracetam으로 발작을 예방한다. 두개내출혈이 있거나 조기에 두 번 이상의 발작을 일으킨 환자의 경우 적어도 6 개월 동안 항경련제 치료를 한다.

(5) SAH의 전신적 후유증

① 수액 및 전해질 평형

i. 저혈량증: 30~100% 환자에서 발생하며 임상적인 등급과 두개내압상승과 연관성이 있다.

ii. 저나트륨혈증: 시상하부로부터 심방 나트륨이뇨인자의 분비로 인해 발생한다. 치료는 뇌관류를 개선하기 위해 생리식염수나 고장식염수(3%)로 수분보충을 한다. 저혈량증이 혈관연축을 유발할 수 있으므로 수액제한은 하지 않는다.

iii. 저칼륨혈증과 저칼슘혈증: 50~75% 환자에서 발생하며 전해질보충을 요한다.

② 심장 후유증

i. 원인: SAH로 인한 후시상하부의 손상으로 부신수질과 심장교감원심신경(cardiac sympathetic efferents)으로부터 norepinephrine이 유리되어 심장 후부하의 증가 및 직접적인 심근독성을 일으켜 심내막하 허혈을 유발하고, 전해질이상을 초래한다. 이러한 교감신경긴장도의 증가는 SAH 후 첫 1주 동안 지속될 수 있다.

ii. 심전도이상: SAH 후 환자의 50~100%에서 발생하며, T파 역전과 ST분절 내림(ST segment depression)이 가장 흔하다. 다른 변화로 U파, QT간격 연장, Q파, PR간격 단축, 뾰족한 P파(peaked P wave) 등이 있다. 이들 변화들은 심근허혈과 심근경색 시 나타나는 이상소견과 비슷하다. Corrected QT간격(QTc) 연장은 심실부정맥을 일으키기 쉬우며, 저칼륨혈증 동반 시 치명적인 부정맥 위험이 증가하므로 QTc의 일상적인 측정이 필요하다.

iii. 리듬장애: 환자의 30~90%에서 발생하며, 조기심실수축군(premature ventricular complexes)이 가장 흔하고, 동성서맥(sinus bradycardia), 동성빈맥(sinus tachycardia), 방실해리(atrioventricular dissociation), 심방주기외수축(atrial extrasystole), 심방세동, 느린부정맥, 빠른부정맥, 심실빈맥, 심실세동 등이 나타난다. 이들 부정맥은 SAH 후 첫 7 일 이내에 가장 자주 나타나고, 2~3일째에 최고의 발생률을 보인다.

iv. 심근기능장애: 심근기능장애의 정도는 SAH 후 신경학적 손상의 정도와 관련이 있다. 심장 troponin I는 SAH에서 심근기능장애를 예측할 수 있는데 민감도 100%, 특이도 91%를 보인다. 반면, 심근기능장애를 예측하는데 있어 CK-MB는 민감도 60%, 특이도 94%를 나타낸다. 이러한 심근기능장애가 심근경색증에 의한 것인지 가역성 신경성심근기능장애인지를 구별하는 것이 중요하다. 한 후향적 연구에서 CK-MB 추이는 심근경색증과 가역성 신경성심근기능장애의 구별에 도움이 되지 못하며, 심전도소견과 일치하지 않는 심초음파촬영 소견을 보이는 경우와 심초음파촬영 상 40% 미만의 박출계수를 보이면서

troponin이 2.8 ng/mL 미만인 경우 가역성 신경성심근기능장애로 판단할 수 있다고 하였다.

v. 관리

v-i) 교감신경 차단제의 예방적 사용: 심장 후유증의 결과를 향상시킨다.

v-ii) 응급수술 시행여부: 응급수술 시행여부를 결정하는데 있어 심장동종효소의 연속적인 측정과 심초음파촬영에 의한 심실기능 평가가 심근허혈의 정도를 평가하는데 도움이 되며, 심한 부정맥(부정맥을 보이는 환자의 5%에서 발생)이 있거나 심한 심장성폐부종(cardiogenic pulmonary edema)이 있는 경우, 비록 수술을 연기함으로써 재출혈의 위험과 혈관연축 치료를 방해 받는 위험이 있다 하더라도 부정맥과 심장성폐부종의 치료가 이루어질 때까지 수술의 연기가 불가피할 수 있다.

v-iii) 폐동맥쐐기압과 심박출량 감시: 폐동맥도관을 삽입하여 측정함으로써 심장기능 장애의 관리와 혈관연축 치료인 triple-H therapy에 대한 환자의 반응을 파악할 수 있다.

③ 호흡기계 후유증: 심장성폐부종, 신경성폐부종, 폐렴, 성인호흡곤란증후군, 폐색전 등이 나타나며, 이러한 호흡기계 후유증이 SAH 후 3개월에 내과적 합병증에 의한 사망 원인의 50%를 차지한다. 환자의 60%에서 SAH 후 첫 7일 이내에 폐부종으로 인한 증상이 나타나고 3일째에 가장 많이 발생한다. 폐부종의 빈도는 30세 이상 환자에서 더 높고, 입원 시 임상적 등급이 안 좋은 환자에서 호흡기능장애가 더 많다. 치료는 항생제투여, 보조요법과 함께 두개내압 상승, 뇌부종, 수두증 등의 치료와 수액 및 전해질 이상의 교정이 필요하다.

④ 다른 내과적 합병증

i. 간기능장애(간부전, 간염): SAH 후 환자의 25%에서 발생하며, 임상적 등급이 좋지 않은 환자와 폐부종이 있는 환자에서 자주 관찰된다.

ii. 신기능장애: SAH 후 환자의 8%에서 발생하며, 항생제를 투여 받는 감염환자에서 자주 발생한다.

iii. 저혈소판증: SAH 후 환자의 4%에서 발생하며, 패혈증, 심한 신경학적 결손, 항생제 사용과 동반된다. 파종혈관내응고와 백혈구증가증 또한 보고된다.

iv. 위장관출혈: 환자의 약 5%에서 발생하며, 예기치 않은 저혈압과 빈맥이 발생하는 경우 위장관출혈을 감별진단 해야 한다.

2. 마취와 관련된 고려사항

1) 뇌동맥류의 수술적 치료

(1) 수술치료의 방법: 동맥류경부 직접결찰(direct neck clipping), 포착(trapping), 근위동맥결찰(clipping of a parent artery), 포장(wrapping), 혈관내수술(백금코일에 의한 뇌동맥류치환술)

(2) 수술시기

① 조기수술: 출혈 후 72시간 이내에 시행하는 수술로 Hunt와 Hess 등급 I-III의 경우에 일반적으로 시행하며, 뇌실질내 출혈의 양이 많거나 급성수두증이 동반된 경우 응급수술을 시행한다. 조기수술의 장점은 다음과 같다.

i. 재출혈을 예방한다.

ii. 혈액응괴를 제거함으로써 혈관연축의 발생을 감소시킨다.

iii. 체액팽창(volume expansion)과 유도고혈압에 의한 혈관연축의 치료를 가능하게 한다.

iv. 침상안정(bed rest)에 의한 합병증과 환자의 불안을 감소시키고 입원비용 절감의 효과가 있다.

② 지연수술: 조기수술이 쉽지 않을 경우 출혈 후 1~2주 경과 후 시행한다.

전반적인 이병률과 사망률은 조기수술과 지연수술 사이에 차이가 없는 것으로 보고되고 있으나 의식이 명료한 환자에서 조기수술을 시행한 북미지역의 연구에서 수술결과가 더 좋다고 보고하여 조기수술이 일반적으로 시행되며, SAH 후 18 시간 이내에 시행하는 경우와 같이 매우 조기에 시행할 것을 권장하기도 한다.

2) 수술 및 마취와 관련된 고려사항

Nimodipine은 혈압을 감소시키므로 nimodipine을 투여 받은 환자의 경우 마취유도 시 수액보충과 승압제의 사용이 필요할 수 있고, 술 중 및 술 후 수액평형에 세심한 주의를 기울여야 한다. 마취유도 동안 동맥류파열의 빈도는 0.5~2%이며 75%의 사망률을 보인다. 수술 중 동맥류파열의 빈도는 6~18%로, 병원에 따라, 동맥류의 크기와 위치에 따라 다양하다. 수술 중 파열 원인을 빈도순으로 나열하면, 동맥류박리, 뇌 당김, 혈종배출, 경막과 거미막 열기이다.

3. 마취 관리

1) 마취 전 평가와 관리

신경진단학적 검사소견 재검토(자기공명영상, 전산화단층촬영, 뇌혈관조영술)가 필요하며, 병력, 진찰소견, 신경학검사와 병동에서 측정한 혈압을 기록하고, 혈압감소와 신경학적 소견 악화의 관련 유무를 기록한다. 수액 및 전해질 평형 평가를 하여 SAH에 의해 순환혈액량이 감소된 환자는 뇌관류를 유지하기 위해 마취유도 전에 등장성 정질액을 투여한다. 또한 심장병에 대한 병력, 심전도, 심초음파촬영의 필요 유무를 확인하고 심장 동종효소, 심장 핵스캐닝(cardiac nuclear scanning), 주술기 심혈관감시 및 현재 투여 받는 약물 기록이 중요하다.

2) 마취 전처치

칼슘통로차단제(nimodipine), 항경련제, 스테로이드 등은 계속 투여한다. 위산도 감소 약물(cimetidine, ranitidine)과 위배출을 촉진시키는 약물(metoclopramide)을 투여한다. 임상적 등급이 좋은 환자는 소량의 마약(morphine 1~4 mg, fentanyl 25~50 ㎍)과 소량의 benzodiazepine (midazolam 1~2 mg)을 직접 감독 하에 투여할 수 있으며, 임상적 등급이 나쁜 환자는 기관내튜브가 거치되어 있지 않으면 전처치를 하지 않고, 기관내튜브가 거치되어 있는 환자는 근이완, 진정, 혈압조절 등이 필요할 수 있다.

3) 마취 중 감시장치

(1) 심전도(V5 유도를 함께 감시): 심장박동수, 리듬, 허혈 등을 감시

(2) 직접적인 동맥내 혈압 감시: 뇌관류를 반영하기 위해 혈압변환기를 머리 높이에 둔다. 마취유도 전 동맥내도관 거치는 미파열동맥류를 혈관내수술을 하는 경우에는 필수적이지는 않다.

(3) 중심정맥압: 전주정맥(antecubital vein), 경정맥(jugular vein), 빗장밑정맥(subclavian vein)

(4) 폐동맥쐐기압, 심박출량: 심장에 문제가 있거나 심한 혈관연축이 있는 환자

(5) 간헐적인 동맥혈가스분석, 혈당, 전해질, 삼투질농도, 적혈구용적률 측정

(6) 뇌의 온도 측정: 고막이나 비인두 온도 측정

(7) 뇌혈류속도 측정: 경두개도플러초음파촬영술

(8) 전기생리학적 감시장치

① 뇌파: 일시적 동맥결찰 동안 돌발파 억제가 필요할 때 barbiturate 주입 적정 시 유용하다.

② 체성감각유발전위: 일시적 동맥결찰 동안 가역성 허혈을 탐지할 수 있으나 피질하구조와 운동피질의 허혈은 탐지할 수 없다. 비교적 높은 위양성률(38~60%)과 위음성률(5~34%)을 보인다.

③ 운동유발전위

④ 뇌간청각유발전위: 후방순환계 동맥류 결찰 동안 감시에 유용하다.

(9) 경정맥구혈산소포화도(jugular bulb venous oxygen saturation)

(10) 신경근차단, 산소포화도, 소변배출량, 호기말이산화탄소분압 감시

(11) 두개내압감시: 뇌실도관을 통해 두개내압을 측정할 수 있고 뇌척수액 배액도 할 수 있다.

4) 정맥내 도관 거치

환자의 자세를 잡기 전과 혈압, 두개내압, 경벽압 등에 영향을 줄 수 있는 시술 전에 중심정맥이나 폐동맥 도관 외에 두 개의 굵은 정맥내 도관을 거치한다.

5) 마취 유도

(1) 부드러운 마취유도: 마취유도 중 동맥류파열이 발생하면 사망률이 매우 높으므로(75%까지), 동맥류파열과 재출혈을 예방하기 위하여 마취유도 시 전신혈압의 갑작스런 상승과 두개내압의 감소를 막아야 한다. 즉, 후두경조작과 기관내삽관에 대한 혈압상승, 기침, 과도 긴장을 막기 위해 부드러운 조작이 필요하며 동맥류 경벽압의 변화를 최소로 하면서 적절한 뇌관류를 유지하는 것이 중요하다. 임상적인 등급이 좋은(등급 0, I, II) 환자는 보통 두개내압이 정상이며 환자의 정상혈압 보다 20~30%의 혈압 감소는 뇌허혈이 없는 환자에서는 해롭지 않다. 그러나 임상적 등급이 나쁜(등급 IV, V) 환자는 두개내압상승과 관류장애로 인한 허혈의 가능성이 있으므로 35% 이상의 혈압 감소는 뇌허혈을 악화시킬 수 있으므로 주의해야 하며, 이러한 환자에서도 후두경조작과 기관내삽관에 의한 교감신경 반응을 둔화시킬 필요가 있다.

(2) 과환기: 임상적 등급이 좋은 환자는 두개내 탄력이 정상이므로 마취유도 중 과환기가 필요치 않으나($PaCO_2$ 35~40 mmHg 유지), 등급이 나쁜 환자는 두

개내압이 상승되어 있으므로 두개내 유순도를 향상시키기 위해 마취유도 중 중등도의 과환기가(PaCO$_2$ 25~30 mmHg 유지) 필수적이다.

(3) 정맥내 마취유도제: thiopental 3~5 mg/kg, etomidate 0.1~0.3 mg/kg, 또는 propofol 1~2 mg/kg; fentanyl 3~5 ㎍/kg 또는 remifentanil 0.5 ㎍/kg; lidocaine 1.5 mg/kg; midazolam 0.1~0.2 mg/kg을 투여하여 의식소실을 유도하고 catecholamine 분비를 일으키는 조작 시 심혈관계 및 뇌내 항상성을 유지한다.

(4) 흡입 마취유도제: 두개내 탄력이 상승되어 있지 않은 환자에서는 후두경조작 전에 isoflurane이나 sevoflurane을 투여하여(0.5 MAC) 마취를 깊게 할 수 있다.

(5) 100% 산소로 마스크 환기: 두개내 유순도가 감소되어 있는 환자에서는 특히 마취유도 시 N$_2$O를 사용하지 않는다.

(6) 후두경조작과 기관내삽관 전 처치: 혈역학적 안정과 두개내 안정을 위해 추가로 후두경조작 3~5 분전에 fentanyl 1~5 ㎍/kg, sufentanil 0.5~1.0 ㎍/kg 또는 remifentanil 0.25~1.0 ㎍/kg; propofol 0.5 mg/kg; lidocaine 1.5~2.0 mg/kg(후두경조작 90초 전에)을 투여한다.

(7) 근육이완제: Vecuronium 0.1 mg/kg은 심장박동수와 혈압을 증가시키지 않으며 두개내유순도가 저하된 경우에 두개내압을 상승시키지 않는다. Succinylcholine은 두개내압을 상승시키며 SAH 환자에서 심실세동을 야기한다. Succinylcholine에 민감하여 빠른연속마취유도를 위해 뇌혈류나 두개내압에 나쁜 영향이 없는 rocuronium(0.6~0.9 mg/kg) 혹은 vecuronium (0.15~0.20 mg/kg)을 사용해야 하는 환자들은 다음과 같다.

① 불완전마비가 없는 혼수 환자

② 머리 손상 후 이완마비, 경직, clonus 등이 있는 환자
③ 명령에 의해 사지를 움직이지 못하고 통증에 대해 움직이는 환자

(8) 심장작용약물

① Esmolol 0.5 mg/kg과 labetalol 2.5~5 mg: 후두경조작과 기관내삽관에 대한 혈압상승 반응을 억제하기 위해 사용하며, 뇌혈류와 두개내압에 영향을 미치지 않고 교감신경 자극의 심장박동수변동 효과와 수축력 효과를 차단한다.

② Sodium nitroprusside (SNP): 직접 작용하는 뇌혈관확장제로, 뇌혈량과 두개내압을 증가시킨다. 100 ㎍ 정맥투여로 후두경조작과 기관내삽관에 대한 혈압상승 반응을 막을 수 있으나 두개내유순도가 감소되어 있는 환자에서는 해로울 수 있다.

③ Nitroglycerin: 용량혈관(capacitance vessel)의 확장으로 뇌혈량을 증가시켜 두개내압을 증가시킨다.

④ 칼슘통로차단제: Nicardipine 0.01~0.02 mg/kg, diltiazem 0.2 mg/kg 또는 10 mg은 술 중 고혈압을 빨리 조절할 수 있으며, 국소적 뇌혈류나 혈류속도(blood flow velocity)를 감소시키지 않는다.

(9) 위가 꽉 차있거나 어려운 기도관리가 예상되는 경우: 조심성 있게 각성하 굴곡기관지경삽관을 해야 하는데 이때 적절한 진정이 필요하며, 국소마취를 충분히 해야 하고, 보조자가 β-차단제와 SNP의 적정 투여를 조절해 주어야 한다.

(10) 재출혈 관리: 마취유도 중이나 후에 동맥류파열 발생 시 진단은 서맥을 동반하거나 동반하지 않은 갑작스런 혈압상승으로 할 수 있고 두개내압 또한 증가한다. 경두개도플러로 파열을 진단할 수 있으며 치료에 대한 효능 또한 판단할 수 있다. 마취유도 전, 중, 후에 동맥류출혈이 있으면 100% 산소

로 과환기 시킨다. 치료는 뇌관류를 유지하고 두개내압을 조절하며 thiopental이나 SNP로 혈압을 낮추어 출혈을 줄여야 하는데, 정질액, 교질액, 혈액, 혈액제제 등으로 혈관내용적을 보충한 후 thiopental이나 SNP를 투여한다. Thiopental은 혈압을 낮추고 뇌보호를 제공하나 이 시기에 전신혈압의 과도한 저하는 뇌관류를 방해하여 해로울 수 있다.

6) 마취 유지

마취유지를 위해 propofol, 아편유사제, 비탈분극성근이완제를 함께 사용하거나 이에 추가로 0.5 MAC의 흡입마취제를 사용할 수 있다. 마취 중 혈압을 조절하고 뇌 이완을 통해 뇌 당김기에 의한 압력을 최소화하며, 빠른 각성을 촉진하도록 마취제를 조절하여 투여하는 것이 중요하며, 시기적절한 신경학적 평가를 하는 것이 중요하다.

(1) 흡입마취제: 모든 흡입마취제는 뇌혈관확장제로 두개내압을 증가시키며, N_2O를 제외한 모든 흡입마취제는 뇌대사를 감소시킨다.

① N_2O: 뇌혈관수축제 사용과 저탄산혈증(hypocapnia)을 일으킨 후 사용하며, 정맥공기색전증의 가능성이 있는 환자에서는 사용하지 않는다.

② Isoflurane: 뇌혈류를 최소로 증가시키나 공간점유병소(space occupying lesion)가 있는 환자에서는 저탄산혈증에도 불구하고 두개내압을 증가시키므로, 두개내유순도가 감소되어 있는 환자에서는 낮은 농도로 투여하거나 사용하지 않는다.

③ Desflurane과 sevoflurane: 4~6%의 desflurane의 뇌혈관에 대한 효과는 isoflurane과 비슷하다. Sevoflurane도 뇌혈관 확장제이나 저탄산혈증을 일으킨 후 투여하면 두개내압을 증가시키지 않는다. 혈액가스분배계수가 낮은 이 두 흡입마취제는 빠른 각성을 유도하여 술 후 신경학적 평가를 빨리 할 수 있는 장점이 있다.

(2) Fentanyl과 remifentanil: 과환기로 isoflurane을 투여 받고 있는 환자에서 개두술 동안 뇌의 이완을 향상시킨다. Isoflurane이나 sevoflurane과 함께 사용하거나 thiopental 1.0~1.5 mg/kg/h 혹은 propofol 40~60 ㎍/kg/min과 함께 투여하며, 용량은 다음과 같다.

① Fentanyl: 25~50 ㎍, 일회정주; 1~2 ㎍/kg/h, 지속주입, 술 후 인공 환기가 예정되어 있지 않다면 총량 10~12 ㎍/kg을 넘지 않는다.

② Remifentanil: 0.25 ㎍/kg, 일회정주; 0.05~2 ㎍/kg/h, 지속주입(60% N_2O + 0.4~1.5 MAC isoflurane 혹은 propofol 100~200 ㎍/kg/min과 함께 사용하면서 주입속도 조절)

(3) Thiopental: 뇌가 단단한 경우 주 마취제로서 5 mg/kg 투여 후 1~3 mg/kg/h로 지속주입 할 수 있으나 이 경우 마취로부터의 회복이 느려질 수 있고 전신적인 저혈압을 일으킬 수 있는 단점이 있다. Thiopental의 사용으로 전신적인 저혈압이 발생한 경우에는 혈량을 증가시키고 폐동맥압과 심박출량을 감시하면서 심장작업수행능력을 증가시켜 주어야 한다.

(4) 재출혈 예방: 재출혈 예방을 위해서는 골판(bone flap)을 들어낸 후 mannitol을 투여하고 뇌척수액 배액을 시작한다. 또한 경막 절개 전까지 동맥혈이산화탄소분압을 정상으로(35~40 mmHg) 유지하도록 환기를 조절한다. 재출혈예방의 한 방법으로 신경외과의사가 모혈관(parent vessel)의 일시적인 근위부 폐쇄(proximal occlusion)를 하여 동맥류낭의 긴장도를 감소시킴으로써 경벽압을 감소시키고 동맥류결찰을 용이하게 하며, 수술 중 파열 빈도를 낮추고 유도저혈압 시행을 피할 수 있는 장점이 있다.

① 모혈관의 일시적인 근위부 폐쇄 시 고려 사항

i. 뇌보호: Mannitol, vitamin E, dexamethasone을 사용할 수 있으며, 근위부 폐쇄 바로 직전에 thiopental 3~5 mg/kg을 투여할 수 있다. Magnesium은 동물실험에서 뇌혈관확장제로 전압의존 칼슘통로를

차단하고 혈관연축을 역전시켜 동맥류결찰 시 뇌보호제로 대두되었다. 사람에서도 magnesium은 일시적 동맥류결찰 동안 뇌조직 저산소증을 줄이는 것으로 보고되었다.

ii. 경도의 저체온: 뇌보호의 보조적인 방법으로 32~34℃ 정도로 체온을 내리는 방법에 대한 국제적인 연구가 2003년에 완성되었으며 이 연구의 초기결과에 따르면 동맥류결찰 전에 체온을 내린 환자의 결과에 별 차이가 없었다.

iii. 원위부 허혈과 경색, 뇌부종, 모혈관손상 등의 위험: 일시적인 폐쇄의 기간과 측부순환(collateral circulation)의 상태와 직접적으로 관련이 있다. 일시적인 근위부 폐쇄 후 새로운 신경학적 결함이 발생할 가능성은 61세 이상의 노인, 수술 전 신경학적 상태가 좋지 않은 환자, 뇌기저동맥과 중간대뇌동맥의 동맥류에서 증가한다.

iii-i) 일시적인 폐쇄의 기간: 20분을 초과하는 경우 술 후 신경학적 결함과 경색의 빈도가 증가하므로 20분 이하로 제한한다. 집도의에 따라 일시적 폐쇄 후 10분에 일시적인 클립을 제거하였다가 thiopental의 추가용량을 투여한 후 다시 폐쇄를 시도하기도 한다.

iii-ii) 측부순환을 향상시키는 방법: 환자의 혈압을 정상혈압 범위의 높은 쪽으로 유지한다. 이를 위해 dopamine이나 phenylephrine의 투여가 필요할 수 있으며, 이 경우 관상동맥질환이 있는 환자에서는 심허혈 위험이 있을 수 있음을 고려해야 한다.

iii-iii) 뇌파를 감시하여 뇌파가 심하게 느려지면 클립을 재 위치시키거나 phenylephrine투여와 마취깊이를 낮추어 평균동맥압을 증가시켜, 뇌파에 큰 장애를 일으키지 않으면서 일시적 동맥결찰을 수행할 수 있는 방법을 찾을 수 있다.

iv. 동맥류결찰 전에 일시적인 클립을 제거하는 경우에는 환자의 혈압을 정상범위의 낮은 쪽으로 빨리 낮추어 동맥류파열을 막는다.

v. 유도저혈압: 과거에는 isoflurane, SNP, esmolol, labetalol, nitroglycerin, trimethaphan 등을 사용한 유도저혈압이 추천되었으나 유도저혈압은 SAH에 의해 자동조절기능에 이상이 있는 환자에서 뇌혈류를 감소시켜 뇌혈관연축이 있거나 발생 과정에 있는 환자에게 뇌허혈, 뇌경색, 술 후 신경학적 결함 등 나쁜 영향을 줄 수 있으므로 선호되지 않는다. 그러나 만일 수술조작 중에 동맥류낭의 파열이 발생하면 모혈관의 조절을 위하여 유도저혈압을 시행할 수 있다. 비교적 건강한 환자에서는 작용발현이 빠르고 조절이 용이하며 투여중단 시 작용이 빨리 소실되는 SNP를 사용하나 부작용으로 cyanide 독성, 반동고혈압, 폐내단락 등이 있다. 추가로 esmolol을 투여하면 저혈압을 심화시키고 SNP에 의한 반사빈맥과 cyanide 중독 효과를 감소시킬 수 있다. 이전에 혈압이 정상이었던 환자에서는 평균동맥압을 최소 50 mmHg를 유지하도록 조절하고 뇌파, 체성감각유발전위, 뇌간청각유발전위, 뇌산소측정법 등이 목표 평균동맥압을 정하는데 도움이 될 수 있다. 유도저혈압의 상대적 금기는 뇌내혈종, 폐쇄성 뇌혈관질환, 관상동맥질환, 신기능장애, 빈혈, 발열 등이다.

(5) 수액투여: 동맥류결찰 후 적당한 과다혈량을 유지하기 위해 혈관내용적의 완전 회복이 필요하며, 국소 및 전체 허혈성 결함은 고혈당증에 의해 악화될 수 있으므로 포도당이 없는 정질액을 투여한다. 생리식염수 및 등장성 용액이 링거젖산용액보다 선호되는데 이는 링거젖산용액이 혈장에 비해 삼투질 농도가 낮아 혈액-뇌장벽이 손상된 경우 뇌부종을 초래할 수 있기 때문이다.

(6) 혈액제제: 적혈구용적률을 30~35%로 유지하도록 혈액제제를 투여하며, 동맥류를 박리하기 시작할 때 수술실에 혈액을 준비해 두어야 한다. 5% 알부민의 사용은 혈류학적 장점이 있다. Hetastarch를 500 mL 보다 많이 투여하면 지혈을 방해하여 두개내출혈을 일으킬 수 있다.

(7) 뇌용적 감소를 위한 관리

① 경막 절개 후 동맥류의 수술적 접근을 용이하게 하기 위하여 두개내 용적을 감소시키고 뇌를 이완시켜야 한다.

② 경막 절개 전까지는 중등도의 과환기를 시행하여 동맥혈이산화탄소분압을 30~35 mmHg로 유지하고 경막 절개 후에는 뇌혈류, 뇌혈액량, 뇌용적을 감소시키기 위해 동맥혈이산화탄소분압을 25~30 mmHg로 낮춰야 하나 혈관연축이 있거나 유도저혈압 기간 동안에는 25~30 mmHg보다 높게 유지해야 한다.

③ Mannitol 0.25~1 g/kg: 뇌혈액량과 두개내압의 감소를 피하기 위하여 골판을 들어낸 후 작용이 시작되도록 하여야 하며, 투여 후 10~15분 이내에 작용하기 시작한다.

④ Furosemide 0.1~1.0 mg/kg: mannitol의 작용을 강화시키며 용량을 줄여 준다.

⑤ 뇌척수액 배액: 마취유도 후 삽입한 요부 거미막하 카테터, 뇌실 카테터, 혹은 술 중 기저수조(basal cistern)의 관 삽입 등을 통해 시행하되, 두개내압 감소와 동반된 경벽압 증가를 예방하기 위하여 두개골이 닫혀 있는 동안에는 뇌척수액 배액을 피한다. 두개내압이 수술 전에 증가된 경우 개두술 전에 뇌척수액 배액을 시행하면 소뇌편도탈출(tonsillar herniation)을 일으킬 수 있다.

(8) 동맥류수술 중 파열: 수술 중 파열 빈도는 2~19%이고, 파열 시기별 빈도는 박리 전에 7%, 박리 중에 48%, 결찰 시 45%이며, 파열 시 저혈압과 일시적인 근위부 및 원위부 폐쇄를 포함하여 동맥류 경부를 확보하기 위한 수술적 조작에 의해 부수적으로 발생하는 허혈 때문에 이환율과 사망률이 매우 증가한다. 빠른 외과적 조절이 필요하며, 동맥류경부결찰이나 동맥류경부결찰을 위한 준비로 모혈관의 근위부와 원위부의 일시적인 조절을 위해 평균동맥압을 단기간동안 40~50 mmHg로 감소시킨다. 일단 모혈관이 폐쇄되면

측부순환을 증가시키기 위해 혈압을 정상으로 증가시킨다. 달리 취할 수 있는 방법으로, 동측의 경동맥을 3분 동안 손으로 압박하여 수술부위를 출혈이 적게 유지할 수 있다. 혈압을 낮출 필요가 있는 경우 정상혈량을 유지하는 것이 매우 중요하므로 실혈량은 즉각적으로 보충해 주어야 한다.

7) 각성 및 회복과 술 후 관리

일반적으로 마취로부터 각성 시 빠르고 부드러운 각성을 유도하여 빠른 신경학적 평가가 가능하도록 하며, 혈압을 조절하여 재출혈을 예방한다. 그러나 수술 전 임상적 등급, 수술과 관련된 환자의 상태에 따라 마취로부터 회복 시 환자 관리에 있어 차이를 두어야 한다.

(1) 임상적 등급이 좋은 환자: 수술 종료 시 수술실에서 각성시키고 기관내튜브를 발관한다. 이때 기침, 과도 긴장, 고탄산혈증, 고혈압의 예방이 중요하다. 기관내튜브에 의한 기침요동 같은 반응을 최소화하기 위해 lidocaine 1.5 mg/kg을 투여한다. 기존의 고혈압, 통증, 방광도관 기능장애로 인한 요축적, 잔류 마취효과로 인한 이산화탄소 축적 등에 의해 이차적으로 발생하는 수술 직후 고혈압은 보통 12시간 내에 정상으로 되나, 필요하면 항고혈압제를 투여한다.

(2) 술 후 진통: 만일 수술 중 remifentanil을 투여하였다면 수술 후 진통을 위하여 수술 종료 전에 작용시간이 긴 마약을 투여한다.

(3) 뇌동맥류를 결찰하지 못하고 wrapping 하였거나 치료하지 못한 다른 동맥류가 있는 환자: 각성 시 동맥류 파열을 막기 위해 혈압을 정상범위의 20% 이내로 유지해야 한다(수축기혈압: 120~160 mmHg).

(4) 술전 임상적 등급이 나쁘고(등급 III-V) 수술 중에 뇌종창(brain swelling), 동

맥류파열, 혈류공급 혈관의 결찰 등과 같은 사건 발생 시: 기관내삽관 상태를 유지하고 진정과 술 후 환기보조가 필요하다.

(5) 수술 종료 시 환자가 깨어나지 못하거나 새로운 신경학적 결함 발생 시: 진정제, 마약, 근이완제, 흡입마취제 등의 잔류효과를 역전시키거나 없애야 하며, 동맥혈이산화탄소분압을 정상화하고 의식저하의 다른 원인들(저산소증, 저나트륨혈증, 저혈당증)이 있는지 확인하고 치료해야 한다. 수술 후 2시간 동안 반응저하가 지속되고 새로운 신경학적 결함이 지속된다면 경막하혈종, 두개내출혈, 수두증, 기두증(pneumocephalus), 뇌경색 또는 뇌부종 등을 진단하기 위하여 전산화단층촬영을 시행하여야 하며, 혈관 막힘을 증명하기 위해서는 혈관조영상(angiogram)이 도움이 된다.

(6) 수액요법: 수술 후 과다혈량과 상대적인 혈액희석을 유지한다.

(7) 수술 후 합병증: 재출혈, 혈관연축, 수두증, 발작, 저나트륨혈증, 뇌부종, 폐렴, 신경성폐부종, 깊은정맥혈전증(deep venous thrombosis), 폐색전증 등이다. 저나트륨혈증은 항이뇨호르몬 부적절분비 증후군, 뇌성 염소모 증후군(cerebral salt wasting syndrome), 혹은 mannitol의 장기간 사용 또는 과다사용으로 인해 발생한다. 뇌성 염소모 증후군은 수두증으로 인해 확장된 뇌실에 의해 시상하부로부터 심방 나트륨이뇨인자의 분비로 인해 발생하는 것으로 여겨진다.

4. 혈관내수술(제 14 장 참고)

수술 외에 선택할 수 있는 치료방법으로 가장 흔하게 시행하는 방법은 GDC(Guglielmi detachable metal coil) 등 백금코일에 의한 뇌동맥류치환술로,

1990년 Guglielmi 등에 의해 처음으로 시술되어 그 효과가 인정됨으로써 1995년 9월 미국 FDA에서 승인된 이후 사용이 증가하고 있다. 뇌동맥류의 혈류역학을 볼 때 유입부위(inflow zone), 유출부위(outflow zone), 중앙의 침묵야(central silent area), 주변 활동성야(peripheral active flow area)가 있는데 이중에서 주된 색전술 표적(embolization target)은 혈류의 유입부위와 활동성야이다. 간혹 GDC와 뇌동맥류의 모양이 일치하지 않거나 뇌동맥류 내부의 혈전형성, 또는 완전폐색(complete packing)으로 인하여 주위의 정상적인 혈관의 혈류장애가 예상될 경우에는 의도적으로 불완전폐색을 시도할 수 있다.

1) 적응증

① 수술적 접근이 어려운 해면정맥동내의 동맥류나 추골동맥 및 뇌기저동맥의 동맥류

② 클립 작업을 하기 위한 충분한 수술공간을 확보할 수 없는 경우

③ 경부가 넓은 석회화 거대동맥류(broad neck, calcified giant aneurysm)

④ 고령이거나 전신상태가 불량하여 수술 및 마취에 위험이 있는 경우

⑤ 수혈 및 수술 받기를 거부하는 환자

⑥ 양측의 다발성 동맥류

⑦ 뇌혈관촬영에서 우연히 발견되는 미파열 동맥류

현재는 거의 모든 뇌동맥류에 적용할 수 있다.

2) 마취 관련 고려사항

(1) 마취 시 문제점: 주 수술실에서 멀리 떨어진 곳에서 마취를 해야 하며, 신경외과 수술을 받는 환자에게 익숙지 않은 중재적 신경방사선과학 의사들과의 의사소통이 필요하고, 시행되는 시술에 대한 전문적인 사항에 대한 완전한 이해가 필요하다. 또한 항응고에 대한 계획(정도, 기간, 역전 시기)에 대해 잘 알고 있어야 하며 유도저혈압, 유도고혈압, 고탄산혈증 등이 필요함을 숙지하고 있어야 한다.

(2) 수액요법: 두 개의 굵은 정맥내 도관을 거치하고 표준 감시장치와 동맥내 혈압의 직접측정을 해야 하는 등 수술실에의 마취와 같다. 조영제를 사용한 전산화단층촬영을 한 환자는 조영제가 삼투성 이뇨효과를 보이므로 혈관내 용적이 부족할 수 있으며, 대퇴동맥 카테터를 통해 많은 양의 헤파린화 생리식염수를 투여 받은 경우에는 과혈량증이 발생할 수 있으므로 환자의 수액평형 상태를 잘 파악해야 한다.

(3) 의식 있는 진정(conscious sedation): 간헐적인 신경학적 검사를 수행할 수 있는 장점이 있다.

(4) 전신마취

① 환자의 움직임이 전혀 없을 때 영상의 질이 향상되므로 선호되며, 시술 전에 기도확보를 하는 것이 중요하므로 환기조절과 두개내 조작을 위한 적절한 상태 및 질 좋은 영상을 제공할 수 있는 기관내삽관을 한다.

② 마취제의 선택: 전정맥마취 혹은 정맥마취제와 흡입마취제의 병용으로 할 수 있으며 근이완제를 사용하기도 하고, 사용하지 않을 수도 있다.

③ 마취 후 관리: 시술 후 의식회복을 빠르게 하여 신경학적 평가를 신속하게 할 수 있도록 하는 것이 중요하다.

3) 합병증

시술과 관련되어 발생하는 사망과 이환율이 2~8%로 보고되고 있다.

(1) 출혈: 항응고제의 작용을 역전시키기 위하여 protamine을 즉시 투여하고 혈압을 정상범위의 낮은 쪽으로 유지하도록 한다.

(2) 혈관폐쇄 및 혈전색전증

① 유도고혈압: 신경학적 검사로 적정한 유도고혈압이 필요하다.

② 혈전용해: 직접적인 혈전용해를 하기도 하고 하지 않을 수도 있다.

③ 혈액용적 증가

④ 두부거상 자세

⑤ 과환기

⑥ 이뇨제

⑦ 항경련제

⑧ 33~34℃의 저체온

⑨ Thiopental 주입: 뇌파검사 상 돌발파 억제를 일으키도록 주입한다.

5. 거대동맥류와 척추-뇌기저동맥 동맥류 수술을 위한 저체온순환정지

1) 거대뇌동맥류

직경이 2.5 cm를 넘고, 해부학적으로 동맥류경부가 없으며, 동맥류벽 관통혈관들을 가지고 있으며, 전체 동맥류의 2~5%를 차지한다. 두통, 시각장애, 뇌신경마비, 두개내 종괴 병변으로 인한 증상 및 징후를 일으킨다.

2) 수술적 치료

심한 저체온 하에서 adenosine 투여로 순환정지를 일으키는 동안 동맥류 허탈을 유도하기 위해 근위부 및 원위부의 일시적인 차단을 시행한다. 순환정지는 시야를 좋게 하고, 수술 시야에 출혈이 없게 하며 동맥류 조작과 클립 거치를 쉽게 한다. 경부가 너무 넓지 않고 동맥류 크기를 줄여야 할 필요가 없으면 혈관내수술을 시행할 수도 있다.

(1) 순환정지 동안 뇌보호: $CMRO_2$를 감소시킨다.

① Barbiturates: 뇌대사율의 활성 요소인 신경세포활동을 감소시키며, 냉각과 순환정지를 일으키기 전에 30~40 mg/kg을 30분에 걸쳐 일회 투여하거나 지속 주입할 수 있다.

② 저체온: 뇌산소소모의 활성 및 기초대사 요소를 감소시키며, 무산소 상태

동안 뇌보호를 제공한다. 15~18℃에서 60분까지 순환정지를 안전하게 시행할 수 있다. 뇌 온도는 직접 측정할 수 있고, 식도, 고막, 비인두 체온과 상관관계가 밀접하지만 직장체온이나 방광체온과는 밀접한 상관관계가 없다. 저체온은 혈액점성을 증가시키므로 정맥절개술과 동시에 정질액으로 용적 보충을 하여 적혈구용적률을 낮추면 합병증을 피할 수 있고, 재가온 시 수혈을 위해 혈소판풍부자가혈액을 확보할 수 있다.

(2) 감시

① 직접적인 동맥압 및 중심정맥압 측정

② 뇌파검사: 돌발파억제 발생

③ 체성감각유발전위: 대뇌피질로 감각전도를 측정

④ 뇌간청각유발전위

⑤ 경식도심장초음파촬영: 심실기능 평가

(3) 저체온순환정지와 동반되는 술 후 주요 합병증: 응고병증(coagulopathy)과 두개내출혈이다. 이러한 합병증 발생 위험을 감소시킬 수 있는 방법은 다음과 같다.

① 집도의는 저체온순환정지 시작 전에 동맥류를 박리하고, 지혈을 이루어야 한다.

② 헤파린화 한 후 활성혈액응고시간(activated coagulation time, ACT)을 400~450초로 유지하고 재가온 후 헤파린 효과를 역전시키기 위해 protamine을 투여하여 ACT를 100~150초를 유지하도록 한다.

③ 사전에 정맥절개술로 채취한 혈액을 수혈하고, 필요 시 추가로 혈액제제(신선냉동혈장, 한랭침전물, 혈소판)를 투여한다.

④ 경막봉합 전에 지혈을 이루어야 한다.

6. 동정맥기형(Arteriovenous malformation, AVM)

남자가 여자보다 2배 많이 발생하며, 10~40세 사이에 발현한다. 뇌내출혈, SAH, 초점성간질(focal seizure), 진행성 국소적 신경학적 결함이 발생하나 SAH 보다는 뇌내출혈을 더 자주 일으킨다. 출혈은 10~30세 사이에 가장 흔하고 출혈 위험은 1년에 1~4%, 출혈 후 첫 1년 이내 재출혈 비율은 6%, 1년 이후부터는 1년에 2%이다. 첫 출혈 후 사망률은 매우 높아 10~30%로 보고된다. 두통, 발작 등의 증상이 나타나고, 치료방법은 색전술, 수술적 절제, 정위방사선수술(stereotactic radiosurgery) 등이 있고, 수술에 의한 사망률은 0.6~14%, 조기 이병률은 17~23%이다.

1) 마취 관리

뇌동맥류 수술 시 마취 관리와 동일하다.

(1) 색전술: 국소마취와 진정제(fentanyl, midazolam 혹은 propofol) 투여 하에 할 수 있고, 소아나 협조 불가능한 환자, 두개내압 증가, 기도에 문제가 있는 경우에는 전신마취를 시행한다. 색전술 후 합병증은 색전성 혹은 허혈성 뇌졸중과 출혈이다. 수술 시 실혈량을 줄이기 위해 수술 전에 색전술을 시행하기도 한다.

(2) 감시: 많은 양의 실혈이 동반되므로 여러 개의 굵은 정맥내도관 거치와 직접 동맥압 감시가 필요하다.

(3) 마취 시 주의점: 병변이 크거나 난치성 뇌종창 및 뇌부종 발생 시 평균동맥압을 낮추고(low-normal), mannitol투여, 과환기(저탄산혈증), 저체온, barbiturate 투여 등 뇌보호를 시행한다.

(4) 각성 시 및 술 후 고혈압 예방: 술 후 고혈압이 발생하면 절제된 동정맥기형

주위의 자동조절장애가 있는 뇌조직에 부종이나 출혈이 발생할 수 있으므로 β-차단제를 사용하여 고혈압을 막는 것이 매우 중요하다.

증 례 50세 여자 환자로 내원 5일전 집안일을 하다가 묵직한 느낌의 두통이 발생하였으나 두통약을 복용하고 증상이 사라져 그냥 지내다가 내원 1일전 일시적 안면마비가 동반되면서 두통이 심해져 신경외과 외래를 방문하게 되었다. 과거력상 7년 전 고혈압을 진단받고 약물 치료 중이었으나 약 3개월 전부터 자의로 약을 끊은 상태였다. 전산화단층촬영 뇌혈관조영술상(cerebral CT angiography) 좌측 중대뇌동맥 분지부에 동맥류가 관찰되었으며 동맥류 경부의 크기는 3 mm, 가장 넓은 부위의 지름은 13 mm 정도로 동맥류 결찰을 위해 수술을 계획하였다. 환자의 의식은 명료하였으며 흡연, 음주는 하지 않는다고 하였다. 당뇨, 간염, 결핵 등의 과거력은 없었으며 수술 전 환자의 혈압은 140/90 mmHg, 호흡수 20회/분, 심박수는 88회/분이었다. 술전 심전도상 약간의 ST-T 변화가 있었으나 다른 검사치는 정상이었으며 증상을 호소하지는 않았다.

Q. 심전도상 이상소견이 발견되었을 때 수술을 연기하여야 하는가?

A. 뇌동맥류 파열로 SAH가 있는 환자에서는 출혈이 발생할 때 대량의 교감신경 자극으로 혈압이 상승하며 심근이상(myocardial dysfunction), ST 분절의 변화 등을 동반할 수 있다. 특히 norepinephrine 같은 catecholamine의 급격한 분비는 전신적인 고혈압을 유발하여 좌심실에 큰 부담을 주나 직접적으로 심근 조직에 괴사를 유발할 수도 있다. 심전도 변화는 뇌동맥류 파열 환자의 50% 이상에서 발생하며 심장 리듬의 변화는 30~90% 정도의 환자에게서 발생한다. 부정맥의 종류는 동성서맥, 동성빈맥, 조기심실수축(premature ventricular contraction, PVC) 같은 양성 리듬과 심실빈맥, 심실세동 같은 생명을 위협하는 심각한 상황까지 다양하게 나타날 수 있다. 심전도 변화는 대개 SAH 48시간 이후부터 나타나기 시작하여 대략 10일에서 최고 6주 후 정상으로 돌아온다. 심전도상 Q파나 QT 간격의 연장 같은 위험한 심실 부정맥과 연관된 변화는 20~40%의 환자에서 발생하며 이는 두개내 출혈된 혈액의 양과 비례한다. 심전도상 Q파나 ST 분절의 상승이 있는 경우를 제외하고는 특별한 치료를 요하지는 않으나 심근 경색이 의심되는 경우에는

심장 효소치(cardiac enzyme)를 측정하거나 심초음파 등의 검사를 해보아야 한다.

Drummond JC, Patel PM: Neurosurgical anesthesia. In: Miller's Anesthesia. 6th ed. Edited by Miller RD: Philadelphia, Elsevier Churchill Livingstone. 2005, pp 2146-51.

Lam AM: Cerebral aneurysm: Anesthetic considerations. In: Anesthesia and Neurosurgery. 4th ed. Edited by Cottrell JE, Smith DS: St. Louis, Mosby, Inc. 2001, pp 367-96.

Schubert A: Clinical Neuroanesthesia. Newton, Butterworth-Heinemann. 1997, pp 81-118.

Q. 뇌동맥류 환자의 마취유도 시 기관내삽관에 따른 혈압 상승을 예방할 수 있는 방법은 어떤 것이 있나?

A. 뇌동맥류 파열로 SAH가 있는 환자의 마취유도 시 특히 조심하여야 될 상황은 갑작스런 혈압 상승으로 인한 재출혈이다. 재출혈은 뇌동맥류 파열 후 첫 24시간 동안 발생할 가능성이 가장 높으며 재출혈 시 사망률(mortality)은 50% 이상이다. 본 증례에서는 파열되지 않은 뇌동맥류 환자이지만 기관내삽관으로 인한 갑작스런 혈압변동은 뇌동맥류의 파열을 유발할 수 있으므로 반드시 피해야 할 사항이다. 기관내삽관으로 인한 혈압상승을 예방하기 위한 방법으로는 고용량의 마약제(fentanyl 5~10 ㎍/kg, 혹은 sufentanil 0.5~1 ㎍/kg)를 마취유도 시 사용하는 방법과 β-차단제인 esmolol (0.5 mg/kg), labetalol (10~20 mg)을 기관내삽관 전 일회 정주하는 방법이 있다. 또한 국소마취제인 lidocaine (1~2 mg/kg)을 기관내삽관 2~3 분전에 정맥으로 투여하거나 흡입마취제를 마스크 환기동안 사용하여 깊은 마취단계에서 기관내삽관을 시행함으로써 기관내삽관에 의한 급격한 혈압상승을 예방할 수 있다. 저자는 propofol과 remifentanil을 사용하여 마취유도를 하고 있으며 목표농도조절주입기(Orchestra®, Fresenius Vial, France)를 사용하여 propofol

은 효과처농도 2~4 μg/mL, remifentanil은 효과처농도 4~8 ng/mL로 조절하여 급격한 혈압변동 없이 기관내삽관을 성공적으로 시행하고 있다.

Drummond JC, Patel PM: Neurosurgical anesthesia. In: Miller's Anesthesia. 6th ed. Edited by Miller RD: Philadelphia, Elsevier Churchill Livingstone. 2005, pp 2146-51.

Lam AM: Cerebral aneurysm: Anesthetic considerations. In: Anesthesia and Neurosurgery. 4th ed. Edited by Cottrell JE, Smith DS: St. Louis, Mosby, Inc. 2001, pp 367-96.

Schubert A: Clinical Neuroanesthesia. Newton, Butterworth-Heinemann. 1997, pp 81-118.

Q. 집도의가 경막을 열기 전 뇌압이 높다고 낮추어 달라고 한다. 이때 어떤 처치를 할 수 있겠나?

A. 두개 내부는 뇌조직(80%), 뇌척수액(8%), 혈액(12%)의 세부분으로 구성되어 있으며 외부는 두개골로 싸여있어 이들 중 어느 한 부분의 양이 증가하면 두개내압은 증가하게 된다. 뇌조직 용적을 감소시키기 위해서는 20% mannitol (0.5~2 g/kg)을 사용할 수 있다. 일반적 용량은 1 g/kg이나 뇌 상태에 따라 추가의 용량을 투여할 수 있다. Mannitol의 효과는 약물투여 4~5분 내에 생기기 시작하여 투여 후 30~45분경에 최대효과를 기대할 수 있다. 이때 mannitol의 효과를 강화시키기 위해 furosemide (0.1~0.5 mg/kg)를 같이 사용할 수 있으며 furosemide는 이뇨작용과 함께 뇌척수액의 생산을 감소시키며 세포내 수분이동을 촉진함으로써 뇌압을 감소시킨다. 뇌혈류량은 동맥혈이산화탄소분압이 20~70 mmHg 범위 내에서는 거의 직선에 가까운 상관관계를 가지고 있다. 그러므로 과환기를 시켜 뇌혈액량을 감소시켜 뇌압을 떨어뜨릴 수 있으며 동맥혈이산화탄소분압을 1 mmHg 감소시킴에 따라 대략 1%의 비율로 뇌혈액량을 감소시킬 수 있다. 이산화탄소분압에 따른 뇌혈관의 반응성은 SAH 임상 등급이 좋은 환자에서는 거의 정상으로 유지되어진다. 비록 동맥

혈이산화탄소분압을 25~35 mmHg 범위내로 유지하는 것은 안전하다고 하지만 개개인의 두개내 상태에 따라 적절히 조절해야 한다. 과환기로 두개내압을 감소시킬 수 있다는 장점과 뇌혈류량의 감소로 인한 뇌허혈의 가능성을 항상 염두에 두고 과환기를 시도하여야 한다. 이러한 처치 후에도 뇌압이 계속 높게 유지되면 전신적 저산소증이 없는지, 환자 경부의 위치가 적절치 않아 정맥혈 환류에 장애가 없는지, 수술 전 시술한 요추 뇌척수액 배액(lumbar CSF drainage)이 적절한지 등을 확인해 보아야 한다. 아산화질소는 흡입마취제와 함께 사용 시 뇌혈관 확장작용을 가지고 있으므로 아산화질소의 사용을 중단하고 집도의와 상의 후 환자를 두부거상 체위를 취함으로써 정맥혈 환류를 촉진시킬 수 있다. 또한 thiopental 150~200 mg을 시험적으로 투여하여 뇌압의 감소를 확인해 볼 수 있으며 만약 thiopental 시험적 투여 후 환자의 뇌압이 감소하고 뇌이완(brain relaxation)이 일어나면 4~5 mg/kg/h의 속도로 지속적 투여를 시작할 수 있다.

Drummond JC, Patel PM: Neurosurgical anesthesia. In: Miller's Anesthesia. 6th ed. Edited by Miller RD: Philadelphia, Elsevier Churchill Livingstone. 2005, pp 2146-51.

Lam AM: Cerebral aneurysm: Anesthetic considerations. In: Anesthesia and Neurosurgery. 4th ed. Edited by Cottrell JE, Smith DS: St. Louis, Mosby, Inc. 2001, pp 367-96.

Schubert A: Clinical Neuroanesthesia. Newton, Butterworth-Heinemann. 1997, pp 81-118.

Q. 뇌동맥류의 수술적 접근을 용이하게 하기 위해 일시적 동맥결찰(temporary clipping)을 시행하려고 한다. 이때 고려할 점은?

A. 일시적 동맥 결찰은 현미경적 수술조작 시 조직박리를 용이하게 하고 뇌동맥류 파열의 위험성을 줄이기 위해 많은 외과의들이 널리 사용하고 있다. 그러나 차단된 동맥이 지배하는 아래 영역에서 일시적 뇌허혈과 뇌경색이 발생할 위험성이 있다. 일시적 동맥 결찰에 견딜 수 있는 기간은 개개인, 동맥

의 종류 등에 따라 다르므로 최대한 뇌허혈 없이 견딜 수 있는 시간을 예측하기는 어렵지만 일반적으로 5~7분간의 혈류 차단 후 재관류에는 특별한 문제 없이 잘 견딘다고 보고되고 있다. 그러나 뇌동맥류 결찰(aneurysm clipping)에 어려움이 있거나 거대뇌동맥류 결찰 시에는 일시적 동맥 결찰시간이 길어질 수 있으며 5~7분은 수술조작을 하기에 시간이 부족할 수 있다. 뇌신경 손상은 자유기(free radical) 생성에 의해 촉진될 수 있으므로 Suzuki는 mannitol(100 g), vitamin E(500 mg), dexamethasone(50 mg)을 일시적 동맥 결찰 전에 투여함으로써 술 후 신경손상 없이 최대 60분간 일시적 동맥결찰을 할 수 있었다고 보고하였다. 그러나 일반적으로 이러한 약물을 동맥결찰 전 투여함으로써 최대 15~20분간은 안전하게 일시적 동맥결찰을 시행할 수 있다. 다른 방법으로는 동맥결찰 아래 부분, 즉 동맥을 결찰 함으로써 혈류가 차단된 부분의 뇌대사량을 줄임으로써 일시적 동맥결찰의 시간을 연장시킬 수 있다. 일시적 동맥 결찰 2~3분 전 thiopental 5~6 mg/kg, 혹은 etomidate 0.4~0.5 mg/kg를 정주함으로써 일시적 동맥결찰시간을 12~19분 정도로 연장할 수 있다. 중등도의 저체온증(moderate hypothermia)도 뇌대사량을 줄여 일시적 동맥 결찰시간을 연장시키기 위해 사용할 수 있으나 부정맥, 응고장애, 술 후 떨림(postoperative shivering) 등의 부작용이 있으므로 사용시 이 점을 고려하여야 한다.

Drummond JC, Patel PM: Neurosurgical anesthesia. In: Miller's Anesthesia. 6th ed. Edited by Miller RD: Philadelphia, Elsevier Churchill Livingstone. 2005, pp 2146-51.

Lam AM: Cerebral aneurysm: Anesthetic considerations. In: Anesthesia and Neurosurgery. 4th ed. Edited by Cottrell JE, Smith DS: St. Louis, Mosby, Inc. 2001, pp 367-96.

Schubert A: Clinical Neuroanesthesia. Newton, Butterworth-Heinemann. 1997, pp 81-118.

Q. Barbiturate를 사용하여 뇌보호를 시도하려고 한다. 용량 및 방법은?

A. 성인에서 뇌는 정상적으로 전체 신체산소소모량의 20%를 소모한다. 이중 60%는 두뇌활동인 전기생리적 기능을 활용하는데 사용하며 40%는 뇌신경세포의 구조와 내적 기능을 유지하는데 사용한다. Barbiturate는 두뇌활동을 담당하는 전기생리적 기능에 필요한 뇌산소소모량을 거의 0으로 만들 수 있으므로 전체 뇌산소소모량을 최대 40%까지로 줄일 수 있다. 뇌파상 전기적 무반응(electrical silence)이 유발되고 나서는 추가의 barbiturate를 투여하더라도 뇌산소소모량을 더 이상 줄일 수는 없다. 그러나 barbiturate는 자유기를 청소하는 역할과 세포막을 안정화 시키는 기능이 있으므로 심한 저체온증에서도 추가의 뇌보호 기능을 제공할 수 있다는 보고도 있다. 그러므로 barbiturate가 일시적 뇌허혈로 인한 뇌손상을 예방하는데 가장 효과적인 예방적 치료방법이다. Barbiturate의 투여방법으로는 30~40 mg/kg을 30분에 걸쳐 일회 정주하는 방법과 3~5 mg/kg 일회 정주 후 0.1~0.5 mg/kg/min의 속도로 지속 정주하는 방법이 있다.

Drummond JC, Patel PM: Neurosurgical anesthesia. In: Miller's Anesthesia. 6th ed. Edited by Miller RD: Philadelphia, Elsevier Churchill Livingstone. 2005, pp 2146-51.

Lam AM: Cerebral aneurysm: Anesthetic considerations. In: Anesthesia and Neurosurgery. 4th ed. Edited by Cottrell JE, Smith DS: St. Louis, Mosby, Inc. 2001, pp 367-96.

Morgan, Jr GE, Mikhail MS, Murray MJ: Clinical Anesthesiology. 4th ed. New York, McGraw-Hill. 2006, pp 614-630.

Schubert A: Clinical Neuroanesthesia. Newton, Butterworth-Heinemann. 1997, pp 81-118.

참고문헌

대한신경외과학회: 신경외과학, 2판, 중앙문화사, 서울, 2002, 279-291쪽, 617-621쪽.

Albin MS: Textbook of neuroanesthesia: with neurosurgical and neuroscience perspectives. New York: McGraw-Hill, 1997, pp 845-900.

Bendo AA, Kass IS, Hartung J, Cottrell JE: Anesthesia for neurosurgery. In: Clinical Anesthesia. 5th ed. Edited by Barash PG, Cullen BF, Stoelting RK: Philadelphia, Lippincott Williams & Wilkins. 2006, pp 777-82.

Black S, Sulek CA, Day AL: Cerebral aneurysm and arteriovenous malformation. In: Clinical Neuroanesthesia. 2nd ed. Edited by Cucchiara RF, Black S, Michenfelder JD: New York, Churchill Livingstone. 1998, pp 265-318.

Bulsara KR, McGirt MJ, Liao L, Villavicencio AT, Borel C, Alexander MJ, et al: Use of the peak troponin value to differentiate myocardial infarction from reversible neurogenic left ventricular dysfunction associated with aneurysmal subarachnoid hemorrhage. J Neurosurg 2003; 98: 524-8.

Drummond JC, Patel PM: Neurosurgical anesthesia. In: Miller's Anesthesia. 6th ed. Edited by Miller RD: Philadelphia, Elsevier Churchill Livingstone. 2005, pp 2146-51.

Mack PF: Cerebral aneurysm. In: Yao & Artusio's Anesthesiology. Problem-oriented Patient Management. 6th ed. Edited by Yao FF, Fontes ML, Malhotra V: Philadelphia, Lippincott Williams & Wilkins. 2008, pp 617-39.

Newfield P, Bendo AA: Anesthetic management of intracranial aneurysms. In: Handbook of Neuroanesthesia. 4th ed. Edited by Newfield P, Cottrell JE: Philadelphia, Lippincott Williams & Wilkins. 2007, pp 143-72.

Stoelting RK, Dierdorf SF: Anesthesia and Co-Existing Disease. 4th ed. Philadelphia, Churchill Livingstone. 2002, pp 251-4.

9장

뇌하수체 수술의 마취관리
(Anesthetic Management for Pituitary Surgery)

학습목표

1. 뇌하수체의 해부학적 이해와 생리적 역할을 설명한다.
2. 뇌하수체 종양 환자의 수술과 마취 전에 시행해야 할 검사와 고려할 점을 열거한다.
3. 뇌하수체 수술의 접근법과 접형골 접근법 수술시 수술과 마취 중에 고려할 점을 설명한다.
4. 말단거대증 환자와 Cushing' s disease 환자를 위한 수술과 마취 관리를 설명한다.
5. 접형골 접근법 수술시 적합한 환자 관리 방법을 열거한다.
6. 뇌하수체 수술 후 합병증과 유의 할 사항을 열거한다.
7. 수술중이나 수술 후 요붕증(diabetes insipidus)에 의한 고나트륨혈증과 수액부족 현상을 설명한다.

신경내분비질환은 뇌하수체질환 시 흔히 발생한다. 뇌하수체는 뇌에 존재하는 해부학적인 구조인 동시에 신체대사를 조절하는 호르몬을 분비하는 기능적 기관이다. 그러므로 뇌하수체에 질환이 생길 경우 뇌하수체의 본연의 기능이 변화되어 정상적으로 분비하는 호르몬의 양의 변화를 초래한다. 이러한 뇌하수체의 기능항진과 기능저하는 호르몬분비 장애에 의한 생리학적 변화를 초래하여 환자의 신진대사 및 수분과 전해질의 이상 등을 초래한다. 이러한 이유로 마취과의사는 수술과 마취시 안정적인 환자 관리를 위하여 뇌하수체의 기능과 역할 뿐만 아니라 해부학적 구조에 대한 지식을 갖추어야 하며, 마취 전 환자의 질환으로 인한 해부학적인 변화와 생리학적 변화를 검토하여 내분비학적 변화로 인한 환자관리상 문제점들을 예견하고 이에 대한 예방과 적절한 치료를 시행해야 한다.

1. 해부학적 구조

1) Sella turcicca

뇌하수체는 접형골(sphenoid bone)안에서 sella turcica에 의해 보호되고 있으며 sella turcicca의 측면에는 해면정맥동(carvenous sinus)이 있다(그림 9-1).

2) 해면정맥동

내경동맥(internal carotid artery)의 해면정맥동가지(intracarvernous portion)가 지나가며 III, IV, VI 뇌신경과 삼차신경의 안신경(ophthalmic nerve)과 상악신경(maxillary nerve)이 위치하고 있다. 정맥에 의한 출혈은 대부분 해면정맥동에 의

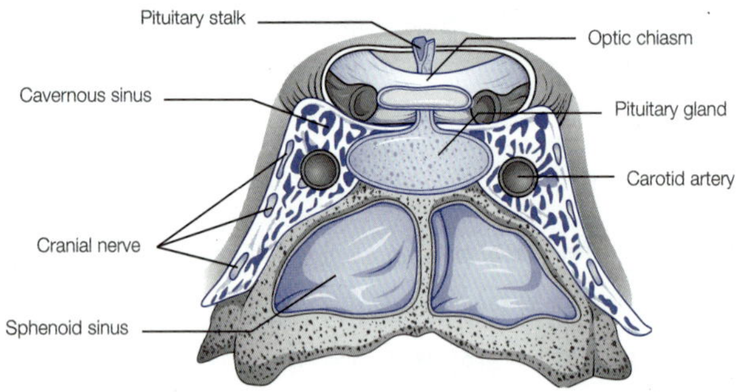

그림 9-1. 뇌하수체 주변의 해부학적 구조

한 것이다(그림 9-1). 수술 중 출혈 방지를 위하여 해면정맥동에 과도한 packing을 할 경우 시신경을 누를 수가 있으므로 수술 후 시신경 검사를 시행하여 packing이나 수술 후 발생한 혈종 등이 시신경이나 시각교차 부분을 누르는지를 확인해야 한다.

3) 뇌하수체줄기(pituitary stalk)

시각교차(optic chiasm)의 앞에 위치하고 있으며 시각교차와 sella turcica 까지의 거리는 2~9 mm 정도로 매우 짧으며 이 거리가 많이 짧을 경우 경전두접근법(transfrontal approach)이 불가능해진다.

4) 경동맥

뇌하수체의 측면에 위치하며 그 거리는 불과 평균 12 mm 정도이다. 경접형동접근법(transsphenoidal approach)중의 동맥출혈은 주로 경동맥이나 그것의 분지인 하뇌하수체동맥(inferior hypophyseal artery)에 의한 것이다.

2. 뇌하수체 기능

뇌하수체는 전엽과 후엽으로 구성되며 각기 다른 역할을 하고 있다(그림 9-1).

1) 뇌하수체 전엽(anterior pituitary gland)

(1) 뇌하수체자극호르몬: 시상하부의 시각교차상핵(supraopitic nuclei of hypothalamus)은 뇌하수체 전엽에 영향을 미치는 thyrotropin 분비호르몬(thyrotropin-releasing hormone, TRH), corticotropin 분비호르몬(corticotropin-releasing hormone, CRH), gonadotropin 분비호르몬(gonadotropin-releasing hormone, GnRH), 성장호르몬 분비호르몬(growth hormone-releasing hormone, GRH) 등을 분비한다.

(2) 뇌하수체 전엽: 선뇌하수체(adenohypophysis)로서 뇌하수체자극호르몬에 의하여 성장 호르몬(growth hormone, GH), 갑상선자극호르몬(thyroid simulation hormone, TSH), 부신피질자극호르몬(adrenocorticotrophic hormone, ACTH), 황체형성호르몬(luteinizing hormone, LH), 난포자극호르몬(follicle stimulating hormone, FSH), prolactin, 멜라닌세포자극호르몬(melanocyte-stimulating hormone, MSH)을 분비하여 내분비적 평형상태를 유지한다(그림 9-2).

2) 뇌하수체 전엽의 종양

(1) 기능성(functioning) 과 비기능성(nonfunctioning)으로 구분: 기능성종양은 직접적으로 뇌하수체의 호르몬 분비에 영향을 미치고 비기능성 종양은 주로 종괴효과(mass effect)에 의하여 뇌압상승과 뇌신경학적 이상을 초래하며 때로는 범뇌하수체저하증(panhypopituitarism)을 초래하기도 한다.

① 기능성 뇌하수체종양

i. GH 과다분비: GH은 시상하부의 조절 호르몬인 성장호르몬 분비 요소(GH-releasing factor, GHRF)와 성장호르몬 억제 요소(GH release-inhibiting factor, GHRIF: somastatin)에 의해 조절된다. 이들의 이상이

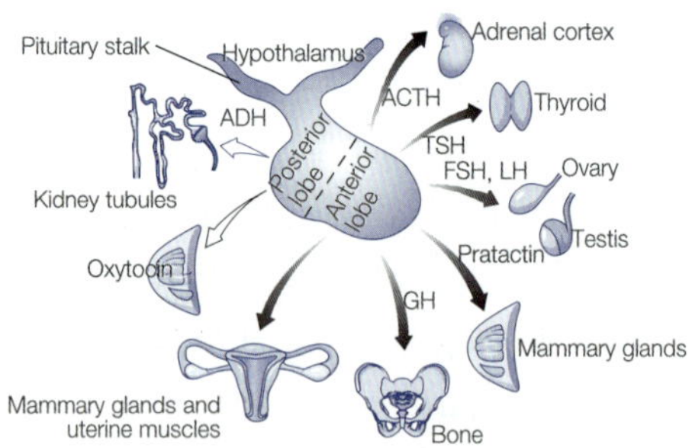

그림 9-2. 뇌하수체 호르몬

생겨서 GH이 과다 분비되는 시기가 장골(long bone)의 골단(epiphysis)이 융합되기 이전이면 뼈의 크기와 넓이가 넓어지는 거인증(gigantism)이 생기고 , 골단이 융합되고 난 뒤에 GH가 과다분비 되면 말단비대증(acromegaly)이 생긴다.

ii. ACTH 과다분비: 시상하부에서 분비되는 CRH는 뇌하수체의 ACTH의 분비를 조절하며 뇌하수체에 선종이 생길 경우에는 ACTH가 과다하게 분비된다. 뇌하수체 종양에 의해 과다한 ACTH 분비는 이차적으로 부신피질의 과증식을 초래하여 과다한 cortisol 분비를 초래하여 Cushing's disease를 일으킨다.

iii. Prolactin 과다분비: 뇌하수체 종양에서 호르몬 분비를 촉진 시키는 경우 prolactin의 과다분비가 가장 흔한 유형이다. 증상은 여자의 경우 유즙분비과다(galactorrhea), 불임, 무월경, 희발월경(oligomenorrhea)이 주증상이며 남자의 경우 발기부전, 성욕감퇴, 정자부족증(oligospermia)이 주증상이어서 초기에는 쉽게 발견 못하고 종양의 크기가 커져서 종괴효과가 있을 때 발견되기 쉽다. 수술 전 검사를 준비해야 될 사항 중 가장 중요한 것은 뇌하수체종양에 의하여 부신저하증(hypoadrenalism)과 갑상선저하증(hypothyroidism)이 있는지 고려해야 하며 부신저하증이 있을 경우에는 수술 중이나 수술 후에 glucocorticoid의 투여가 필요하며 갑상선저하증이 있을 경우에 갑상선 호르몬의 투여가 필요하다.

iv. TSH 과다분비: 매우 드물며 일차적인 갑상선기능 항진증과 구별을 해야 한다. 뇌하수체 종양에 의한 일차적 갑상선기능 항진증으로 혈중 T4 증가, 비정상적으로 증가된 TSH, 그리고 방사선 이미지검사를 통해서 진단한다.

② 비기능성 뇌하수체종양: 주로 혐색소성선종(chromophobe adenoma), 두개인두종(craniopharyngioma), 수막종(meningioma), 뇌동맥류(aneurysm) 등이 흔하며 초기에 진단하기가 어려워 크기가 비교적 큰 상

태에서 발견되기 쉬우며 이로 인해 뇌압증가와 범뇌하수체저하증이 흔하다. 종양의 확산은 주변조직에 압력을 가하여 시상하부, 시력, III, IV, V, VI 뇌신경 이상 증상을 초래할 수 있다.

i. 뇌하수체저하증(hypopituitarism): 크기가 큰 뇌하수체 선종, Rathke's cleft cyst, 두개인두종 등의 종양은 뇌하수체, 시상하부의 문맥혈류(portal blood system) 등의 주변주직에 압력을 주어 뇌하수체저하증을 유발할 수 있으며, 전산화단층촬영과 내분비적 검사로 진단을 할 수 있다. 이러한 환자는 혈중 호르몬 검사와 임상적으로는 요붕증의 사인을 보이며 특히 생식선저하증으로 인한 성적장애와 혈중 LH나 testosterone의 감소가 나타난다. 아침 혈중 cortisol 수치가 낮으면 이차적 부신피질저하증이 있어 수술 전 후의 스테로이드의 투여가 필요하며 혈중 free T4가 낮으면 갑상선저하증으로 이때 갑상선 호르몬 투여가 필요하다. 환자 마취 시는 수분중독증(water intoxication)과 저혈당에 주의해야하며 특히 중추신경억제제(CNS depressant)에 매우 민감하게 반응한다.

표 9-1. ADH 분비에 영향을 미치는 요인

분비촉진	분비억제	효과증대
고삼투압	저삼투압	Acetaminophen
저혈장	고혈장	Chlorpropamide
두부거상체위	측와위	Chlorthiazides
통증, 스트레스	교감신경 α수용체 자극	
Morphine, Nicotine	ethanol	
Barbiturate, TCA	atropine	
뇌손상	당질corticoid	
뇌고혈압	저체온	
양압	Reserpine	
교감신경 β수용체 자극		
체온증가		
Tegretol		

ii. 뇌하수체뒨출혈(pituitary apoplexy): 뇌하수체의 출혈성 경색증(hemorrhagic infarction), 허혈, 뇌손상 등에 의하여 발생하며 증상으로 두통, 구역, 저혈압, 시력약화와 소실, 안근마비(ophthalmoplegia), 범뇌하수체저하증 등이 생기며 이때는 즉시 응급으로 수술을 해야 한다.

3) 뇌하수체후엽(posterior pituitary gland)

시상하부의 시각교차상핵과 뇌실곁핵(paraventricular nuclei)은 oxytocin과 항이뇨호르몬(antidiuretic hormone, ADH)을 생성한다. oxytocin과 ADH는 뇌하수체-신경뇌하수체 경로의 축삭(axons of hypothalamic-neurohypophyseal tract)을 거쳐 뇌하수체 후엽으로 운반된다. ADH 분비는 세포외액의 삼투압이 증가하거나 폐정맥이나 좌심방에 있는 수용기가 체내 혈량 감소를 감지했을 때 촉진되며 이외에도 여러 가지 요인에 의해서 ADH 분비가 영향을 받는다(표 9-1).

3. 마취를 위한 환자관리

1) 마취 전 준비

(1) 마취 전 검사: 일반적인 검사와 방사선이미지 검사, 내분비적 검사를 시행해야 한다. 수술 전 검사로 혈액 검사를 시행하여 빈혈과 혈액검사의 이상 유무를 확인해야하며, 남성의 경우 뇌하수체 종양으로 인해 testosterone 수치가 감소되면 빈혈이 발생하기 쉽다.

(2) 호르몬 검사: 성장호르몬, 부신피질 호르몬, 갑상선호르몬 검사, cortisol, prolactin, 생식호르몬(reproductive hormone) 등을 검토해야 한다. 갑상선호르몬 검사에서 T3, T4, TSH를 검사하고 특히 TSH 분자의 β-subunit이 증가 한 경우는 TSH 분비 뇌하수체종양의 표시자(indicator)가 된다.

(3) 임신반응 검사: 여성의 경우 무월경의 증상은 뇌하수체종양으로 인한 것인지 임신으로 인한 것인지 감별 진단을 하기 위하여 임신 반응 검사를 필수적으로 해야 한다.

(4) 전해질 검사: 뇌하수체종양 환자들의 대사 장애를 검사하기 위하여 혈중 전해질 검사는 필수적이며 특히 뇌하수체 후엽의 종양의 경우 요붕증으로 인한 저나트륨혈증인 경우가 많다. 수술 전 뇌하수체저하증이 있는 환자의 경우는 수술 전에 hydrocortisone 과 thyroxine을 투여 하여야 하며 수술 중에도 투여를 시행 하여야 한다.

(5) 심혈관계 검사: Cushing's disease가 있는 경우는 비만과 고혈압, 식도역류의 가능성 증가하며 고혈당, 그리고 좌심실비대 등의 심혈관계 질환을 동반한다.

(6) 기도검사: 경접형동접근법 수술 후 환자는 nasal packing을 한 상태에서 기관 내 발관을 하게 되는데 말단비대증 환자나 Cushing's disease가 있는 환자는 수면무호흡증(sleep apnea)이 있는 경우가 많으며 이러한 환자는 발관 후 기도유지에 세심한 관찰을 요한다.

2) 말단비대증환자 환자 마취관리

(1) 진단: 혈중 GH은 분비량이 매우 일정하지 않아 말단비대증 환자일 경우라도 정상적으로 측정 될 수 있어 GH 생성의 표시자가 되는 혈중 IGF-I 의 증가로 진단한다. 환자의 약 20% 정도는 prolactin을 과다 분비한다.

(2) 해부학 특성: 거인증 환자는 성인이 되기 전에 사망할 확률이 매우 높아 보통 임상적으로 수술을 하는 경우는 대부분 말단비대증 환자이다. 환자는 안면골격의 과다증대, 손, 발 등 모든 장기의 크기가 증가되어있다. 상기도 연

골조직의 과성장으로 혀와 후두개의 증대가 있고, 하악골의 과성장으로 입술과 성대 간의 거리가 길어지며, 좁은 성문과 큰 비갑개(nasal turbinate) 등으로 인해 수면무호흡증이 잘 생긴다. 마취 유도 시에는 마스크가 잘 맞지 않을 수 있으며, 과도한 뼈들의 성장으로 척추 협착증이 있을 수 있고 경추의 굴곡이 어려워 후두의 노출이 힘들고 또한 턱관절의 유연성 부족으로 입이 잘 안 벌어져 후두경 사용 시 기관내삽관이 어렵다.

(3) 기도확보 시 문제점: 해부학적 특성으로 기관내삽관이 어려울 수 있음을 예상하여 굴곡성 후두경이나 기관절개술도 고려해야 하며, 환자의 수술 전 평가 시에 기도유지와 기관 삽관의 어려움을 예견할 수 있도록 해야 한다.
말단비대증 환자에서 기도 침범 정도는 다음과 같이 평가한다.
① 1등급; 특별한 침범 없음
② 2등급; 비인두 점막비대
③ 3등급; 성문비대와 성대마비
④ 4등급; 2와 3등급의 혼합 즉 성문과 연부조직의 침범
3등급과 4등급은 기관절개술이 추천된다. 내시경적 기관내삽관법과 삽관용 후두마스크도 기도관리가 어려운 환자에서 적용한다.

(4) 구강 packing: 경접형동접근법으로 수술시 기관내삽관 후 구강과 인두 뒤에 packing을 하여 성문으로 혈액과 조직부스러기가 넘어가지 않게 하며, 또한 이물질이 위장으로 넘어가는 것을 막아줌으로써 수술 후 발생 할 수 있는 구토의 위험을 방지한다.

(5) 성대마비: 환자에 따라 수술 전에 반회후두신경(recurrent laryngeal nerve)이 마비된 경우도 있고, 수술 후 발관 시에 후두부종이나 성대마비가 흔히 발생 한다.

(6) 심폐기능 저하: 환자의 대부분의 사망 원인은 고혈압, 관상동맥질환, 심부전에 의한 심혈관계 질환이며, 환자에게는 폐용적(lung volume) 증가와 환기/혈류 장애(V/Q mismatch)가 생길 수 있으며 고혈당과, 말초신경질환, 골격근 약화, 관절염 및 골다공증 등이 나타난다.

(7) 근육이완제 반응: 근육이완제에 민감하여 말초신경자극기(peripheral nerve stimulator)사용이 필수적이다.

(8) 동맥카테터 거치: 손목부위의 연부조직들의 과성장으로 팔목터널증후군(carpal tunnel syndrome)이 자주 생기며 이로 인해 척골(ulnar) 혈류 장애와 측부 순환(collateral circulation)장애가 초래될 수 있다. 그러므로 연속적 혈압측정을 위하여 요골동맥(radial artery)에 동맥카테터 거치 시는 요골 동맥에 혈전이 생기면 치명적이 될 수 있으므로 척골동맥의 측부 순환을 잘 파악한 후 시행해야하며 가능하면 다른 곳을 이용하는 것이 안전하다.

3) Cushing's disease 환자 마취관리

(1) 진단: 혈중 cortisol, 소변의 17-OHCS, 17-KS, free cortisol의 검사가 필요하다. 혈중 cortisol이 오전 4~8시 때는 25 ㎍/dL, 오후 4~8시 일 때는 < 10 ㎍/dL 로 하루에 평균 16 ㎍/dL 정도 분비되나 Cushing's disease 일 때는 아침과 저녁때의 분비량의 차이가 없어지고 과다분비 되며, MRI 상 sella turcica에 선종이 발견 된다.

(2) 증상: 고혈압, 고혈당, 골격근 약화, 중심성비만(truncal obesity), 월상안(moon face), 부신의 과증식 등이 나타난다.

(3) 기도관리: 수면무호흡증과 비만으로 인해 기관내삽관의 어렵고 기관내튜브 발관 시 주의해야한다.

(4) 혈압관리: Catecholamine에 대한 혈압상승이 예민하게 반응한다.

(5) 골다공증: 골다공증이 있어 환자의 이동이나 체위를 정할 때 골절에 대한 세심한 주의가 필요하다.

(6) 안구관리: 1/3 정도의 환자에서 안구돌출증이 있어 수술 및 마취 시 안구손상이 일어날 확률이 매우 높다.

4) 수술적 접근

(1) 수술 방법: 정위적접근법(stereotactic approach), 경접형동접근법, 경전두접근법 등이 있다. 수술 전 MRI 등의 영상에서 종양이 sella turcica의 상방 또는 측방으로 신전되어 해면정맥동을 침범하는지를 파악하여 이에 대한 대비를 해야 한다.

① 경접형동접근법: 10 mm 이하의 종양에서 가장 많이 이용하는 수술 방법으로 비강을 통해 비중격을 지나 접형동(sphenoid sinus)의 천정을 통하여 sella turcica 바닥에 도달한다. sella turcica를 일부 제거하면 뇌하수체가 노출되어 수술을 할 수 있게 된다. 이 방법은 수술 시간이 빠르며, 경전두접근법보다 뇌손상이나 출혈위험이 적고, 수술 후 낮은 합병증을 보인다.

② 경전두접근법: Sella turcica를 벗어나 측방으로 확장된 대형 종양은 전두(frontal)쪽에서 두개골절제술(craniotomy)을 통하여 뇌하수체절제술을 시행하여야 한다. 수술은 주로 뇌하수체의 전체를 다 절제하기 때문에 영구적 호르몬 대치법이 필요한 경우가 생길 수 있고, 수술 후 경련 발생의 가능성도 높다.

(2) 수술 전 유의사항: 수술 전 시력저하, 뇌압증가 증상이 있는지 검토를 하여야 한다. 수술 전 종양이 시신경을 누르고 있거나 시야의 장애를 초래하고 있는지 사전에 알아야 하며 수술로 인한 시신경 손상과 출혈방지를 위한 해

면정맥동의 packing이 시신경이나 시각교차를 누르는지를 감별해야 한다.

5) 수술 중 관리

(1) 마취목표: 혈역학적 안정, 뇌관류압 유지, 수술적 시야확보 제공, 수술 중 합병증 방지와 수술 후에 시행하는 빠른 신경학적 검사를 위한 부드럽고 빠른 각성이다.

(2) 뇌하수체 종양: 일반적으로는 국소 뇌혈류(regional cerebral blood flow), 자동조절기능, 이산화탄소의 반응도 등에 영향을 미치지 않는다.

(3) 경전두접근법: 출혈이 많을 수 있어 수혈을 위한 정맥로 확보가 필요하며 뇌압 하강을 위해 이뇨제나 mannitol의 사용이 필요하다.

(4) 경접형동접근법: 수술 후 nasal packing으로 인해서 입을 통한 호흡이 불가피하다. 장기간 입으로 하는 호흡에는 가습이 필요하며, 또한 환자에게 산소를 효과적으로 주기 위하여 stent나 foley catheter를 거치한 후 nasal packing을 하고 그것을 통하여 산소를 투여하면 훨씬 효과적이다.

6) 마취 유지

(1) 마취제 선택

① 빠른 각성: 마취는 수술 후 시력과 운동장애검사 그리고 외안근 기능(extraocular muscle function)을 관찰하기 위하여 빠른 각성이 필요한데 대부분 N_2O/narcotics에 소량의 흡입마취제나 수술 후 빠른 회복을 위하여 propofol과 sevoflurane, desflurane 등의 대사가 빠른 마취제의 사용이 권장된다.

② N_2O: 전정맥마취와 흡입마취에서 뇌압상승이 동반된 경우는 흡입마취제의 단독 사용보다는 N_2O를 사용하지 않는 전정맥마취가 추천되기도 한

다. 그리고 N_2O는 수술 후 공기뇌증(pneumocephalus) 발생에 따른 문제로 사용을 피하는 것이 좋다.

③ Remifentanil 사용: 흡입마취제와 혼용하여 사용하는 경우 매우 안정된 마취를 유지 할 수 있으며 빠른 각성을 나타낸다. 그러나 remifentanil 이 초속효성 아편양제이므로 중단 후 빠른 효과소실로 인하여 수술 후 환자는 심한 통증을 호소하게 된다. 특히 경접형동접근법으로 수술한 환자의 경우 nasal packing으로 인한 통증과 두통이 매우 심하므로 환자의 통증관리를 위해 수술 종료 20~30분 전에 진통제를 주사한다. 그러나 환자가 Cushing's disease나 말단비대증이 있는 환자로 수면 무호흡증이 있을 경우에는 마약성진통제의 사용은 세심한 관찰을 필요로 하게 된다. 때로는 경접형동접근법 수술 후에 심한 통증으로 인한 혈압상승을 막기 위하여 양측 상악신경 차단을 하기도 한다.

(2) CO_2 조절: 경접형동접근법 수술 시에 환기는 조절된 고탄산혈증(hypercapnia)을 통해 뇌압을 상승시켜 뇌하수체 종양이 sella turcica로 밀려 나오게 하여 수술을 용이하게 할 수 있지만 고혈압, 빈맥, 심근과부하를 초래하므로 고탄산혈증이 필요한 경우에도 $PaCO_2$를 60 mmHg 이상으로 올려서는 안 되며, 일반적으로 환기는 $PaCO_2$ 40~45 mmHg 정도 유지한다. 과환기를 할 경우 뇌용량 감소로 수술시야 확보가 어려워진다.

(3) 뇌척수액 배액(drainage): 최근엔 수술 중 시야확보를 위하여 C-arm 영상장치와 수술용 navigator를 이용하여 뇌하수체 위치를 파악할 수 있고, 특히 sella turcica 상위로 크게 퍼져있는 종양인 경우에는 경접형동접근법으로 수술시 뇌하수체의 광범위한 노출을 위하여 척추를 통해 지주막하에 카테터를 삽입하여 여기로 10 mL 정도의 공기나 생리식염수를 주입 하고 때에 따라 뇌척수액을 배액시키기도 한다. 공기를 주입 시킬 경우 마취가스에서 N_2O를 중단해야 공기뇌증을 방지 할 수 있다. 요추 뇌척수액 배수관은 수술

후에 간혹 발생 하는 뇌척수액 누수가 있을 경우 이 배수관을 통해 뇌척수액을 조절한다. 최근에는 수술실 내에서 전산화단층촬영이나 fluroscopy를 직접 사용 하여 뇌하수체를 잘 볼 수 있어 수술의에 따라서 뇌척수액 카테터를 사용하지 않는 경우도 많다.

(4) Valsalva maneuver: 수술시 호흡기낭을 부풀게 하여 양압을 가한 상태로 멈추게 하여 뇌하수체 종양을 더욱 잘 보일 수 있게 할 수 있고, 수술부위의 CSF 누출을 확인할 수 있다.

7) 체위

경접형동접근법 수술 시 대부분의 환자의 머리가 앙와위보다 위에 위치하게 되는데 이러한 자세는 출혈을 줄일 수 있는 장점은 있지만 이때 그 각도가 15° 이상일 경우와 해면정맥동이 열릴 가능성이 있는 경우는 공기색전증이 생길 가능성이 높아져서 $P_{ET}CO_2$, precordial doppler, CVP 등을 준비해야 한다. 수술 시에 수술 시야의 확보를 위하여 머리를 약간 돌리기도 한다. C-arm은 집도의에 맞게 배치하고 모든 수술 참가자는 방사선 방어복을 착용한다.

8) 비강점막 처치

경접형동접근법 수술 시 수술 부위의 출혈을 줄이기 위하여 수술 전 대부분 혈관수축제를 비강에 사용한다. Cocaine과 epinephrine 혼합액이 많이 사용되고 있으며 부정맥과 심근경색의 위험이 있다. 1% lidocaine과 adrenaline(1:200,000) 혼합액으로 비강내 효과적인 국소마취가 가능하며 대체로 혈역학적으로 안정성을 보인다. 그러나 특히 Cushing's disease 환자에서 고혈압성 반응을 보이는 경우가 있고 β-blocker를 사용하는 환자에게는 이주 심한 고혈압을 초래할 수 있어 사용에 주의를 해야 한다. 이를 위하여 labetalol, 알파차단제(phentolamine), 베타차단제, 또는 혈관확장제(nitroglycelin 혹은 nitroprusside)를 사용한다. 그 외에 마취를 깊게 하거나 강력한 아편양제재가 사용되기도 한다. Xylometazoline은 교감신경 α 수용체에 작용하는 교감신경흥분제로서 기존의 혈관수축제 보다 안전하게 사용할 수 있다.

9) 호르몬 대치법

(1) Cortisol과 혈압: Glucocorticoid는 혈압과 혈관긴장도를 조절한다. Glucocorticoid의 혈관긴장도에 관여하는 작용은 prostacyclin(PGI2)을 억제하는 작용으로 설명된다. 체내 glucocorticoid가 부족할 경우 PGI2의 농도가 증가하여 혈관 긴장도가 감소하여 혈관확장이 일어나고 저혈압이 발생한다. 그러므로 수술 전 glucocorticoid가 부족한 환자에게는 마취전과 수술 중, 수술 후에 cortisol의 투여를 고려하여야 한다.

(2) cortisol 투여 방법: 내분비적 관리 방법이 병원마다 의사들마다 조금씩의 차이가 있다. 정상인의 혈중 cortisol 농도는 스트레스 상황에서 증가하게 된다. 큰 수술을 받을 경우 평균 47 ㎍/dL 정도이고 소수술 일 경우 10~44 ㎍/dL 정도가 된다. 그러나 뇌하수체기능저하증이나 Cushing' s disease 같은 질환 시에는 혈중 cortisol 농도가 낮고 수술을 시행해도 cortisol 농도가 증가되지 않아 심각한 저혈압이 일어날 수 있다. 그러므로 수술 전 cortisol을 투여하여야 한다.

① 급성 뇌하수체 전엽 부전(acute anterior pituitary insufficiency)

마취 전 hydrocortisone 50~100 mg을 정주하고 수술 중 10 mg/hr 정주한다. 수술 후는 혈 중 cortisol 수치를 체크하면서 점차적으로 감량하면서 먹는 약으로 대체한다. 특히 범하수체저하증 환자는 cortisol 뿐만 아니라 수술 전에 levothyroxine(Synthyroid) 0.10~0.15 mg/day을 경구 투여해야 한다. 투여가 안 된 경우는 수술 중 T4(200~400 ㎍) 및 T3(5~25 ㎍)를 정맥 투여한다. 일반적으로 cortisol 투여가 필요한 경우 마취유도시 hydrocortisone(hydrocortisol) 100 mg 정주를 투여하는 것이 마취와 수술로 인한 스트레스를 견딜 수 있는 용량이라고 설명한다. 그러나 Cushing's disease와 같은 경우는 풍부한 경험을 바탕으로 내분비과 의사와 신경외과의 등과 상의하여 개별적인 호르몬 대치법을 적용하도록 한다.

② 새롭게 권장하는 방법

i. Cortisol 투여 시: 수술 전 short ACTH stimulation test 와 오전 8시에 혈중 cortisol 수치를 측정하여 정상이면 glucocorticoid를 투여하지 않고 비정상적으로 낮으면 수술 당일 hydrocortisone 50 mg을 8시간 간격으로, 술 후 첫날 hydrocortisone 25 mg을 8시간 간격으로, 수술 둘째 날 오전 8시에 hydrocortisone 25 mg 을 정주나 근주한다.

ii. Dexamethasone 투여 시: 마취 유도 전 dexamethasone 4 mg, 수술 다음날 오전 8 시에 2 mg, 그 다음날 오전 8 시에 0.5 mg을 정주 한다.

③ Cushing's disease 환자: 정상적인 cortisol 분비 능력이 심하게 억제 되어서 수술 후에도 수주 이상 수개월 투약이 필요하다. 수술 전부터 해오던 투약은 수술 후에도 계속 해야 하며 내분비 전문의의 자문을 따른다.

10) 환자 감시

(1) 기본 감시장치: 심전도, 말초산소포화도, 호기말이산화탄소분압, 직접동맥압 측정이 포함된다. 동반질환자, Cushing's disease 환자에게는 추가적인 침습적 감시가 요구된다.

(2) 공기색전증: 해면정맥동에 종양침범이 의심되는 환자는 높은 두부거상 자세가 필요하여 이때는 공기색전증의 발생 가능성을 고려하여 공기색전증 감시장치를 준비한다.

(3) 시각유발전위(VEP): 시신경 통로 부위에 위치한 종양 수술시 추천되나 수술실에서는 위양성과 위음성 결과가 많아 적용이 제한된다.

11) 예방적 항생제 사용

많은 경우에 cephalosporin(예: cefuroxime 1.5 g)을 마취 유도 시와 수술 중 세 시간 마다 주사하고 수술 후에는 사용하지 않는다.

12) 수술 중 합병증

(1) 경접형동접근법: 드물지만 내경동맥이나 해면정맥동 손상으로 인한 출혈을 고려해야 한다. 뇌하수체 종양은 혈관이 적어 출혈은 압박으로 쉽게 조절된다. 심각한 합병증은 수술 중 해부학적 표지를 잃어 발생 할 수 있다. 경동맥 손상이 생기면 대부분 packing으로 해결할 수 있으나 수술 후 가성 동맥류가 생길 수가 있어 혈관조영술로 확인해야 한다.

(2) 경전두접근법: 다른 뇌수술과 비슷한 위험을 동반한다. 경동맥 손상이나 시신경 교차로 손상이 발생할 수 있다. 전두엽하접근법(subfrontal approach) 수술은 수술 후 경련 발생이 높아 예방적 항경련제 사용이 추천되기도 한다. 후각신경 손상의 가능성이 있다.

(3) 뇌척수액 누수: 종양제거 후 수술 중 sella turcica를 다시 교정하고 수술을 끝내는 단계에서 뇌척수액의 누수를 확인 하여야 하는데 이때 Valsalva maneuver를 사용하여 확인하기도 한다. 뇌척수액의 누수를 방지하기 위하여 환자의 지방조직을 사용하여 누수를 교정한다.

13) 마취 후 각성

수술 후 신속한 신경학적 검사를 시행하기 위하여 부드럽고 신속한 각성이 필요하다. 이를 위하여 속효성의 마취제를 사용해야 한다. 경접형동접근법 수술 후 기관내튜브의 발관은 자발호흡이 돌아오고 인두의 흡인, 목에 거치한 packing 제거와 후두 반사가 회복된 후 시행한다.

14) 수술 후 처치

세심한 기도 유지, 충분한 술 후 진통, 적절한 수액공급과 호르몬 대체와 수술 후 합병증 발생에 대비한 주의 깊은 감시가 요구된다. 경접형동접근법 수술은 심각한 동반질환이 없으면 회복실에서 일반병실로 보내면 되지만 두개골절제술을 한 경우는 하루 이상 집중치료를 필요로 한다.

15) 기도 관리

경접형동접근법으로 수술한 환자는 구강과 비인두강에 남은 혈액과 nasal packing으로 인하여 기도관리가 어렵다. 특히 말단 비대증 환자나 Cushing's disease 환자의 경우에는 기도 관리에 유의해야 하며 특히 수면무호흡증의 병력을 가진 환자에게는 세심한 기도관리가 필요하다. 이런 환자는 저환기와 기도폐쇄 위험으로 하루나 이틀은 집중치료를 요한다.

16) 수술 후 진통

경접형동접근법 수술 후 환자는 통증은 심하지 않아도 nasal packing에 의한 코막힘이 문제가 된다. 대부분의 환자의 경우 두통을 호소하며 일반적으로 저용량의 진통제가 사용되어 왔다. Morphine 근주나 통증자가조절법(patient controlled analgesia, PCA)으로 조절이 가능하다. 그러나 수면무호흡증이 있는 환자에 있어 마약성진통제를 사용 할 경우 세심한 관찰이 요구된다.

17) 수술 후 합병증

(1) 요붕증(Diabetes Insipidus)

① 원인: 시상하부의 삼투압수용기(hypothalamic osmoreceptors)가 종양이나 다른 원인에 의해서 손상되는 경우, ADH의 생성과 분비가 감소되는 경우, 수술이나 허혈 등에 의한 직접적인 시상하부 손상이나, 뇌하수체줄기 손상과 뇌손상 등으로 인하여 요붕증이 일어나며 cortisol의 투여에 의해서도 발생한다.

② 진단: 요붕증이 있는 환자는 mannitol 투여, 포도당 투여, 과다한 수액투여를 한 경우와 구별을 해야 하며 수술 중이거나 술후에 소변량, 비중, 그리고 혈중 전해질을 측정하여 진단한다. 특히 sella turcica나 시상하부에 병변이 있어 수술할 경우는 발생할 확률이 상당히 높다. 소변량이 1~2 L/h, 뇨삼투압이 200 mOsm/L 이하인 경우 그리고 뇨비중이 1.001~1.005 사이이며 뇨/혈장 삼투압 비율이 1보다 작고 혈장 삼투압 증가(> 295 mOsm/kg)가 있는 경우에 요붕증으로 진단할 수 있다(표 9-2).

③ 발생: 수술 전 요붕증이 없는 환자의 경우에도 약 40% 수술환자에서 일시적으로 발생하며 vasopressin을 생성하는 뉴론의 80% 이상이 파괴되거나 일시적인 기능불능 상태에 빠지면 생긴다. 요붕증은 일반적으로 경접형동접근법 뇌하수체 수술을 한 환자에서 0.5~24% 정도가 발생하며 수술 후 24 시간 이후에도 발생되며 보통 수일동안만 지속되나 6% 정도는 1주일 이상 지속된다.

④ 치료: 수술 전에 desmopressin(DDAVP) 10~20 ㎍을 2회/일 비강흡입하거나 ADH 작용을 증가시키는 chlorpromide 200~500 mg/day, carbamazepine 200~600 mg/day 투여로 요붕증 환자를 치료하며 수술 중에는 4~6시간 간격으로 vasopressin 5~10 U를 피하 주사한다. DDAVP의 투여는 일차적으로 경구 투여가 가능하면 0.1 mg을 경구로 투여하고 그렇지 않을 경우는 DDAVP 1~2 ㎍ 근주나 피하로 주사한다. 정맥투여는 특별한 경우에만 사용한다. 과용한 DDAVP는 환자에게 저나트륨혈증을 유발하여 혼미, 경련, 혼수 등을 가져올 수 있다. 보통 정도의 요붕증은 수일 내로 좋아지지만 수액 전해질 균형을 맞추는 것이 환자 관리에 매우 중요하다.

(2) 저나트륨혈증

① 원인: 뇌하수체 수술 후 생기는 저나트륨혈증의 가장 흔한 원인은 DDAVP 의 과량 사용이다. 경접형동접근법으로 수술한 환자의 경우에

는 9~25% 정도에서 항이뇨호르몬 부적절분비 증후군(syndrome of inappropriate ADH secretion, SIADH)이 발생하며 SIADH는 저나트륨증을 초래한다.

② SIADH: 항이뇨제의 과다분비에 의하여 체내의 수분 저류와 urine[Na^+] > 40 mEq/L, serum [Na^+] < 135 mEq/L 가 되며 혈중 요산의 농도가 감소되고 고삼투압의 소변과 저삼투압의 혈청 그리고 체내 정상이거나 약간과량의 순환체액과 세포외액을 유지한다. 보통 일시적으로 생기며 7~10일 이상 지속하는 경우는 드물지만 심한 저나트륨혈증(< 120 mEq/L)의 경우 심한 두통과 오심과 구토 그리고 의식소실과 경련을 초래 할 수 있어 지속적 전해질 측정과 수분제한으로 치료를 해야 한다.

③ SIADH의 감별진단: 대뇌성 염소모 증후군(cerebral salt wasting syndrome, CSW)과 감별이 어렵다. 이들 감별진단의 중요성은 치료방법이 다르기 때문이다. SIADH는 혈관내수액용적이 정상이거나 많기 때문에 하루에 500~1,000 mL로 수분섭취를 제한하여 수분저류를 치료하나, CSW는 혈관내수액용적이 감소되어 있어 수분제한으로는 저나트륨혈증을 교정하지 못하며 오히려 저혈압의 위험을 초래 할 수 있다. CSW으로 인한 저나트륨혈증의 치료는 고삼투압의 생리식염수 투여로 교정 할 수 있다(표 9-2).

④ 저나트륨혈증의 치료: 저나트륨혈증의 증상이 경미한 경우에는 0.5 mEq/L/h, 중등도의 경우에는 1.0 mEq/L/h, 심한 경우에는 1.5 mEq/L/h 이하 속도로 혈장 나트륨의 농도를 증가 시킬 수 있게 24~48 hr 동안 천천히 교정하여야 한다. 급속한 저나트륨혈증의 교정은 연수내 말이집용해(central pontine myelinolysis)를 초래할 위험이 있기 때문이다.

(3) 뇌신경손상: 수술 후 환자가 의식이 돌아오면 신속히 뇌신경 기능을 검사해야 하며 시력장애, 시야검사와 외안근의 운동 검사를 시행하여야 한다. 특히 II-VI 뇌신경은 뇌하수체 종양 수술 후에 손상이 될 가능성이 높다. 환자의 의식이

표 9-2. 혈중 나트륨 이상을 초래하는 경우

	SIADH	DI	CSWS
증상	저나트륨혈증	다뇨	저혈압
혈장량	정상용량(약간 과용량)	정상용량(약간감소)	약간감소
혈장	저삼투압(〈 275 mOsm/L)	고삼투압(〉 310 mOsm/L)	저삼투압
혈장 Na^+	〈 135 mEq/L	〉 145 mEq/L	〈 135 mEq/L
소변량	정상 또는 감소	다량(4-18 L/d)	정상 또는 감소
뇨 삼투압	〉 혈청삼투압	〈 혈청삼투압	〉 혈청삼투압
뇨 Na^+	〉 40 mEq/L	〈 40 mEq/L	〉 40 mEq/L
뇨 비중	〉 1.010	〈 1.004	〉 1.010
혈중 ADH	고농도	저농도	정상
치료			
수분	수분제한	수분 투여	수분투여
Nacl	Na^+ 〈 120 mEq 시 고장성 투여	제한	투여
	Urea Demeclocycline		
	Lithium 정주	DDAVP	

SIADH: syndrome of inappropriate ADH secretion, DI: diabetes Insipidus, CSWS: cerebral salt wasting syndrome. Osm: osmolarity.

돌아오지 않거나 시력장애가 심해진 경우는 그 원인은 찾아서 응급으로 수술을 시행하여야 한다. 수술 중 뇌파와 VEP(visual evoked response)관찰은 수술 중 시신경과 시각교차 부위의 손상을 감지하는데 도움이 된다.

18) 협의진료

뇌하수체 질환은 어느 특정한 의사 한사람이 환자를 치료 할 수 있는 질환이 아니라 마취과와 신경외과, 신경내분비과 등의 여러 의료진들 간의 긴밀한 상호협조체계가 구축되어야만 수술 및 치료의 효과를 극대화 할 수 있다.

증 례 37세 여자환자가 주증상은 시력저하와 두통 및 선단비대증을 호소하여 내원하였다. 진단 결과 15 mm의 뇌하수체 선종으로 수술을 받기로 하였다.

Q. 수술 전 시행해야할 호르몬 검사법은 어떤 것이 있는가?

혈액검사	목적
prolactin	prolactin 선종시에 증가
IGF-I	선단비대증/거인증 진단 (성장호르몬은 정상일 경우가 있음)
부신피질호르몬	부신피질 기능저하증 진단
코르티졸(오전 8시)	부신피질 기능저하증 진단
T4	갑상선 기능저하증 진단
갑상선자극호르몬	갑상선 자극호르몬 분비선종
알파-subunit	생식선선종 진단
황체호르몬	생식선선종 진단
난포자극호르몬	생식선선종 진단
테스토스테론(남성)	생식선기능저하

Vance ML: Treatment of patients with a pituitary adenoma: one clinically experience. Neurosurg Focus 2004; 16: 1-6.

Q. 환자의 호르몬 검사 상 prolactin 증가와 성장호르몬 및 IGF-I 증가 소견이 나왔다. 마취시 고려하여야 할 점?

A. 1) Prolactin 증가

뇌하수체선종 환자에서 prolactin이 증가가 된 경우가 흔하며 종양의 크기로 인해 뇌압의 증가나 시신경과 시각교차를 눌러서 양측 측두부의 시야결손 및 시력저하증상이 없는지 확인하고 호르몬 검사에 혈중 cortisol 감소나 혈중 갑상선호르몬 감소가 있는지를 파악하며, 만약 뇌하수체저하증으로 인해 cortisol과 갑상선호르몬 감소가 있을 경우 마취 전 cortisol과 갑상선 호르몬을 투여 하여야 한다.

2) 성장호르몬과 IGF-I 과다분비

성장 호르몬의 과다 분비로 인하여 근 골격계의 변화가 나타난다. 연골조직의 과성장으로 혀와 후두개의 증대, 하악골의 과성장으로 입술과 성대간의 거리가 길어지고, 좁은 성문과 큰 비갑개 등으로 수면무호흡증이 잘 생기고, 마취 유도 시 마스크가 잘 맞지 않을 수 있으며, 과도한 뼈들의 성장으로 척추 협착증이 있을 수 있어 후두경 사용 시 경추의 굴곡이 어렵고 또한 턱관절의 유연성 부족으로 입이 잘 안 벌어져 기관내삽관이 매우 어렵다. 그러므로 마취유도 시 기도확보를 위한 사전 준비를 철저히 해야 하며 만약의 경우를 위하여 응급 기관절개술까지 준비와 설명이 되어야 한다. 기관내삽관 시 기관내튜브는 한 사이즈 작은 것으로 하는 것이 좋다.

환자는 피부가 두꺼워지고 코와 턱이 커지며 손가락 발가락이 비대해지는 말단비대증이 나타난다. 환자의 대부분의 사망 원인은 고혈압, 관상동맥질환, 심부전에 의한 심혈관계 질환이며, 환자에게는 폐용적 증가와 환기/혈류 장애가 생길 수 있으며 고혈당과, 말초신경질환, 골격근 약화, 관절염 및 골다공증 등이 나타난다. 많은 환자에서 손목부위의 연부조직들의 과성장으로 인한 팔목터널증후군이 생기며 이로 인해 척골(ulnar)혈류 장애와 측부순환장애가 초래된다. 이러한 이유로 연속적 혈압측정을 위하여 요골동맥 삽관 시는 요골 동맥에 혈전이 생기면 치명적이 될 수 있으므로 척골동맥의 측부순환을 잘 파악한 후 시행 해야 하며 가능하면 다른 곳을 이용하는 것이 안전하다. 환자는 평소 수면무호흡증이 흔하며 경접형동접근법 수술 후 기관내튜브의 발관 시 nasal packing으로 인하여 입으로만 호흡하기 때문에 기도폐쇄에 유의해야하며 습도를 잘 유지 해야 한다.

Edge WG, Whitwam JG: Chondro-calcinosis and difficult intubation in acromegaly. Anaesthesia 1981; 36: 677-80.

Fatti LM, Scacchi M, Pincelli AI, Lavezzi E, Cavagnini F: Prevalence and pathogenesis of sleep apnea and lung disease in acromegaly. Pituitary 2001; 4: 259-62.

PiperJG, Dirks BA, Traynelis VC, VanGilder JC: Perioperative management and surgical outcome of the acromegalic patient with sleep apnea. Neurosurgery 1995; 36: 70-75.

Q. 수술은 경접형동접근법으로 시행하기로 하였을 때 유의할 사항이 무엇인가?

A. 1) 이비인후과에서 비강내 염증이나 축농증이 없는 지 확인하고 질환이 있을 경우 치료를 한 후 시행해야 한다.

2) 수술을 위한 환자 체위가 두부거상 자세가 될 경우 공기색전증이 생길 가능성이 높아 공기색전증을 감시하기 위한 모니터를 거치 해야 한다.

3) 비강점막에 수술시 출혈을 방지하기 위하여 혈관수축제(cocaine 혹은 epinephrine)가 함유 된 국소마취제를 사용할 경우, 부정맥과 고혈압을 초래할 수 있어 주의 있게 관찰 하여야 한다. 특히 Cushing's disease나 고혈압이 있는 환자에서는 더욱 심한 부정맥, 빈맥과 고혈압의 반응을 나타내므로 세심한 주의가 필요하다.

4) 경접형동접근법으로 수술 시 해면정맥동과 내경동맥을 손상 할 경우 출혈이 많이 생길 수 있어 빠른 수액공급과 수혈을 할 수 있는 정맥로 확보가 필요하다. 그리고 수술시 해면정맥동에 걸쳐서 III, IV, V, VI 뇌신경이 지나가며 및 시신경 교차가 뇌하수체와 근접해 있어 경접형동접근법 수술 시 각별한 주의가 요구된다.

5) 수술 중 뇌하수체 노출을 용이 하게 하기 위한 요추부 배액(lumbar CSF drainage)용 거치관을 통하여 10 mL의 공기나 생리식염수를 사용 할 수 있다.

6) 뇌하수체 종양의 수술을 경접형동접근법으로 시행 할 경우 수술 후 시신경 손상 및 뇌신경손상을 확인하기 위하여 빠른 각성이 필요하므로 작용시간이 짧은 정맥마취제나 흡입마취제의 사용이 필요하다. 흡입 마취제 사용 시 아산화질소는 공기뇌증을 야기시킬 수 있고 요추부 배관으로 공기를 주입 시 공기색전증을 야기 시킬 수 있다.

7) 마취유지에서 중요한 것은 sella turcica를 일부 제거한 다음 뇌하수체가 노출

되는데 이때 과환기로 뇌압을 너무 낮추는 경우는 뇌하수체의 노출이 어렵게 된다. 그러므로 환기법은 $PaCO_2$를 40~45 mmHg 정도를 유지하는 것이 좋으며 과탄산혈증이 요구 되는 경우라도 $PaCO_2$를 60 mmHg 이상 올려서는 안 된다.

8) 수술 후 발관은 수술 중 남은 혈액이나 조직 등의 찌꺼기가 구강 내에 남아 있을 경우 폐로 흡인이 될 수 있고 위로 넘어갈 경우 구토를 유발할 수 있어 발관 전 충분히 제거를 해주어야 한다.

Jane JA, Thapar K, Kaptain GJ, Maatens NF, Laws Jr, ER: Pituitary surgery: transsphenoidal approach. Neurosurgery 2002; 51: 435-42.

Semple PL, Laws ER Jr: Complications in a contemporary series of patients who underwent transsphenoidal surgery for Cushing's disease. J Neurosurg 1999; 91: 175-9.

Q. 마취 회복 시 주의해야 될 사항 및 술 후 통증관리 방법은 어떤 것이 있나?

A. 말단비대증 환자의 경우 해부학적 구조로 인해 기도폐쇄 위험이 매우 높아 수술 후 기관내튜브의 발관에 매우 유의 하여야 한다. 특히 발관 후에도 수면무호흡증이 있었던 환자의 경우는 저환기와 기도폐쇄의 위험도 매우 높아 하두나 이틀 동안 세심한 관찰이 필요하므로 집중치료를 하는 것이 좋다.

경접형동접근법 수술 후에 비강내 거치한 packing은 매우 심한 통증을 유발 한다. 그러므로 수술 후 진통제를 투여하게 되는데 마약성 진통제를 사용한 경우는 특히 기도유지에 세심한 관찰을 요한다.

수술 후 합병증으로 시신경 손상과 뇌신경 손상 및 두개내 출혈 등이 생길 수 있다. 특히 수술 전 보다 시력이나 시야가 나빠지고 외안근의 운동이 원활하지 않는다면 시신경 손상을 의심해야 하며 출혈을 방지하기 위하여 해면정맥동에 넣어둔 packing이 시신경이나 시각교차를 누르지 않는지 또는 수술부위에 혈종이 생기지 않았는지를 의심해야 하며, 만약 이상이 있을 경우 신속하게 방사선검사를 시행하고 재수술을 결정해야한다.

Catherine M, Edward C: Anesthetic and critical care management of patients undergoing pituitary surgery. In: Pituitary Surgery: A Modern Approach. Edited by Laws ER Jr, Sheehan JP. 2006, pp 236-55.

Edward C, Aaron S, Usha T, Edward R: Perioperative management of patients undergoing transsphenoidal pituitary surgery. Anesth Analg 2005; 101: 1170-81.

Q. 뇌하수체 종양 수술 중이나 수술 후에 생길 수 있는 요붕증과 고나트륨혈증 치료법은?

A. 수술 후 대부분의 환자에서 소변양은 증가한다. 그 원인으로는 수술 중 주입된 수액과, 수술 중 흔히 발생하는 저체온, 뇌하수체기능 저하로 인한 수술과 마취의 스트레스를 극복하기 위하여 투여한 cortisol로 인한 고혈당에 의한다. 그러나 뇌하수체 수술 환자의 약 40 % 정도에서 요붕증이 24 시간 내 발생하며 주로 일시적으로 오는 경우가 많다. 요붕증의 진단은 소변양이 지속적으로 시간당 1~2 L 이상 나오고 소변의 삼투압이 < 200 mOsm/L이고 혈장 삼투압이 295 mOsm/kg 이상이며 고나트륨 혈장(> 145 mEq/L)과 저비중 뇨(1.004 >)를 보일 때 요붕증으로 진단 한다.

보통 정도의 요붕증은 수일 내로 좋아지지만 수액 전해질 균형을 맞추는 것이 환자 관리에 매우 중요하다. DDAVP의 투여는 일차적으로 경구 투여가 가능하면 0.1 mg을 경구로 투여하고 경구 투여가 곤란한 경우는 DDAVP 1 ㎍ 근주나 피하주사로 치료가 가능하다.

요붕증에 의한 혈중 고나트륨혈증 치료

정상 나트륨 농도: 140 mEq/L

몸의 전체 수분 양: 몸무게의 60%

60 kg인 환자의 혈중 나트륨이 157 mEq/L인 경우 수분 부족 양은?

1. 전체 수분양 = 0.6 × 60 = 36 L
2. 몸의 정상 나트륨 양 = 36 × 140 = 5,040 mEq
3. 5040 mEq/157 mEq/L = 32.1 L
4. 수분 부족량 = 36 - 32.1 = 3.9 L

전체 수분 부족량은 3.9 L가 되며 수액 투여 방법은 처음에 부족량의 1/2을 먼저 투여하고 1~2시간 후에 검사하여 천천히 교정한다. 빠른 교정은 뇌부종과 경련을 유발할 수 있으며 목표는 혈중 나트륨 농도가 150 mEq로 서서히 교정하는 것이 좋다.

Edward C, Aaron S, Usha T, Edward R: Perioperative management of patients undergoing transsphenoidal pituitary surgery. Anesth Analg 2005; 101: 1170-81.

Morgan GE, Mikhail MS, Murray MJ: Clinical Anesthesiology. 3th ed. New York, McGraw-Hill. 2006, pp 671-2.

참고문헌

Atkin SL, Coady AM, White MC, Mathew B: Hyponatremia secondary to cerebral salt wasting syndrome following routine pituitary surgery. Eur J Endocrinol 1996; 135: 245-7.

Campkin TV: Radial artery cannulation: potential hazard in patients with acromegaly. Anaesthesia 1980; 35: 1008-9.

Chacko AG, Babu KS, Chandy MJ: Value of visual evoked potential monitoring during trans-sphenoidal pituitary surgery. Br J Neurosurg 1996; 10: 275-8.

Chelliah YR, Manninen PH: Hazards of epinephrine in transsphenoidal pituitary surgery. J Neurosurg Anesthesiol 2002; 14: 43-6.

Cole C, Gottfried O, Liu J, Couldwell W: Hyponatremia in neurosurgical patients: diagnosis and management. Neurosurg Focus 2004; 16: E9.

Drummond JC, Patel PM: Neurosurgical anesthesia. In: Miller's Anesthesia. 6th ed. Edited by Miller RD: Philadelphia, Elsevier Churchill Livingstone. 2005, pp 2158-9.

Edward C, Aaron S, Usha T, Edward R: Perioperative management of patients undergoing transsphenoidal pituitary surgery. Anesth Analg 2005; 101: 1170-81.

Ellegala DB, Alden TD, Couture DE, Vance ML, Maartens NF, Laws ER: Anemia, testosterone and pituitary adenoma in men. J Neurosurg 2003; 98: 974-7.

Gemma M, Tommasino C, Cozzi S, Narcisis S, Mortini P, Losa M, et al: Remifentanil provides hemodynamic stability and faster awakening time in transsphenoidal surgery. Anesth Analg 2002; 94: 163-8.

Jane JA, Thapar K, Kaptain GJ, Maatens NF, Law ER JR: Pituitary surgery: transsphenoidal approach. Neurosurgery 2002; 51: 435-42.

Kitahata LM: Airway difficulties associated with anaesthesia in acromegaly: three case reports. Br J Anaesth 1971; 43: 1187-90.

Lim M, William D, Maartens N: Anaesthesia for pituitary surgery. Journal of clinical neuroscience. 2006; 13: 413-418.

Lopez-Velasco R, Escobar-Morreale HF, Vega B, Villa E, Sancho JM, Moya-Mur JL et al:

Cardiac involvement in acromegaly: specific myocardiopathy or consequence of systemic hypertension ? J Clin Endocrinol Metab 1997; 82: 1047-53.

Matta MP, Caron P: Acromegalic cadiomyopathy: a review of the literature. Pituitary 2003; 6: 2003-7.

Melmed S, Braunstein GD, Chang RJ, Becker DP: Pituitary tumors secreting growth hormone and prolactin. Ann Intern Med 1986; 105: 238-53.

Mindermann T, Wilson C: Age-related and gender-related occurrence of pituitary adenomas. Clin Endocrinol(Oxf). 1994; 41: 359-64.

Olson BR, Gumowski J, Rubino D, Oldfield EH: Pathophysiology of hyponatremia after transsphenoidal pituitary surgery. J Neurosurg 1997; 87: 499-507.

Singer PA, Sevilla LJ: Postoperative endocrine management of pituitary tumors. Neurosurg Clin N Am 2003; 14: 123-38.

Stinger I, OsterJR, Fishman LM: The management of diabetes insipidus adults. Arch Intern Med 1997: 157: 1293 1301.

Vance M: Treatment of patients with a pituitary adenoma: one clinician's experience. Neurosurg Focus 2004; 16: 1-6.

Warrick I, Hunt P: Glucocorticoid replacement in pituitary surgery: guidelines for perioperative assessment and management. J Clin Endocrinol Metab 2002; 87: 2745-50.

10장

간질수술의 마취관리
(Anesthetic Management for Epilepsy Surgery)

학습목표

1. 간질의 정의를 설명한다.
2. 간질의 분류를 열거한다.
3. 간질의 발생빈도, 유병률 및 사망률을 열거한다.
4. 간질 수술의 역사 및 시술 방법에 대하여 설명한다.
5. 간질의 치료방법에 대하여 열거한다.
6. 간질 수술의 술전 검사 및 술전 마취과의사의 역할에 대하여 설명한다.
7. 간질 수술의 마취 선 방문에 대하여 설명한다.
8. 간질 수술의 마취 전처치에 대하여 열거한다.
9. 간질 수술 시 전신마취의 장점과 단점에 대하여 설명한다.
10. 간질 수술 시 conscious sedation analgesia(CSA)에 대하여 설명한다.

1. 간질(Epilepsy)의 정의

간질은 뇌신경세포의 비정상적인 전기활동으로 인해 초래되는 만성적, 반복적, 발작적 변화로 특징지어지는 만성질환이며 자연적으로 소멸되지만 재발되는 경향이 있다.

2. 간질의 분류

간질의 분류는 1989년 International League Against Epilepsy(ILAE)에서 작성된 분류가 아직 사용되고 있다. 한쪽 대뇌의 일부분에서 시작되는 부분발작과 양쪽 대뇌에서 동시에 시작되는 전신발작으로 분류된다.

1) 부분발작(partial seizure)

부분발작은 뇌의 병소공격(focal onset)이 silent area에서 발생되고 임상적인 증상은 나타나지 않으며, 의식은 명료하고 뇌파 없이 진단할 수 없다.

(1) 단순부분발작(simple partial seizure): 환자 혼자만 느끼는 전조(aura)증상이 있고 발작 시 의식 소실이 없다. 단순부분발작은 복합부분발작으로 진행될 수 있다. 흔히 나타나는 전조증상은 치밀어 오르는 느낌, 어지럼증, 공포심 및 주위의 물체가 친근감을 느끼는 증상 등으로 나타날 수 있다.

(2) 복합부분발작(complex partial seizure): 단순부분발작에서 시작되어 뇌의 여러 부위로 진행되며 발작 시 의식소실이 있다. 부분발작에서 전신발작으로 진행되며 측두엽에서 기시되고 일정한 행동을 반복하는 자동능(automatism), 무반응상태가 나타나고, 발작 직후에는 의식이 수 분간 혼미해 지고 곧 회복되지는 않는다.

2) 전신발작(generalized seizure)

전신적 긴장간대발작(generalized tonic-clonic seizure, grandmal)은 발작 초기에 의식소실이 일어나고 체간과 사지근육의 강직성신전(tonic-extension)이 되는 강직기(tonic phase)를 지나 사지를 떠는 간대기(clonic phase)로 변하고 시간은 약 1~2 분 정도이다. 발작 직후 잠시 혼돈증상이 나타나지만 의식은 명료해진다.

(1) 억제성(inhibitory): 특히 negative 현상이며 일시적인 의식소실이 나타나고 발작은 갑자기 끝난다. 무긴장성(atonic)이나 peptit mal(absence seizure)이 여기에 속하는데, 무긴장성은 긴장도가 갑자기 상실되는 것이 특징이므로 갑자기 넘어져 다치는 경우도 있다.

(2) 흥분성(excitatory): Positive 현상이며 근간대(myoclonic)는 전신 또는 신체 일부에서 근육이 순간적으로 수축되는 것을 말한다.

3) 가발작(pseudoseizure)

가발작은 전신 발작과 비슷하게 나타나고 경련중첩증(status epilepticus) 치료 시 5%의 환자에서 가발작이 나타난다.

4) Unclassified epilepsy

3. 간질의 발생빈도, 유병률 및 시망률

간질의 발생빈도는 연간 100,000명당 20~50명, 유병률은 1,000명당 5~6명, 년간 사망률은 100,000명당 1.1~2명 정도이다. 미국에서 내과적 치료에도 조절이 잘 되지 않는 간질환자는 약 300,000명이고, 그 중 수술이 필요한 환자는 약 13%이며 약 1%만 수술을 받을 수 있다. 간질환자의 발생빈도는 전 인구의 0.5~2%로 추정되고, 한 달에 한번 이상 발작을 일으키는 환자는 25~30%이다.

4. 간질수술의 역사 및 시술 방법

간질수술은 1886 년 영국 신경외과의사 Victor Horsley가 운동성 부분발작이 있는 환자에서 부분 절제술을 시행하여 간질발작을 없앤 것이 처음이라 할 수 있고, Bailey와 Gibbs는 뇌파기를 이용하여 간질성 극파 확인 후 절제했다. Penfield와 Jasper 등은 과학적인 뇌파검사와 뇌자극을 통한 부위별 지도화(mapping)를 완성하여 현대의 간질수술의 기초를 정립하였고, 1980 년 자기공명영상을 이용하여 미미한 병소도 발견할 수 있었고 Video-뇌파감시장치 사용 및 두개강내 뇌파기록 장치가 개발되어 불가능했던 간질발생부위를 확인할 수 있게 되었다.

간질수술의 일반적인 시술은 간질유발성 병소의 진단과 지도화(diagnosis and mapping of epileptogenic focus), 특수한 간질유발성 병소의 절제와 발작경로의 중절(resection of specific epileptogenic focus and interruption of seizure pathway)이다.

간질의 특별한 수술방법은 간질병소 절제술(resective surgery), 신경회로 차단술(disconnective surgery)이 주로 사용되고 시상핵, 소뇌 및 주신경을 전기적으로 자극하는 전기자극법(elective stimulation)도 이용된다.

(1) 간질병소 절제술(resective surgery)

① 표준 측두엽절제술(standard temporal lobectomy)

i . 표준 측두엽절제술(standard temporal lobectomy)

ii . 측두엽 재단 절제술(tailored temporal lobectomy)

iii. 선택적 편도-해마 절제술(selective amygdalo-hippocampectomy)

② 외측두엽신피질절제술(extratemporal neocortical resection)

③ 대뇌반구절제술(hemispherectomy)

④ 국소병소절제술(lesionectomy)

(2) 신경회로 차단술(disconnective surgery)

① 뇌량절단술(corpus callosotomy)

② 연막하 피질 다절술(multiple subpial transection, MST)

(3) 전기자극법(elective stimulation)

① 소뇌 전기자극법(cerebellar stimulation)

② 시상핵 전기자극법(thalamic stimulation)

③ 미주신경 전기자극법(vagal nerve stimulation)

등이 있으며 미주신경 전기자극법을 미국에서 많이 시행되고 있다.

5. 간질의 치료

1) 약물적 치료

(1) Phenytoin, phenobarbital, primidone, carbamazepine, clonazepam, valproic acid, diazepam 등이 사용되어 왔으며 최근 약물로는 gabapentin, lamotrigine, topiramate 등이 있다

(2) 약물의 약동학적 성질, 독성, 효능과 함께 간질의 종류를 고려하여 약제를 선택한다.

2) 부작용

용량과 치료기간에 따라 부작용이 나타날 수 있다.

(1) 일반적인 부작용: 진정, 혼란, 학습장애 및 조화운동불능과 같은 신경학적 부작용 뿐 아니라 오심과 구토와 같은 소화기 부작용을 일으킬 수 있다.

(2) 마취제와의 상관관계: 주로 간에서 대사되므로 장기간 투여하게 되면, 간의 효소를 활성화시켜 다른 약제의 대사를 촉진하여 마취 시 마취약제의 요구량이 증가할 수 있다.

(3) Carbamazepine: 조혈계를 억제시킬 수 있다.

(4) Valproic acid: 혈소판 감소 및 기능장애를 유발할 수 있다.

표 10-1. 항간질제의 약리 및 약동학, 약력학적 특징

항간질제	상품명	화학구조	기본 단백비율	치료혈중 농도(μg/mL)	제거 반감기(hr)
Carbamazepine	Tegretol	Tricyclic	75%-80%	4-12	10-30
Phenytoin	dilantin	Hydantoin	80%-95%	10-20	20-30
Valproate	Depakote	Fatty acid	90%	50-100	6-18
Phenobarbital	Luminol	Barbiturate	50%	15-40	50-150
Ethosuximide	Zarontin	succinimide	minimal	40-100	20-70
Clonazepam	Klonopin	Benzodiazepine	85%	0.01-0.05	24-48
Clobazam		Benzodiazepine	85%	—	20-50
Lamotrigine	Lamictal	Trazine	55%	—	18-25
Primidone	Mysoline	Barbiturate	less than 20%	5-15	8-15
Vigabatrin		Amino acid	none	—	5-10

6. 간질수술의 술전 평가

술전 평가는 두개외 뇌파기록(extracranial EEG recording), 정신운동성검사(psychometric test), 전산화단층촬영(computed tomography, CT)이나 자기공명영상(magnetic resonance imaging, MRI) 같은 방사선촬영 영상(radiographic image)으로 경화가 있는 부위 또는 low-grade 두개내 암을 확인할 수 있다. 침습적 방법으로 두개내 전극을 장착하여 환자를 관찰한 후 간질수술을 결정하게 되는데 경막외 전극은 burr holes에 넣고, 경막하 grids나 strip 전극은 개두술을 시행한 후 삽입한다. 이런 전극을 삽입할 경우는 전신마취가 필요하고, 전극판과 grid는 부피가 크므로 mannitol을 사용하거나 과호흡을 하여 뇌용량을 감소시킬 필요가 있으며, 가끔 수술 후에 뇌부종이 발생되어 두개내 고혈압의 발생으로 grid를 제거해야 할 경우도 있다.

1) 마취과의사의 술전 방문 목적

(1) 수반되는 환자의 내과적인 상태와 신경학적 평가(발작의 원인, 형태와 빈도) 및 항경련제의 치료를 고려하여 환자를 평가

(2) 술중 감시장치 사용에 대한 계획과 신경생리적(neurophysiologic) 감시계획의 이해 및 참여

(3) 마취약제의 뇌파감시장치에 대한 효과 및 proconvulsants와 항경련제의 효과를 이해하고, 사용 중인 항경련제가 어떤 약인지 또는 항경련제 복용 시 발생되는 합병증이 있는지, phenytoin 사용 시 잇몸 증식이 발생될 가능성이 있는지, 기도는 잘 유지 될 수 있는지, 혈액 및 간 합병증을 일으킬 수 있는 약을 복용하는지 등을 검사

(4) 수술과 마취를 위한 준비와 환자의 교육에 참여

2) 간질수술 시 이용되는 특수 검사

(1) Wada test: Sodium amytal 소량(보통 125 mg)을 경동맥에 주입한 후 한쪽의 대뇌반구를 마비시켜 그 반구의 언어 기능 담당여부와 뇌의 기억력 정도를 평가하여 대뇌 반구의 우세성을 확인하는 검사방법이다.

(2) Thiopental testing: 뇌파를 이용하여 발작병소(seizure focus)의 위치를 찾는데 사용하는 방법이다. 즉, 뇌파를 감시하면서 thiopental의 혈중농도를 점차 높이면 정상 신경조직에서는 beta activity가 증가되지만 간질 병소에서는 증가되지 않는다.

7. 각성하 개두술(Awake craniotomy)

각성하 개두술을 하기 위해 적절한 진정과 진통을 제공하면서 환자가 움직이지 않고 있어야 한다는 것은 마취과 의사에게 하나의 도전이다. 즉, 진정과 진통의 정도를 조절하여 피질 자극(cortical stimulation)과 같은 통증이 동반된 외과적 자극과 말하기 검사(speech testing)와 같은 특별한 요구조건을 만족시켜야 한다.

각성하 개두술 시 다음과 같은 사항을 고려해야 한다.

1) 통증: 제통이 적절히 이루어 지지 않는다면 핀 고정 시나 관자근육을 박리하는 수술 초기에 통증이 나타날 수 있다. 중뇌막동맥(middle meningeal artery) 분지 근처의 경막이나 뇌내 혈관을 견인하게 되면 수술 중 통증을 유발할 수 있다.

2) 기도폐쇄: 저환기증이나 저산소증이 나타날 수 있으며 진통이 제대로 이루어 지지 않아 이를 극복하기 위해 과도한 진정으로 인해 나타날 수 있다.

3) 오심 및 구토: 경막 절개, 측두엽이나 편도(amygdala)의 조작, 뇌막혈관의 처치, 부적절한 진통과 저혈량 시 발생될 수 있다.

4) 경련: 항경련제의 농도가 낮거나 국소마취제의 독성으로 피질 자극 시 경련이 발생될 수 있다. 그러므로 마취과의사가 국소마취에 관여하여 사용량 및 부작용의 예방에 대해 세심한 주의를 기울여야 한다.

5) 혈역학적 변화

6) 뇌부종

8. 마취 전 방문

과거병력, 수면 무호흡증, 위-식도역류증, 비만, 그리고 환자가 협조적인지 알아본다.

수술 전 환자와 면담을 통해 수술 중 환자의 이해와 협조가 필요한 점에 대해 충분히 설명한다. 수술을 하게 되면 수술을 하지 않을 때와 비교하여 생존에 차이는 없으나, 항간질제의 복용량을 감소시킬 수 있고 발작빈도가 감소하거나 사라질 수 있음을 설명한다. 또한 간질환자는 발작을 일으키는 경우에 환자 자신이 창피함을 느끼게 되고 정신적, 신체적 발달의 저해를 초래하게 되며, 사회적인 적응력에 문제가 발생하고 발작이 없는 환자와 비교해서 발작으로 인한 사망률이 높다는 것을 알려주어, 수술하는 이유에 대해 설명한다. 특히 환자와 가족에게 강조해야 할 점은 환자와 가족과 서로 계획된 수술에 대해서 충분히 토론해야 하는 것이 중요하고, 환자는 각성하 개두술의 필요성에 대해 알고, 마음의 준비가 되어있어야 한다.

마취과의사와 환자와의 rapport가 필수적이다. 마취과의사는 적당한 진정, 진통, 호흡기계와 혈역학적 안정성 및 신경검사 시 환자의 각성과 협조가 필요하다.

9. 마취 전처치

마취 전처치는 전신마취를 시행할 경우는 진정제, 마약제재, 항콜린제를 사용하고, 각성하 개두술을 시행 할 경우는 상기의 약들을 제한적으로 사용한다. Clonidine은 α-2 agonist로서 인지력 검사에 영향을 주지 않고 수술 중이나 수술 후에 혈압조절이 잘 되고, 항 불안효과, 진통 및 항오심 효과가 있어, 수술하기 1시간 전에 2~3 ㎍/kg을 주사하거나 3~4 ㎍/kg을 경구로 투여하기도 한다.

10. 수술 중 전신마취관리

술 중 피질뇌파검사(electrocorticography, ECoG) 및 개두술 시행여부에 따라 마취의 종류를 선택하고, 기관내삽관 및 수면마취(conscious-sedation)의 시행 여부를 수술의와 상의하여 결정한다.

1) 마취의 유도

마취유도는 피질뇌파검사에 상관없이 초단기 작용 barbiturate인 methohexital 이나 etomidate로 유도한다. 피질뇌파검사를 시행하는 경우는 N_2O/O_2, narcotics 나 enflurane으로 유지하고, 술중 간질유발성 병소를 자극하기 위해 methohexital 10~25 mg을 투여한다. 피질뇌파검사를 시행하지 않는 경우는 N_2O/O_2, isoflurane 혹은 narcotics로 유지한다.

2) 근육이완제

항간질제는 근이완제에 저항적이다. Atracurium과 N_2O/O_2는 간질역치를 감소시키고 laudanosine을 축적시키며, vecuronium은 청소율을 증가시키고 반감기를 감소시킨다. Fentanyl을 투여할 경우 maintenance시 4배가 필요한데, 정확한 이유는 알 수 없으나 아마도 내인성 신경전달물질과 약물의 상호작용으로 인한 수용체 수의 변화 때문이라 생각된다.

3) 흡입마취제

흡입마취제는 일반적으로 강력한 항경련제이나, N_2O는 다른 약제에 비해서 작용이 미미하다. 종류로는 halothane, isoflurane, desflurane, sevoflurane이 있고 enflurane은 proconvulsant로 알려져 있다. sevoflurane은 고농도로 사용할 경우 돌발파를 유발한다고 알려져 있다.

4) 수액투여

술 중 sugar-containing 용액은 뇌손상 위험이 있으므로 삼가하고, 뇨도관이 거치되지 않았다면 수액투여를 제한해야한다.

전신마취의 장점은 술자가 더 안정적이고 호흡, 기도확보 등의 조절이 쉬우며, 발작 등 합병증 처치가 쉽고 뇌보호, 뇌대사를 감소시킬 수 있다. 전신마취의 단점은 술중 언어영역 및 기억력검사가 불가능하고 술중 적절한 뇌파확인이 곤란하고 비용이 더 많이 든다. 술 중 감시는 혈압, 심전도, 맥박산소포화도, 호기말이산화탄소분압, 체온, 동맥압을 하며 이를 위한 장치를 거치한다.

11. Conscious sedation analgesia(CSA)

CSA는 1960 년대 이전에 시작되어 phenothiazine, 항구토제, 마약제재를 사용했고 1963 년에 Trop, Gilbert, Brindle이 상세히 기술했다.

1) CSA의 특징

국소마취제를 사용해서 시행하는 각성하 개두술은

① 4 시간 이상의 장시간 수술이 진행된다.

② 환자자세는 환자가 움직임을 최소화 해야 하고 편한 자세를 취해야 한다.

③ 동통, 회상(recall), 오심 및 구토 등 환자가 불편함을 가중시킬 수 있다.

④ 언어, 운동, motor skill을 평가할 경우에 환자의 협조가 필요하다

⑤ 환자가 비협조적이거나 계속해서 발작을 일으킬 경우, 기도에 문제가 발생될 경우, 혈역학적인 불안정성이 발생되는 경우에는 전신마취나 응급으로 기관내삽관을 시행해야한다.

2) 수술실의 준비

이상적인 수술실을 준비하기 위해 다음과 같은 조건을 충족하여야 한다.

① 충분한 환자에 대한 시야
② 원활한 의사소통
③ 우발적인 사고에 대한 처치 준비

3) 환자의 자세

환자 자세는 환자의 행동이나 말을 잘 들을 수 있어야 하고, 신경외과의사는 환자를 직접 볼 수 없으므로 그림 10-1 처럼 준비하는 것이 좋다.

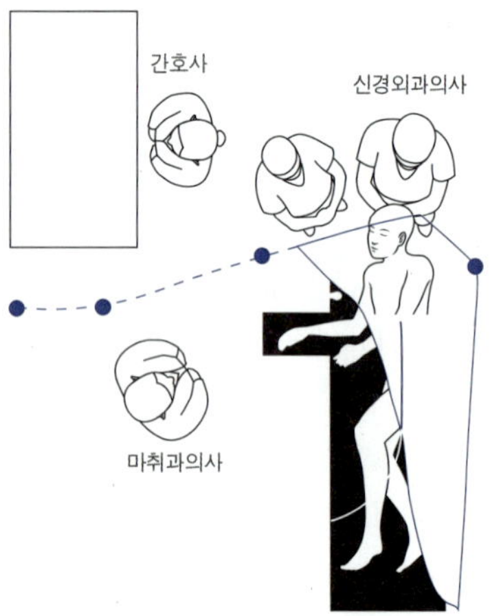

그림 10-1. 간질수술을 위한 Concious Sedation Analgesia 시 수술실 배치

이것의 장점으로는 다음과 같은 것이 있다.

① 자극에 대한 반응을 즉각적으로 보고 들을 수 있다.
② 구두반응(Verbal responses)을 쉽게 알 수 있다.
③ 자극 하는 동안 환자의 얼굴을 잘 볼 수 있다.

4) 국소 마취

신경외과의사로 하여금 통증을 유발하는 부위(골막, 심부혈관구조물 그리고 중

뇌막동맥 근처의 경막)를 알게 해 주어 진정의 깊이를 깊게 하는 것 보다 경막 차단술(국소마취제를 거즈에 적셔 경막 위에 10분 이상 올려놓는 것)을 하는 것이 효과적이다.

수술 중 airway intervention을 사용하게 되면, 기침으로 뇌가 빵빵해지거나 수술 부위의 감염을 초래할 수 있으므로 수술 팀과 적절한 계획, 술 전 평가 및 정보 교환이 잘 이루어져야 한다. CSA는 술중 피질뇌파검사를 시행하여 운동, 감각, 언어검사 와 심리적인 기능의 국소화를 감지할 수 있다.

두피(scalp)에 분포하는 신경은 다음과 같다.

(1) 귓바퀴관자신경(auriculotemporal nerve): 외이도의 전방벽의 연골부위와 골이 만나는 부위에 위치해 있으며, 광대뼈(zygoma)를 지나 얕은관자동맥(superficial temporal artery) 쪽으로 분포하고 있다.

(2) 광대관자신경(zygomaticotemporal nerve): 귓바퀴관자신경과 안와위신경(supraorbital nerve) 사이에서 기시하여 관자근막(temporalis fascia)까지 분포하므로 골고루 차단해야 한다.

(3) 안와위신경: 안와위폐임에서 나오는데 눈의 중간 위 부위에서 만져진다.

(4) 도르레위신경(supratrochlear nerve): 코 뿌리의 medial edge에서 나와 안와의 상부 및 내부 경계의 만나는 부위 아래에 위치한다.

(5) 작은뒤통수신경(lesser occipital nerve): 목신경얼기(cervical plexus)의 첫 번째 분지로 흉골유돌근육(sternomastoid muscle)의 후방 경계에서 나와 위와 아래로 분포한다.

(6) 큰뒤통수신경(greater occipital nerve): 목신경(cervical nerve)의 분지로 외

측 뒤통수융기(external occipital protuberance)와 꼭지돌기(mastoid process) 사이의 1/3지점과 상부목덜미선(superior nuchal line)을 지난다. 뒤통수동맥(occipital artery) 근처에 있어 촉지가 가능하다.

6개의 신경을 각각 차단하며 각 신경마다 2~3 mL의 국소마취제를 투여한다. 각 신경을 차단하는 방법도 있지만 절개부위를 따라 국소마취를 하는 "ring block"도 시행한다. 전반적인 침윤보다 각 신경을 차단하면 국소마취제를 적게 사용하여 국소마취제로 인한 독성을 감소시킬 수 있다. 작용시간이 길고 충분한 양의 국소마취제를 사용하면 만족할 만하고 안전한 신경차단을 할 수 있는데 bupivacaine 보다 ropivacaine과 levobupivacaine을 추천하기도 한다. 두피 절개 시 환자의 각성은 통증에 대한 역치를 올려 주어 불필요한 진정제의 양을 줄이는 장점이 있다.

5) 마취방법

마취방법은 asleep-awake-asleep-awake-asleep이 되는데, 즉 침습적 감시를 할 때 asleep으로, 두피(scalp)를 국소 마취할 때 awake로, 경막을 열기 시작할 때 까지 asleep으로, 감각, 운동검사를 시행할 경우는 awake로, 절제술이 끝나고 닫기 시작하면 다시 asleep으로 한다. 그러나 가장 흔히 이용되는 방법은 asleep-awake-asleep이다. 침습적 감시를 할 때부터 의식이 없게 환자를 재우고 경막을 열기 시작하면 깨우기 시작하여 지도화를 할 때 완전히 깨어 있어야 한다. 절제술이 끝나고 닫기 시작하면 다시 재우도록 한다.

각성하 개두술을 시행 할 경우에 통증을 느낄 수 있는 시기는 두피를 iodinated alcohol로 소독하는 경우, 통증감소를 위해 국소마취제를 두피에 주입할 경우, 두개골에서 경막을 분리시킬 경우인데 반드시 술전에 환자에게 설명할 필요가 있고 통증을 감소시키기 위해 환자에게 수술포를 덮기 전에 fentanyl 0.5~0.75 ㎍/kg를 정주 혹은 droperidol 0.15 ㎍/kg 정주로 사용할 수도 있다.

수술실 내는 조용해야 하고 환자를 편안한 자세를 취하게 하고 눌리는 부위는 베게나 다른 폭신한 것으로 받쳐 눌려서 오는 상처를 방지해야 한다. 느슨한 끈이나 붕대로 다리를 감아주고 눈의 보호를 위해 자극성 용액이 눈에 들어가는 것을 방지해야 하고 또한 필요시 안약을 넣어 준다. Nasal prongs로 산소를 공급하고, 호기말탄가스 분압으로 기도 및 호흡을 감시하고, special bar를 받쳐 마취과의사와 환자가 서로 눈을 맞추고 이야기 할 수 있게 하며, 24시간 혹은 그 이상 항경련제를 투여하지 않는다. 말초안면신경마비가 올 수 있고 무릎신경절(geniculate ganglion) 손상을 받을 수 있으므로 말초신경 손상을 방지해야 한다.

각성하 개두술을 성공적으로 끝내려면 환자에 대한 세심한 감시를 해야 하고 마취과의사는 숙련된 기술을 갖추어야 한다.

뇌 지도화란 대뇌 피질의 기능을 부위별로 확인하는 과정이며 주로 간질의 발생부위를 확인한 후 그 부위를 절제할 경우에 필요하며 그 부위를 충분히 절제하여 뇌기능을 보존하기 위함이다. 절제해야 할 부위가 언어 중추, 운동중추와 인접해 있다면 그 기능을 충분히 확인한 후 수술 준에 환자와 대화를 시행하면서 각 부위를 전기자극을 시행하며 언어, 운동부위를 확인한 후 수술해야한다. 뇌 지도화를 시행할 경우에 금기사항은 정신적인 장애가 있는 어른 환자나 어린이는 시행하지 않아야 한다. 각성하 개두술을 시행하는 경우 술중 문제점은 기도에 문제가 발생할 수 있으므로 항상 기도확보를 위해 경비 기도유지기나 경구 기노유시기를 준비하되, 경구 기도유지기는 오심을 유발할 수 있으므로 적당하지 않고, 경비 기도유지기를 사용하는 것이 적당하다. Cuffed oropharyngeal airway(COPA)를 사용하기도 한다.

발작, 오심 및 구토, 과도한 진정, 빵빵한 뇌, 국소마취제 독성이 발생될 수 있다. 오심, 구토가 발생되는 경우는 수술적 자극 즉 측두엽에서 뇌막혈관 조작이나 경막 분리 시, 진통이 적절히 이루어 지지 않은 경우, 저혈량증이 나타날 경우에 발생되며 특히 오심 및 구토가 발생된 경우의 치료방법은 metoclopramide나 odansetron을 사용하거나 마취를 깊게 한다.

6) 수술 중 사용되는 약제의 조합

정맥마취제 중 proconvulsant약제는 propofol(pro- or anticonvulsant), methohexital, amobarbital, etomidate, alfentanil, ketamine이다. 정맥마취제 중 항경련제는 thiopental, benzodiazepine(midazolam, diazepam, lorazepam, clorozepam), droperidol, althesin이다. 특히 propofol(Diprivan®)은 1% propofol, 10% soybean oil, 2.25% glycerol, 1.2% purified egg phosphatide로 구성되어있고 계란에 allergy가 있는 환자는 사용 시 주의를 요한다. Propofol 사용과 용량은 마취유도 시 1.0 mg/kg를 정주하고 50세 이상의 연령에서 용량을 감소하며 마취 유지 시 50~150 ㎍/kg/min을 정주하고 N_2O/O_2, fentanyl 25~100 ㎍/kg/min이나 remifentanil 0.01~0.05 ㎍/kg/min을 투여할 수 있다. 약제의 선택은 환자 개개인 및 마취과의사의 경험이나 선호도에 따라 다양하지만, propofol을 제외한 약제들은 지속적인 정주 보다 소량씩 반응을 보아가며 투여하며 propofol도 각성을 원하는 시기 20분 전에 끊는다. 아편유사제 자체는 뇌압에 영향을 미치지 않지만 호흡억제로 이산화탄소가 축적되어 뇌가 빵빵해질 수 있다.

Berenstadt 등은 수술실에 도착해서 propofol을 초기에 100 ㎍/kg/min으로 투여하고, 핀 고정술 3~5 분 전에 remifentanil을 0.05 ㎍/kg/min으로 투여 후 핀 고정 술이 끝나면 0.01 ㎍/kg/min으로 감소하였다. 뇌 지도화 전에 모든 약제를 끊었다가 경막을 닫기 시작하면 propofol을 15~25 ㎍/kg/min으로 투여하고 remifentanil을 0.01~0.02 ㎍/kg/min으로 투여하였다.

Sarang 등은 3 가지 마취 방법을 이용하였는데, 하나는 propofol, fentanyl, droperidol 그리고 midazolam으로 진정시키고, 둘째는 asleep-awake-asleep 방법으로 propofol 과 fentanyl을 투여하면서 후두마스크(laryngeal mask airway, LMA) 로 자발호흡을 시켰고, 세 번째는 asleep-awake-asleep으로 propofol을 투여하면서 수면이 필요할 때 remifentanil 0.05~2 ㎍/kg/min으로 투여하고 각성 시에 0.005~0.01 ㎍/kg/min으로 투여하면서 후두마스크로 간헐적인 양압환기(intermittent positive pressure ventilation)를 시켰다. 모든 방법으로 환자가 편안하게 유지되었지만 심각한 진정으로 수술 중 검사를 어렵게 만들었다.

Hans 등은 propofol 과 remifentanil의 목표 농도를 각각 1.0~1.5 ㎍/㎖ 과 0.8~4.0 ng/㎖로 하여 bispectral index(BIS)를 67~96으로 유지하였으며, Bekker 등은 propofol 200 mg과 fentanyl 100 ㎍으로 마취 유도 후 후두마스크를 넣고, α-2 agonist인 dexmedetomine을 30 분간 1 ㎍/kg 정주 후 0.4~0.1 ㎍/kg/hr 유지하였다.

Mack 등도 dexmedetomine을 20 분간 0.5~1.0 ㎍/kg/hr로 투여한 후 0.01~1.0 ㎍/kg/hr로 투여하였다. 이 약제는 호흡억제가 적으면서 진정 및 안정효과가 탁월한 것으로 되어 있으나 우리나라에는 없다.

Fukaya 등은 propofol 1~3 mg/kg과 fentanyl 5 ㎍/kg로 마취유도 후 propofol 10~15 mg/kg/hr로 유지하였고, 호흡은 조절호흡을 하였다. 경막을 열기 전에 propofol의 주입속도를 5 mg/kg/hr로 감소하였고 지도화를 하기 전에 완전히 중단하였다. 언어 영역(Speech area)을 검사할 때 후두마스크를 제거하였고 운동이나 언어반응이 나타나지 않는 부위에서 부터 cortical incision을 시작하였다. 뇌 절제술시 환자를 완전히 깨워 신경학적 검사에 대한 운동과 언어의 반응을 검사하면서 수술조작이 얼마나 신경학적 손상을 일으키는지 수술 중 신경외과의사가 확인할 수 있도록 도와준다. 뇌 절제술이 끝나면 propofol 10~15 mg/kg/hr을 다시 주입하고 후두마스크를 다시 넣어 전신마취를 시행하였다.

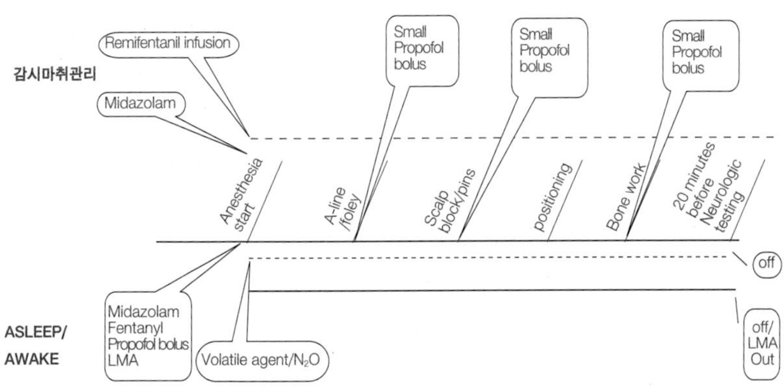

그림. 10-2. Asleep-awake-asleep 방법으로 마취 시 약제의 투여시기

Propofol의 장점은 마취유도가 빠르고, 의식이 회복될 경우 환자가 움직이지 않으므로 술중 검사가 필요할 경우에 환자의 협조가 가능하다. 뇌 감시장치는 언어와 운동부위의 지도화를 시행할 경우 불의의 절제를 피하고자 시행하고 의식이 완전히 회복된 후 즉 협조가 가능한 경우에 시행하지만 운동 지도화는 전신마취하에서도 시행한다.

숙련된 두피 차단술, 약제의 발달 및 적절한 환자의 준비는 각성하 개두술을 발전시키고 있으나 약제에 대해 충분한 이해와 응용 및 많은 경험을 필요로 한다.

증례 40세 된 여자환자는 5세부터 간질이 있어왔으며 약물치료로 치료되지 않았다. 여러 가지 항간질제를 투여하여도 일주일에 2~3 차례 간질이 일어났다. 좌측 팔과 다리에 따끔거리는 감(tingling sensation)이 시작되면서 간질이 시작되어 좌측다리에 긴장성 연축(tonic contracture)이 시작되며 극도의 혼란(confusion)이 동반된다.

과거력상 15세 때 요골 골절로 전신마취 하에 수술을 받은 것 외에 특이사항은 없었다. 가족력 상 특이 사항은 없었다.

현재 투여하고 있는 약물은 keppra, lamictal, carbamazepine을 복용하고 있다.

본 환자는 발작병소를 제거하기 전에 피질뇌파검사를 시행하고자 최소개두술(mini craniotomy)을 시행하여 경막하 grid를 장착하였다. 금일 아침 sip of water를 하고 모든 약제를 투여 받았다.

Q. 수술 전 검사는 무엇을 해야 하고 왜 검사를 하여야 하나?

A. 항경련제가 SGOT/PT를 증가시킬 수 있으므로 이로 인해 수술을 지연시킬 필요는 없다. Carbamazepine은 조혈계를 억제하고 심독성을 드물게 일으킨다. Valproic acid는 혈소판감소증과 혈소판 기능부전을 일으킨다. 수술 전에 출혈성 경향이 있는지 알기위해 출혈시간을 검사해야한다. 그러므로 수술 전 투여약물을 확인하고 약물에 따르는 부작용을 확인하기 위한 술 전 검사가 필요하다.

Q. 수술 전 방문 시 마취과의사가 해야 할 것은 무엇인가?

A. 술중 피질뇌파검사(intraoperative corticography)나 각성하 개두술이 계획되면 마취과의사에게 의뢰가 온다.

마취과의사는 환자에게 예상되는 불편함, 언어와 기억을 검사할 때 환자가 협조해야 할 부분에 대해 충분히 이해할 수 있도록 설명해야 한다. 또한 환자가 너무 어린아이인지, 정신지체자인지, 성격장애 및 행동장애가 있는지, 기도관리에 문제가 없는지 확인하여야 한다. 또한 각성하 개두술을 시행할 경우는 수술 중 기침을 하지 않도록 폐질환이 없어야 한다. 앞서 언급한 바와 같이 무엇 보다 중요한 것은 의사와 환자와의 신뢰감이다. 환자가 인지도 검사(cognitive testing)를 할 경우 말을 하게 되면 움직일 수 있으므로 말 보다 누르면 소리가 나는 인형으로 대화하는 것이 motor까지 확인할 수 있는 장점이 있으므로 전날 교육을 시킨다. 환자 및 보호자에게 수술 중 발작, 오심, 구토 및 기도장애가 올 수 있는 것에 대해 이해를 시켜야 한다.

Q. 경막하 grids를 장착할 때 마취의 고려할 사항은?

A. 수술 중 뇌는 이완되도록 하고, 혈압조절이 잘 되도록 하고, 수술 후 신경학적 검사를 바로 할 수 있도록 마취로부터 바로 각성되어야 하므로 TIVA (propofol+remifentanil)를 추천한다. 경막하 grid 전극을 이식하고자 개두술을 시행하는데, 뇌파를 고려하지 않고 일반적인 마취를 시행하고 dural sinus에서 심한 출혈이 일어날 수 있으므로 굵은 정맥로 두 개와 동맥로를 확보한다.

Phenytoin과 carbamazepine은 비탈분극성근이완제의 요구량을, 항경련제는 opioid의 요구량을 증가시킨다. 진정과 기면은 항간질제의 부작용이고, 마취제의 중추신경억제효과를 증가시킬 수 있다.

전극판의 부피가 크므로, 뇌의 부피를 줄여야 하므로, mannitol을 투여하거나 과호흡이 필요하다. 복합부분발작을 하는 환자는 이산화탄소 반응성이 떨어져 있다.

Q. 간질 환자에서 진정제 사용 시 주의할 사항은 무엇인가?

A. Barbiturate와 benzodiazepine은 발작의 역치를 상승시킬 수 있고, antihistamines도 발작병소를 활성화시킬 수 있으므로 전처치로 사용하지 않는다. 마취제는 isoflurane, sevoflurane(소아환자 마취유도 시) 및 desflurane을 저농도로 사용하는데 피질뇌파검사(corticography)를 시행하기 전에 농도를 줄여야 한다. 뇌 이완을 위해 $PaCO_2$는 30~35 mmHg로 유지한다. 기관내 삽관 용량의 초단기작용 barbiturate를 마취유도 시에 사용할 수 있다.

피질운동부위에 자극이 필요할 경우는 근이완과 마취제의 용량을 조정해서 사용해야 한다. 대체로 피질운동부위 자극의 결과를 보기 위해서는 최소한의 근이완이 필요하며 근이완이 남아있는 경우에 소량의 anticholinesterase로 반전시킨다. 뇌파상 seizure spikes가 나타나지 않는 경우에 신경외과의사와 상의하여 methohexital(10~50 mg 증량), alfentanil(50 g/kg) 혹은 etomidate(0.2 mg/kg)를 투여하여 잠복병소(dormant foci)를 활성화시킬 수 있다.

경막하 grid를 장착한 후 환자는 잘 적응하였고 5 일간 video 뇌파 감시장치을 받았다. 수술 전 뇌파 감시장치상 발작병소가 우측 두정엽 중심뒤이랑(post central gyrus)이라는 것을 잘 알 수 있었다. 병원에 입원해 있는 동안에 항간질제를 투여 받지 않았고 발작병소를 제거하기 위해 수술실에 도착했다. Epileptic foci를 국한하고자 환자를 각성상태에서 cortical sensorimotor mapping과 피질뇌파검사를 하려고 한다. 두개골을 개봉한 후 피질에 전극 grid를 장착하고 신경외과의사는 정중신경 감각유발전위검사(SSEP)를 해서 sensory cortex의 hand portion을 알아낼 예정이다. 수술의는 환자의 반응을 보면서 감각 및 운동피질을 자극하여 표시해 둔다.

Q. 각성하 개두술 시 환자의 기도관리를 위해 가장 좋은 자세는 어떻게 할 것이며, 마취 시 주의할 점은 무엇인가?

A. Eloquent를 area resection할 경우 각성하 개두술을 시행한다. 후두마스크 또는 기관내삽관을 시행해서 전신마취를 시행할 경우 말하기나 기억검사(speech or memory testing)를 하는 동안 마취제를 중단하고 진정을 시도한다. 침습적인 감시가 필요할 경우는 propofol infusion(25~75 ㎍/kg/min)으로 수면 상태에서 시행하고 바늘을 삽입해야 되는 부위는 국소마취 후 시행한다. 감시장치인 호기말탄산가스분압은 수술 중 산소를 마스크로 공급받도록 하면서 호흡을 감시할 수 있게 연결한다.

통증의 역치를 높이기 위해 각성 상태에서 환자의 자세를 잡고 두피 차단(scalp block)을 시술한다. 두피 차단은 신경분포에 따라서 할 수도 있고 절개부위를 따라 ring block을 할 수도 있다. 이때 사용되는 국소마취제도 최대 허용치를 고려하여 마취과의사가 만들어 주는 것이 안전하다. 두피 차단이 덜 되어 진정을 더하게 되면 기도폐쇄의 위험성이 커지고 인지검사 시 과진정 될 수 있다.

측와위를 하게 되면 기도관리 하기에 적합하다. 핀 고정술 시 propofol 10~20 mg을 한 번 투여하여 잠깐 동안 진정 시키고 환자의 얼굴과 사지를 볼 수 있도록 자세를 잡은 후 베개를 환자의 다리 사이와 등에 끼운다.

진정이 필요할 경우 propofol 25~75 ㎍/kg/min을 지속 정주하며 remifentanil 0.01~0.05 ㎍/kg/min을 같이 사용할 수 있다. 두피의 절개가 종료되면 두피 차단이 완전한 것을 확인한 후 환자를 다시 propofol로 재운다. 이때 remifentanil은 지속적 주입 보다 적은 용량부터 조심스럽게 bolus로 주어 호흡을 관찰하면서 마취의 깊이를 유지하는 것이 안전하다. 조금만 수면 깊이가 깊어지면 호흡억제가 일어 날 수 있으므로 적은 용량을 추가로 주는 것을 권하고 싶다. 두개골을 개봉할 때 hand drill로 burr hole을 뚫고 air saw 보다 Gigli saw를 사용하는 것이 약제의 소요량을 감소시킬 수 있다. 경막을 열 경우 통증을 유발할 수 있으므로 경막 차단(dura block)을 하며, motor와 speech areas를 자극하기 15~20분 전에 propofol은 중단하고 환자를 각성시킨다. 인지검사가 끝나고 나면 다시 깊게 진정시킨다.

Q. 각성하 개두술 시 발생될 수 있는 부작용은 무엇이며, 이에 대한 처치는 어떻게 할 것인가?

A. Propofol을 이용해서 진정을 시도할 경우 수술 중 발작의 위험성은 없지만 호흡억제의 부작용이 있다. Seizure activity는 propofol(0.75~1.25 mg/kg)이나 thiopental(1.0~1.5 mg/kg)로 치료된다. 발작이 계속될 경우 phenytoin이나 barbiturates를 우선 고려해야한다.

결론

약제의 용량을 쉽게 언급하기 어려운 것은 환자 마다 차이가 있으므로 안전하게 소량씩 반응을 보아 가며 투여하는 것이 안전하다. Dexmedetomidine는 외국에서 많이 사용되고 있다고 하지만 우리나라에는 없으므로 경험 및 현실성이 없어 언급을 피한다. 각성하에 수술을 시행하다가 전신마취로 변경하는 일이 없길 바라며, 환자와의 rapport가 가장 중요하고 신경외과의사와의 협력이 필요하다.

Cottrell JE, Smith DS: Anesthesia and Neurosurgery. 4th ed., St. Louis, Mosby Inc. 2001, pp 473-95.

참고문헌

Audu PB, Loomba N: Use of cuffed oropharyngeal airway(COPA) for awake intracranial surgery. J Neurosurg Anesthesiol. 2004; 16: 144-6.

Bekker AY, Kaufman B, Samir H, Doyle W: The use of dexmedetomidine infusion for awake craniotomy. Anesth Analg 2001; 92: 1251-3.

Berkenstadt H, Perel A, Hadani M, Unofrievich I, Ram Z: Monitored anesthesia care using remifentanil and propofol for awake craniotomy. J Neurosurg Anesthesiol. 2001; 13: 246-9.

Costello TG, Cormack JR: Anesthesia for awake craniotomy: a modern approach. J Clin Neurosci. 2004; 11: 16-9.

Ebert TJ, Hall JE, Barney JA, Uhrich TD, Colinco MD: The effects of increasing plasma concentrations of dexmedetomidine in humans. Anesthesiology 2000; 93: 382-94.

Fukaya C, Katayama Y, Yoshino A, Kobayashi K, Kasai M, Yamamoto T: Intraoperative wake-up procedure with propofol and laryngeal mask for optimal excision of brain tumour in eloquent areas. J Clin Neurosci. 2001; 8: 253-5.

Hans P, Bonhomme V, Born JD, Maertens de Noordhoudt A, Brichant JF, Dewandre PY: Target-controlled infusion of propofol and remifentanil combined with bispectral index monitoring for awake craniotomy. Anaesthesia 2000; 55: 255-9.

Kofke WA, Tempelhoff R, Dasheiff RM: Anesthesia for epileptic patients and for epilepsy surgery In: Anesthesia and neurosurgery. 4th ed. Edited by Conttrell JE, Smith DS: St. Louis, Mosby Inc. 2001, pp 473-95.

Mack PF, Perrine K, Kobylarz E, Schwartz TH, Lien CA: Dexmedetomidine and neurocognitive testing in awake craniotomy. J Neurosurg Anesthesiol 2004; 16: 20-5.

Reves JG, Glass PS, Lubarsky DA: Nonbarbiturate intravenous anesthetics. In: Anesthesia 3rd ed. Edited by Miller RD: New York, Churchill Livingstone Inc. 1990, pp 243-79.

Roy FC, Susan B, John DM: Clinical Neuroanesthesia. 2nd ed., New York, Churchill Livingstone Inc. 1998, pp 367-88.

Sarang A, Dinsmore J: Anaesthesia for awake craniotomy-evolution of a technique that facilitates awake neurological testing. Br J Anaesth 2003; 90: 161-5.

Youmans JR: Neurological Surgery. 4th ed., Philadelphia, W.B. Saunders Co. 1996, p 3624-56.

11장

척수 손상 환자의 마취관리

(Anesthetic Management for Spinal Cord Injury)

학습목표

1. 경추의 해부학적 특징을 설명한다.
2. 척수의 혈액공급과 혈류자동조절을 설명한다.
3. 척수 손상이 호흡기계에 미치는 영향을 설명한다.
4. 척수 손상이 순환기계에 미치는 영향을 설명한다.
5. 척수 손상 환자의 마취전 평가를 열거한다.
6. 척수의 손상을 주지 않는 최선의 기도유지의 방법을 습득하고 실행한다.
7. 자율신경반사이상의 증상과 치료법을 열거한다
8. 척수손상 환자의 마취유지 목표를 설명한다.

척수 손상 환자의 마취관리는 척수 손상을 더 악화시키지 않는 기관삽관 방법의 선택, 이차적인 손상으로부터 척수 보호, 척수 손상이 전신에 미치는 영향의 이해, 수술 중 척수 기능의 감시, 자율신경반사이상의 방지 등에 세심한 주의가 요구된다.

1. 해부학

1) 경추의 구성

(1) 경부 척추 축 아래 부분(subaxial spine [below the axis of C2]): 제2 경추 아래에 있는 경추

(2) 경부 척추 축 위 부분(upper [or high or atlanto-axial] cervical spine): 두개골 바닥(skull base), 제1 경추, 제2 경추

2) 고리뼈(atlas)와 중쇠뼈(axis)의 특징

(1) 제1 경추(고리뼈): 척추체와 가시돌기(no vertebral body & no spinous process)가 없음

(2) 제2 경추(중쇠뼈): 비특이적 모양, 치아돌기(odontoid process)가 있음

(3) 제1 경추와 제2 경추: 가로인대(transverse ligament)로 연결되어 하나의 단위(unit)를 이루고 있다.

3) 운동(motion)

(1) 굴곡(flexion)/신전(extension)(maximum down to maximum up): 최대 130~140°

(2) 측면 굽힘(lateral bending)(shoulder to shoulder): 85~90°

(3) 축회전(axial rotation)(maximum left to maximum right): 최대 160~170°

(4) 고리뒤통수뼈관절/인대(C1-occiput joints/ligaments): 단단하여 움직임이 거의 없다

① 축회전(axial rotation)은 거의 없으며, 측면 굽힘(lateral bending)은 약 5~10°, 약 20°의 신전과 약 5°의 굴곡을 나타낸다.

② 고리뒤통수뼈관절의 유일한 관절 운동은 신전이다.

(5) 제1 경추과 제2 경추(C1-C2): 큰 폭의 회전(rotation), 굴곡과 신전(10°)

4) 척수의 해부와 생리

척수는 대후두공(foramen magnum)에서 시작하여 성인의 제1, 2 요추에 있는 척수원뿔(conus medullaris)에서 끝난다. 척수는 경막과 거미막(arachnoid membrane)을 포함하는 수막(meninges)으로 둘러 쌓여 있다. 척수에 대한 혈액 공급은 척추동맥(vertebral artery)에서 분지한 1개의 전척수동맥(anterior spinal artery)과 2개의 후척수동맥(posterior spinal artery)이 척수의 장축을 따라서 혈액을 공급한다. 전척수동맥은 척수의 전방 2/3에 혈액을 공급하고, 후척수동맥은 척수의 후방 1/3에 혈액을 공급한다. 하지만 경수분절(cervical cord segment)아래의 혈액 공급은 위에서 언급한 3개의 혈관으로 충분하지 못하기 때문에 대동맥에서 분지로 나온 구역동맥(segmental artery) 또는 뿌리동맥(radicular artery)이 전후척수동맥과 문합(anastomosis)한다. 중요한 뿌리동맥은 9번 흉추와 11번 흉추 사이에서 나오는 artery of Adamkiewicz(arteria radicularis magna)이고 이것은 척수의 흉요부위(thoracolumbar region)에 혈액을 공급한다(그림 11-1).

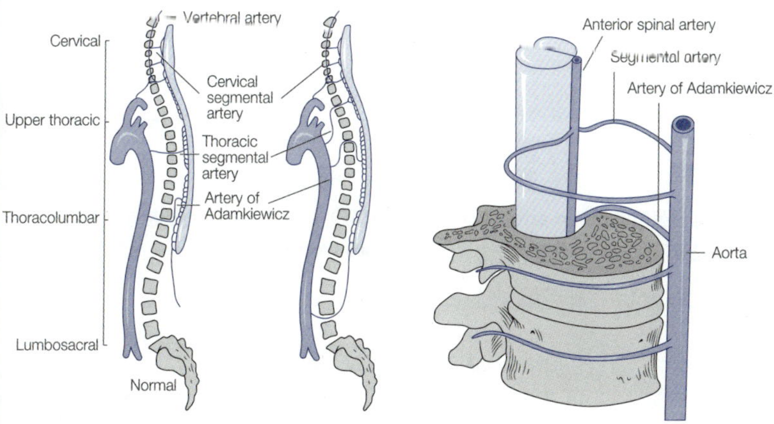

그림 11-1. 대동맥에서 나온 구역동맥(atery of Adamkiewicz)들이 하부 흉수와 요수에 혈액을 공급한다. 이러한 구역동맥의 손상은 척수에 허혈을 일으킨다.

(1) 평균 척수혈류(spinal cord blood flow, SCBF): 약 60 mL/100 g/min인데, 저산소증(< 50 mmHg)은 혈류를 증가시키고, 이산화탄소 분압이 20~80 mmHg 범위에서 혈류는 이산화탄소 분압의 변화에 비례하여 변한다. 따라서 척수 손상 환자의 마취관리시 정상탄산상태(normocapnia) 또는 경도 저탄산혈증(mild hypocapnia)을 유지하고, 심한 저탄산혈증(hypocapnia)을 피하는 것이 바람직하다. 그리고 척수는 평균동맥압 50~150 mmHg 범위에서 혈관저항을 조절하여 척수혈류를 일정하게 유지한다(그림 11-2). 척수 외상은 척수혈류를 감소시키고, 척수혈류 자동조절 기능을 손상시킨다. 마취제가 척수혈류에 미치는 영향은 뇌혈류에 미치는 영향과 유사하다. 1 MAC 이상의 isoflurane 사용 시 척수혈류는 뇌의 피질혈류(cortical blood flow)보다 더욱더 증가하고, 이것은 마취제가 척수 보호 효과가 있음을 암시한다.

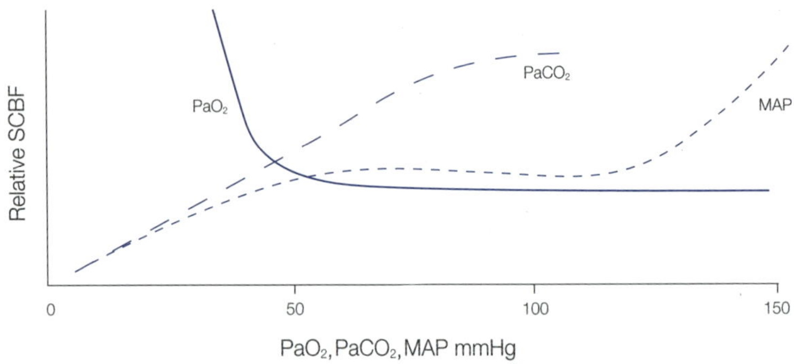

그림 11-2. 평균동맥압(mean arterial pressure, MAP), 동맥혈 이산화탄소분압($PaCO_2$), 동맥혈 산소분압(PaO_2)의 변화가 척수혈류(spinal cord blood flow, SCBF)에 미치는 영향

2. 고리중쇠관절 불안정(atlantoaxial instability, AAI)

뼈 또는 인대의 이상(abnormality) 때문에 제1 경추와 제2 경추 접합부의 과도한 운동에 의해 불안정이 생긴다.

1) 고리중쇠관절불안정의 원인

(1) 외상

(2) 상기도 감염 후 속발성, 머리 또는 목 수술 후

(3) 류마티스 관절염: 기본적으로 윤활관절(synovial lined joint)을 침범하므로 경추에 잘 생긴다.

2) 고리중쇠관절불안정의 정의

X-ray에서 앞쪽 환추-치상돌기간격(anterior atlanto-dental interval, AADI)이 굴곡 시 5 mm 이상이거나 신전 시 뒤쪽 환추-치상돌기간격(PADI)이 짧아져 척수를 압박할 경우에 고리중쇠관절불안정으로 정의한다(그림 11-3).

3) 병태생리학

제1 경추와 제2 경추의 관절과 관련된 이상(abnormality)과 외상(trauma)이다. 가장 흔한 이상은 가로인대 혹은 치아돌기에 생긴다(그림 11-4).

(1) 강한 가로인대와 추관절피막(facet joint): 고리중쇠관절 통합(integrity)을 유지한다.

(2) 가로인대: 고리중쇠관절 앞뒤 이동(atlantoaxial anterior posterior translocation)의 첫 번째 저항체이다.

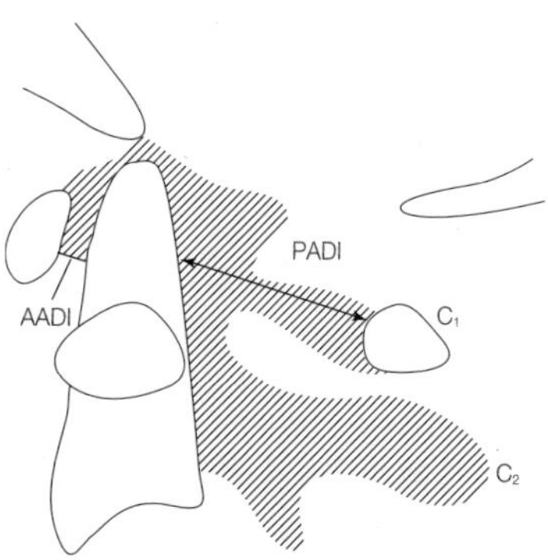

그림 11-3. X-ray상에서 앞쪽 환추-치상돌기간격(AADI)과 뒤쪽 환추-치상돌기간격(PADI)의 해부학적 위치

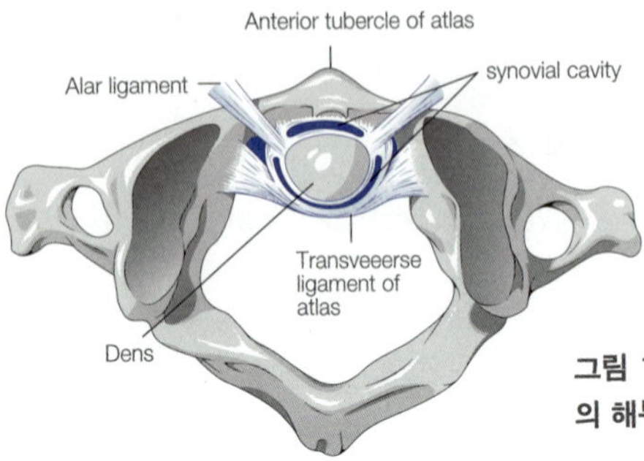

그림 11-4. 가로인대(transverse ligament)의 해부학적 위치

4) 빈도

(1) 다운 증후군(Down syndrome): 15%

(2) 류마티스 관절염: 25~30% ~ 60~80%

(3) 경추골절(cervical fracture): 약 10%가 제1 경추, 제2 경추를 침범하여 이중 16%에서 관확장(canal widening)에 의해 신경학정 손상이 나타남

(4) 선천적 조건(congenital conditions)

① 다운 증후군(Down syndrome)

② 선천적 척추측만증(congenital scoliosis)

③ 불완전 골형성증(osteogenesis imperfecta)

④ 신경섬유종증(neurofibromatosis)

⑤ Morquio syndrome

3. 척수 손상의 병태생리와 치료

1) 병태생리학

척수 외상이 척수 기능 손상을 일으키나, 척수의 해부학적인 절단을 일으키는 경우는 매우 드물다. 척수에 대한 압박과 충격으로 생기는 1차 손상(척수 압박 손

상)은 작은 연수내혈관(intramedullary vessel)을 손상시키고, 척수 중앙 회백질(gray matter)에 출혈과 혈관수축을 일으킨다. 즉 심한 급성 압박 척수 손상 후 회백질 혈류와 백색질(white matter) 혈류는 24시간 동안 매우 심하게 감소한다. 1차 손상으로 인한 허혈 때문에 나타나는 2차 손상은 1차 손상 후 수 분에서 수 시간 내에 생긴다. 2차 손상의 생화학다단계(biochemical cascade)는 세포내 칼슘축적, phospholipase A_2 활성화, arachidonic acid 분비, prostanoid와 thromboxane 대사산물 분비, 지질과산화(lipid peroxidation), 신경세포(neuron)와 축삭(axon)의 죽음을 야기하는 free radical 생산 등을 일으킨다. 또한 2차 손상은 염증반응, 부종, 혈관변화, 신경세포형질막(neuronal plasma membrane) 파괴 등을 일으킨다.

2) 치료

척수관류(spinal cord perfusion)를 유지하고 2차 손상을 일으키는 생화학다단계를 차단하는 것을 목표로 하는 치료(steroid, localized cord cooling, calcium channel blockers 와 opiate antagonist)들이 척수보호를 위하여 시행되고 있으나 지금까지 효과가 있는 치료는 steroid와 국소저체온(local hypothermia)이다. 척수혈류 유지, 척수에 대한 직접적인 손상의 방지, 진행되는 척수 손상을 즉시 확인할 수 있는 충분한 감시 장비 사용이 척수 보호의 기본이 된다. 급성 척수 손상을 받은 환자에서 척수 손상 후 8시간 내에 methylprednisolone(투여 방법: 1시간에 걸쳐서 methylprednisolone 30 mg/kg을 투여하고, 23시간 동안에 methylprednisolone 5.4 mg/kg/hr 투여함)투여는 감각(pinprick과 touch)을 개선시킨다. 운동 기능 개선을 위하여 손상 후 3시간 내에 methylprednisolone을 투여하면 24시간 동안만 methylprednisolone(5.4 mg/kg/hr)을 투여하고, 손상 후 3시간에서 8시간 사이에 methylprednisolone을 투여하면 48시간 동안 methylprednisolone(5.4 mg/kg/hr)을 투여하여야 한다.

3) 마취제

마취제는 척수 손상에 대한 보호 효과를 지니고 있고, 이것은 마취제에 의한 혈관 확장으로 나타나는 척수 혈류 개선과 관련이 있다(fentnayl/nitrous oxide > halothane and spinal lidocaine).

4. 척수 손상이 전신에 미치는 영향

1) 호흡기계

호흡부전은 급성 척수 손상으로 흔히 나타난다. 정상 호흡에 4개의 근육(횡격막, 늑간근, 복벽, 보조근육[accessory muscle])이 관여한다. 횡격막은 제 3~5번 경추신경에 의하여 지배되는데 따라서 제 1번 또는 2번 경수 손상을 지닌 환자는 호흡에 관여하는 횡격막의 기능을 잃게 되고, 즉시 숨을 쉬지 못하게 된다. 이것은 병원에 도착하기 전에 일어나는 사망의 원인이 된다. 제 6번 경수 이하에 손상을 지닌 환자는 다양한 정도의 늑간근과 복근 장애를 지니고 있으나, 횡격막은 정상 기능을 지니고 있다. 기능적잔기용량(functional residual capacity), 강제폐활량(forced vital capacity), 최대흡기압(maximum inspiratory pressure), 최대호기압(maximum expiratory pressure) 등은 모두 감소되어 있다. 사지마비(tetraplegia) 환자에서 호흡양상은 현저한 제한성 호흡 기능장애(restrictive respiratory dysfunction)를 나타낸다. 복벽근의 마비는 기침하는 능력을 심하게 손상시킨다. 그래서 분비물의 저류(retention)와 무기폐가 나타나고 환기와 관류 불균형이 초래된다.

2) 심혈관계

척수 손상 즉시 나타나는 반응은 교감신경 자극에 의한 혈압상승과 부정맥이다. 그 후에 나타나는 반응은 말초혈관저항 감소와 정맥용량(venous capacitance) 증가를 수반하여 나타나는 척수쇼크이다. 5번 흉수보다 상부에서 척수손상을 받은 경우 심장으로 향하는 교감신경(cardiac accelerator fiber: T1-T4) 이 차단되고 상대적으로 부교감신경 활동(unopposed vagal activity)이 우세하여 서맥과 저혈압을 나타낸다. 따라서 심장으로 향하는 교감신경 차단 때문에 척수 손상과 동반된 다른 외상에 의한 저혈량쇼크(hypovolemic shock)가 있어도 빈맥이 나타나지 않을 수 있다.

3) 근육

척추 손상 후 acetylcholine 수용체는 손상 받은 근육섬유의 운동종말판(motor end-plate)으로부터 퍼져서 전체 근육막을 덮게 된다. Succinylcholine 같은 탈분극성 근이완제가 사용될 때 탈분극 때문에 혈청 칼륨 농도가 급격하게 증가한다. 손상 후 4일째부터 혈청 칼륨 농도가 증가하기 때문에 succinylcholine은 손상 직후 첫 72시간까지는 안전하게 사용될 수 있다. 또한 손상 후 succinylcholine이 안전하게 사용될 수 있는 시기는 손상 후 18개월 후부터이다. 그래서 척수 손상 후 18개월까지는 succinylcholine 사용을 피하는 것이 좋다.

4) 뼈

척수 손상 위치 아래에서 골 밀도는 매우 감소된다. 무기질 감소가 두개골을 제외한 골격 전체에서 나타난다.

5) 깊은정맥혈전증(deep veonus thrombosis)

급성 척수 손상 환자에서 깊은정맥혈전증에 대한 예방이 없으면 환자의 60~100%에서 무증후(asymptomatic) 깊은정맥혈전증이 생긴다. 폐색전(pulmonary embolism)은 척수 손상 환자에서 손상 후 1년 내에 나타나는 사망(첫째: 호흡기[28%], 둘째: 심장[23%], 셋째: 폐색전[9.7%])의 3번째 흔한 원인이다.

7th American College of Chest Physician Conference on Antithrombotic and Thrombolytic Therapy에서 발표한 급성 척수 손상 환자에서 깊은정맥혈전증 예방을 위한 권장 사항들은 아래와 같다.

① 급성 척추 손상 후 모든 환자는 혈전예방(thromboprophylaxis) 치료를 받

아야 한다.

② Low-dose unfractionated heparin(LDUH), graduated compression stocking(GCS), intermittent pneumatic compression(IPC)과 같은 치료들 중에서 하나만 사용하는 예방법은 피해야 한다.

③ IPC과 LDUH, 또는 IPC과 low-molecular-weight heparin(LMWH) 등 두 개를 동시에 사용하여야 한다.

④ 컴퓨터 단층촬영(computed tomographic scan, CT scan) 또는 자기공명 영상촬영(magnetic resonance imaging scan, MRI scan)에서 불안전한 척추 손상과 척수주위혈종(perispinal hematoma)을 나타내는 환자는 LMWH 투여는 1~3일 경과 후에 시작한다.

⑤ 항응고제의 사용이 금기 시 될 때 IPC 또는 GCS를 사용한다.

⑥ 하대정맥여과기(inferior vena cava filter)는 폐색전에 대한 일차혈전예방(primary thromboprophylaxis)으로 사용하지 말아야 한다. 즉 항응고제의 사용이 금기시 될 때 또는 항응고제 치료를 받고 있는 환자에서 폐색전이 나타날 때 하대정맥여과기가 사용된다.

⑦ 급성 척수 손상 후 회복기 동안 LMWH을 계속 투여하거나 또는 international normalized ratio(INR)를 2~3으로 유지하도록 vitamin K 대항제(antagonist)를 투여한다.

⑧ 깊은정맥혈전증의 예방은 3개월 동안 계속되어야 한다.

6) 체온

고위 경수 손상(high cervical cord injury)은 체온 조절의 정상적인 기전을 손상시킨다. 추위에 대한 반응으로 떨림(shivering)과 더위에 대한 반응으로 혈관 확장을 못하게 된다. 대부분의 사지마비 환자에서 체온은 떨어진다. 하지마비 또는 사지마비 환자의 체온은 부분적으로 변온성(poikilothermic)이 된다.

7) 피부

움직이지 못하고, 압박 부위의 무감각, 피부 혈류 조절 장애, 근위축 등으로 경수 손상 환자의 60%에서 욕창궤양(decubitus ulcer)이 생긴다. 욕창궤양은 자율신경반사이상(autonomic dysreflexia)을 일으킬 수 있고 척수 손상 환자에서 수술 받는 가장 흔한 원인이 된다.

8) 혈액

척수 손상 환자의 52.3%는 경도의 빈혈을 나타내고 이와 같은 빈혈의 대부분은 욕창 또는 요로감염 같은 만성질환과 관련이 있다.

9) 비뇨기계

손상 직후 배뇨의 자발적인 조절과 방광반사가 소실되고(areflexia), 요저류(urinary retention)가 나타난다. 이후 반사기(reflex phase) 동안에 반사배뇨(reflex voiding)가 일어나나 배뇨근-조임근협동장애(detrusor-sphincter dyssynergia)가 나타나서 배뇨근과 조임근이 동시에 수축한다. 또한 많은 잔뇨와 요로카테터(urethral catheter) 때문에 요로감염이 흔하게 나타난다. 척수 손상 환자에서 방광관리(bladder management)의 주된 목적은 충분한 방광배액(adequate bladder drainage), 저압요보존(low-pressure urine storage), 저압배뇨(low-pressure voiding) 등이다.

10) 위장관

척수 손상 직후에 급성 위마비(gastroparesis)와 장폐색증(ileus)이 흔히 나타난다. 누운 자세로 있는 사지마비 환자에서는 위배출시간(gastric emptying time)이 증가되어 있다. 따라서 손상 초기에 음식물의 경구 투여는 매우 조심하여야 한다.

5. 척수손상 환자의 마취전 평가

1) 완전 손상 또는 불완전 손상

2) 척수손상 후 경과된 시간

척수쇼크 또는 반사기(손상 후 3일에서 18개월 사이에 succinylcholine 사용은 과칼륨혈증을 일으킨다)

3) 과거의 마취력(previous anesthetic history)

4) 기도평가(airway evaluation)

(1) Mallampati classification

(2) 목의 운동 반경(통증 신경학적 증상)

(3) 방사선학적 검사

① X-ray 필름

i. 적절하고 양호한 뒤통수목뼈 접합(adequacy and quality of occipitocervical junction C1-C7)

ii. 뼈의 정렬(alignment of bone)

iii. 연골: 추간판 공간과 후관절(facet joint)

iv. 연조직 공간: 부종

v. 측부 방사선(lateral X-ray): 앞쪽 환추-치상돌기 간격(AADI), 뒤쪽 환추-치상돌기 간격(PADI), 의식의 변화가 있는 환자 중 10%는 고식적인 방사선 검사에서 경추 신경 손상을 발견 못할 수도 있다.

② CT 촬영

③ MRI 촬영

5) 호흡기계에 대한 평가

(1) 기도 감염, 중환자실 입원 등

(2) 기관절개술(tracheostomy)

(3) 7번 경수 이상의 손상 환자: 폐활량을 측정한다.

(4) 단순흉부촬영, 동맥혈가스분석

6) 심혈관계에 대한 평가

혈압, 심박수, 체위저혈압 병력, 자율신경반사이상 병력

7) 수술부위

척수손상으로 감각 손상을 받은 부위와 수술부위가 얼마나 떨어져 있는지 조사한다.

8) 근골격계

연축(spasm), 구축(contracture), 욕창

9) 투약

항응고제, baclofen, dantrolene

10) 과민반응(allergy)

11) 전체혈구계산(complete blood count)

욕창이 있는 경우 빈혈이 흔함

12) 요소(urea)와 전해질

13) 간기능 검사

6. 척수쇼크

척추 손상 시에 급성 척수 압박으로, 심한 고혈압과 다양한 부정맥이 나타난다. 이러한 부정맥은 자율신경계인 교감신경과 부교감신경의 과도한 활동 때문에 생긴다. 이러한 현상은 몇 분 동안 지속되고 그 후에 교감신경방전(sympathetic discharge)의 갑작스러운 손실 때문에 수일에서 6~8주까지 지속되는 척수쇼크가 나타난다. 이 기간 동안에 기관삽관 또는 기관흡입(tracheal suction)같은 행위는 서맥과 심정지를 일으킬 수도 있다. 척수쇼크 동안에 손상 부위 하부에서 신경 연결(neuronal connection)의 변화가 나타나고, 근육 긴장도와 반사가 돌아오면서 척수쇼크에서 회복되어 최종적으로 반사기(reflex phase)에 들어간다.

7. 자율신경반사이상(autonomic dysreflexia)

척수쇼크에서 회복된 후 나타나는 자율신경반사이상은 제 7번 흉수 상부에서 손상 받은 환자의 85%에서 나타난다. 마취과의사에서 중요한 자율신경반사이상은 척수 손상 부위의 아래에서 어떤 자극으로 인한 방대하고 무질서한 자율신경반응(massive disordered autonomic response)이다. 방광 팽창과 장 팽창이 자율신경반사이상의 가장 흔한 원인이 된다. 중요한 임상 특징은 고혈압, 두통, 발한과 서맥 등이다. 다른 특징은 오심, 구토, 동공 변화, 음경 발기, Horner syndrome 등을 포함한다. 증상의 발생은 손상 후 3주부터 12년까지 언제든지 일어날 수 있다. 자율신경반사이상에서 나타나는 신경생리적 변화(neurophysiologic change)는 뇌의 고위중추(higher center)로부터 하행억제(descending inhibition)의 소실과 척수 원위부 내에서 신경 연결의 변화 때문에 나타난다. 치료는 유발자극[방관 팽창, 요로 감염, 분변박힘(fecal impaction)]들을 제거하고, ganglion blocking agent (trimetaphan, mecamylamine), sublingual nifedipine (10 mg), phentolamine (2~10 mg), prazosin, calcium channel blocker, hydralazine, clonidine 등을 고혈압의 치료에 사용한다.

8. 자세(Position)

척추 수술을 위한 대부분의 자세는 복와위(prone)이다.

1) 복와위 목적

수술을 위하여 척추를 충분히 노출 시키고, 수술 중 출혈을 줄이기 위하여 복부 압박을 피한다. 환기를 용이하게 하기 위하여 흉부 압박을 피한다. 말초 신경 등의 손상을 피하기 위하여 사지를 정상위치(normal position)로 유지한다. 눈에 압력이 가해지지 않게 머리를 지지한다. 오랜 수술 동안에 욕창을 피하기 위하여 충분한 패딩을 한다.

(1) 주술기허혈성시각신경병증(perioperative ischemic optic neuropathy, POION)

① 매우 드물고, 척추수술을 받는 환자 약 10,000명에서 2~3명 정도로 발생한다.

② 대부분 복와위와 연관되고, 또한 수술 중 빈혈, 저혈압, 술중 과도한 수액 투여, 긴 수술 시간 등이 POION의 위험인자들로 간주된다. 따라서 이러한 위험인자들을 발견하였을 때 적극적으로 교정하여야 한다.

2) 경추 수술과 연관된 자세

(1) 앙와위(supine): 앞쪽 경추

(2) 복와위: 뒤쪽 경추 접근

① 자세와 연관된 손상

i) 눈 손상: 각막 찰과상(corneal abrasion), 황반 허혈(macular ischemia)

ii) 얼굴, 팔꿈치, 무릎, 가슴, 남성의 생식기의 압박 손상

② 복와위에 의한 생리학적 변화와 연관된 손상: 머리가 심장보다 아래쪽에 위치하여 정맥 환류 부전(뇌, 얼굴, 목, 기도, 심한 얼굴 부종)이 생긴다.

③ Head clamp 사용 시 혈압, 자세에 의한 손상이 발생한다.

④ 60도 회전되면 척수 혈류가 감소하며, 80도 회전되면 혈류가 거의 정지 된다.

⑤ 재갈(bite block): 삽관 튜브의 막힘(occlusion of the endotracheal tube), 혀 물기(biting on the tongue)

⑥ 우발적 발관(accidental extubation), 호흡회로의 분리(breathing circuit disconnection) 등

9. 마취관리

1) 전처치

전처치의 필요성과 약제의 선택은 환자의 불안정도, 환자의 상태, 마취와 수술을 고려하여 선택한다. 일반적으로 전처치는 선택 사항이고, 환자와 마취과의사의 판단에 따라서 처방한다. 각성 상태에서 기관삽관이 계획되어 있으면 침분비억제제(antisialogue)를 사용하는 것이 구강 분비물을 줄이고, 도포마취에 도움이 된다.

2) 기도 삽관

모든 기도 관리의 목적은 경추의 과도한 움직임과 전위(displacement)를 피하여 새로운 신경학적 결손과 기존의 신경학적 손상이 심해지는 것을 피하는 것이다.

(1) 중립 자세(neutral position)에서 시행한다.

(2) 경추 질환이 있는 환자에서 어려운 기관 삽관의 빈도가 매우 높다. 따라서

다음 질환에서는 특별한 기도관리가 요구된다.

① 류마티스 질환(Rheumatoid disease): 48%

② 경추 골절 또는 종양(cervical fracture or tumor): 23~24%

③ 고정 장치(fixation device) 등

(3) 경추가 불안정한(cervical spine instability) 환자의 경우: 기관 삽관에 의한 신경학적 손상(neurologic deterioration)의 위험도는 예측된 환자(recognized patient)에서는 1~2%, 예측 안된 환자(unrecognized patient)에서는 10%정도이다.

(4) 후두경 삽입 시 처음 가해지는 힘: 위쪽으로 향하는 힘은 50~70 Newton 정도 된다(40 Newton이면 10 pound 정도의 무게를 들 수 있다). 어려운 기관 삽관의 경우에는 너 큰 힘을 사용하게 되는데, 이는 뒷머리(occiput)와 뒷머리-제 1 경추 사이 공간(occiput-C1 interspace)를 신전시키고 아래 척추를 굴곡시키게 된다.

(5) 고리중쇠불안정 때 생기는 기계적 문제(mechanical problem): 제1 경추 관절면(facet)이 머리뼈 바닥(base of the skull)에 비교적 단단히 고정되어 있고, 제1 경추는 딱딱한 고리 모양(rigid ring)이다. 따라서 만일 가로인대가 손상되어 있을 때 후두경(laryngoscope)으로 머리뼈와 경추를 들면 앞쪽 환추-치상돌기 간격(AADI)이 늘어나고 반대로 뒤쪽 환추-치상돌기 간격이 줄어들어 경추 신경을 압박할 수 있다.

(6) 냄새 맡는 자세(sniffing position): 자체로만 제1 경추와 제2 경추의 부분 탈구(C1 C2 subluxation)가 발생할 수 있으므로 주의해야 한다. 따라서 마취유도 전에 절대로 베개를 사용하지 말고 신경학적 증상이 없는 상태에서 모든 감시 장치를 부착하고 마취유도를 하여야 한다(그림 11-5).

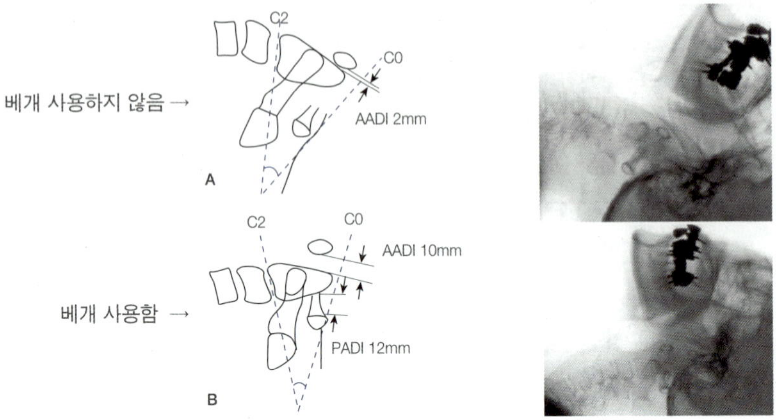

그림 11-5. 중립자세(neutral position: A)와 냄새 맡는 자세(sniffing position: B) 시 앞쪽, 뒤쪽 환추-치상돌기 간격의 변화

(7) 평면: 앞쪽 환추-치상돌기 간격이 굴곡 시 5 mm 이상이면 고리중쇠 불안정이 존재하는 것을 의미한다. 보통 앞쪽 환추-치상돌기 간격이 9 mm 이상, 뒤쪽 환추-치상돌기 간격이 12 mm 이하에서 경추신경압박(cervical cord compression)이 일어난다고 한다. 다운 증후군(Down Syndrome) 환자의 15%에서 가로인대에 이상이 있으나 증상이 나타나는 것은 10%만 나타나므로 5세 이하에서는 꼭 X-ray로 점검을 하여야 한다. 고막 수술 시 머리의 과회전(extreme head rotation)이나 편도 절제술에서 머리의 과신전은 회전에 의한 부분 탈구(rotational subluxation)가 발생하므로 과다한 회전이나 신전을 피해야 한다. 따라서 소아에서 조금이라도 경추신경압박이 의심이 되면 면밀한 검사를 하여야 한다.

3) 삽관 방법

(1) 각성하 기관 삽관(awake intubation)

(2) 식도-기관 겸용 튜브(esophageal-tracheal combitube)

① 기도 내의 튜브 위치(tube in trachea position)

② 식도 내의 튜브 위치(tube in esophageal position): 제 2 경추, 제 3 경추 또는 제 4 경추에 대한 낭대의 압력(cuff pressure against the body of C2, C3 and or C4)

(3) 굴곡성 후두경 삽관(fiberoptic endotracheal intubation): 가장 유용한 방법이며 손상을 최소한으로 줄일 수 있다.

(4) 광봉(lightwand)

(5) 후두마스크(laryngeal mask airway), 삽관후두마스크(intubating laryngeal mask airway): 제2경추, 제3경추에 대한 낭대 압력(cuff pressure against C2 and C3)

(6) 직접 후두경 검사(Direct laryngoscopy [Bullard, WuScopes]): 직접 후두경 검사(direct laryngoscopy)와 기관 삽관은 어른에서 고리중쇠 관절을 9~25° 정도 신전시킨다.

(7) 맹목 경비 기관 삽관(blind nasal endotracheal intubation)

(8) 수술적 기도 확보: 기관절개술(tracheostomy)

4) 감시 장치(monitoring)

(1) 심전도, 식도 청진기

(2) 혈압 감시장치: 비침습적 혈압계 또는 동맥 내 혈압 감시 장치

(3) 신경 차단 감시장치: 말단 신경 자극기

(4) 호기말 이산화탄소 분압 측정술

(5) 산소포화도 측정 장치

(6) 체온계

(7) 소변 카테터

(8) 중심정맥압 측정

(9) 신경 생리학적 감시: 체성감각유발전위(somatosensory evoked potentials), 운동유발전위(motor evoked potentials)

5) 마취

마취유도 후에 나타나는 저혈압을 줄이기 위하여 유도 전에 보통 500~1000 mL 정도의 수액을 투여한다. 경추 손상을 지닌 척수쇼크 환자에서 기관삽관 또는 기도흡입 동안에 서맥 또는 심정지가 나타날 수도 있기 때문에 atropine을 미리 투여하여 서맥을 예방한다. 신경생리감시(neurophysiologic monitoring)와 술중 각성검사(wake-up test)가 필요하면 아산화질소, 아편유사제(opioid)와 소량의 흡입마취제를 사용하는 것이 가장 좋다. 마취 유지 방법은 환자의 상태에 의하여 주로 결정된다. 척수 손상 후 자동조절 기능이 소실 때문에 저혈압은 2차 손상을 악화시키고, 고혈압은 출혈과 부종을 일으킨다. 따라서 정상적인 관류와 가스 교환 유지가 마취유지의 주된 목적이다. 경수병증(cervical myelopathy) 환자에서 수술중초음파검사(intraoperative doppler ultrasonography)는 평균동맥압 60 mmHg 이하에서는 전척수동맥을 통한 혈류 감소를 나타내기 때문에 마취 동안에 혈압은 환자의 평균 혈압보다 조금 높게(수축기혈압: 110 mmHg 이상) 유지한다. 대사 억제와 혈류 증가를 일으키는 모든 마취제는 척수를 보호하는 효과를 지니고 있기 때문에 어떤 하나의 마취제가 다른 것에 비하여 우수하지는 않다. 심혈관계가 불완전하기 때문에 모든 약제는 천천히 투여하고, 수축촉진제(inotropic agent)가 순환을 유지하기 위하여 요구될 수도 있다.

6) 근이완제

근이완제 사용은 수술 중 신경생리감시(체성감각유발전위, 운동유발전위)를 고려하여야 한다. 고칼륨혈증의 위험 때문에 succinylcholine은 가능하면 손상 후 18개월까지 피하는 것이 좋다. 신경생리 감시장비의 사용을 고려하여 수술이 시작될 때쯤 근이완 효과가 줄어드는 근이완제(작용시간이 짧은 근이완제 또는 중간정도 되는 근이완제: mivacuronium, atracuronium, vecuronium)를 사용 하거나 마취를 깊게 하여 기관삽관을 하는 것이 대안으로 사용될 수도 있다.

7) 환기

과환기는 척수를 감압시킬 수도 있으나, 척수 손상 초기에 사용한 저탄산혈증의 치료 효과는 실험연구에서 입증되지 않았다. 또한 과환기는 허혈을 일으킬 수도 있기 때문에 정상탄산상태 또는 경도의 저탄산혈증을 유지하는 것이 좋다.

8) 수액

수액 투여의 목적은 척수를 포함한 주요한 장기로 혈액을 공급하고, 수액의 과다 투여에 의한 정맥 울혈을 방지하는 것이다. 상부 흉수와 하부 경수에 손상을 지닌 환자는 폐부종을 자주 동반하기 때문에 수액 투여에 세심한 주의가 요구된다. 포도당 투여는 척수 허혈 후 신경기능 손상을 악화시키기 때문에 포도당을 포함한 수액을 투여하지 말아야 한다. 수술의 정도가 수액 요법에 영향을 미친다. 경추 부위에서 척추 고정을 하는 수술은 출혈이 많지 않으나, 흉추와 요추 부위의 수술 특히 척추체세거술(corpectomy)을 하고, 여러 개의 척추체(vertebral body)에서 이루어지는 수술은 출혈이 많다. 정맥으로부터 나는 출혈을 줄이기 위하여 수술 부위를 심장 보다 높게 위치시키고, 복압이 대정맥을 압박하지 못하게 복부에 가해지는 압력을 줄이고, 호기말 양압과 긴 양압환기를 피하고, 수액의 과다한 투여를 피한다.

10. 경추 수술 후 관리

경추 수술을 받은 환자에서 재삽관은 많은 어려움과 위험이 있으므로 발관 시점은 환자의 상태와 상황을 고려하여 결정하여야 한다. 적어도 수술 후 하룻밤 동안은 주의 깊게 관찰하여야 한다.

1) 수술 후 기도 합병증

(1) 상부기도 폐쇄

① 앞쪽 경추 수술(anterior cervical spine surgery): 6.1%

② 뒤쪽 경추 수술(posterior cervical spine surgery): 7%

③ 굴곡성 후두경 사용 시: 1%

(2) 인후통

(3) 쉰 소리(hoarseness): > 51%

(4) 삼킴 곤란(dysphagia)

(5) 일과성 성대 마비(transient vocal cord palsy)

2) 기도 합병증의 위험 요소(risk factor)

① 수술 시간: > 10시간

② 수혈: > 4 단위

③ 비만

④ 재수술

⑤ 4개 이상의 경추 수술

⑥ 제2 경추가 포함된 수술

증례 1 67세 여자환자가 고리중쇠관절불안정(atlantoaxial instability)으로 신경외과에 내원하여 수술을 받기로 하였다. 이환자는 과거력상 본원 류마티스내과에서 25년 전부터 류마티스로 진단을 받고 계속 치료를 받아온 환자이고 그밖에 다른 특별한 소견은 없었다.

Q. 이 환자에서 수술전 평가 시 주의하여야할 사항을 설명하시오.

A. 수술전 평가에서 X-ray상에서 환추-치상돌기(앞, 뒤) 간격(AADI, PADI)의 정도를 파악하여야 한다.

Q. 수술실에 도착 후 주의해야 할 사항을 설명하시오.

A. 냄새 맡는 자세(sniffing position)자체 만으로도 손상을 주므로 자세(position)를 취할 때 주의하여야 하고, 환자가 가장 편안한 자세로 마취유도를 하여야 한다.

Q. 필요한 감시장치에 대해 기술하시오.

A. (1) 심전도, 식도 청진기

(2) 혈압 감시 장치: 비침습적 혈압계 또는 동맥 내 혈압 감시 장치

(3) 신경 차단 감시 장치: 말단 신경 자극기

(4) 호기말 이산화탄소 분압 측정술

(5) 산소 포화도 측정 장치

(6) 소변 카테터

(7) 중심정맥압 측정

(8) 신경 생리학적 감시: 체성감각유발전위, 운동유발전위

(9) 체온계

Q. 기관내삽관 시 주의점과 삽관이 안되는 경우에 처치 방법을 기술하시오.

A. 신경학적 손상을 최소화 할 수 있는 방법으로 시행하여야 한다.

특히 중요한 것은 평소에 삽관기술을 습득하여 가장 익숙한 방법을 사용하여야 한다(fiberoptic, 광봉 등).

마취유도 전에 마스크 환기가 잘되는지 확인을 꼭하고 삽관이 안되는 경우에는 기관절개술도 있지만 마스크 환기로 환자를 깨우는 것이 중요하다.

증례 2 35세 남자 환자가 자동차 사고로 4번 경수 손상을 받고, 응급실로 내원하였다. 환자의 증상과 징후는 사지의 감각이상(paresthesis), 운동장애(motor weakness), 대퇴골절, 부분적인 간손상(liver injury)을 나타냈다. 응급실 도착 시 수축기혈압 90 mmHg와 심박수 45회/분이고, 초기의 동맥혈가스분석은 pH 7.39, 이산화탄소분압 39 mmHg, 산소분압 95 mmHg을 나타냈다. 응급실에서 환자는 마스크로 50% 산소와 골격당김법(skeletal traction)을 받았다. 2시간 경과 후 운동장애는 더욱 심해지고, 환자는 불안해하여 이때 실시한 동맥혈가스분석은 pH 7.25, 이산화탄소분압 50 mmHg, 산소분압 75 mmHg이다.

Q. 상기 환자에서 호흡기계 증상을 일으키는 모든 가능한 원인들을 설명하시오.

A. 1) 경수손상

(1) 횡격막은 C3-5에 의하여 지배되기 때문에 호흡에 관여하는 횡격막 기능이 일부 소실된다.

(2) C7 이상의 손상을 받은 모든 환자에서 호흡부전은 나타난다.

2) 복부 손상(간손상 때문에) 때문에 나타나는 저환기

복벽도 호흡에 관여한다.

3) 신경성폐부종(neurogenic pulmonary edema)

급성 척수 손상 환자에서 흔히 나타난다.

4) 지방색전증(fat embolism)

상기 환자에서 생긴 대퇴골절 때문에 지방색전증이 일어날 수도 있다.

5) 폐좌상(pulmonary contusion)

척수 손상과 동반되어 나타날 수도 있다.

Grover VK, Tewari MK, Gupta SK, Kumar KV: Anaesthetic and intensive care aspects of spinal injury. Neurol India 2001; 49: 13.

Stier GR, Giffin JP, Cole DJ, Onesti S, Freid E: Spinal cord: injury and procedures. Handbook of Neuroanesthesia. 4th ed. Edited by Newfield P, Cottrell JE. Philadelphia, Lippincott Williams & Wilkins. 2007, pp 230-2.

Q. 상기 환자에서 나타난 서맥의 원인과 가능한 예방법을 기술하시오.

A. 1) 5번 경수 손상으로 심장으로 향하는 교감신경(cardiac accelerator fiber: T1-T4)이 차단되고 상대적으로 부교감신경 활동(unopposed vagal activity)이 우세하여 서맥이 나타난다.

2) 환자 자극 시[흡인(suction), 위치 바꾸기(position change)] 심한 서맥과 심정지가 나타날 수도 있기 때문에 이와 같은 조작을 하기 전에 산소와 atropine 등의 투여가 심한 서맥 예방에 도움이 될 수도 있다.

Ahn HY, Sohn JT, Shin IW, Kim SJ, Lee HK, Chung YK: Severe bradycardia and hypotension occurred during positional change in an acute spinal cord injury patient under general anesthesia. Korean J Anesthesiol 1998; 34: 655-9.

참고문헌

Anke A, Aksnes AK, Stanghelle JK, Hjeltnes N: Lung volumes in tetrapleic patients according to cervical spinal cord injury level. Scand J Rehabil Med 1993; 25: 73-7.

Bracken MB, Shepard MJ, Collins WF, Holford TR, Young W, Baskin DS, et al: A randomized, controlled trial of methylprednisolone or naloxone in the treatment of acute spinal-cord injury. Results of the Second National Acute Spinal Cord Injury Study. N Eng J Med 1990; 322: 1405-11.

Bracken MB, Shepard MJ, Holford TR, Leo-Summers L, Aldrich EF, Fazl M, et al: Administration of methylprednisolone for 24 or 48 hours or tirilazad mesylate for 48 hours in the treatment of acute spinal cord injury. Results of the Third National Acute Spinal Cord Injury Randomized Controlled Trial. National Acute Spinal Cord Injury Study. JAMA 1997; 277: 1597-604.

Chang SH, Miller NR: The incidence of vision loss due to perioperative ischemic optic neuropathy associated with spine surgery: the Johns Hopkins Hospital Experience. Spine 2005; 30: 1299-302.

Colachis SC 3rd: Autonomic hyperreflexia with spinal cord injury. J Am Paraplegia Soc 1992; 15: 171-86.

Cole DJ, Shapiro HM, Drummond JC, Zivin JA: Halothane, fentnayl/nitrous oxide, and spinal lidocaine protect against spinal cord injury in the rat. Anesthesiology 1989; 70: 967-72.

DeVivo MJ, Krause S, Lammertse DP: Recent trends in mortality and causes of death among persons with spinal cord injury. Arch Phys Med Rehabil 1999; 80: 1411-9.

Drummond JC, Moore SS: The influence of dextrose administration on neurologic outcome after temporary spinal cord ischemia in the rabbit. Anesthesiology 1989; 70: 64-70.

Ford RW, Malm DN: Therapeutic trial of hypercarbia and hypocarbia in acute experimental spinal cord injury. J Neurosurg 1984; 61: 925-30.

Geerts WH, Pineo GF, Heit JA, Bergqvist D, Lassen MR, Colwell CW, Ray JG:

Prevention of venous thromboembolism: the Seventh ACCP Conference on Antithrombotic and Thrombolytic Therapy. Chest 2004; 126(3S): 338S-400S.

Grover VK, Tewari MK, Gupta SK, Kumar KV: Anaesthetic and intensive care aspects of spinal injury. Neurol India 2001; 49: 11-8.

Hambly PR, Martin B: Anaesthesia for chronic spinal cord lesions. Anaesthesia 1998; 53: 273-89

Hoffman WE, Edelman G, Kochs E, Werner C, Segil L. Albrecht RF: Cerebral autoregulation in awake versus isoflurane-anesthetized rats. Anesth Analg 1991; 73: 753-7.

Janssen L, Hansebout RR: Pathogenesis of spinal cord injury and newer treatments. A review. Spine 1989; 14: 23-32.

Kim KA, Wang MY: Anesthetic considerations in the treatment of cervical myelopathy. Spine J 2006; 6(S): 207S-11S.

Marshall WK, Mostrom JL: Neurosurgical diseases of the spine and spinal cord: anesthetic considerations, Anesthesia and Neurosurgery. 4th ed. Edited by Cottrell JE, Smith DS. Philadelphia, Mosby. 2001, pp 557-90.

Perkach I: Long-term urologic management of patients with spinal cord injury. Uro Clin North Am 1993; 20: 423-34

Petrofskty JS: Thermoregulatory stress during rest and exercise in heat in patients with a spinal cord injury. Eur J Appl Physiol Occup Physiol 1992; 64: 503-7.

Segal JL, Milne N, Brunnemann SR: Gastric emptying is impaired in patients with spinal cord injury. Am J Gastroenterol 1995; 90: 466-70.

12장

어린이 신경외과 수술의 마취관리

(Pediatric Neuroanesthesia)

학습목표

1. 어린이에서의 뇌생리의 특징과 병태생리를 설명한다.
2. 어린이에서 뇌신경마취 전 평가에 대한 고려사항을 설명한다.
3. 어린이에서 뇌신경마취 중 수액요법의 특징을 설명한다.
4. 어린이에서 뇌신경마취 중 감시장치에 대해 설명한다.
5. 어린이에서 뇌신경마취 중 체위에 대해 이해하고 임상에 적용한다.
6. 어린이에서 뇌신경마취 중 체온조절에 대해 이해하고 임상에 적용한다.
7. 어린이에서 뇌신경마취 후 각성과 회복의 특징에 대해 설명한다.
8. 뇌신경수술에 따른 마취 전, 후의 고려사항을 설명한다.

어린이의 뇌신경마취는 다양한 뇌발달 과정 중의 환자를 대하는 특징이 있고 이에 따른 차이가 환자의 예후와 상관관계가 있으므로 세심한 배려와 풍부한 지식을 요구한다.

1. 어린이 뇌생리의 특징과 병태생리 및 일반적인 고려사항

1) 뇌혈류(cerebral blood flow)

(1) 뇌혈류: 어린이의 뇌혈류에 대한 연구는 많지 않지만 미숙아나 신생아의 경우 성인(50 mL/100 g/min)에 비해 뇌혈류가 적으며(30~40 mL/100 g/min), 영아나 소아의 경우 전반적인 뇌혈류는 성인에 비해 많은 것으로 알려져 있다(65~85 mL/100 g/min). 그리고 성인, 소아에서 모두 회백질의 뇌혈류량이 많다. 또한 뇌대사산소비율(CMRO2) 역시 성인에 비해 소아에서 많다(5 mL/100 g/min vs. 3~4 mL/100 g/min).

(2) 뇌혈류조절(autoregulation): 뇌관류압과 산소분압, 이산화탄소 분압에 의존적이고 평균동맥압의 변화에 대해 자동조절되는데 성인에서의 이런 자동조절기능은 이미 잘 알려져 있고 평균동맥압이 60~150 mmHg에서 일정하게 유지되고 있다. 그러나 이런 자동조절기능 역시 어린이에서의 연구가 미미하고 최근의 알려진 바로는 20~60 mmHg정도에서 조절되고 있음이 알려졌고 특히 그래프의 경사(slope)의 끝부분에서 급격히 감소(drop)되고 증가(rise)되는 특징이 있다. 자동조절기능의 범위 밖에서는 뇌관류압에 수동적으로 의존되어 있다. 즉 뇌혈류가 적으며 뇌허혈이 발생되고 반대로 뇌혈류가 과다하면 부종이나 두내강출혈을 야기한다. 또한 호흡저하가 동반된 미숙아에서 조절기능이 저하된다고 보고되었다.

(3) 이산화탄소의 영향: 성인에서 정상 뇌혈관은 혈중 이산화탄소 농도의 변화에 따라 달라져서 20~80 mmHg의 이산화탄소분압에서 비례하여 직선적으로 변하고 이 범위내의 1 mmHg의 이산화탄소 농도 변화에 약 4%의 뇌혈류 변화를 야기한다. 그러나 이런 변화는 급성반응이어서 약 8~24시간동안 유지되고 이 이후가 되면 뇌혈류는 정상이 된다. 이산화탄소 농도변화에 따른 뇌혈류반응은 출생 당시에는 완전하지 않아서 과호흡으로 뇌혈류는 증가하

고 신생아의 뇌는 중등도의 저탄산혈증에 상대적으로 둔감하다. 그리고 뇌혈류 반응이 성인과 달라 상당히 낮은 이산화탄소 농도(15 mmHg)가 되어야만 뇌혈류가 감소한다.

(4) 산소의 영향: 뇌혈관은 이산화탄소에 비해 혈중 산소분압의 변화에 상대적으로 덜 예민하다고 알려져 있다. 성인의 경우 산소분압이 50 mmHg 이하로 감소할 때까지 증가하지 않는다고 한다. 신생아의 경우 혈중 산소농도의 작은 변화에도 반응하는데 이는 태아 헤모글로빈의 산소 친화도때문일 것으로 예상된다. 이 외에 뇌혈류에 영향을 주는 요소는 적혈구 용적률(hematocrit), 체온, 자율신경계활성등이 있는데 중추신경계의 미숙으로 인해 뇌혈류반응은 성인과는 다를 것으로 예상된다. 그러나 신생아나 미숙아, 어린이의 뇌순환이나 뇌혈류등에 대해 거의 알려진 바가 없어서 향 후 새로운 연구결과에 대해 관심을 가지고 있어야 할 것으로 생각된다.

(5) 심혈관계 영향: 성인과 다른 발달 상 특징은 어린이의 신체적 특성상 두부가 신체 비율상 상대적으로 크고 따라서 심박출량 중 뇌로 가는 비율이 상대적으로 큰 점이다. 그렇기 때문에 뇌수술 중 심혈관계 불안정성은 어린이에서 특히 위험성이 높은 것으로 알려져 있다.

(6) 혈관-뇌장벽(blood-brain barrier, BBB): 수액과 용질의 뇌순환으로의 유입은 혈관-뇌장벽에 의해 철저하게 조절되고 있음은 잘 알려져 있다. BBB는 연속적이고 치밀한 세포간 접합(intercellular junction)으로 뇌의 모세혈관 내피세포로 형성되어 있다. BBB는 대부분의 극성(polar) 또는 친수(hydrophilic)분자의 유입을 제한한다. 따라서 뇌에서 필요한 이런 물질이 유입되기 위해서는 특별하게 고안된 전달수단이 발달되어 포도당이나 필수아미노산을 흡수한다. 물같은 물질은 쉽게 BBB를 통과하여 평형을 이루는데 약 3분정도 걸리는 것으로 알려져 있다. 물의 이동은 뇌와 혈장사이의 삼

투압 경사(osmotic gradient)에 따라 통과하게 된다. 반면 albumin이나 mannitol같은 큰 물질은 완전한 BBB를 통과할 수 없다. 앞에서 언급한대로 물은 쉽게 BBB를 통과하므로 자유수(free water)를 수액으로 주입하면 뇌척수액압을 상당히 증가시키게 된다. 또한 5% 포도당을 수액으로 주입하면 포도당은 혈액순환에서 상당히 빠르게 대사되어 흡수되므로 자유수를 주입하는 것과 동일한 효과를 나타낸다. 만일 BBB가 손상을 받으면 삼투압 경사도가 아니라 수압경사(hydrostatic pressure gradient)에 따라 유입되고 sodium, albumin이나 mannitol과 같은 물질도 유입되어 뇌부종이나 뇌압상승을 유발할 수 있다.

2) 뇌압

성인의 뇌압과 뇌용량의 변화에 관한 관계는 잘 알려져 있고 일정한 용량의 두개골 인해 특징적인 압력-용량곡선(pressure-volume curve)을 보인다. 그러나 신생아나 영아의 경우 성인과는 달리 생후 1년 정도까지 천문(fontanel)이 열려 있고 10세까지 두개봉합(cranial suture)이 접합되지 않아 두개내 용량이 서서히 증가하는 경우 뇌압상승을 보이기 전에 두개골의 크기가 커진다. 그러나 갑작스런 용량증가가 있는 경우 성인에서처럼 뇌압상승이 나타남은 물론이다. 뇌고혈압이 없는 경우라도 두개내 유순도(intracranial compliance)가 상당히 손상될 수 있으므로 염두에 두어야 한다. 따라서 두개내 고혈압의 증상이 없더라도 마취 시 뇌압상승이 있는 경우에 준하여 준비를 하는 것이 안전하다.

3) 약제의 영향

(1) 마취제: 각각의 마취제가 뇌혈류와 뇌대사산소비율등에 미치는 영향이 다르므로 사용시 주의하여야 한다(표 12-1).

(2) 근이완제

① 탈분극성 근이완제: 탈분극성 근이완제인 succinylcholine은 사용하는 경우

표 12-1. 각종 마취제가 뇌에 미치는 영향

마취제	뇌혈류	뇌대사산소비율	자동조절기능	뇌압
propofol	↓↓	↓↓	보존됨	↓↓
thiopental	↓↓	↓↓	보존됨	↓↓
opioids	-	-	보존됨	-
etomidate	↓	↓	보존됨	↓
lidocaine	↓	↓↓	보존됨	↓
benzodiazepine	↓	↓↓	보존됨	↓
ketamine	↑↑	-	??	↑↑
nitrous oxide	↑	↑	보존됨	↑
isoflurane	↑	↓↓	보존됨	↑
halothane	↑↑	↓	상실	↑
sevoflurane	↑	↓↓	보존됨	↑
desflurane	↑	↓↓	보존됨	↑

가 적다. 이는 뇌혈류와 뇌압을 상승시킬 수 있고 고칼륨혈증을 유발할 수 있으므로 가능하면 사용하지 않는 것이 바람직하다. 또한 이를 대체할 만한 적절한 비탈분극성 근이완제가 개발되어 있으므로 이를 사용하는 것이 좋다.

② 비탈분극성 근이완제: 비탈분극성 근이완제는 뇌혈류나 뇌압에 크게 영향을 주지 않으므로 뇌신경마취 시 사용한다. 그러나 뇌신경수술을 받는 환자가 항경련제를 장기간 사용한 경우라면 근이완제의 효과를 강화시키고 역전을 늦출 수 있으므로 용량 조절에 주의하도록 한다.

2. 마취와 관련된 고려사항

신생아과 영아는 나이 자체만으로 다른 연령에 비해 이환율(morbidity)과 사망률(mortality)이 높은 것으로 알려져 있다. 그러나 뇌신경수술을 하는 경우 가장 문제가 되는 것은 동반된 질환의 유무이다(표 12-2). 뿐만 아니라 뇌신경수술을

표 12-2. 뇌신경 수술 전 고려할 점

조건이나 상태	고려사항
선천성 심장 기형	저산소증과 심혈관계 허탈
미숙아	수술 후 무호흡
상기도 감염상태	후두경련, 수술 후 저산소증이나 폐렴
안면두개골 기형	기도관리의 어려움
탈신경 손상	succinycholine사용 후 발생하는 고칼륨혈증 비탈분극성 근이완제 저항성
만성 항경련제 복용	간기능 또는 혈액학적 이상 마취제 대사 증가
동정맥 기형	잠재적 울혈성심부전
신경근 질환	악성 고열증 호흡부전 돌연급사
Chiari 기형	무호흡 흡인성 폐렴
시상하부/뇌하수체 병변	요붕증 갑상선기능저하증 부신기능부전

하는 경우 응급상황이 많기 때문에 충분한 시간을 두고 환자를 관찰하고 마취 전 평가를 하기가 어려운 특징이 있다. 그러나 무엇보다도 완전한 기도 검사는 반드시 시행되어야 하는데 일부 두개안면 기형(craniofacial anomalies)이 있는 경우 기도 유지를 위해 특별한 수기가 요구될 수 있기 때문이다.

1) 마취전 평가

기본적인 마취 전 평가는 다른 소아수술을 위한 마취준비와 동일하다. 이에 더해서 뇌압 상승, 역류(regurgitaion)나 흡인의 위험성과 수술 시 체위 등을 특히 고려해야 한다(표 12-3). 문진을 통해 토하거나 머리가 아프거나, 3세 이하의 경우 자극과민성(irritability)등은 뇌압상승을 시사하므로 전해질과 혈중 요소질소(urea nitrogen)농도를 측정해야 한다. 분출성 구토(projectile vomiting)를 하는 경우 마

표 12-3. 뇌압상승의 증상과 증세

영아	소아	영아와 소아
자극과민	두통	의식저하
충만된 천문	복시	제3, 6 뇌신경마비
벌어진 두개봉합	유두부종	상향주시 불가능
두개확대	구토	herniation 증상, Cushing삼증후, 유두변화

취 유도시 흡인의 위험이 있으므로 주의해야 한다.

(1) 복용 약제: 항경련제(antiepileptics)나 스테로이드 등을 복용하고 있는 경우가 많으므로 인지하고 있어야 하며 특히 스테로이드를 복용하는 경우 수술 중이나 수술 후 보충(replacement)하는 것을 잊지 말아야 한다.

(2) 신체검사: 기도, 심혈관계 상태, 탈수여부, 신경학적 상태 등을 특히 주의해서 신체 검사를 해야 한다. 뇌신경 수술시 체위가 좌위(sitting position)인 경우 특히 공기색전증(air embolism)의 위험이 있으므로 심잡음(murmur)이 있는 경우 심장 검사를 의뢰하는 것이 좋다.

(3) 신경학적 검사: 구체적인 신경학적 검사를 모두 시행할 필요는 없지만 수술이나 마취에 중요하다고 판단되는 신경학적 기능변화에 대해서는 알고 있어야 한다.

(4) 검사실 검사: 뇌압 조절을 위해 약제를 사용하는 경우가 많으므로 전해질, 적혈구 용적률 검사 등이 필요하고 추가의 검사(예: 심전도, 혈액응고검사, 신기능 검사, 내분비기능 검사 등)는 필요시 시행하도록 한다. 다량의 출혈이 예상되는 경우 수혈 준비를 철저히 하는 것이 좋다.

2) 마취전처치

뇌압상승이 있거나 의식이 없는 경우나 중추신경계 억제가 있는 경우 진정제나 마약류는 반드시 피해야 한다. 왜냐하면 호흡저하로 인해 과탄산혈증이 발생하여 뇌혈관이 이완되면 뇌압이 상승하고 심한 경우 뇌실의 이탈(herniation)을 유발하고 생명이 위험할 수 있다. 반면 뇌압상승은 없지만 두개내 출혈의 위험성이 있는 경우 환자는 반드시 진정제를 투여하여 진정되어야 한다.

3. 마취관리

1) 마취 유도

(1) 마취 유도: 뇌신경수술을 받는 환자에게서는 뇌압상승을 유발하지 않도록 마취유도를 하는 것이 최대의 관건이다. 응급수술을 하는 경우 흡인의 위험도 늘 염두에 두어야 한다. 이를 위해서 정맥로가 확보되어 있는 경우 propofol(2~4 mg/kg), thiopental(5~6 mg/kg)을 사용할 수 있고 이는 뇌압을 낮출 수 있는 장점이 있다. 만일 정맥로가 확보되지 않은 경우라면 정맥로 확보를 위해 환자를 울리는 것은 좋지 않다. 따라서 이런 경우 흡입마취제를 이용할 수 있는데 sevoflurane을 이용하여 환기를 유도한 후 마취제를 변경하거나 농도를 낮추어 사용한다. 이 때 1 MAC을 넘는 고농도를 사용할 경우 뇌압상승의 가능성이 있으므로 주의한다. 동시에 정맥로를 확보한다.

(2) 많은 경우 기관내 삽관과 수술 시간을 고려해 근이완제를 사용하게 되는데 히스타민을 유리하는 근이완제를 사용하는 경우 뇌혈관을 이완시켜 뇌압상승의 우려가 있으므로 피해야 한다(vecuronium, rocuronium 등을 사용). 흡인의 위험성이 있는 경우 succinylcholine을 이용한 신속삽관법(rapid sequence induction)을 해야 하는데 succinylcholine 사용으로 뇌압상승이 우려된다면 고용량의 rocuronium을 사용하여(> 0.8 mg/kg) 1분 이내에 기관내 삽관이 가능하다. 또한 기관내 삽관 그 자체가 뇌압상승과 동맥혈압

상승을 초래할 수 있으므로 기관내 삽관 1~2분 전에 소량의 fentanyl(1~5 ㎍/kg)이나 sufentanil(0.2~1 ㎍/kg), alfentanil(10~50 ㎍/kg) 또는 remifentanil(1 ㎍/kg)이나 lidocaine(1.5 mg/kg) 등을 사용하면 이를 방지할 수 있다.

2) 마취유지

(1) 마취유지

① 외과의에 의한 국소마취: 외과의가 수술 시작 전 두피(scalp)에 lidocaine이나 bupivacaine을 침윤(infiltration)하면 두피 절개와 개두술을 시행할 때의 자극에 대한 혈역학적 반응을 둔화시키고 따라서 마취제의 요구량을 감소시킬 수 있어서 상당히 유용하므로 가능하면 이를 시행하도록 하는 것이 좋다.

② 마취제의 사용: 기본적으로 마취유지를 위한 마취제의 선택이 전체적인 예후에 영향을 주지 않는 것으로 알려져 있다. 대부분의 흡입마취제는 뇌혈류와 뇌용량과 뇌압을 증가시키지만 과다호흡(hyperventilation)으로 어느 정도 약화되므로 통상적으로 뇌고혈압이 없는 경우 안전하게 사용할 수 있다. 그러나 수술 전 뇌고혈압이 있는 경우라면 경막(dura)을 열 때까지 피하는 것이 안전하다. 그리고 아산화질소는 대부분의 경우 안전하게 사용할 수 있지만 사용시 공기색전증이 발생했을 경우 이를 악화시킬 수 있고 기뇌(pneumocephalus) 역시 악화될 수 있으므로 주의해야 한다. 마취유지로는 소량의 마약류(fentanyl 2~5 mg/kg/h), 저농도의 흡입마취제(isoflurane 0.2~0.5%), 아산화질소(70%)의 균형 마취(balanced anesthesia)가 가장 흔하게 사용되고 있다. 수술 시간을 고려한다면 단기간 작용 마약류를 사용하지 않지만 수술 후 의식변화나 신경학적 검사가 필요한 경우라면 단기간 마약류인 remifentanil을 사용할 수도 있다.

③ 유도저혈압(induced hypotensive anesthesia): 과다한 출혈이 예상되는

뇌신경수술에서 유도저혈압 마취를 하기 위해 항고혈압제제를 사용하게 되는 경우가 있는데 뇌고혈압이 있는 경우는 금기사항이다. 어린이의 경우 허용가능한 동맥압에 대한 자료가 충분하지 않은데 대체로 각성시 혈압의 30~40% 이상 감소시키지 않도록 하며 6개월 이하의 영아의 경우 40 mmHg 이하, 나이가 더 많은 어린이에서 50 mmHg 이하가 되지 않도록 약제를 조절하도록 한다.

④ 항경련제의 사용: 많은 환자가 수술 전에 항경련제를 사용하고 있는 경우가 있으므로 근이완제나 마약류의 사용량을 증가시켜야 됨을 잊지 말아야 한다. 그러나 수술 중 근기능을 검사할 필요가 있는 경우가 있으므로 근이완의 정도를 감시하여 적절한 시기에 근기능을 검사할 수 있도록 조절해 준다.

(2) 수액요법

① 수액상태: 수술 전 수액을 제한하거나 이뇨제를 사용한 경우 마취 유도나 유지 중 심혈관계가 불안정한 경우가 많으므로 주의해야 한다. 따라서 수술 중 최소한 정상혈량(normovolemia)을 유지하여야 한다. 주로 생리식염수를 가장 많이 사용하는데 이는 생리식염수가 약간 등장성 고삼투액(isotonic hyperosmolar: 308 mOsm/kg)이므로 이론적으로는 뇌부종(cerebral edema)을 줄여주는 효과가 있기 때문이다. 그러나 생리 식염수를 빨리 주입하는 경우 고염소성 산증(hyperchloremic acidosis)이 발생할 수 있으므로 주의한다. 또한 포도당 투여는 신중해야 한다. 영,유아의 경우 수술 중에는 혈 중 포도당 농도를 측정하여 저혈당이 아니라면 추가의 포도당 투여는 필요하지 않다. 연구에 의하면 포도당(dextrose)의 투여는 전반적인 뇌손상(global brain damage)이나 부분적 뇌허혈(regional cerebral ischemia)을 악화시킬 수 있다고 한다.

② 뇌부종 방지: 수술 중 뇌부종을 줄이기 위해 약간의 과환기를 하거나 두부을 올리거나 혹은 mannitol(0.25~1.0 g/kg)을 사용하는데 급속 주입 후

1~2분내에 혈관이완으로 저혈압이 발생하고 이후 일시적으로 뇌압이 상승하고 주입 약 30분 후 혈액량은 정상화되고 일시적으로 저나트륨증을 동반한 혈청 삼투압농도(serum osmolarity)가 상승할 수 있다. 또한 소량의 이뇨제(furosemide)를 같이 사용할 수 있는데 이는 mannitol로 인한 반동성 부종(rebound swelling)을 줄일 수 있는 장점이 있다. 뇌압과 뇌부종을 감소시키기 위해 고용량의 furosemide 1 mg/kg을 사용할 수 있는데 mannitol과 병용하는 것이 더 유리하다.

(3) 감시장치: 환자의 나이나 상태, 계획된 수술에 따라 필요한 감시는 달라질 수 있다. 기본환자 감시장치인 심전도(ECG), 동맥혈산소포화도(SpO_2), 호기말 이산화탄소분압 측정(E_TCO_2), 비침습적 혈압측정(noninvasive blood pressure), 식도 청진기(esophageal stethoscope), 체온계, 근이완감시 등은 반드시 부착한다.

① 침습적 동맥혈압(invasive arterial blood pressure): 장시간 수술이나 급격한 혈압변화을 감지하고 이를 방지하기 위해 침습적 동맥혈압 감시가 필요한 경우가 많으므로, 필요시 수술 체위를 고려하여 지속적 동맥혈압감시로를 확보하고 수술대의 위치에 따라 적절하게 기준점을 변화시켜 혈압을 감시하도록 한다. 이를 통해 연속적인 혈액가스분석이 가능하고 전해질과 적혈구용적률, 이외의 혈액검사를 할 수 있다.

② 정맥로: 정맥로 확보는 상당히 중요한데 대퇴정맥로(femoral vein)는 뇌정맥환류(cerebral venous return)를 방해하지 않고 기흉(pneumothorax)의 합병증이 없으므로 자주 사용되기도 한다. 중심정맥로 확보(central venous line assess)에 대해서는 아직 논란의 여지가 많다. 특히 복와위(prone position)에서는 순환혈액상태(volume status)를 정확하게 반영하지 못하기 때문에 중심정맥압의 절대치를 신뢰하는 것은 문제가 있으므로 이를 인지하고 있어야 한다. 그러나 좌위로 수술할 경우 공기색전증이 발생하였을 때 공기의 흡입을 위해서는 유용할 수 있다. 다양한 중심정맥

표 12-4. 환자 체위에 따른 영향

체위	생리적 효과
두부 거상	뇌정맥 유출의 증가 뇌혈류감소 하지의 정맥저류 증가 체위성 저혈압
두부 하향	뇌정맥압과 뇌압 상승 기능적잔류용량 감소 폐유순도 감소
복와위	안면, 혀, 목의 정맥울혈 폐유순도 감소 복압증가로 대정맥 압박
측와위	아래쪽 폐의 유순도 감소

로를 사용할 수 있지만 내경정맥(internal jugular vein)은 뇌정맥의 배액(drain)을 막을 수 있어서 뇌압상승을 악화시킬 수 있으므로 반드시 피해야 한다.

③ 요관 삽입: 또한 적절한 수액요법과 순환혈액상태를 감시하고 측정하기 위해서 뇨관을 삽입하는 것이 권장된다.

(4) 체위

① 뇌신경마취에서의 체위의 중요성: 뇌신경마취의 체위상 공기색전증의 위험이 늘 있게 된다. 특히 어린이의 경우 동맥관개존증(patent ductus arteriosus)이나 난원공개존증(patent foramen ovale) 등이 있는 경우에는 좌우션트(left-right shunt)에 의한 기이색전증(paradoxical embolism)의 위험을 염두에 두고 감시하여야 한다. 개두술을 받는 어린이의 경우의 65~80%에서 정맥혈 공기색전증이 발생할 수 있는데 이는 어릴수록 전체 신장에 비해 머리가 상대적으로 크고 앙와위라 하더라도 심장보다 높게 위치하기 때문이다.

환자의 체위는 외과의나 마취의 모두에게 상당히 중요하다. 특히 뇌신경수술은 시간이 많이 걸리고 기도부분이 수술포 아래로 감춰져서 접근이 어려운 경우가 많다. 그러나 반드시 기도유지를 위해 접근할 수 있는 위치를 확보하여야 하고 기도흡인이 가능하도록 준비해두어야 한다. 또한 추가의 정맥로를 확보할 경우를 대비하여 접근할 수 있는 위치를 확보해 두어야 한다. 고개가 과도하게 회전되는 경우 튜브는 회전되는 반대쪽(nondependent)으로 고정하여 침으로 인해 고정테이프가 느슨해지는 것을 막도록 한다.

② 복와위: 복와위는 뇌신경마취 중 많이 사용되는 체위로 가슴과 골반(pelvis)아래에 적절한 패딩(padding)을 하는 것이 중요하다. 또한 복압이 증가하게 되면 환기를 방해하고 경막외 정맥압(epidural venous pressure)을 상승시켜 출혈이 증가하므로 배 쪽에 압력이 가해지지 않도록 체위를 잘 관찰하는 것은 매우 중요하다. 과도한 목의 굴곡(flexion)은 기관튜브가 기관지로 삽관될 가능성이 있으므로 외과의와 수술 체위를 상의한 후 튜브를 고정하도록 하고 체위가 완성된 후에는 반드시 폐음을 청진하여야 한다. 과도한 굴곡이나 회전(rotation)의 경우 보강기관튜브(armored tube)를 사용하면 꺽이거나 꼬이는 것을 최소화할 수 있고 경비기관삽관(nasotracheal intubation)이 유리할 수도 있으므로 고려해 본다. 과도한 굴곡으로 인해 수술 후 대설증(macroglossia)이 될 수 있으므로 이 경우 구강기도 유지기(oral airway)를 삽입하지 않는 것이 좋다.

③ 좌위: 최근에는 좌위에서 수술하는 경우가 적지만 외과의가 선호하는 경우가 있다. 이런 경우 심혈관계가 불안정할 수 있으므로 하지를 잘 싸서(wrapping) 정맥저류(venous pooling)를 막도록 한다. 또한 좌위에서 발생하기 쉬운 정맥공기색전증(venous air embolism)의 발생을 주의깊게 감시한다.

(5) 체온조절

① 체온 유지: 대부분의 소아마취에서는 정상체온을 유지하는 것이 상당히 중요하다. 그러나 소아뇌신경마취에서는 약간의 저체온유지(32~35°)를 권장하는데 이는 수술 중 발생할 수 있는 뇌허혈시 뇌를 보호하기 위해서이다. 일부러 체온을 낮추지 않아도 마취유도를 하고 다른 감시를 위한 시술을 하는 동안에 자연스럽게 체온이 내려가게 된다. 그러나 수술이 끝나고 각성할 때 혈관수축, 고혈압 등이 유발할 수 있으므로 정상체온으로 회복하도록 한다. 저체온은 혈액응고 장애나 면역억제, 고혈당을 유발할 수 있으므로 기억해 두여야하며 정상체온으로 회복하는 것으로 정상화될 수 있다. 또한 전신마취에서 각성되기까지 시간이 걸리며 근이완의 역전이 잘 이루어지지 않으므로 반드시 각성시키기 전에 정상체온으로 회복시키도록 한다.

(6) 뇌생리 감시(neurophysiologic monitor)

① 뇌파(electroencenphalograph)

뇌파는 마취 중 뇌허혈 감시를 위한 가장 흔하게 사용하는 감시장치이다. 그러나 뇌수술 중 뇌파를 장착하는 것은 용이하지 않아 실제로 사용하는 것에는 한계가 있어 전통적으로 사용하던 경피적 전극(electrode)은 향후 적절하게 변형되어야 할 필요가 있다.

뇌혈관 질환은 어린이에게서 흔하게 발생하지 않기 때문에 뇌동맥류(cerabral aneurysm)나 모야모야병(moyamoya disease) 등 정도에서 유용하게 사용할 수 있다.

뇌파 감시장치가 사용되는 다른 경우는 간질환자에서 간질의 병소(focus)를 찾아서 제거를 하기 위해 수술하는 경우 필요하다.

② 체성감각유발전위(somatosensory evoked potentials, SSEP)

SSEP는 척추수술을 하는 경우 가장 흔하게 사용되는 감시장치 지만 대후두공(foramen magnum)이나 뇌간(brainstem)부위를 수술할 때도 사용된다. 그러나 SSEP는 흡입마취제와 아산화질소에 상당히 민감하므로 SSEP를 사용할 계획이 있다면 정맥마취를 고려하는 것이 좋다.

③ 운동유발전위(motor-evoked potentials, MEP)

이는 SSEP보다 흡입마취제에 훨씬 더 민감하고 근이완제를 사용할 경우 신뢰도가 감소하므로 이를 위해서 사전에 외과의와 상의한 후 시행한다.

④ 경두개 도플러(transcranial doppler)

성인에서는 중대뇌동맥(middle cranial artery, MCA)의 혈류속도를 측정하기 위해 사용되기도 하지만 어린이의 경우 사용되는 경우가 거의 없다. 그러나 실험적으로는 뇌혈류의 변화와 마취제와의 관계를 연구하는 데에는 탁월한 유용성이 있을 것으로 생각된다.

4. 각성 및 회복

1) 발관 시기

발관을 하는 경우 완전히 각성 후에 할 것인지 깊은 마취 하에서 할 것인지는 환자의 상태에 따라 판단하여 시행한다. 즉 기도반사가 손상된 경우나 흡인의 위험이 있는 경우 등에는 완전히 각성한 후 발관하는 것이 안전하고, 만일 기침이나 움직임이 문제가 될 것이라면 깊은 마취 하에서 발관하는 것이 적당하다. 단 기도유지가 어려운 경우 깊은 마취 하에서 발관할 경우 위험할 수 있으므로 주의를 기울여야 한다.

대부분의 뇌신경마취 후 환자는 중환자실로 이송되어 집중관리를 받는 경우가 많다. 이런 경우 각성시키지 않은 채 이송한다. 그러나 각성 후 신경학적 검사가 필요한 경우 빠른 각성이 요구되는데 마약류 등 약제를 적절하게 조절하여 각성이 늦어지지 않게 주의한다.

2) 중환자실 집중관리

중환자실에서 집중관리하고 섬세하게 관찰하고 신경학적 검사를 시행하여 수술 후 합병증을 빨리 찾아내고 방지하는 것이 필요하다. 수술 부위에 따라 호흡기계 합병증이 잘 발행할 수 있고 수술 시간이 긴 경우에는 기관튜브로 인한 기도부종이 발생할 수 있으므로 발관 후에는 잘 관찰해야 한다.

3) 수술 후 구역과 구토

수술 후 구역과 구토가 발생하면 뇌압상승을 유발할 수 있으므로 항구토제를 이용하여 반드시 치료해야 하는데 예방적 진토제는 큰 효과가 없는 것으로 보고되었다.

5. 뇌신경마취의 예

1) 척수이형성(myelodysplasia)

신생아에 있어서 응급을 요하는 경우가 많은 질환이다. 다른 신생아의 응급수술과 동일한 위험요소를 가지고 있을 뿐만 아니라 특히 질병의 특성상 기도유지나 기관내삽관이 마취의 관건이 되는 경우가 많다. 즉 뇌척수막류(meningocele)과 척수수막류(myelmeningocele)의 크기나 위치에 따라 기관내삽관이 어려울 수 있고 앙와위가 불가능한 경우가 있으므로 병변의 크기만큼 받침을 하거나 측와위(lateral decubitus)의 자세로 마스크환기하고 기관내 삽관을 해야한다. 기도유지가 불가능하다고 판단되면 atropine(0.02 mg/kg)을 투여하고 각성하 기관내삽관(awake intubation)을 시도해 볼 수 있다.

병변의 크기가 크면 체온 유지가 문제가 될 수 있다. 그러므로 마취 중 가온, 가습할 수 있도록 다양한 기구를 사용하도록 한다.

2) 뇌수종(hydocephalus)

뇌수종은 마취 시 뇌압상승의 유무가 중요하다. 뇌압상승이 있는 경우 마약류의 마취전처치는 반드시 피해야 한다. 마취 유도시 과환기하고 고농도의 흡입마취제의 투여하지 말아야 한다.

3) 두개골 조기유합증(craniosynostosis)

봉합된 두개봉합(suture)의 수에 따라 뇌압상승의 정도가 달라질 수 있으므로 마취 전에 이를 알고 있어야 한다. 이런 경우 뇌의 용량을 줄여주는 것이 수술에 도움을 줄 수 있으므로 과환기를 하거나 약제를 사용할 수 있고 경막내에 카테테르를 삽입하여 뇌척수액을 지속적으로 배액하여 뇌용량을 감소시킬 수 있다. 수술 시간이 길어서 특히 수술 후 안면부종이나 기도부종이 발생할 수 있으므로 부종이 빠질 때까지(약 48시간) 발관하지 않도록 주의한다. 또한 출혈이 많고 측정하기도 어려우므로 혈관내 혈액량의 정도를 정확하게 파악하도록 해야하고 출혈량을 줄이기 위해 유도저혈압 마취가 필요할 수도 있으므로 준비하도록 한다.

4) 동정맥기형(arteriovonous malfomations)

신생아에서 발병할 경우 울혈성 심부전이 발생할 수 있고 경기나 뇌수종이 생길 수 있고 두개내 출혈이 발생할 경우 심각한 문제를 야기할 수 있다. 그러므로 마취 전 동반된 전신질환이나 울혈성 심부전등 합병증의 유무를 확인해 두어야 한다.

마취는 두개내 출혈이 발생하지 않도록 최대한 주의를 기울여야 한다. 그러므로 충분히 마취가 된 후에 기관내삽관을 하도록 하고 근이완제를 충분히 사용하도록 하고 필요 시 sodium nitroprusside나 베타차단제(β-blocker)나 마약제를 사용하여 고혈압으로 인한 출혈이 되지 않도록 한다. 마취과의사는 예상되는 다양한 자극에 앞서 적절하게 조치하도록 세심한 주의를 기울여야 한다. 심혈관계 상태를 감시하기 위해서 침습적 동맥혈압 감시장치나 중심정맥로 확보는 필수적이다. 흡입마취제나 전정맥마취 모두 유용하게 사용할 수 있다.

5) 모야모야병

특히 동양인에게 많이 발생하는 것으로 알려진 모야모야병은 선천적 혈관이상으로 발생하는 뇌허혈로 인한 증상을 특징으로 하고 있다. 따라서 마취의 주안점은 적절한 뇌혈류를 유지하는 것이라고 할 수 있다. 마취유도시 정상탄산상태(normocarbia)를 유지하기 위해서 과환기를 피하고 안정적인 혈역학적 상태를 유지하여 뇌허혈이 되지 않도록 한다. 아산화질소를 이용한 흡입마취제나 정맥마취제의 선택은 크게 문제가 되지 않지만 어떤 경우라도 과도하게 혈관이 이완되거나 수축되지 않도록 수술 중 지속적으로 호기말 이산화탄소농도(35~45 mmHg)를 모니터한다. 이 전의 연구에 의하면 수술 중에 적혈구용적률을 40% 이상이 되도록 유지할 때 수술 중 합병증이 감소한다고 보고하였다.

또한 모야모야병은 단계적 수술을 하는 경우가 많으므로 이 전의 마취 기록이 있다면 이를 반드시 참고하도록 한다. 그리고 마취 전 방문시 이 전의 문제에 대해 경청하고 이를 수정하도록 한다.

수술 후 통증으로 인해 혈압이 상승하는 경우 이차적인 뇌허혈이나 뇌경색이 발생할 가능성이 높으므로 적절하고 적극적인 통증조절이 필요한데 절개(incision)의 위치에 따라 말초 신경차단을 시행함으로써 수술 직후 통증으로 인한 혈압상승을 방지하여 합병증을 줄일 수 있다. 이 때 시행하는 말초신경차단술은 활차상 신경(supratrochlear nerve), 안와상 신경(supraorbital nerve), 이개측두신경(auriculotemporal nerve), 대후두신경이나 소후두신경(greater or lesser occipital nerve)등이다.

6) 척추수술(spinal cord surgery)

어린이에서 척추수술은 다양한 선천성 기형이나 종양 등의 질환 치료를 위해 시행된다. 척추수술이 예정된 어린이에서 마취 전 방문을 통해 감각손실이나 운동손실 등의 유무를 확인해 둘 필요가 있다. 또한 척추수술의 경우 복와위에서 수술하게 되므로 수술 전 신경이상이 악화되거나 하는 경우가 발생할 수 있으므로 수술이나 마취 후에 발생하는 신경학적 손상이 수술 전에 존재했던 것인지 아닌지 구분해야 하기 때문이다.

수술 중 마취는 척수 허혈을 최소한으로 하고 척수압박을 방지하는 것에 초점을 맞추어야 한다. 이는 특히 체위를 적절하게 취함으로써, 즉 복와위에서 복압이 증가하여 정맥출혈이 되지 않도록 주의해서 체위를 잡는 것이 중요하다. 그 결과 척수에 적절한 관류압을 유지하는 것이 필요하다. 가능하면 지속적 침습동맥혈압 감시를 하는 것이 권장된다.

외과의가 수술 중 각성테스트를 요구하는 경우가 있을 수 있는데 영아나 너무 나이가 어린 아이에서는 시행하기 어렵다. 이를 대신하여 SSEPs나 MEPs를 시행할 수 있는데 이런 감시장치는 흡입마취제에 의해 상당히 영향을 받기 때문에 이런 감시장치의 결과를 100% 신뢰하기 어렵다. 그러나 이를 시행할 경우에는 정맥마취를 하거나 특히 근이완제의 적절한 역전을 하도록 한다.

복와위로 체위를 변경할 때 기관튜브를 잘 유지하는 것은 무엇보다도 중요하다. 더욱이 수술시간이 긴 경우 과다한 구강 분비물로 인해 고정테이프가 쉽게 느슨해지기 쉬우므로 외과적 고정을 하거나 튜브를 단단히 고정할 수 있도록 체위 변경 전에 주의하고 체위 변경 시 기관튜브가 빠지지 않도록 신경을 집중하도록 한다.

7) 뇌종양

뇌종양은 어린이에서 비외상성(nontraumatic) 사망원인 중 가장 많은 원인으로 알려져 있다. 뇌종양의 위치에 따라 수술 체위와 출혈량등이 다양할 수 있다. 뇌종양으로 인해 내분비계의 이상이 동반되는 경우가 있으므로 수술 전 검사와 치료를 통해 잘 조절되는지 확인한다. 대부분의 경우 수술 시간이 길어지므로 머리를 고정하게 되는데 이 때 두개골절이나 굴출혈(sinus bleeding)이나 경막째짐(dural tear)등이 발생할 수 있다. 핀으로 머리가 고정된 상태에서 움직이는 경우 상당히 위험하므로 충분히 근이완이 되도록 근이완 감시장치를 부착하고 감시한다.

뇌종양의 위치가 뇌간(brain stem)에 있는 경우 수술 중 조작을 통해 서맥이나 빈맥, 부정맥 등이 발생할 수 있고 종종 수술 후 각성이 늦어지거나 호흡 충동(drive)이 손상되거나 기도반사소실등의 문제가 발생할 수 있으므로 수술 후 각성이 늦어지는 경우 의심해 보아야 한다.

뇌하수체(pituitary gland)에 뇌종양이 발생하면 수술 전이나 수술 중 또는 수술 후에 요붕증(diabetes insipidus, DI)이 생길 수 있으므로 소변량을 감시하고 혈청과 소변의 삼투압농도(urine osmolarity < 200 mOsm/L)를 측정하고 DDAVP를 투여하고 탈수에 빠지지 않도록 수액조절에 주의하여야 한다.

8) 뇌외상

외상의 경우 대부분 응급수술이 많기 때문에 다른 응급수술에서 요구되는 주의사항을 염두에 두어야 하고 더불어 외상으로 인해 기도유지 자체가 어려울 수 있으며 뇌압상승의 유무, 인지되지 못한 출혈의 가능성 등이 추가로 고려되어야 한다. 또한 경막 찢김이 있을 수 있으므로 경비기관내삽관은 피하는 것이 좋다.

침습적 심혈관계 감시장치(침습적 동맥혈압감시, 중심정맥압 감시 등)를 하고 혈액을 준비해 둔다.

9) 간질(epilepsy)

간질 수술을 하게 되는 경우 특히 2가지를 명심하고 있어야 한다. 즉 장기간 항경련제를 복용하고 있었기 때문에 마약제제나 근이완제 용량을 늘여야 하고, 수술 중 신경생리학적 모니터를 사용하는 경우를 대비하여 적절한 마취와 근이완제를 조절해야 한다.

어린이에서 각성하 개두술(awake craniotomy)을 시행하는 경우는 흔하지 않지만 10세 이상의 어린이에서 사전에 적절한 교육과 협조만 가능하다면 시도해 볼 수 있다. 이런 경우 propofol과 소량의 마약제제를 사용할 수 있다. 이 때 주의해야 할 점은 언제든지 기도를 유지하기 위한 접근성이 가능하도록 해야하는 것이다.

경련의 병소를 찾기 위해 전극을 삽입한 후 단기간 내에 다시 수술을 하게 되는 경우 두개내 공기는 약 3주간 지속될 수 있으므로 아산화질소의 사용은 금하는 것이 좋다.

10) 정위뇌수술(Stereotactic surgery)

정위뇌수술을 시행하기 위해서 halo-vest를 착용한 후 MRI나 CT를 촬영하는 경우가 있다. 성인의 경우 국소마취로 시행하는 경우가 대부분이지만 어린이의 경우 촬영에 대한 두려움으로 전신마취를 시행하여 기관내삽관을 하고 촬영을 하기도 한다. 그러나 halo-vest를 착용한 후에는 경부의 움직임이 전혀 없기 때문에 기관내삽관을 하는 것이 상당히 어렵다. 경부의 움직임이 없는 상태에서 기관내삽관을 하기 위해서 먼저 마취제를 투여하기 전에 마스크 환기로 환기가 적절하게 되는 것을 확인한다. 마스크로 환기가 되면 마취를 시행하고 굴곡성 기관지경(flexible fiberoptic bronchoscope)을 사용하여 기관내삽관을 하거나 광봉(lightwand)을 이용하여 기관내 삽관을 시행한다. 만일 기관내삽관이 실패하는 경우를 대비하여 외과의로 하여금 언제든지 halo-vest를 제거할 수 있도록 준비를 해둔다.

6. 수술 후 관리 및 합병증

뇌신경수술을 받는 환자의 대부분은 중환자실로 이송되는 경우가 많고 일부의 환자에서 회복실로 이송되어 수술 후 관리를 받는다. 중환자실로 이송되는 경우 환자의 상태에 따라 의도적으로 환자를 진정시키고 호흡관리를 하는 경우 발관의 시기를 잘 선택하는 것이 중요하다. 특히 기도반사와 관련되어 기도반사와 호흡충동의 적정성을 판단하기 위해서는 마취 후 환자를 자주 방문하여 관찰하거나 중환자실 집중관리 의사에게 이런 사실을 알려주어야 한다.

수술 중이나 수술 후에 항이뇨호르몬부적절분비증후군(syndrome of inappropriate secretion of antidiuretic hormome, SIADH)이나 요붕증이 발생할 수 있으므로 이런 증상이 발견되면 적절한 치료를 하도록 한다.

이 외에 발생할 수 있는 마취 후 합병증은 다른 수술 후의 합병증과 유사하므로 이를 참고한다.

증 례 8세된 어린이가 학교에서 풍선불기를 하다가 의식이 소실되었다가 회복되어 응급실로 내원하였다. 평상시 큰 문제는 없었으나 라면을 먹을 때 손에 힘이 빠지는 경우가 있었다고 한다. 이외에 신경학적 이상소견이나 검사상 이상소견은 없었으나 연속적 혈압측정시 수축기 혈압이 140~150 mmHg, 이완기 혈압이 85~95 mmHg로 측정되었다.

Q. 의심되는 병명을 기술하시오.

A. 과거력 상 모야모야병으로 의심되므로 CT나 혈관조영술을 시행하여 확진한다.

Q. 마취 시 환기상의 주의점을 기술하시오.

A. 뜨거운 것을 먹거나 풍선불기등 과호흡으로 인해 뇌혈관 수축으로 일시적 허혈로 인한 증상이 나타나는 특징이 있으므로 마취유도나 마취유지 시 저이산화탄소증이 되지 않도록 호기말 이산화탄소분압이 40 mmHg전후가 되도록 유지한다.

Q. 마취 시 수혈시 주의점을 기술하시오.

A. 모야모야병에서는 적절한 시기에 수혈을 시행하여 수술 중 적혈구용적률이 약 40%전후가 되도록 수혈하고 수혈하기 전이라도 저혈량증이 되지 않도록 수액요법을 시행한다.

Q. 마취 후 통증관리에 대해 기술하시오.

A. 수술 후 통증으로 인한 혈관 수축으로 이차적인 뇌허혈이나 뇌경색이 되지 않도록 수술이 끝나면 bupivacaine 등을 이용하여 말초 신경차단을 시행한다.

Bracco D, Bissonnette B: Neurosurgery and neurotraumatology: anesthetic considerations and postoperative management. In: Pediatric Anesthesia. Edited by Bissonnette B, Dales B: New York. McGraw-Hill 2002, pp 1120-53.

참고문헌

Bracco D, Bissonnette B: Neurosurgery and neurotraumatology: anesthetic considerations and postoperative management. In: Pediatric Anesthesia. Edited by Bissonnette B, Dales B: New York. McGraw-Hill 2002, pp 1120-53.

Krane EJ, Philip BJ, Yeh KK, Domino KB: Anesthesia for Pediatric Neurosurgery. In: Smith's Anesthesia for Infants and Children. 7th ed. Edited by Motoyama EK, Davis PJ: Philadelphia. Mosby 2006, pp 651-84.

Myseros JS: Neurosurgery and neurotraumatology: surgical consideration. In: Pediatric Anesthesia. Edited by Bissonnette B, Dales B: New York. McGraw-Hill 2002, 1102-19.

Newfield F, Feld LH, Hamid KA: Pediatric Neuroanesthesia. In:Handbook of Neuroanesthesia. 4th ed. Edited by Newfield P, Cottrell JE: Philadelphia. Lippincott Williams & Wilkins. 2007, pp256-77.

Soriano SG, McCann ME, Lausse PC: Neuroanesthesia. Anesth Clin North Am 2002; 20: 137-51.

Soriano SG, Eldredge EA, Rockoff MA: Pediatric neuroanesthesia. Anesth Clin North Am 2002; 20: 389-404.

13장

임산부 신경외과 수술의 마취관리

(Anesthetic Management for Neurosurgery in the Pregnant Patients)

학습목표

1. 임신의 생리적인 변화를 설명한다.
2. 임신의 생리적 변화가 뇌신경 마취에 미치는 영향을 설명한다.
3. 자궁혈류량에 변화를 줄 수 있는 요인을 열거한다.
4. 약물의 태아 전달과 기형아 유발 위험성이 높은 약제를 열거한다.
5. 임신중 개두술을 실시하는 시기와 마취관리를 설명한다.
6. 임신중 척수-경막외혈종의 수술에 따른 마취관리를 설명한다.

임산부에서 수술을 필요로 하는 신경학적 병변을 흔히 발견할 수 있는데, 임신 및 분만 중에 임산부의 생리적인 변화가 매우 크기 때문에 일반 환자와 동일하게 마취 관리를 하여서는 곤란하다. 그러므로 마취과의사는 임신에 따른 생리적인 변화를 이해하고, 그에 맞는 마취 방법을 선택하여야 한다. 뇌신경 질환이 있는 일반 환자에서 권장되는 마취 방법이지만, 임산부에게는 적절하지 않는 방법일 수 있기 때문이다.

또한 임산부 마취는 임산부뿐 아니라 태아의 안전과 생명을 고려하여야 하기 때문에 가장 적절한 마취 방법 및 수술을 선택하여 시행하여야 한다.

1. 임신의 생리학적 변화

1) 심혈관계 변화

(1) 혈액량의 증가: 임신 중에 혈장 용적이 약 40~50% 증가하고 적혈구 용적이 약 20% 증가하여, 총 혈액 용량은 약 25~40% 가량 증가한다. 그러나 적혈구 증가량에 비해 상대적으로 혈장 증가 폭이 크기 때문에 희석성 빈혈(dilutional anemia)을 보인다.

(2) 심박출량의 증가: 심박출량 증가는 임신의 중요한 생리학적 변화로서 임신 이전에 비해 약 30~40% 가량 증가하는데, 임신 초기에는 일회박출량(stroke volume)의 증가가 심박출량 증가의 주원인이며, 임신 28~32주 정도 되면 심박수가 10~15회/분 증가하여 심박출량 증가의 주원인이 된다. 이와 같이, 심박출량은 임신 기간 중에 지속적으로 증가하는 양상을 보이는데, 임신 24주에서 32주 사이에 최고의 심박출량을 보이고, 임신 3기에 접어들면 심박출량의 증가는 매우 적은 것으로 보고되었다. 그러나 이러한 보고들은 앙와위(supine position)에서 심박출량 측정이 이루어졌기 때문에 임신 3기에 커진 자궁으로 인해 하대정맥이 눌려 정맥환류량(venous return)이 줄어들며 심박출량이 감소되는 것을 고려하지 못한 결과였다. 최근의 연구들은 심박출량이 임신 3기까지 계속하여 증가하는 것으로 보고되고 있다.
분만 중에는 통증과 자궁 수축으로 인해 분만 전에 비해 심박출량이 약 60% 정도 추가로 증가할 수 있는데, 경막외 진통법과 같은 적절한 방법을 사용하여 통증을 감소시키면 심박출량 증가를 일부 억제시킬 수 있다. 그러나 자궁 수축은 자궁에 있던 약 300~500 mL 정도의 혈액이 임산부 혈관으로 주입되는 효과가 있고, 앙와위 저혈압 증후군(supine hypotensive syndrome)을 보상하기 위해 전투여를 했던 수액이 있기 때문에 어느 정도의 심박출량 증가 효과가 있고, 이렇게 증가된 심박출량 부분은 통증을 감소시켜도 줄어들지 않고 남아있으며, 분만 6~8주가 지나야 임신 전의 심박출량 수준으로 되돌아간다.

이와 같은 심박출량 증가에도 불구하고 전신혈관저항의 감소로 수축기혈압은 임신 이전과 비교하여 큰 변화가 없고, 이완기 혈압은 약 10~15 mmHg 정도 떨어지는데, 이는 progesterone 및 estradiol과 같은 임신성 호르몬 영향으로 혈관저항이 감소하기 때문으로 알려져 있다.

(3) 심전도 변화

① 부정맥

② ST, T wave 역전

③ left axis deviation

(4) 대동정맥압박(aortocaval compression): 임신 20주 이상 된 임산부가 앙와위를 취한 경우 비대해진 자궁이 하대정맥을 압박하여 정맥환류량이 줄고, 이로 인해 심박출량이 감소하며, 자궁 혈류량이 감소하여 태아로 전달되는 혈액 및 산소량이 감소할 경우 심각한 문제를 야기할 수 있다. 또한 대동맥을 눌러서 문제가 될 수 있으며, 전신마취 혹은 부위마취로 인해 더욱 정맥환류량이 줄어들어 태아에 가는 혈액 및 산소 공급에 지장을 조래할 수 있다. 그러므로 임산부에서 앙와위를 취해야 할 경우, 침대를 약 30° 정도 왼쪽으로 기울이거나, 우측 엉덩이에 포를 집어넣어 자궁을 좌측 전이 시켜 앙와위 저혈압 증후군을 예방하여야 한다.

2) 호흡기계 변화

(1) 환기량 증가: 분시환기량이 임신 전에 비해 임신 말기에 약 50% 정도 증가하는데, 이는 주로 일회환기량 증가(40%) 가 중요 원인이고 호흡수 증가(15%)도 일부 기여하며, 증가된 분당호흡량으로 인해 이산화탄소 분압이 32~35 mmHg로 낮게 나타난다. 이렇듯 호흡량이 증가하는 이유는 임신 중에 progesterone의 증가로 이산화탄소에 대한 호흡중추의 반응 역치가 낮아

지기 때문으로 추정하고 있다.

(2) 호흡 용적의 변화: 임신 말기가 되면 비대해진 자궁이 횡격막을 위로 밀어 올려서 기능적 잔기용량(functional residual capacity, FRC), 호기예비량(expiratory reserve volume, ERV), 잔기량(residual volume, RV)이 감소하는 반면, 폐쇄용적(closing capacity, CC)은 별 변화가 없어서 폐쇄용적이 FRC보다 더 클 수 있고, 이로 인해 소기도 폐쇄, 션트율 증가 및 저산소혈증이 발생될 수 있다. 또한 무호흡 기간 중에도 FRC는 산소의 저장 및 공급 장소가 되는데, 임신 말기에 FRC가 감소되어 있고 무호흡이 발생되면 저산소혈증이 급속하게 발생될 수 있다. 더구나 임신 중에는 산소요구량이 약 20% 정도 증가하기 때문에 저산소혈증에 노출될 경우가 많아지게 된다. 그러므로 마취 유도 전에 산소마스크를 통해 전산소화(preoxygenation)와 탈질소화(denitrogenation)를 실시하여 저산소혈증에 빠지는 것을 예방하여야 한다.

(3) 상기도 부종: 임신 중에는 세포외액 축적으로 점막 부종이 많이 발생하는데, 그 중에서도 상기도 부종을 흔히 관찰할 수 있다. 그러므로 경비 기관내 삽관은 비출혈을 일으킬 가능성이 높기 때문에 가급적 사용하지 않는 것이 좋으며, 경구 기관내 삽관을 시행할 때도 가능한 적은 직경의 튜브를 사용하는 것이 바람직하다.

3) 신장계 변화

심박출량과 신장 혈류량이 증가하면서 사구체 여과율(glomerular filtration rate, GFR)도 증가하고, GFR 증가로 혈장 BUN과 creatinine이 임신 이전에 비해 약 40~50 % 가량 감소한 결과를 보인다(표13-1). 이렇게 감소된 BUN과 creatinine은 분만 약 6주 후에 임신 이전 상태로 돌아온다. 또한 aldosterone 증가와 sodium, 수분 재흡수로 인해 부종이 생겨서 두개내압 상승으로 인한 증상이 악화될 수 있다. 그러나 포도당과 아미노산은 효과적인 재흡수가 일어나지 못하여 임신 중에는 요당 및 아미노산 뇨증이 발생할 수 있다.

표 13-1. 신장 기능의 변화

	Non-pregnant	Pregnant
BUN(mg/dl)	13±3	8.7±1.5
Creatinine(mg/dl)	0.67±0.14	0.46 ±0.13

4) 위장관계 변화

임신 중에는 위장관 운동의 저하, 음식물 흡수 지연, 하부 식도 괄약근 압력 저하 등의 변화가 생기는데, 이는 아마도 임신으로 인한 progesterone 증가를 그 원인으로 생각하고 있다. 그러나 임신 기간 중에 위배출 시간(gastric emptying time)은 임신 이전과 비교하여 별 차이를 보이지 않지만 마약제재가 투여되거나 분만이 시작될 경우는 위배출 시간이 지연되고, 위 용적과 위내압은 증가하게 된다. 이러한 위용적 및 위내압 증가와 하부 식도 괄약근 압력 저하로 위역류 및 폐흡인이 쉽게 발생될 수 있고, 임산부에서 gastrin 때문에 위 산도가 낮고 용량이 증가되어 있기 때문에 폐흡인이 발생할 경우 더욱 심각한 폐 합병증을 야기 시킬 수 있다. 그러므로 임신 2기 즉 임신 약 14주부터는 임산부는 금식이 안 되어 있다고 간주하고 전신 마취 유도 전에 제산제, H2 길항제 및 metoclopramide 등의 약제를 사용하여 폐흡인 예방을 시행하여야 하고, 기관내 삽관 시에도 일반적으로 신속삽관법(rapid sequence intubation)을 통해 신속한 기관내 삽관을 시행하는 것이 추천되고 있지만, 두개강 내압이 상승되어 있는 뇌질환 환자에서는 이러한 기관내 삽관법이 두개강 내압을 더욱 상승시켜서 좋지 않는 결과를 초래할 수 있기 때문에 다른 방법이 고려되어야 한다.

5) 신경학적 변화

(1) 흡입마취제 요구량 저하: 임신 초기부터 흡입마취제에 대한 최소폐포농도(minimum alveolar concentration, MAC)는 약 30~40 % 정도 감소하는데, 이는 endorphin과 progesterone 농도가 임신과 함께 증가하기 때문으로 추정하고 있다. 그러므로 임산부에게 흡입마취제를 사용하여 전신마취를 유도 및 유지할 경우, 비임산부에 비해 낮은 농도를 사용하여야 한다.

(2) 국소마취제 요구량 저하: 임신 중에 척추마취 혹은 경막외 마취에 사용되는 국소마취제의 필요양이 약 30~40 % 정도 감소한다. 이와같이 국소마취제 요구량이 감소하는 이유는 과거에는 커진 자궁으로 인한 대동정맥 압박으로 경막외 혈관이 팽창하며, 경막외강의 용적이 감소하여 경막외마취에 필요한 국소마취제 요구량이 감소한다고 설명하였다. 그러나 최근 연구들에 의하면 임신 8~12주 정도의 임신 1기에서 자궁 크기가 변하지 않았음에도 국소마취제 요구량이 감소하는 것은 기존의 대동정맥 압박으로 설명할 수 없으며 다음과 같은 원인들이 관련이 있다고 주장되고 있다. 첫째, 임신으로 인한 보상성 호흡성 알칼리증(compensatory respiratory alkalosis), 둘째로 임신 중에 혈장 및 뇌척수액의 단백질 성분의 감소, 셋째로 progesterone과 같은 임신성 호르몬의 영향으로 설명하고 있다.

6) 경막외강 혈관 변화

(1) 경막외강 정맥 혈관압 증가: 임신으로 인해 커진 자궁과 대동정맥 압박으로 인한 기계적인 압박으로 정맥환류량의 상당 부분이 경막외 정맥 얼기(epidural venous plexus)를 통해 이루어지기 때문에 경막외강 정맥 혈관이 팽만되고 압력이 증가하게 된다. 또한 경막외 정맥 혈관은 해부학적으로 판막(valve)이 없는 구조를 갖고 있기 때문에 기침과 같은 갑작스러운 복부 압력 변화가 직접적으로 경막외강 정맥 혈관에 전달되어 파열될 수도 있다.

(2) 경막외강 동맥 혈관: 임신 중에 분비되는 estrogen과 progesterone의 영향으로 경막외강 동맥 혈관은 퇴행성 변화를 나타내게 되고, 이러한 해부학적 변화와 더불어 임신과 분만으로 인한 혈역학적 변화가 동반되어 나타나면 경막외강 동맥 혈관이 파열되기도 한다.

2. 자궁혈류량(uterine blood flow, UBF)을 감소시키는 요인

임신 말기가 되면 UBF가 약 700 mL/minute 으로 전체 혈액량의 약 10%에 해당하며, 아래 공식에 의해 결정된다.

UBF =(UAP - UVP)/UVR

UAP: uterine arterial pressure(자궁동맥압) UVP: uterine venous pressure(자궁정맥압) UVR: uterine vascular resistance(자궁혈관저항)

임산부에서 저혈압이 발생하여 UBF가 감소하면 태아로 가는 혈액과 산소 양이 감소하기 때문에 즉각적인 처치를 해주어야 하는데, 현재까지 가장 적합한 약제로 알파와 베타 효과가 동시에 있는 ephedrine이 선호되고 있다. Ephedrine은 UVR는 변화시키지 않으면서 UAP를 증가시켜서 UBF를 증가시키는 효과를 나타내고 있는 약제로 알려져 있다. 또 다른 약제로 phenylephrine을 들 수 있다. 과거에는 phenylephrine이 순수한 알파 효과가 있어서 혈압을 상승시키지만 강력한 자궁 동맥 수축작용을 일으켜서 UBF가 감소되는 약으로 알려져 있었으나, 최근 보고에 의하면 소량의 phenylephrine, 즉 50~100 ㎍을 정주할 경우 UBF가 잘 유지되고 제왕절개술을 위한 척추마취에 ephedrine 단독 사용하는 경우보다 ephedrine과 phenylephrine을 병용 사용할 경우 신생아의 산증 발현 빈도가 더 낮았다는 보고도 있다.

1) UAP를 감소시키는 요인

① 저혈량증

② 마취약제 과량 사용

③ 혈관 확장제 과량 사용

④ 척추 마취 / 경막외 마취

⑤ 대동정맥압박

2) UVP를 증가시키는 요인

① 자궁 수축

② 자궁 긴장도의 증가

③ 대정맥 압박

3) UVR를 증가시키는 요인

① 전자간증

② 고혈압

③ 내인성 카테콜라민 분비: 통증, 유해한 자극으로 인한 catecholamine 분비

④ 혈관 수축제 사용

3. 마취약제의 태반 이동

1) 흡입마취제

분자량이 작고 지질용해도가 높아서 쉽게 태반을 통과하여 태아로 전달되는데, 마취 유도에서 분만까지 소요된 시간, 즉 흡입마취제가 태아에 노출된 시간이 길수록 신생아 억제가 심하게 나타난다.

2) 정맥마취제

Thiopental, etomidate와 propofol 은 지질용해도가 높고 이온화가 잘되지 않는 특성 때문에 태반 통과가 신속히 일어나지만, 정맥 마취제는 태아의 간에서 일차적으로 대사되어 비활성화 되기 때문에 대부분 마취 유도 용량으로는 신생아 억제가 잘 일어나지 않는다.

3) 근이완제

탈분극성 및 비탈분극성 근이완제는 이온화율이 매우 높아서 태반 통과가 매우 적다.

4) 기타약제

마약제재는 분자량이 작고 지질용해도가 높아서 태반 통과를 자유롭게 한다. 근이완 역전에 사용되는 neostigmine, edrophonium과 glycopyrrolate는 이온화율이 높아서 태반 통과가 잘 되지 않는 반면, atropine 및 scopolamine은 쉽게 태반 통과를 한다. 항응고제로 사용되는 heparin은 이온화율이 매우 높아 태반 통과가 잘 되지 않는 반면, warfarin은 이온화 되지 않고 분자량이 작아서 쉽게 태반을 통과하여 선천성 기형을 유발할 수 있기 때문에 임신 1기에 투여하는 것을 금지하고 있다.

항고혈압제 중에서 베타차단제는 대부분 태반 통과를 하는데, 그 중에서 labetalol의 태반 통과가 가장 적은 것으로 알려져 있다. 고농도 esmolol은 태아 서맥을 일으킬 수 있는 것으로 알려져 있으며 sodium nitroprusside(SNP)은 태반 통과를 쉽게 하며 태아에 독성을 일으킬 수 있다.

4. 마취 약제와 기형 발생

1) 일반적 원칙

태아 장기 형성 기간, 즉 임신 1기에 많은 용량의 약제가 지속적으로 임산부에게 노출될 경우 그에 비례하여 태아 기형의 위험성은 커지게 된다. 그러므로 임신 1기에는 되도록 기형 발생 가능성이 있는 약제에 대한 투여를 최소로 하는 것이 기형 발생을 억제하는 방법이다.

① 마취 기간 동안 일시적으로 투여되는 대부분의 마취 약제는 기형 발생을 일으키지 않는 것으로 알려져 있다.

② 어떠한 약제의 위험성보다 임산부의 저혈압과 저산소혈증이 태아 기형 발생

빈도를 증가시킨다.

2) 흡입마취제

흡입마취제가 태아의 기형 발생을 증가시킨다는 임상 보고는 없으나 임신 기간 중에 비산과적 수술을 받는 경우 태아 사망의 위험성이 증가하는데, 이는 흡입마취제의 영향이 아니라 임산부의 스트레스와 동반된 질환에서 기인된 결과일 가능성이 높다. 아산화질소는 동물 실험에서 태아 사망과 기형 발생의 빈도를 증가시키는 것으로 알려져 왔으나, 아직까지 실제 임산부를 대상으로 한 임상연구에서 이를 입증하는 결과는 보고되지 않고 있다. 동물 실험에서 태아 기형 발생을 증가시키는 원인으로 과거에는 methionine synthetase 억제로 인한 methionine과 tetrahydrofolate 감소를 그 원인으로 생각하였으나, 최근에는 α-adrenergic 자극에 의한 자궁혈류량 감소를 그 원인으로 추정하고 있다.

3) 기타 약제들

근 이완제, 마약제재 및 국소마취제는 태아 기형을 일으키지 않는 것으로 알려져 있으나, 장시간 cocaine 혹은 benzodiazepine 투약을 받은 임산부의 경우는 태아 기형의 위험성이 높다. 또한 항응고제로 사용되는 heparin은 태반을 통과하지 않기 때문에 태아에 안전한 약제이지만, warfarin은 태아의 눈, 근골격계 및 중추신경계 기형을 유발시킬 수 있기 때문에 임신 1기중에는 사용을 제한하여야 할 것이다.

5. 임신 중 두개강내 질환 및 치료법

1) 종류

(1) 거미막밑 출혈(subarachnoid hemorrhage, SAH): 임신 중 SAH 빈도는 일반 환자와 비슷한 경향을 보여서 10,000명에 1명의 빈도로 발생되는데, 가장

흔한 원인으로 동맥류 파열(77%)과 동정맥 기형(23%)이 있다. 이러한 동맥류 파열 및 동정맥 기형에서 생기는 SAH는 상대적으로 임신 말기로 갈수록 그 빈도가 증가하는데, 심박출량 증가와 임신성 호르몬의 영향으로 그 빈도가 증가되는 것으로 추정하고 있다.

(2) 종양: 임신 기간 중에 두개강내 종양 발생 빈도는 일반 환자와 비슷한 결과를 보이지만, 수막종(meningioma)과 같은 혈관성 종양의 경우는 임신 중에 혈액량이 증가하고, 수분 및 염분 축적 효과에 의해 종양 주위에 부종을 유발시켜 조기에 증상이 발현될 수 있다. 또한 progesterone과 같은 임신성 호르몬 효과에 의해 종양의 성장 속도가 빨라져서 증상이 악화될 수 있다.

2) 수술 시기

(1) 일반적 원칙: 임산부에서 뇌수술을 시행하여야 할 경우에는 조산의 위험성, 임산부의 유도 저혈압, 이뇨제 투여 및 과환기가 태아에 미치는 영향을 고려하여 수술 시기를 결정하게 되는데, 일반적으로 임신 32주를 기준으로 한다. 임신 32주 이전에 뇌수술을 시행하여야 할 경우는 임신을 계속 유지하면서 뇌수술을 시행하고, 임신 32주 이후에 수술을 시행할 경우는 제왕절개술을 먼저 시행하여 신생아를 분만한 후 뇌수술을 계속 진행한다.

(2) 뇌동맥류 수술: 아직까지 논란의 여지는 있지만, 뇌동맥류 파열에 의한 SAH는 가능한 빨리 뇌동맥류 결찰술(clipping)을 실시하여 혈관연축(vasospasm)과 재출혈(rebleeding)의 빈도를 낮추는 것이 임산부와 태아의 생존률을 높일 수 있는 방법이다.

(3) 동정맥기형(arteriovenous malformation, AVM) 제거 수술: AVM이 파열되어 두개내압이 상승 된 임산부는 임신 시기와 상관없이 즉각적인 수술이 시행되어야 하지만, 파열되지 않아서 증상이 없는 AVM은 출산 이후로 수술 시

기를 늦추어도 임산부 예후에 영향을 주지 않는다. 다만 AVM이 파열되었지만 신경학적 증상이 안정적일 경우에는 수술 시기에 대한 논란이 있다.

(4) 종양: 악성 종양과 진행 속도가 빠른 양성 종양의 경우는 즉시 수술을 시행해 주어야 하지만, 수막종과 같이 진행 속도가 느린 양성 종양의 경우는 주기적으로 세심한 진찰과 신경학적 검사를 계속하면서 종양의 진행 속도를 평가할 수 있다면, 분만 이후로 수술 시기를 늦출 수 있다.

3) 마취 관리

(1) 마취 유도: 매우 불안해하는 임산부에게 진정제를 사용하여 전투약 하는 것이 불안 해소에 도움을 줄 수 있지만 저환기와 이로 인한 두개강내압 상승 등의 문제를 일으킬 수 있기 때문에 수술실에 들어와서 마취과의사의 관찰하에 투여하는 것이 적절할 것이다. 또한 임산부는 마취 유도 중에 음식물 역류로 인한 폐흡인의 가능성이 높기 때문에 위 내용물의 용량을 감소시키고 산도를 약화시킬 수 있는 metoclopramide, 제산제, ranitidine과 같은 H2 길항제 등의 전투약제 투여가 도움이 될 수 있다.

일반적으로 임산부에서 전신마취를 시행할 때 사용하는 신속삽관법은 기관내 삽관에 따른 혈역학적 변화가 크고 두개내압을 상승시키기 때문에 사용되어서는 안 되며, 정맥마취제, 마약제재 및 비탈분극성 근이완제를 사용하여 용수 환기를 시행하면서 서서히 마취 유도를 하고 기관내 삽관을 시행하는 것이 두개내압을 상승시키지 않는 방법이다. 정맥 마취제가 투여된 후 의식이 소실되면 기관내 삽관이 성공적으로 거치되기 전까지 지속적으로 윤상연골을 하방으로 눌러주는 것이 폐흡인의 위험성을 줄여주는데 도움이 될 수 있다.

뇌수술을 하는 동안 태아 심박수 감시(fetal heart rate monitoring)가 유용하게 사용될 수 있는데, 태아 심박수 감소 소견을 보일 경우에 자궁 혈류량 감소를 일으킬 수 있는 임산부의 저혈압, 저산소혈증 등의 이상 증상이 있는지를 확인하고 빨리 교정하여 주는 것이 태아와 임산부의 안전에 도움이 될 수 있다.

(2) 마취 유지: 일반적으로 마취 유지는 일반 환자의 뇌수술과 비슷하게 시행하는데, 급작스러운 혈역학적 변화가 나타나지 않도록 주의하면서 안정적인 마취 유지를 하면 된다. 그리고 기형발생을 일으킬 수 있다고 알려진 약제는 가급적 사용을 삼가야 한다.

뇌수술 중에 두개내압을 낮추고, 수술 조작을 쉽게 하기 위해 mannitol 정주를 시행하는데, 이러한 mannitol의 이뇨 작용은 태아에서 탈수를 일으켜서 심각한 문제를 일으킬 수 있다고 지적되었으나, 최근에는 임상에서 상용하는 용량인 0.5~1.0 g/kg에서는 별 문제가 없는 것으로 보고되고 있다. 또한 mannitol 정주는 태아의 뇌출혈을 일으킬 수 있기 때문에 조심스럽게 정주하여야 한다.

뇌관류량을 줄여 두개내압을 낮추고 수술 조작을 쉽게 하기 위해 과환기를 실시하는데, 이러한 과환기와 저탄산혈증은 임산부의 산소-헤모글로빈 해리 곡선을 왼쪽으로 이동시키고 태아에 산소 공급을 저하시켜서 태아 산증을 유발시킬 수 있다. 또한 과환기는 흉곽내압을 증가시켜 심장으로 들어오는 정맥환류량을 떨어뜨려 심박출량을 감소시킬 수 있다. 감소된 심박출량으로 인해 태아로 가는 자궁혈류량 역시 감소할 수 있기 때문에 심한 과환기는 태아에 해로운 결과를 초래할 수 있으므로, 임산부와 태아의 영향을 동시에 고려하여 적절환 환기가 이루어지도록 마취 유지를 하여야 한다. 일반적으로 동맥혈 이산화탄소 분압($PaCO_2$) 28~30 mmHg 정도에서는 태아에 악영향을 주지 않으면서 임산부에 적절한 과환기 상태를 유지하는 것으로 보고되고 있다.

뇌동맥류 수술 시에 일시적으로 유도저혈압을 실시할 수 있는데, 혈압 하강 정도에 비례하여 자궁혈류량 역시 감소하기 때문에 임산부에서 유도저혈압은 신중히 사용되어야 한다. 유도저혈압이 사용되어야 한다면 최소한의 시간동안 일시적으로 낮추어야 하며, 태아 심박수 감시 장치를 통해 지속적으로 관찰하면서 이상 징후가 발견될 경우, 즉시 정상 혈압으로 올릴 수 있는 준비가 되어있어야 한다. 또한 유도저혈압 약제로 흔히 사용되는 SNP는 태아에서 간독성을 일으킬 수 있기 때문에 저혈압을 일으킬 수 있는 다른 약제, 즉 베타 차단제 혹은 흡입마취제 등과 같이 사용하여 SNP 사용량을 줄여야 하고, 투여되는 기간도 최소한으로 유지하는 것이 태아 독성을 줄이는 방법이다. 그리고 뇌대사율을 줄이고 뇌보호를 하기 위해 환자 체온을 약 33~35℃로 유지하는 저체온법을 사용하는데, 이러한 경미한 저체온은 태아에 심각한 합병증을 유발시키지 않지만 그 이하의 심한 저체온은 태아에 부정맥 등의 심각한 문제를 야기 시킬 수 있기 때문에 가급적 피해야 한다.

(3) 회복기: 기관내 튜브에 의한 자극으로 기침이 유발되고 혈압이 상승하는 등의 증상은 두개내압과 출혈 위험성을 증가시키기 때문에 수술이 종료될 때에 lidocaine 75~100 mg, fentanyl 25~50 ㎍을 정주하여 자극 증상을 완화시켜 주는 것이 도움이 될 수 있다. 특히, 수술 종료 후에 드레싱을 하기 위해 머리를 움직일 경우 기관내 튜브가 자극되어 기침이 유발되고 이로 인해 수술 부위에 문제가 발생할 수 있기 때문에 드레싱이 끝날 때까지 근 이완제를 사용하는 것도 고려하여 볼 수 있다.

6. 척수-경막외 혈종(spontaneous spinal-epidural hematoma, SSEH) 제거술

척수-경막외 혈종은 척수 신경 압박의 원인 중에서 흔하지 않는 원인이고, 적은 수의 증례만이 현재까지 보고되고 있어서 이에 대한 자세한 원인을 알기는 어렵다. 그러나 이러한 SSEH는 선천적 혹은 후천적인 혈액응고 장애, 출혈성 종양 및 척수 동정맥기형 등의 원인에 의해 발생되는 것으로 알려져 있다.

1) 치료

대부분의 SSEH는 흉추 및 요추 부위에 주로 생기고, 초기 증상으로 radicular pain, 방광 및 장 기능의 장애, 운동 및 감각 신경의 이상 증상이 점점 진행되어 나타난다. 임상 증상, 이학적 검사 및 방사선 검사를 통해 진단을 내리게 되는데, 특히 임신 중에는 MRI가 가장 안전하면서 정확한 진단 방법으로 권장되고 있다. 일단 SSEH로 진단을 받으면 보존적 치료법보다는 수술적 치료가 우선 추천되고 있는데, 신경학적 증상이 나타나면 가급적 신속하게 수술로 SSEH를 제거하는 것이 예후를 좋게 하는 지름길이다. 임산부에서 SSEH의 보존적 요법에 대한 증례는 아직까지 보고된 바 없는데, 분만과 질식 분만은 혈압을 상승시키고 혈역학적 변화를 일으켜서 혈종의 크기를 증가시키고 신경학적 증상을 악화시킬 수 있으며, 제왕절개술을 시행할 경우에는 수술하고 있는 동안 전신마취 혹은 부위마취로 인해 신경학적 증상이 악화되는지 여부에 대한 검사가 이루어질 수 없기 때문에 보존적 요법에 대해 부정적 견해가 강하다.

태아를 분만하여 생존할 확률이 높은 시기, 즉 임신 25주 이후에는 제왕절개술을 먼저하여 신생아를 분만한 이후에 SSEH 제거술을 시행하고 임신 24주 이전에 SSEH가 발생된 경우는 임신을 계속 유지하면서 빠른 시간동안 신속히 수술을 시행하여 태아에 미치는 영향을 최소로 하여야 한다.

2) 마취 관리

일반 임산부의 마취 관리와 비슷한데, 자궁혈류량을 유지하기 위해서 정상 혈압을 유지하고 마약제재를 함께 사용하여 흡입마취제 사용량을 줄여서 태아로 전달되는 흡입마취제의 양을 줄여주어야 하며, 수술 중에는 태아 심박수 감시 장치를 부착하여 지속적으로 태아 상태를 관찰하여야 한다.

수술을 위한 임산부의 체위는, 앙와위 혹은 측와위에서는 자궁에 의해 하대정맥과 대동맥이 눌려 저혈압이 발생될 수 있어 세심한 신경을 써야 한다. 장시간 수술하면서 측와위를 취할 경우에도 앙와위 저혈압 증후군이 발생될 수 있다는 보고들이 많기 때문에 Wilson frame과 같은 기구를 이용하여 복와위를 취하면 저혈압 발생을 줄일 수 있다. Wilson frame의 2곳은 양측 쇄골에 받치고, 나머지 2곳은 골반을 지지하여 Wilson frame 하방으로 자궁과 배가 쳐지도록 만들면 하대정맥과 대동맥이 눌리지 않고, 저혈압이 발생되지 않는다.

증 례 31세 임신 27주의 여자환자가 갑작스러운 두통과 의식소실을 주소로 내원하였다. 내원 당시 환자의 의식 상태는 명료하였다. 뇌 전산화 단층 촬영 소견에서 거미막밑 출혈 소견을 보여 시행한 뇌혈관 조영술 상에서 전대뇌 교통동맥에 4.5 × 4.0 mm크기의 뇌동맥류가 발견되었다. 환자는 과거력 상 특이소견 없었고 산전검사 상 자궁크기나 초음파소견 모두 정상이었다. 뇌혈관 연축을 방지하기 위하여 nimodipine을 정주하기 시작하였으며 재출혈의 방지를 위하여 개두술 하에 동맥류 결찰술을 시행 받기로 결정되어 전신마취를 시행하기로 하였다.

Q. 임신 중 뇌질환의 발생 빈도와, 갑작스러운 두통과 의식변화가 있는 환자에서 감별해야 할 질환을 기술하시오.

A. 임신 중 뇌 종양의 발생빈도는 일반인에 비해 더 증가하지는 않으나 임신으로 인한 전반적인 수분저류와 호르몬의 변화로, 종양으로 가는 혈류가 증가하여 종양의 크기가 증가하고 증상이 심화될 수 있다. 뇌 동맥류 등의 혈관 질환 역시 임신 후반기로 갈수록 혈류량이 증가하여 뇌출혈의 빈도가 늘어난다는 보고가 있다. 임신 중 두통의 증상이 있거나 의식의 변화가 있는 경우 뇌하수체출혈, 뇌정맥동혈전, 두개강내 동맥폐쇄, 편두통, 임신 중독증 등의 증상과 유사하므로 반드시 감별해야 한다.

Han ST, Kim JH, Min KT: Anesthetic Management of Patients with Intracranial Aneurysmal Rupture in Pregnancy. Korean J Anesthesiol 2001; 041: 5 10-517.

Q. 수술 당일 환자는 수술시작 1시간 30분 전에 30 mL의 sodium citrate를 투여 받았다. 마취 유도 시 신속 기관내 삽관법 사용 여부에 대해 설명하시오.

A. 임신 20주 이후의 환자는 음식물 역류로 인한 폐흡인의 위험이 있기 때문에 일반적으로 신속 기관 삽관을 시행 받는다. 그러나 뇌병변이 있는 환자의 경우 뇌압상승의 위험이 있으므로 이러한 신속 기관 삽관은 주의를 요한다. 특

히 뇌동맥류 환자의 경우 기관 삽관에 따른 혈압상승은 치명적일 수 있다. 수술 전 미리 위액의 분비를 억제시키고 산도를 중화 시키는 약제를 투여하는 것이 좋으며 의식이 소실된 시점부터 윤상연골압박을 시행하여 위산이 역류 되는 것을 방지하여야 한다. 근 이완제는 탈분극제인 succinylcholine을 투여하는 경우도 있으나 반드시 비탈분극성 근이완제를 전처치하여 뇌압의 상승을 막고, 비탈분극성 근이완제를 사용하는 경우에도 미리 소량의 비탈분극성 근이완제로 전처치하여 근이완발현시간을 단축시킬 수 있다. 최근 임상에서 사용되고 있는 rocuronium 0.9~2 mg/kg을 투여할 경우 뇌압상승 없이 신속한 근이완을 유발 시킬 수 있다. 마취유도 시 혈압이 상승하는 것을 방지하기 위하여 lidocaine, fentanyl 등을 투여하고 삽관직전에 labetalol, esmolol 등의 베타차단제를 투여하여 혈압상승을 막을 수 있다. 제왕절개술과 개두술을 동시에 시행하는 경우에는 마취유도 시 마취깊이를 깊게 유지하는 것이 태아의 마취깊이에 영향을 미칠 수 있음을 명심하고 태아의 호흡관리에도 유의해야 한다.

Barbara AD, Rosen MA: Anesthesia for Neurosurgery during Pregnancy In: Anesthesia for Obstetrics. 4th ed. Edited by Shnider SM, Lebinson G: Baltimore, Williams & Wilkins. 2002, pp 509-28.

Q. 환자에게 필요한 감시장치에 대해서 기술하시오. 환자는 수술 중 태아의 상태가 나빠져도 조기분만의 계획이 없다. 태아의 심음 감시의 필요성에 대해 설명하시오.

A. 일반적인 뇌동맥류 결찰 수술 시 시행하는 마취 관리와 동일하다. 임산부의 마취 시에는 임산부와 태아의 상태 모두를 관리해야 한다. 따라서 제왕절개술을 동시에 시행 받을 계획이 없는 임신 16주 이후의 환자에서는 태아의 심박수(fetal heart rate monitoring)를 관찰하는 것이 태아에 허혈이 유발되는 것을 조기에 발견하여 치료하는데 유리하다. 태아의 심박수는 마취 자체에 의해서도 영향을 받음을 미리 염두에 두고 평가해야 하는데 대개의 경우

마취 전에는 140~160회/분 정도의 심박수를 가지며 특히 임신 25주 이상의 환자에는 심박수 변이가 태아상태의 중요한 척도라 할 수 있다. 마취유도 후 2분 이내에 변이가 소실되기 시작하며 심박수도 느려지고 마취종료 후 60분에서 90분 후에 변이가 회복된다.

Han ST, Kim JH, Min KT: Anesthetic Management of Patients with Intracranial Aneurysmal Rupture in Pregnancy. Korean J Anesthesiol 2001; 041: 510-517.

Q. 수술 중 외과의가 뇌압을 조절해 줄 것을 요구하였다. 뇌압을 조절하기 위해서 시행해야 할 처치에 대해 설명하시오.

A. 뇌압을 조절하기 위해 일반적으로 사용되는 삼투성 이뇨제인 mannitol은 동물실험에서 자유수(free water)를 태아에서 임산부로 이동시켜 탈수, 서맥, 청색증 등을 일으킨다는 보고가 있으나 임상에서 사용하는 용량인 0.5~1.0 g/kg에서는 별 문제가 없는 것으로 보고 되고 있다. 따라서 필요에 따라 적절한 양의 mannitol을 투여할 수 있다. 임신후반기에는 분시환기량이 증가하여 이산화탄소분압이 32~35 mmHg로 낮게 나타나므로 과환기에 의한 뇌압감소 효과를 얻기 위해서는 28~30 mmHg 정도의 이산화탄소 농도를 유지하는 것이 유리하나, 이산화탄소 분압이 낮아지면 심박출량의 감소, 태아로 가는 혈류량의 감소, 산소해리곡선의 이동으로 혈색소의 산소에 대한 친화력이 증가하여 태아에게 저산소증과 산혈증을 일으킬 수 있음에 유의해야 한다.

Balki M, Manninen PH: Craniotomy for suprasellar meningioma in a 28-week pregnant woman without fetal heart rate monitoring. Can J Anesth 2004; 51: 573-6.

Barbara AD, Rosen MA: Anesthesia for Neurosurgery during Pregnancy In: Anesthesia for Obstetrics. 4th ed. Edited by Shnider SM, Lebinson G: Baltimore, Williams & Wilkins. 2002, pp 509-28.

Q. 뇌동맥류를 결찰하기 위하여 일시적 결찰을 시행하였다. 뇌를 보호하기 위해서 시행해야 할 처치에 대해 설명하시오.

A. 과거에는 뇌동맥류의 재출혈을 줄이고 수술을 용이하게 하기 위해 저혈압마취를 주로 시행하였으나 이는 수술 중 뇌혈류량을 감소시켜 뇌허혈과 경색을 일으켜 신경손상을 일으킬 가능성이 있고 태아로 가는 혈류량의 감소를 일으킬 수 있다. 일시적 동맥결찰을 이용한 동맥류의 영구결찰은 수술 중 임산부의 혈압을 떨어뜨리지 않고 정상적인 혈압을 유지시키며 태아로 가는 혈류량 또한 유지시켜주는 장점이 있다. 일반적으로 뇌 보호 목적으로 사용되는 thiopental 3~5 mg/kg을 안전하게 사용할 수 있다. 뇌혈류를 유지하기 위하여 혈압이 하강하는 경우 혈압을 수술 전 혈압보다 10% 정도 올려줘야 하는데, 임산부의 경우 ephedrine을 사용하여 혈압을 올려주는 것이 자궁혈류를 유지시키는데 유리하지만 필요시에는 알파작용제(α-agonist)인 phenylephrine을 소량 사용할 수 있다.

Han ST, Kim JH, Min KT: Anesthetic Management of Patients with Intracranial Aneurysmal Rupture in Pregnancy. Korean J Anesthesiol 2001; 041: 5 10-517.

Wright PM, Iftikhar M, Fitzpatrick KT, Moore J, Thompson W: Vasopressor therapy for hypotension during epidural anesthesia for cesarean section: effects on maternal and fetal flow velocity ratios. Anesth Analg 1992; 75: 56-63.

참고문헌

Balki M, Manninen PH: Craniotomy for suprasellar meningioma in a 28-week pregnant woman without fetal heart rate monitoring. Can J Anesth 2004; 51: 573-6.

Barbara AD, Rosen MA: Anesthesia for Neurosurgery during Pregnancy In: Anesthesia for Obstetrics. 4th ed. Edited by Shnider SM, Lebinson G: Baltimore, Williams & Wilkins. 2002, pp 509-28.

Glosten B, Gunn HC: Obstetric Anesthesia. 2nd ed. Philadelphia, Lippincott Williams & Wilkins. 1999, pp 467-90.

Han ST, Kim JH, Min KT: Anesthetic Management of Patients with Intracranial Aneurysmal Rupture in Pregnancy. Korean J Anesthesiol 2001; 041: 510-517.

Herman NL: The placenta: anatomy, physiology, and transfer of drugs. In: Obstetric Anesthesia. 3rd ed. Edited by Chestnut DH: St. Louis, Mosby. 2004, pp 49-76.

Koffel B: Physiologic adaptation to pregnancy. In: Obstetric Anesthesia. 2nd ed. Edited by Norris MC: Philadelphia, Lippincott Williams & Wilkins. 1999, pp 3-27.

Kofke WA, Wuest HP, McGinnis LA: Cesarean section following ruptured cerebral aneurysm and neuroresuscitation. Anesthesiology 1984; 60: 242-5.

Lennon RL, Sundt TM, Gronert GA: Combined caesarean section and clipping of intracerebral aneurysm. Anesthesiology 1984; 60: 240-2.

Wright PM, Iftikhar M, Fitzpatrick KT, Moore J, Thompson W: Vasopressor therapy for hypotension during epidural anesthesia for cesarean section: effects on maternal and fetal flow velocity ratios. Anesth Analg 1992; 75: 56-63.

14장

중재적 신경방사선학적 시술의 마취관리

(Anesthesia for Interventional Neuroradiologic Procedure)

학습목표

1. 중재적 신경방사선학(interventional neuroradiology, INR) 시술 마취 시 고려할 사항에 대해서 설명한다.
2. INR 시술의 마취 방법 중 진정과 전신마취의 장, 단점에 대해 설명하다
3. INR 시술의 마취 시 유도저혈압과 유도고혈압을 유지해야 하는 상황에 대해 설명한다.
4. INR 시술 시 발생하는 합병증과 치료 방법에 대해 설명한다.
5. INR 시술 후 관리 방법에 대해 설명한다.
6. 구체적인 시술에 따른 마취관리에 대해 설명한다.

중재적 신경방사선학(interventional neuroradiology, INR)은 1960년에 방사선 촬영 하에 cerebral fistula 색전술을 시행하면서 임상에 도입되었다. 최근에 다양한 기구 및 약물의 발달과 시술방법의 발달로 말단의 뇌혈관이나 척수혈관으로의 접근이 용이해져 다양한 중추신경계 질환의 치료에 널리 이용되고 있다.

1. 일반적인 고려 사항

1) 혈관내 접근 방법

중재적 신경방사선학(interventional neuroradiology, INR)은 방사선 영상의 도움 하에 혈관내로 기구를 전진시켜 중추신경계 질환을 치료하는 방법이다. INR을 위하여 특수한 카테터를 뇌혈관이나 척수혈관에 거치해야 하는데 대개 대퇴동맥을 사용하며 신생아에서는 제대동맥(umbilical artery)을 사용하기도 한다. 일반적으로 성인에서 대퇴동맥을 사용할 때는 천자 부위를 국소마취제로 마취하고 7.5F 카테터를 이용하여 천자한다. 그 후 7F의 카테터를 대동맥을 통해 경동맥이나 척추동맥(vertebral artery)까지 전진시킨 후 안에 있는 1.5F에서 2.7F의 superselective 카테터를 목적하는 곳까지 전진시킨다.

2) 영상 기술(imaging technology)

INR을 위하여 고해상도 투시검사(high resolution fluroscopy)와 디지털감산혈관조영술(digital subtraction angiography, DSA)이 필수적이다. DSA는 먼저 기본 촬영을 하여 영상을 얻은 후 같은 부위에 조영제를 투여하여 촬영을 한 후 컴퓨터를 이용하여 기본 영상을 제거하여 조영제에 의한 혈관 영상만을 나타나게 해준다. 카테터의 주행을 더 잘 알기 위해 roadmapping이라는 방법을 사용한다. Roadmapping을 하기 위해서 유도 카테터(guide catheter)를 통하여 조영제를 투여한 후 촬영된 혈관들을 배경화면으로 한 상태에서 카테터를 주행시킨다. 머리가 움직이면 영상의 질이 나빠지므로 환자가 움직이지 않는 게 중요하다.

2. 마취와 관련된 고려 사항

1) 해상도를 좋게 하기 위해 시술 동안 움직임 방지
2) 신경학적 검사를 위한 빠른 각성

3) 항응고제 사용
4) 예측하지 못한 합병증 치료(예: 출혈, 혈관폐쇄)
5) 중환자 이송시 환자 관리
6) 방사선으로부터 안전 확보

3. 마취 관리

1) 마취전 평가

일반적인 마취전 평가 외에도 신경학적 평가가 필요하다. 신경학적 검사를 통하여 신경학적 이상을 파악한다. 혈압 조절이 요구되므로 혈압과 심혈관 상태에 대한 주의 깊은 평가가 필요하다. 뇌 허혈을 예방하기 위해 사용되는 칼슘차단제가 혈역학에 영향을 줄 수 있다. 또한 칼슘 차단제 또는 경피(transdermal) nitroglycerin이 카테터에 의해 유발된 혈관 수축을 줄이기 위해 사용되기도 한다. 대부분의 시술에서 항응고제를 사용하므로 응고 기능에 대한 평가도 중요하다. 진정(sedation)을 할 때 코를 골게 되면 뇌혈관조영술의 해상도가 떨어질 수 있으므로 기도에 대한 평가도 세심하게 이루어져야 한다. 조영제에 대한 부작용 또는 과민 반응 여부를 조사해야 한다.

2) 마취전투약

환자의 상태에 따라 항불안제를 투여한다. 혈관 수축을 방지하기 위하여 칼슘통로 차단제인 경구 nimodipine 또는 경피 nitroglycerine 등을 투여할 수 있다.

3) 환자의 자세

INR 시술은 장시간이 소요되므로 환자는 가능한 편한 자세가 되어야 하고 압박을 받는 부위에는 padding을 하도록 한다. 수술대에는 공기 침대나 스폰지 같은 것으로 환자가 오래 누워 있어도 편하게 해야 한다. 대퇴동맥 천자 후에는 환자의 무릎 밑에 베개나 패드를 받쳐 환자의 다리를 적당히 굴절되게 해야 한다.

4) 정맥로

수술포로 인해 정맥로나 동맥로 접근이 어려울 수 있으므로 연결 부위가 새지 않도록 하고 충분한 길이의 tubing을 사용한다.

5) 환자감시

(1) 동맥혈압: 환자의 술중 혈압을 감시하기 위해 동맥내 카테터를 통한 직접 혈압 측정을 시행한다. 주로 대퇴동맥 카테터 삽입기 덮개에 있는 연결 부분에 동맥관을 연결하여 혈압을 측정한다. 이 때 안쪽을 통과하는 카테터 때문에 감쇠(damping)가 발생하여 수축기 혈압은 낮게 나타나고 이완기 혈압은 높게 나타나지만 평균동맥압은 차이가 없다. 안쪽으로 동축(co-axial) 또는 삼축(tri-axial) 카테터 시스템을 이용하여 경동맥, 척추동맥의 혈압을 측정할 수 있다. 동축 카테터를 사용하는 경우 동맥의 혈전증이나 혈관 수축 시 동맥파형의 감쇠가 발생한다. 수술 후에 지속적으로 혈압을 감시하거나 혈액 검사가 필요한 경우 요골동맥로를 확보하는 게 좋다.

(2) 기타 감시장치: 맥박산소포화도는 대퇴동맥 폐쇄나 원위부 색전증을 빨리 발견하기 위해 대퇴동맥 천자하는 쪽의 엄지발가락에서 측정하는게 좋다. 다른 감시 장치로는 5-lead 심전도, 자동혈압계, 호기말이산화탄소분압 측정, 체온계 등을 사용한다.

(3) 중추신경계 감시: 중추신경계 감시를 위해서 뇌파(EEG), 유발전위(evoked potential), 경두개 도플러(transcranial doppler) 등을 사용한다.

6) 마취 방법

(1) 진정: 진정의 목적은 시술 중 통증이나 불편을 최소화하고, 환자의 불안감을

해소하고, 시술 중 움직이지 않게 하는데 있다. 신경학적 검사가 요구될 때 진정 깊이를 빠르게 감소시킬 수 있어야 한다. 시술 시 항암제 투여요법이나 경화치료를 제외하면 통증은 별로 없으나 경동맥에 조영제를 투여할 때 통증을 느끼거나(burning pain) 혈관을 확장 또는 견인할 때 통증이 발생할 수 있다. 시술 시 환자가 오랜 기간 도뇨관을 삽입한 채 움직이지 않고 누워 있어야 하기 때문에 상당히 불편을 느낄 수 있다. 시술 시 환자가 움직이게 되면 영상이 안좋아지고 혈관 손상을 일으킬 수 있으므로 환자가 움직이지 않도록 하는 것이 중요하다. 경비기도유지기는 비출혈의 위험성이 있으므로 항응고제 투여 후에는 삽입하지 않도록 한다.

약제로는 fentanyl 2~4 ㎍/kg, 2.5~5 mg의 droperidol 및 3~5 mg의 midazolam을 투여하고 비강으로 산소를 투여한다. 도뇨관을 삽입할 때 소량의 propofol을 투여할 수도 있다. 소독이 끝나고 수술포를 덮기 시작할 때 propofol을 10~20 ㎍/kg/min으로 시작하여 자발 호흡은 유지하면서 움직이지 않도록 약제를 서서히 증가시킨다. 최근에 소개된 dexmedetomidine은 진정하는 동안 기도가 유지된다는 장점이 있다. 초기 용량으로 0.5~1 ㎍/kg을 20분에 걸쳐서 투여한 후에 0.01~1 ㎍/kg/hr로 투여하면 각성하 개두술 동안 신경학적 검사도 가능하다. 단점으로는 인지 기능 회복이 늦어진다는 보고가 있고, 회복기에 혈압이 낮아 측부 순환(collateral circulation)을 통해 관류압이 유지되는 환자에서는 사용하지 않는게 좋다고 한다.

(2) 전신마취: 전신마취는 환자의 움직임을 억제하고 영상의 질을 좋게 하기 위해서 시행한다. 항암요법이나 경화치료와 같이 통증이 심하거나, 뇌동맥류 코일 삽입과 같이 환자가 조금만 움직여도 위험이 따르는 시술에는 전신마취를 시행한다. 단점으로는 수술 중 신경학적 평가를 할 수 없고, 기관내 삽관에 따른 고혈압이나 발관에 따른 기침 등에 의한 뇌압 상승을 방지할 수 없다는 것이다. 대부분의 마취제(propofol, desflurane, sevoflurane)가 혈역학적 변화를 크게 일으키지 않고, 마취 깊이를 빠르게 조절할 수 있고, 부드

럽고 빠른 각성을 유지할 수 있다. 최근 INR 시술의 마취에서 sevoflurane과 propofol 마취를 비교한 연구에서 sevoflurane의 회복 속도가 빠르다고 주장하였으나 이 연구에서는 수술 중 마취의 깊이를 비교하지 않았다. 아산화질소는 조영제나 세척용액을 투여할 때 미세 공기 방울이 커질 위험이 있어 사용하지 않는다. 후두마스크(laryngeal mask airway, LMA)를 사용하면 혈역학적 자극이 적고 각성이 부드러워 기관내튜브 대용으로 사용될 수 있다.

7) 유도 저혈압

유도 저혈압은 뇌동정맥기형 환자에서 접착제를 투여하기 전에 동정맥루를 통한 혈류량을 감소시키거나 경동맥 차단시 뇌혈관의 예비력을 시험하기 위해 사용한다. 대개 진정 깊이는 신경학적 검사가 가능할 정도로 한다. 의식이 있는 환자는 유도저혈압시 많은 양의 약제가 필요하다. 약제로는 esmolol이 많이 사용되는데 초기 용량으로 1 mg/kg를 투여한 후 0.5 mg/kg/min의 속도로 지속 정주한다. 필요한 경우 labetalol을 보조 약제로 사용하고 sodium nitroprusside나 nitroglycerine이 사용되기도 한다. 혈압이 낮아지면 오심, 구토를 유발할 수 있어 혈압을 낮추기 전에 항구토제를(droperidol 1.25 mg, ondansetron 4 mg, dolasetron 12.5 mg) 사용할 수도 있다.

8) 유도 고혈압

계획적으로 또는 우발적으로 대뇌동맥이 폐쇄되는 경우 측부순환을 통해 뇌혈류량을 증가시키기 위해 혈압을 증가시키는 것이 필요하다. 혈압 상승의 정도는 환자 상태와 질환에 따라 다르다. 유도 고혈압 동안 환자의 혈압을 평균 혈압보다 30~40% 정도 상승시키거나 뇌허혈 증상이 없어질 정도로 상승시킨다. 일반적으로 phenylephrine이 최우선적으로 사용되며 심박수가 낮은 경우에 dopamine이 사용될 수 있다. 유도고혈압을 사용하는 경우 심전도를 통해 심근 허혈이 나타나는지 관찰해야 한다.

9) 항응고제

혈전증이나 색전증 등의 합병증을 방지하기 위해 항응고제를 투여한다. 대개 활성응고시간(activated clotting time, ACT)의 기저치를 측정한 다음, 활성응고시간을 기저치의 2~3배로 연장시키는 것을 목적으로 heparin 70 IU/kg를 정주한다. 시술 동안 heparin을 지속적으로 투여하거나 ACT를 1시간마다 측정하여 간헐적으로 투여한다. 필요하면 시술이 끝난 후 protamine으로 heparin의 항응고 효과를 가역할 수 있다.

10) 중재적 신경방사선학적 시술의 합병증

마취과 의사와 시술자간에 빠르고 효과적인 의사 소통이 필요하다. 문제가 발생하면 출혈에 의한 것인지 폐쇄에 의한 것인지 먼저 판단해야 한다.

(1) 폐쇄(obstruction)에 의한 합병증: 폐쇄합병증인 경우 혈압을 올려서 측부관류를 증가시키고 이산화탄소분압을 정상으로 유지한다. 혈전이 있을 때, 미세철선을 이용하여 기계적으로 분쇄하거나 혈전 용해제를 사용하여 분해한다. 혈관 연축(vasospasm)이 발생한 경우에는 삼중 H(triple H) 치료나 약물치료(papaverine) 또는 혈관성형술(angioplasty)을 사용한다. 삼중 H치료는 예방적으로는 잘 사용되지 않고 증상이 있는 혈관 연축에 사용된다.

(2) 출혈(hemorrhage)에 의한 합병증: 두통, 구역질, 구토, 혈관통을 호소할 수 있다. 환자 증상이 나타나기 전 조영제가 혈관 밖으로 새는 것을 볼 수도 있다. 혈관을 천자한 경우 카테터 등을 빼기 전에 heparin의 효과를 가역시키고 어느 정도 응고기능이 회복된 후에 카테터를 빼도록 한다. 파열된 동맥류는 코일을 이용하여 막고 코일로 막지 못할 때 개두술을 시행하여 동맥류를 결찰한다. 응급 상황의 경우 heparin을 가역시키기 위해 heparin 100 단위당 protamine 1 mg을 투여한다. 적절한 protamine 용량을 정하기 위해 ACT를 측정한다. 출혈이 되는 동안 가능한 한 혈압을 낮게 유지해야 한

다. 출혈이 해결되면 시술팀과 상의하여 혈압을 조절하도록 한다. Protamine의 합병증으로 저혈압, 아나필락시스, 폐동맥 고혈압 등이 드물게 발생할 수 있다.

4. 시술 후 관리

시술 후에는 혈역학적 불안정이나 신경학적 증상 악화에 대한 주의깊은 관찰이 필요하고 이송 중이나 회복 중에도 혈압 조절이 필요하다. 특히 뇌동정맥기형 같이 만성적으로 혈압이 낮은(허혈) 혈관이 갑작스럽게 정상 혈압이 되면 부종이나 출혈이 발생할 수 있으므로(normal perfusion pressure breakthrough, NPPB) 항고혈압제(labetalol, esmolol)를 사용하여 평균혈압을 24시간 동안 15~20% 정도 낮게 유지한다. 폐쇄성 합병증이 있거나 혈관연축이 발생한 경우 뇌 관류압을 유지하기 위해 phenylephrine이나 norepinephrine 등으로 혈압을 평균 혈압보다 20~30% 정도 높게 유지한다. 뇌동맥류 출혈의 환자는 3주 동안 nimodipine을 정주하거나 비위관을 통해 투여한다. 대부분의 환자는 3개월 동안 aspirin 75 mg을 투여한다.

조영제와 마취제에 의한 수술 후 구역질과 구토가 문제가 될 수 있다. 고삼투질 조영제에 의한 대량의 삼투성 이뇨가 발생할 수 있어 수액관리가 중요하다. 합병증이 발생하면 CT를 찍거나 다른 종류의 검사를 시행한다.

5. 구체적인 시술

1) 뇌동맥류 절제술(aneurysm ablation)

중재적 치료의 발전으로 혈관내 수술이 뇌 동맥류의 우선적인 치료 방법이 되었다. 동맥류의 크기와 모양이 치료 성공의 중요한 요인이다. 동맥류 목이 넓거나 혈관이 동맥류 목부근에서 기시하거나 위치하는 경우, 접근이 어려운 경우, 동반된 혈종이 큰 경우에는 수술적 결찰을 고려한다. 가장 기본적인 접근 방법은 근위부 모동맥(주로 경동맥)을 막고 동맥류 주머니를 폐쇄시키는 것이다. 목이 넓거나 큰 주머니를 가진 복잡한 동맥류의 경우에는 일시적인 풍선 리모델링(temporary balloon remodelling)이나 스텐트(intracranial stent)를 사용한다. 전신마취를 하게 되면 환자가 움직이지 않고 신체적으로 안정되어 파열의 위험이 적어지므로 주로 전신마취 하에 시행한다. 뇌동맥류 주머니가 저절로 터지거나 또는 혈관내 조작에 의한 동맥류벽의 직접적인 손상으로 뇌동맥류 파열이나 급성 거미막밑 출혈이 발생할 수 있으므로 이에 대비해야 한다. 시술 후 혈관이 막힐 수 있으므로 혈압조절에 주의해야 한다.

2) 뇌동맥류출혈 환자의 혈관 연축 치료를 위한 혈관 성형술(angioplasty)

거미막밑 출혈(subarachnoid hemorrhage, SAH) 환자의 1/4에서는 혈관연축이 발생할 수 있다. 거미막밑 출혈 환자에서 혈관연축에 대한 혈관내 치료는 풍선을 이용하여 혈관 내경을 기계적으로 확장시키는 풍선 혈관성형술(balloon angioplasty)과 미세도관을 통하여 혈관 확장 약물을 연축된 동맥에 직접 주입하는 화학적 혈관성형술(chemical angioplasty) 두 가지가 있다. 일반적으로 혈관연축이 발생하면 고혈압(hypertension), 고혈량증(hypervolemia), 혈액희석법(hemodilution)과 같은 삼중 H 치료와 칼슘통로차단제 등 내과적 약물 요법을 먼저 시도해보고 이러한 약물치료에 효과가 없으면 다음 단계로 혈관내 치료를 하게 된다. 삼중 H 치료와 관계된 합병증으로는 폐부종, 심근허혈, 전해질 이상, 또는 뇌부종 등이 있다. 혈관내 치료가 약물치료에 비해서 혈관확장 및 혈류개선 효과는 확실한데 뇌경색이 진행하기 전인 혈관 연축의 초기에 시행할수록 치료 효과가 크다. 동맥류가 치료되지 않은 상태에서 혈관 연축에 대한 혈관성형술을 시행하면 동맥류의 재출혈을 증가시킬 위험이 있다. 또한 CT상에서 뇌출혈이나 진행된 뇌경색소견이 나타나면 혈관성형술은 금기이다. 뇌혈류량이 증가하여 뇌출혈이 진행하거나 뇌경색이 재관류 손상인 뇌부종과 출혈성 경색으로 진행할 수 있기 때문이다. 화학적 혈관성형술에서는 혈관확장제로 papaverine이 많이 사용되었는데 최근에 verapamil이나 nicardipine과 같은 칼슘통로차단제가 자주 사용된다. 칼슘통로차단제를 사용하는 경우 저혈압이나 서맥 등이 발생할 수 있기 때문에 주의하여야 한다. 국소뇌허혈을 개선시키기 위해 유도고혈압을 하는 환자에서 풍선혈관성형술을 하는 경우에는 좁아진 부위가 넓혀진 후 혈압을 정상으로 유지해야 한다.

3) 혈전용해술(thrombolytic therapy)

혈전용해술은 급성혈전색전증이나 정맥동혈전증 등과 같은 혈관폐색을 재소통시키기 위하여 미세도관을 폐색된 혈관에 거치한 후 recombinant tissue plasminogen activator, streptokinase, urokinase 등과 같은 혈전용해제를 직접 혈전주위에 주입하는 치료법이다. 또한 미세도관으로 미세철선을 사용한 혈전의 기계적 분쇄 치료를 시도할 수도 있다.

4) 동맥경화 치료를 위한 혈관성형술(angioplasty for atherosclerosis)

혈관벽에 생긴 죽종(atheroma)에 의한 협착성 병변을 치료하기 위해 혈관성형술이 이용되고 있다. 혈관성형술은 혈관내막절제술에 비해서 경부뇌신경 손상 위험이 없고 혈관을 오래 차단할 때 초래될 수 있는 허혈성 합병증을 야기할 위험이 적다는 장점이 있지만 반면에 색전성 합병증과 재협착율이 더 높다. 이러한 재협착율을 낮추고 혈관벽의 해리성 손상을 줄이기 위해서 최근에는 단순 풍선 성형술보다는 스텐트를 삽입하고 확장시키는 스텐트혈관성형술이 많이 이용된다. 경동맥성형술의 경우에는 약간의 진정이 요구되지만 두개내혈관 성형술의 경우에는 전신마취가 필요하다. 두개내혈관은 혈관벽이 얇아서 파열될 가능성이 높으므로 특히 주의해야한다. 측부순환을 증가시키기 위해서 유도고혈압이 필요한 경우도 있다. 혈관성형술 시 경동맥체(carotid body)를 자극해서 심한 서맥이나 무수축이 올 수 있어 경피조율유도(transcutaneous pacing lead)를 부착할 수 있다. 풍선을 부풀릴 때 서맥이 발생하는 경우 atropine 이나 glycopyrrolate를 정주한다.

5) 뇌동정맥기형(cerebral arteriovenous malformation, AVM)

뇌동정맥기형의 치료법으로는 수술, 방사선수술, INR 시술 등이 알려져있다. 영양동맥(feeding artery)의 수가 2~3개 정도로 적고 주위의 정상조직에는 혈액공급을 하지 않는 종말동맥에 의한 것일 경우에는 뇌혈관색전술 단독으로도 완치가 가능하나 대부분의 뇌동정맥기형은 여러개의 영양 동맥과 이에 따른 혈관병소의 구획 형성 및 혈관 촬영시 확인되지 않는 주요 혈관의 해부학적 분포 등의 문제점으로 뇌혈관색전술 단독으로 치료할 수 있는 경우는 한정되어 있고 수술이나 방사선 수술의 보조 요법으로 사용된다. 뇌혈관색전술을 보조요법으로 사용하는 경우 여러 장점이 있다. 첫째, 병소가 크고 수술접근이 어려운 위치에 있거나 위험한 부위에 있는 경우에는 뇌혈관색전술을 하여 크기를 줄인 후 미세수술이나 방사선수술을 병용하여 치료효과를 높일 수 있다. 둘째, 동정맥 단락(arteriovenous shunt)를 막아서 혈역학적 변화에 적응하게 하여 normal perfusion-pressure breakthrough을 예방할 수 있다. 셋째, 고유량의 영양동맥을 막게되면 신경학적 손상이나 난치성 발작이 있는 환자에서 증상이 개선된다. 마지막으로, 뇌동정맥기형환자의 10%에서 동반되는 뇌동맥류를 막아서 출혈을 예방할 수 있다.

색전술 시 전신마취를 하면 구조물이 잘 보이고 환자가 움직이지 않아서 전신마취가 선호된다. 동정맥기형을 통한 혈류량을 줄이기 위해 평균혈압보다 15~20% 낮게 혈압을 유지한다.

6) Superselective anesthesia functional examination(SAFE)과 WADA 검사

WADA 검사는 sodium amobarbital(amytal) 또는 sodium methohexital (brevital)을 내경동맥(internal carotid artery)에 투여하여 환자의 언어, 운동, 지각, 기억력등을 측정하여 우성 뇌(dominant hemisphere)를 결정하는 검사 방법이다. 이 검사 결과로 수술 후 신경학적 결손의 정도를 예측할 수 있고 수술의 범위를 제한하여 장애를 예방할 수 있다. SAFE는 WADA 검사를 응용한 것으로 치료적 색전술 전에 카테터 끝이 정상혈관의 근위부에 위치하여 정상 뇌조직 손상을 일으키는 것을 예방하기 위해 사용한다. 환자가 깨어 있는 상태에서 조영제와 혼합하여 amobarbital(회백질) 또는 lidocaine(백질)을 투여하여 각각의 기능을 관찰한다.

7) 경동맥 차단 검사(carotid occlusion test)

경동맥 차단 검사는 경동맥을 차단하기 전에 환자가 일시적 또는 영구적 차단에 대해 뇌혈관계 측부순환이 적절한 지 여부를 알아보는 검사이다. 이 검사는 내경동맥을 감싸고 있는 종양이나 또는 거대한 내경동맥과 척추기저동맥(vertebrobasilar) 동맥류 수술 시 필요하다. 경동맥 차단 검사와 유도 저혈압(평균 혈압의 10~20%)을 같이 사용하면 검사의 신뢰성이 커진다. 이 검사의 흔한 합병증으로는 서맥, 고혈압, 의식 소실이 있다. 지속적인 신경학적 검사가 필요하므로 환자는 시술 동안 깨어 있어야 한다.

증례 67세 여자가 두통을 주소로 입원하였다. 과거병력 및 이학적 소견상 7년 전 진단 받은 고혈압으로 amlodipine과 tenormine을 복용하고 있는 것 외에는 다른 이상 소견은 없었다. 자기공명영상에서 우측 앞대뇌동맥에 방추형동맥류가 발견되었으며, 경대퇴동맥 뇌혈관 조영술(transfemoral cerebral angiography, TFCA)를 실시하여 distal A1 동맥류를 확진하였다(그림 14-1). 환자는 혈관조영실에서 코일을 이용한 뇌동맥류 색전술을 실시하기로 하였으며, 수술 전 검사 상 특이 소견은 없었다. 환자의 혈압은 124/79 mmHg, 심박수는 분당 58회였다.

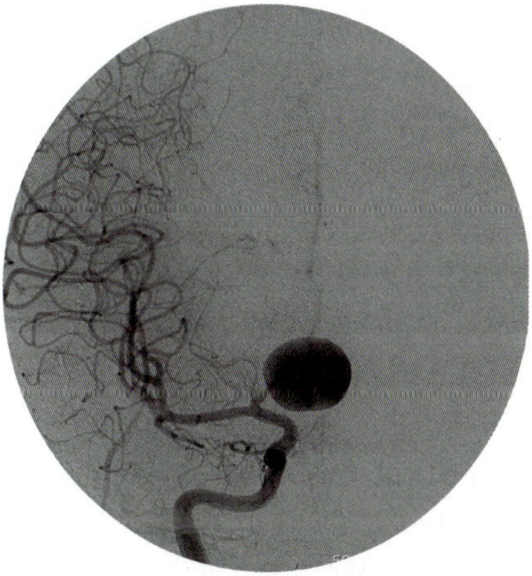

그림 14-1. 경대퇴동맥 뇌혈관 조영술(transfemoral cerebral angiography, TFCA)에 나타난 우측 앞대뇌동맥(right A1)의 거대한 방추형 동맥류

Q. 사용할 마취방법에 대해 설명하시오.

A. 정맥마취제를 이용한 감시마취관리(monitored anesthetic care, MAC)와 전신마취(전정맥마취, 흡입마취) 중 어떤 한 가지 마취방법이 추천되고 있지는 않다. 일반적으로 시술 종류와 부위, 센터의 선호도에 따라 결정되게 되지만, 어떠한 마취를 적용하였건 시술중 환자의 움직임이 발생하지 않도록 하는 것이 중요하다. MAC은 환자가 깨어 있기 때문에 신경학적 검사가 가능하며,

전신마취는 환자의 움직임이 없기 때문에 시술 중 고화질의 영상을 얻을 수 있다는 장점이 있다.

Q. 시술 중 혈압 조절의 필요성을 설명하시오.

A. 코일로 뇌동맥류성낭(aneurysmal sac)의 모양을 유지한 채 폐쇄하는 방법으로 낭(sac)을 조작하는 과정에서 말단 부위에 혈전색전증이나 파열이 발생할 수 있으며, 불완전하게 폐쇄된 경우에는 재발이나 출혈이 발생할 수 있다. 따라서 마취과 의사는 뇌동맥류 파열이나 급성 거미막밑 출혈에 항상 대비하여 혈압을 조절하여야 한다. 시술 후에도 혈관이 막히거나 동맥류벽이 동맥혈류와 압력에 노출되는 부분이 남아 있을 수 있으므로 혈압조절이 필요하다. 이에 반하여 동정맥기형의 경우에는 동정맥기형을 통한 혈류량을 줄이기 위해 labetalol이나 emolol을 사용하여 시술 중과 시술 후에 평균혈압을 15~20% 낮게 혈압을 유지하는 것이 좋다.

Q. 시술 후 고혈압의 발생의 흔한 원인을 기술하시오.

A. 시술 후 고혈압 발생의 흔한 원인은 요저류(urinary retention)이다. INR 중 많은 양의 이뇨가 흔히 발생하게 된다. 마취통증의학과에서 투여하는 수액 외에도 동축 카테터를 통해 헤파린이 혼합된 생리식염수가 약 100 mL/hr의 속도로 지속적으로 투여된다. 상당량의 방사선 조영제도 투여되는데, 조영제는 고삼투압액(400~2000 mOsm)으로 삼투성 이뇨를 유발하게 된다. 따라서 수술 후 고혈압과 환자의 편안함, 수액요법을 위해 도뇨관을 거치하는 것이 대부분의 시술에서 필요하다.

참고문헌

Cottrell JE and Smith DS: Anesthesia and neurosurgery 4th ed. St. Louis, Mosby. 2001, pp 399-423.

Miller RD: Anesthesia. 6th ed. Philadelphia, Churchill Livingstone. 2005, pp 2646-8.

Newfield P and Cottrell JE: Handbook of neuroanesthesia. 4th ed. Philadelphia, Lippincott Williams & Wilkins. 2006, pp 297-313.

Varma MK, Price K, Jayakrishnan V, Manickam B, Kessell G: Anaesthetic considerations for interventional neuroradiology. Br J Anaesth 2007; 99: 75-85.

Young WL: Anesthesia for endovascular neurosurgery and interventional neuroradiology. Anesthesiology Clin 2007; 25: 391-412.

15장

신경외과 수술 후 통증 관리
(Postoperative Pain Management for the Neurosurgical Patients)

학습목표

1. 개두술 후 통증의 발생률과 관련 신경지배에 대해 설명한다.
2. 개두술 후 통증 치료에 사용할 수 있는 약물과 발생 가능한 부작용을 열거한다.
3. 두피신경 차단의 방법을 설명한다.
4. 개두술 후 만성통증의 기전과 치료를 설명한다.
5. 척추 수술 후 통증의 병태생리를 설명한다.
6. 척추 수술 후 통증의 적절한 처치 방법을 열거한다.
7. 척추 수술 후 진통을 위한 투여약제에 대하여 열거한다.

1. 개두술을 시행한 환자의 통증 관리

개두술을 시행한 환자들은 움직임에 의해 수술부위의 장력이 증가되지 않기 때문에 수술 후 통증이 심하지 않다고 믿어 왔고, 실제로 과거의 문헌에서는 5~15%의 환자에서만 심한 통증이 발생한다고 기술되어 있다. 이러한 생각과 함께 의식상태의 변화나 호흡의 억제를 두려워하여 대부분의 마취통증의학과 의사나 신경외과 의사들이 수술 후 통증을 위해 아편유사제를 투여하는 데에는 인색한 경향이 있었다. 그러나 최근에는 개두술을 시행한 환자의 상당수가 중등도 이상의 통증을 호소하며 일부 환자에서 만성 통증이 발생할 수도 있다고 보고되었다. 또한 아편유사제의 필요성과 안전성에 관한 보고들도 발표되고 있다.

1) 해부학

(1) 두피: 두피는 총 다섯 개의 층, 즉 피부, 피하조직, 머리덮개널힘줄(galea aponeurotica), 근막하층 그리고 두개골막(pericranium)으로 이루어져 있다. 두개골막은 골막(periosteum)에 해당하는 구조물이며 그 위로는 근육층이 있는데 크게 후두전두근(occipitotemporalis)과 측두두정근(temporoparietalis)으로 나눌 수 있다. 이 근육들은 머리덮개널힘줄과 연결되어서 두정골(parietal bone)에서부터 눈썹 부위까지 덮고 있다.

(2) 두개골: 두개골의 위쪽 부분은 뇌를 감싸고 보호하는 역할을 한다. 나머지 부분은 얼굴을 형성하며 그 아래로는 턱이 연결 된다. 두개골의 위쪽 부분을 제거하면 두개 기저(base of skull)가 있으며 전, 중, 후 두개와의 세 부분으로 나뉜다. 두개 기저의 아래쪽 면은 울퉁불퉁하고 여러 개의 중요한 구멍들이 있어 이를 통해 뇌간, 뇌신경 및 혈관들이 지나간다.

(3) 수막: 뇌는 경막(dura mater), 거미막(arachnoid mater), 연막(pia mater)의 세 층으로 덮여 있다. 대뇌 경막은 두개골의 안쪽 면에서 골막을 이루면서 뇌 조직을 지지하는 막을 형성한다. 후두개와의 경막은 감각신경이 풍부하게 분포하고 있어 수술 후 통증에 있어 중요한 역할을 하는 것으로 생각된다.

(4) 신경지배: 두피와 경막은 여러 종류의 신경들로부터 형성된 풍부한 신경총이 지배하고 있다. 여기에는 삼차신경, 제 1~3 경신경, 경추 교감신경줄기 등이 포함되며 미주신경, 안면신경 및 설인신경에서 나온 작은 가지들도 관여된다.

2) 개두술 후 통증

(1) 기전 및 양상: 환자들은 통증이 주로 표층에서 느껴진다고 말하므로 내장성 통증(visceral pain)이라기보다는 체성통증(somatic pain)인 것으로 생각된다. 천막상부(supratentorial) 수술 후 통증은 삼차신경과 연관되며 천막하부(infratentorial) 수술의 경우는 제 5, 9, 10 뇌신경이 관여하는 것으로 생각된다. 후두하 또는 측두하 접근법을 시행한 경우 통증의 발생이 많은데, 이는 측두근이나 두판상근(splenius capitis), 경판상근(splenius cervicis) 등의 근육과 주변 조직의 손상에 의한 것이다. 통증의 양상은 전형적인 침해수용성의 형태이고 수술 절개나 두피의 박리에 의한 결과로 발생되며 뇌 조직 자체로부터 발생하지는 않는 것으로 보인다.

호소하는 통증의 양상은 주로 박동성이거나 두드리는 듯한 느낌으로 긴장성 두통과 비슷한 경우가 많다. 여성과 젊은 사람에서 더 심한 통증을 호소하는 경향이 있다.

(2) 발생률: 개두술은 다른 수술에 비해 통증을 덜 유발하는 것으로 생각되어 왔다. 그러나 최근에는 개두술을 시행한 환자의 50% 이상에서 중등도 이상의 통증을 경험하는 것으로 보고되었고, 주로 수술 후 48시간 이내에 발생하지만 일부 환자들은 그 이후에도 통증을 느끼는 것으로 보고되고 있다. 개두술 후의 통증이 다른 수술에 비해 덜 심하다고 볼 수는 있겠으나 이러한 환자들 중 일부가 부적절한 치료를 받고 있다는 데에는 많은 이들이 동의하고 있다.

일반적으로 수술적 접근 방법에 따라 통증의 정도가 다른 것으로 알려져 있는데, 천막상부 수술에 비해 두개기저, 특히 후두개와 종양이나 청신경종(acoustic neuroma) 수술 후에 심한 통증이 발생하는 경우가 많은 것으로 보고되었다. 후두개와 접근을 이용한 청신경종 수술 후 67%에서 심한 통증이 발생했다는 보고가 있는데 이는 목덜미 인대(nuchal ligament)의 박리나 근육들에 의한 경막의 당겨짐 때문이라고 생각된다. 그러나 이와 같은 수술부위에 따른 통증 발생의 차이에 대해서는 논란이 있으며 대규모의 전향적인 연구가 필요하다.

(3) 수술 후 통증의 생리적 영향: 부적절한 진통은 교감신경 활성도와 혈압을 증가시키고 뇌혈류 및 산소 소모량을 증가 시키며, 자동조절기전이 소실되었거나 뇌출혈이 있는 환자 및 거미막하 출혈 후 재출혈 환자 등에서는 뇌압을 증가시킬 수도 있다.

(4) 개두술후 통증의 치료: 최근 수술후 통증 치료에 관해 많은 발전이 있었음에도 불구하고 개두술 후 통증에 관해서는 이러한 방법들이 적용되지 않는 경향이 있다. 최근까지도 codein을 간헐적으로 근주하는 방법이 주로 사용되고 있는데, 이는 강한 아편유사제를 사용할 경우 호흡 억제가 초래될 것을 우려하기 때문인 것으로 보인다. 그러나 최근에는 morphine 등을 이용한 통증 자가조절법이나 두피신경 차단법 등이 효과적인 것으로 보고되고 있다.

① 비스테로이드성 소염진통제: Paracetamol은 단독으로는 개두술 후 적절한 진통을 얻기 어렵고 tramadol이나 nalbuphine 등과 함께 사용하는 경우 효과적일 수 있다. 30 mg/kg의 paracetamol과 1.5 mg/kg의 tramadol을 수술 종료 1시간 전에 정주하고 그 후 6시간 마다 paracetamol 1.5 mg/kg을 정주하며 시각통증등급이 30 mm 이상일 경우 tramadol 1.5 mg/kg 을 정주하여 충분한 진통을 얻을 수 있는데, 이때 tramadol을 대신해서 nalbuphine 0.15 mg/kg을 사용할 수도 있다. 한편 oxycodone을 이용한 통증자가조절을 시행하는 환자에서 ketoprofen 100 mg 또는 paracetamol 1 g을 8시간 간격으로 투여하여 통증이 잘 조절되었으며 그 중에서도 ketoprofen을 투여한 군에서 oxycodone 요구량이 더 낮았다는 보고도 있다. 따라서 비스테로이드성 소염진통제는 술후 아편유사제 요구량을 감소시키거나 진통효과를 향상시키기 위해 사용될 수 있다. 그러

나 드물긴 하지만 출혈경향이나 신혈류 감소를 일으킬 수 있고 indomethacin의 경우 뇌혈류를 감소시킬 수 있으므로 주의하여야 한다.

② 아편유사제

i. 약한 아편유사제: Tramadol은 비교적 호흡억제나 진정 작용이 약하기 때문에 가끔 사용되기는 하나, 단독 사용으로는 진통 효과가 충분하지 않고 구역, 구토의 발생이 morphine이나 codein 보다 많은 것으로 보고된 바 있다. 또 이를 위해 투여한 ondansetron이 tramadol의 진통효과를 감소시킨다는 보고가 있다.

Codein 30~60 mg을 수술 직후부터 4시간 간격으로 경구, 직장내 또는 근주로 투여할 수 있는데, 호흡억제에 대해 천장효과(ceiling effect)가 있고 동공반사에 영향을 미치지 않는 것으로 알려져 있어 과거로부터 개두술 후 통증 치료에 가장 적합한 것으로 여겨져 왔다. Codein의 효력은 morphine의 10~13분의 1이며, 체내에서 cytochrome P450에 의해 대사되어 morphine으로 탈메틸화 됨으로써 진통효과를 나타낸다. 따라서 codein의 진통효과는 각 개인의 P450 유전자의 변이성에 따라 많은 차이를 보이는데, 약 10%의 환자에서는 투여된 codein의 0.5% 이하만이 탈메틸화 되며 대부분 15%를 넘지 않는다. 따라서 최근에는 개두술 후 통증에 codein을 사용하는 것은 적절치 않으며 morphine을 이용한 통증자가조절을 시행하는 것이 효과적이라는 주장이 제기되고 있다. Buprenorphine 등의 작용제/대항제는 codeine이나 morphine에 비해 특별한 장점이 없다.

ii. 강한 아편유사제: 개두술 후 morphine 10 mg 근주와 codeine 60 mg 근주의 효과를 비교한 이중 맹검의 연구에서 morphine이 보다 효과적이었으며 특이한 부작용 등은 나타나지 않았다고 보고되었다. 그러나 morphine을 사용할 경우 호흡 억제에 의해 뇌혈류가 증가됨에 따라 뇌압이 상승될 수 있으며 특히 뇌 유순도가 감소된 환자에서 문제가 될 수 있다. 소량의 morphine을 투여한 경우에도 동맥혈 이산화탄소 분압이 증가하여 뇌 관류에 문제를 일으킬 수도 있다고 주장하는 보고도 있기는 하나, 그 발생률이 낮을 뿐 아니라 결과적으로 신경학적 이상 또는 기타 임상적인 이상 징후가 나타났다는 보고는 없었다. 이에 따라 최근에는 morphine과 같은 강한 아편유사제의 사용이 권고되고 있으며 특히 통증자가조절법을 통해 투여하는 것이 안전하고 효과적이라는 보고가 증가하고 있다.

③ 통증자가조절법(Patient controlled analgesia, PCA): Morphine을 이용한 통증자가조절법에 관한 보고가 많으며 일반적으로 일시투여량 1~1.5 mg, 폐쇄간격 5~10분, 4시간 제한 40~50 mg 으로 시행하는 것으로 알려져 있다. Oxycodone의 경우 일시투여량 0.03 mg/kg, 폐쇄간격 10분으로 설정하고 ketoprofen 또는 paracetamol을 보조진통제로 사용하여 효과적인 진통을 얻었다는 보고가 있다. 통증자가조절법을 시행하면 환자 스스로 진통제 투여량을 조절할 수 있으므로, 적절한 진통효과를 얻으면서도 호흡억제와 같은 부작용을 피할 수 있을 것으로 생각된다. 보고된 바에 따르면 morphine 또는 oxycodone을 이용한 통증자가조절시 호흡억제는 잘 나타나지 않는 것 같다. 최근의 연구에서는 morphine을 이용한 통증자가조절을 시행하면서 동맥혈 이산화탄소 분압을 측정한 결과, morphine 투여 군에서 그 값이 증가하기는 하였으나 tramadol이나 codein 군과 비교하여 차이를 보이지 않는다고 보고하였다. 따라서 morphine과 같은 강한 아편유사제를 통증자가조절법을 통해 투여한다면 더 낮은 용량으로 효과적인 진통을 얻으면서 호흡억제와 같은 부작용 또한 피할 수 있을 것으로 생각된다.

④ 두피신경차단: 국소마취제의 국소침윤 또는 두피신경차단은 수술 후 통증을 감소시키는 것으로 보고되었다. 25 mL의 0.25% bupivacaine을 1:200,000 epinephrine과 함께 절개부위에 침윤하여 수술 직후의 통증을 감소시킬 수 있고, 0.75% ropivacaine 20 mL를 이용하여 두피신경차단을

시행한 경우 술후 48시간까지 지속되는 진통 효과가 있었다는 보고도 있다. 최근 1:200,000의 epinephrine이 첨가된 ropivacaine으로 두피신경차단을 시행한 후 그 혈중농도를 측정한 연구에서는 평균 36 mg/kg이 투여된 후 최고 혈중농도는 1.5 ± 0.6 ㎍/mL이었고 최고치에 이르는 시간은 15~45분 이었으며 심혈관계 또는 중추신경계 독성 증상은 나타나지 않았다. 건강한 자원자를 대상으로 한 실험에서 중추신경계 독성이 나타난 혈중농도가 2.2 ㎍/mL 이었다는 점을 감안하면 이와 같은 혈중농도는 안전한 것으로 생각할 수 있을 것이다. 또한 최고 혈중농도에 이르는 시간이 짧은 것은 두피에 혈관이 풍부함을 나타낸다. 두피신경차단을 시행하는 방법은 다음과 같다.

i. 안와상신경(supraorbital nerve) 및 활차상신경(supratrochlear nerve): 두 신경이 안와에서 나오는 부위인 눈썹 상방의 정중앙에서 피부에 대해 수직으로 진입하여 2 mL의 국소마취제를 주입한다

ii. 이개측두신경(auriculotemporal nerve): 이주(tragus) 전방의 1.5 cm 부위에서 피부에 수직으로 바늘을 진입한 후 근막을 뚫고 깊은 부위에서 1.5 mL, 다시 바늘을 약간 빼내어 표층에서 1.5 mL를 주입한다.

iii. 큰귓바퀴신경(great auricular nerve)의 분지인 뒤귓바퀴신경(post-auricular nerve): 이주 후방 1.5 cm 부위에서 뼈에 접촉한 후 2 mL를 주입한다.

iv. 대 · 소 후두신경(greater · lessser occipital nerve) 및 제 3 후두신경(third occipital nerve): 뒤통수융기(occipital protuberance)와 꼭지돌기(mastoid process)의 중간 지점에서 위목덜미선(superior nuchal line)을 따라 3 mL를 주입한다.

3) 개두술후의 만성 통증

(1) 정의: 국제두통학회는 개두술 후 만성통증을 다음과 같이 정의하였다.

① 통증이 개두술의 절개부위에서 가장 심한 경우

② 외상 이외의 원인으로 개두술을 시행한 경우
③ 개두술 후 7일 이내에 발생한 경우
④ 통증이 수술 후 3개월 이상 지속되는 경우

(2) 발생률: 조절되지 않는 간질의 치료를 위해 전방 측두엽 절제술을 시행한 환자들을 조사한 결과 6%에서 2개월~1년간 지속되는 두통이 있었고, 12%에서는 1년 이후에도 통증이 지속되었다고 하였다. 최근 뇌동맥류 수술을 시행하고 6개월이 지난 환자들의 두통에 관한 연구에서는, 29.3%의 환자에서 만성 통증이 발생하였으며 여성 및 우울, 불안 등의 증상을 보인 환자에서 발생률이 높았다고 하였다. 만성통증은 특히 청신경종 수술 후 많이 발생하는 것으로 보이는데 이러한 환자들의 44%에서 만성 통증이 발생한다고 한다.

(3) 기전: 개두술 후 만성 통증의 발생 기전은 아직 명확히 밝혀져 있지 않다. 구부리는 자세나 기침 등 두개내압을 상승 시키는 조작에 의해 이러한 통증이 심해지는 것으로 보아 경막과의 관련성을 생각할 수 있다. 이와 관련하여 목 근육이나 피하조직이 경막과 유착됨으로써 만성 통증이 발생할 수 있다는 가설이 제기 되었다. 이를 바탕으로 최근에는 두개절제술(craniectomy)을 시행하기 보다는 개두술(craniotomy)을 시행하고, 과거에 두개절제술을 시행했던 환자들에게는 두개골 성형술(cranioplasty)을 시행하게 하였다. 그러나 이러한 변화에도 불구하고 만성 통증의 발생은 줄어들지 않았으므로 그 기전을 설명하기에는 불충분한 것 같다. 한편 개두술 후 만성 통증을 보이는 환자들에서 무균성 수막염이 발생되었음을 실험실 검사와 gadolinium 자기공명영상을 통해 증명한 연구가 있었는데 수술 중 경막의 자극이나 뼈가루 등에 의해 염증 반응이 발생하고 이에 따라 경막에 분포하는 통각 수용체들이 감작되어 만성 통증이 발생할 수 있다는 것이다. 그 외에 목 근육 활성도의 증가, 전정 기능 이상(vestibular imbalance), 후두신경 주변의 반

흔 조직, 뇌척수액 유출에 의한 통증 및 삼차신경의 활성화에 의한 발작적인 통증 등을 생각할 수 있다.

(4) 통증의 양상: 통증은 주로 긴장성 두통과 비슷한 양상이나 간헐적으로 편두통 양상의 발작적 악화가 나타나기도 하며 가끔 절개부위에서 찌르는 듯한 통증을 호소하기도 한다. 통증을 주로 호소하는 부위는 뒷목이나 후두부, 윗머리, 전두부 등이며 육체적 또는 정서적 스트레스, 앞으로 구부리는 자세나 기침 등에 의해 악화되는 경향이 있다.

(5) 치료: 대부분의 경우 비약물 및 약물 치료 등의 여러전문분야적 접근(multidisciplinary approach)을 통해 효과적으로 치료 될 수 있다.

① 비약물적 치료: 경피전기신경자극, 물리치료, 침 등의 대체요법, 인지행동치료 및 이완요법, 고주파 열응고술 또는 냉동진통법 등이 있다.

② 약물치료: 비스테로이드성 소염진통제를 투여할 수 있고 유발점주사(trigger point injection)나 botulinum toxin A주사를 근긴장도가 증가된 부위에 시행할 수 있다. 다른 만성통증의 경우와 마찬가지로 항우울제, 항경련제, 나트륨 통로 차단제, NMDA 수용체 차단제, 선택적 세로토닌 재흡수 억제제 등을 투여할 수 있다. 심한 통증이 조절 되지 않는 경우에는 아편유사제를 사용할 수도 있다.

2. 척추수술 후 통증 조절

1) 척추수술 후 통증조절 시 고려사항

일반적으로 척추수술을 받는 환자들은 만성적으로 허리 통증을 겪어 왔고 장기간의 약물을 이용하여 통증 치료를 받아왔기 때문에 많은 양의 진통제와 마약을 필요로 한다.

소위 척추수술 후 지속되는 통증을 호소하는 척추수술후증후군(failed back syndrome)의 경우에 재수술을 실시하면 적절한 술후 통증 치료가 어려울 수 있다. 왜냐하면 이 환자들은 기본적으로 많은 양의 아편유사제가 요구되고 이미 한 번 경험한 술후 통증에 대해 심각한 공포심을 갖고 있기 때문이다. 게다가 이러한 환자들은 수술 전후에 적절한 신경학적 검사가 요구되며 수술 결과를 확인하기 위해서는 각성 상태가 필수적이다.

환자가 편히 쉬는 상태에서만 진통효과가 있는 것으로는 충분하지 않다. 조기 보행과 후유증 방지, 재원기간의 단축이 중요하기 때문에 조기 보행을 가능하게 하기 위한 적절한 진통 조절과 환자의 안전이 필수적이다.

2) 허리통증의 특징

요통은 척추의 여러 구조물의 통각수용체와 기계수용체(mechanoreceptor)에서 발생한다. 통증을 유발하는 구조물은 척추, 추간판, 경막, 신경근, 후관절 피막(facet joint capsules), 근육, 인대, 건 등이 포함된다. 척수신경근은 교감신경, 부교감신경 등과 연결되어 있고 상지와 흉부, 복부, 골반, 하지 등과 연결되어 있다. 이러한 구조로 인하여 요통 환자에서 연관통(referred pain)이 동반되며 연관통이 있는 환자는 대체적으로 통증의 강도가 높다.

3) 척추수술 후 통증 조절의 방법

(1) 비경구적 투여

① 아편유사제: 아편유사제는 단독으로 쓰이거나 다른 진통제와 혼합하여 사용할 수 있다. 아편유사제는 통증 조절에 매우 좋은 약제이지만 의료진이나 환자가 아편유사제를 투여함으로써 발생할 수 있는 진정, 호흡부전, 중독 등의 부작용을 염려하여 진통효과를 거둘 수 있는 충분한 양을 투여하지 못하는 경우가 있다. 투여방법은 간헐적 혹은 PRN 방법에 의한 투여보다는 일정한 시간 간격에 의한 근육 주사 요법이나 정맥 통증자가조절법이 사용하기가 쉽고 더 나은 진통효과를 보인다.

통증자가조절법 사용 시 아편유사제 단독으로 쓰일 경우 적절한 진통 효과를 보이려면 많은 부작용이 생길 수 있다. 그러므로 다른 약제와 동시에 사용하는 것이 아편유사제의 사용량을 줄임으로써(opioid sparing effect) 부작용을 최소화 시킬 수 있다.

② 소염진통제(NSAID): 일반적인 술후 진통에 소염진통제를 사용하여 유용한 진통효과를 거둘 수 있지만 척추 수술 후 통증을 조절하기 위하여 소염진통제를 단독으로 투여할 경우는 적절한 진통을 거두기 어렵다. 그러므로 아편유사제 등과 함께 투여했을 경우에 각각 따로 투여했을 때보다 훨씬 좋은 결과를 거둘 수 있다.

Ketorolac은 소염진통제 중에서 가장 많이 연구되어진 약이다. 이것은 매우 좋은 진통효과와 아편유사제 사용량을 감소시키는 능력을 갖고 있다. Ketorolac은 약물 효과가 즉각적으로 나타나지 않기 때문에(근주 후 30~60분) 수술 후 심한 급성 통증에서 단독적으로 쓰이기보다 아편유사제와 함께 사용하는 것이 매우 효과적이다. 게다가 bone healing의 초기에 prostaglandine E2가 매우 중요한 역할을 하는데 소염진통제가 bone healing에 악영향을 끼칠 수 있음이 보고되었다. 주로 높은 용량(120-240 mg/1 d)의 ketorolac이 척추수술 후에 불유합(nonunion)과 관련이 있다.

③ Steroid: 술 후 통증을 줄이기 위하여 corticosteroid를 정주하는 방법이 있다. Steroid는 phospholipase A2를 억제함으로써 통각 수용체의 역치를 높일 수 있으며 일부 환자에서 척추 수술 후 발생하는 척추 신경근의 염증과 관련된 방사통이나 연관통을 억제할 수 있다고 보고되었다.

④ Acetaminophen: Acetaminophen 전구체인 정주 가능한 propacetamol의 수술후 진통 효과와 아편유사제 감소효과(opioid sparing effect)에 대해 연구되어졌다. 작용기전은 prostaglandin의 억제와 descending serotonergic inhibitory pathway의 활성화에 관여되는 것으로 알려져 있다. 소염진통제가 금기이거나 지혈(hemostasis)이 우려되는 환자에서

paracetamol을 아편유사제의 보조제로 사용할 수 있다.

(2) Neuraxial administration: 척수강내 투여(intrathecal administration)

① 아편유사제: 척수강내 아편유사제는 수술 전후 급성 통증의 치료에서 광범위하게 사용된다. Fentanyl, alfentanil, sufentanil과 같은 지방친화성(lpophilic) 아편유사제는 morphine에 비해 더 짧은 지속 시간을 갖는다(2~4시간 대 18~24시간). Morphine은 긴 작용 시간을 갖고 있고 신경독성이 적기 때문에 척수강내 아편유사제 중 술 후 통증치료를 할 때 가장 많이 사용된다. 보존제가 첨가되지 않은 morphine(preservative-free morphine)이 사용되며 정맥으로 사용할 때와 유사한 부작용을 유발한다. 0.3 mg 이상의 용량을 투여 받은 환자에서 오심, 구토, 소양감, 요저류, 호흡억제 등이 발생할 수 있다. 진정작용과 호흡억제 때문에 척수강내 morphine을 투여 받은 경우에는 적어도 24시간 동안 입원하여 관찰하여야 한다. 지방친화성 아편유사제와 비교했을 때 morphine은 외래환자의 수술 후 진통에는 적절하지 않다.

척추 수술 후에 척수강내 morphine의 투여에 관한 연구는 제한적이다. 여러 부위의 척추 수술(multilevel spine fusion) 후에 술후 통증 치료로 척수강내 morphine (20 ㎍/kg)의 사용이 좋은 결과를 가져왔다는 보고가 있으며 환자들은 수술 직후부터 편안해 하였고, 다른 약제보다 더 긴 기간 동안 진통작용이 있었으며, 부가적인 아편유사제의 사용이 감소하였다고 하였다. 또한 척추수술 이후에 통증 경감을 위해 2~20 ㎍/kg의 다양한 용량을 일회 주입하여 술 후 통증 효과는 36시간까지 지속되었고 부가적인 진통제의 필요성이 감소하였다는 보고도 있다. 척수강내 아편유사제는 척수막(thecal sac)이 노출되었을 때 집도의에 의하여 쉽게 투여될 수 있으나 척수 수술 후에 호흡 부전을 유발할 수 있으므로 주의를 요한다.

② 국소마취제: 술후 통증 치료를 위한 척수강내 국소마취제 주입은 대부분

아편유사제와 혼합하여 투여한다. 많은 연구들에서 selective dorsal rhizotomy 이후의 통증 치료에서 지속적인 bupivacaine과 morphine의 척수강내 투여가 좋은 효과를 가져온다고 보고하였다. 0.6 ㎍/h 의 morphine과 40 ㎍/kg/h bupivacaine은 좋은 진통 효과를 보이고, 비경구적인 아편유사제의 필요성을 줄이고, 부작용이 적다고 알려졌다.

③ 기타 약제: 척수강내 국소마취제에 clonidine과 neostigmine을 첨가하면 더 지속적인 감각, 운동 차단을 가져온다. 지속적인 차단은 척추수술 후에 하지의 신경학적 검사를 평가하기 위한 필요성 때문에 초기에는 피해야 한다. 한 연구는 무릎 전치환 수술 이후에 척수강내 morphine (250 ㎍)과 척수강내 clonidine(25 or 75 ㎍)의 혼합 투여로 술 후 진통에 효과적이고 추가적인 진통제의 필요성을 경감시킨다고 보고하였다.

(3) Neuraxial administration: 경막외강내 투여(epidral administration)

① 아편유사제, 국소마취제: 술후 통증 치료를 위한 약물의 경막외강 주입에 대한 안전성과 효용성에 대해 연구한 몇몇의 임상 연구가 있다. 척수강내 투여와 비교하여 경막외강 아편유사제는 호흡억제, 요저류(urinary retention) 등의 유발이 낮아 더 나은 안전성을 제공한다. 그렇지만 척수 수술 후에 정주 혹은 근주에 의한 아편유사제 투여와 비교하였을 경우에는 그 안전성과 효과에 대하여는 반론의 여지가 있다.

아편유사제는 운동기능이나 교감신경차단 없이 척수 후각의 수용체에 작용함으로써 통증의 전달을 억제한다. 이러한 작용기전은 수술 후 운동기능과 감각기능을 검사하여야 하는 척추수술 환자의 술 후 통증 치료에 유용하게 사용될 수 있다. 경막외강 아편유사제는 근육주사나 정맥주사로 사용할 때 보다 더 적은 용량으로 더 긴 시간 진통효과를 나타낸다. 경막외강 아편유사제도 오심, 구토, 소양감 등의 부작용이 자주 나타난다.

경막외강에 국소마취제를 주입하여 술 후 통증을 제어할 수 있지만 국소마취제 단독으로 진통작용을 거둘 수 있는 용량에서는 운동기능 차단과 교감신경 차단에 의한 저혈압 등이 초래될 수 있다. 그러므로 국소마취제와 아편유사제를 혼합하여 경막외강에 투여함으로써 단독으로 사용할 때 보다 각각의 요구량을 줄여주고 부작용의 빈도도 감소시킬 수 있을 뿐만 아니라 진통효과의 질도 향상된다. 사용되는 약제는 다양하나 ropivacaine이 bupivacaine에 비하여 안전성이 높고 운동기능보다 감각기능에 대한 선택적 효과를 갖는다.

경막외강 주입을 위하여 single and double catheter, 간헐적 정주, 경막외 통증자가조절법(epidural patient controlled analgesia), 지속적 정주 등과 같은 방법이 연구되었다. 비경구 투여 방법과 마찬가지로 간헐적인 경막외 약물 투여 방법은 불필요한 통증을 경험할 수 있고 경막외 통증자가조절법에 의해서 더 나은 통증조절이 가능하며 부작용도 적다.

경막외강 아편유사제와 국소마취제의 혼합투여에 의한 장점으로는 아편유사제 요구량 감소, 폐질환에 의한 위험도 감소, 보다 나은 환자의 만족 등이 있다. 한 연구에서 경막외 통증자가조절법과 정맥 통증자가조절법(iv patient controlled analgesia)의 진통효과에서 차이가 없다고 보고하였으며 경구섭취, 거동(ambulation), 장기능 회복, 입원 기간 등에서 차이가 없었고 오히려 경막외 통증자가조절법에서 부작용의 빈도가 높다고 보고하였다.

투여되는 방법에 따른 진통효과와 부작용에 대하여는 환자 관리에 대한 표준화된 방법, 약물의 종류, 용량, 혼합 정도 등이 서로 다르기 때문에 각각의 치료방법에 대하여 상호 비교 우위적인 결론은 내릴 수 없다.

② 기타 약제: α-2 수용체에 작용하는 약제는 아편유사제 혹은 국소마취제 등의 진통효과를 강화하기 위한 보조제로 사용되어졌다. Clonidine이 보통 사용되며 아편유사제에 비하여 호흡부전의 빈도가 낮고 경막외강에 투여되었을 때 신경병증성 통증 치료에 효과적이다. Bupivacaine, fentanyl과 clonidine을 동시 투여하여 좋은 진통효과를 보고한 결과가 있으며 경막외강 clonidine(150 g)으로 혈역학적으로 안정된 상태에서 향상된 진통효과

를 거두었다는 보고도 있다. Clonidine 4 g/kg 이상을 경막외강에 투여하였을 경우에 70% 이상에서 통증의 경감 효과가 있고 진통효과가 4~5시간 동안 지속되었다. 가장 흔한 부작용으로는 서맥, 저혈압, 진정 등이 예상된다.

최근까지도 신경외과적 환자들의 수술 전후의 통증 치료에 대해서는 잘 정립되지 않았다. 그러므로 통증 조절과 병태생리에 대한 더 많은 이해를 바탕으로 적절하게 술후 통증을 조절할 수 있다. 신경외과 환자들의 수술 후 통증 관리에서 다른 과의 술 후 통증 관리와 다른 점은 부작용을 최소화하면서 보다 좋은 진통 효과를 내고 동시에 신경학적 검사가 가능하게 하는 것이다. 이것을 위해서는 통증 치료를 위해 다양한 약물과 기술을 이용한 적절한 방법을 동원하여 최적의 효과를 거둘 수 있도록 해야 한다. 또한 무작위 대조군 시험을 통하여 치료 방법에 대한 지속적인 검증이 필요하며 적절한 평가, 관심, 진통을 포함한 환자의 전체적 상황에 대한 관리도 함께 동반되어야 할 것이다.

증 례 27세 여자 환자가 전신마취 하에서 청신경종 절제술을 시행한 후 회복실에서 숫자통증등급 7~8 정도의 심한 통증을 호소하였다. 환자의 의식은 명료하였고 신경학적 이상 소견은 없었다.

Q. 이 환자의 통증 조절을 위해 투여할 수 있는 약물과 발생 가능한 부작용을 기술 하시오.

A. Tramadol 1.5 mg/kg 또는 nalbuphine 0.15 mg/kg과 함께 비스테로이드성 진통소염제를 6~8시간 간격으로 투여하면서 발작성 통증에 대해 동일 용량의 tramadol 또는 nalbuphine을 투여할 수 있다. 비스테로이드성 소염진통제는 술후 아편유사제 요구량을 감소시키거나 진통효과를 향상시킬 수 있으나 드물게 출혈경향이나 신혈류 감소를 일으킬 수 있으므로 주의하여야 한다. Codein 30~60 mg을 수술 직후부터 4시간 간격으로 경구, 직장내 또는 근주로 투여할 수 있는데, 진통효과는 각 개인의 cytochrome P450 유전자의 변이성에 따라 많은 차이를 보이므로 그 효과를 예측하기 어렵다. Morphine을 이용한 통증자가조절을 시행할 수 있으며, 일반적으로 일시투여량 1~1.5 mg, 폐쇄간격 5~10분, 4시간 제한 40~50 mg으로 설정할 수 있다. 강한 아편유사제를 사용할 경우 호흡 억제에 의해 뇌혈류가 증가됨에 따라 뇌압이 상승될 수 있으며 특히 뇌 유순도가 감소된 환자에서 문제가 될 수 있으므로 환자의 의식 상태를 주의 깊게 관찰하여야 한다.

de Gray LC, Matta BF: Acute and chronic pain following craniotomy: a review. Anaesthesia 2005; 60: 693-704.

Jellish WS, Leonetti JP, Sawicki K, Anderson D, Origitano TC: Morphine/ondansetron PCA for postoperative pain, nausea, and vomiting after skull base surgery. Otolaryngol Head Neck Surg 2006; 135: 175-81.

Roberts GC: Post-craniotomy analgesia: current practices in British neurosurgical centres--a survey of post-craniotomy analgesic practices. Eur J Anaesthesiol 2005; 22: 328-32.

Verchére E, Grenier B, Mesli A, Siao D, Sesay M, Maurette P: Postoperative pain management after supratentorial craniotomy. J Neurosurg Anesthesiol 2002; 14: 96-101.

Q. 환자는 6개월 후 외래 추적 관찰 중 신경외과적 이상 소견은 없으나 수술 후부터 발생한 통증이 지속된다며 통증클리닉에 의뢰되었다. 환자는 수술 절개 부위의 누르는 듯한 통증과 가끔씩 발생하는 찌르는 듯한 통증을 숫자통증등급 5~6 정도로 호소하였다. 이 환자의 통증을 조절하기 위해 시행할 수 있는 방법들을 설명하시오.

A. 환자는 개두술후 만성통증이 발생한 것으로 생각할 수 있다. 이러한 환자들은 대부분의 경우 비약물 및 약물 치료 등의 여러전문분야적 접근을 통해 효과적으로 치료 될 수 있다. 비약물 치료로서 경피전기신경자극, 물리치료, 침 등의 대체요법, 인지행동치료 및 이완요법, 고주파 열응고술 또는 냉동진통법 등을 시행할 수 있다. 약물적 방법으로는 비스테로이드성 소염진통제가 효과적인 경우가 많고, 이외에 유발점주사나 Botuilnum toxin A주사를 근긴장도가 증가된 부위에 시행할 수 있다. 다른 만성통증의 경우와 마찬가지로 항우울제, 항경련제, 나트륨 통로 차단제, NMDA 수용체 차단제, 선택적 세로토닌 재흡수 억제제 등을 투여할 수 있다. 심한 통증이 조절 되지 않는 경우에는 아편유사제를 사용할 수도 있다.

de Gray LC, Matta BF: Acute and chronic pain following craniotomy: a review. Anaesthesia 2005; 60: 693-704.

Headache Classification Subcommittee of the International Headache Society: The International Classification of Headache Disorders: 2nd edition. Cephalalgia 2004; 24 Suppl 1: 9-160.

참고문헌

Ayoub C, Girard F, Boudreault D, Chouinard P, Ruel M, Moumdjian R: A comparison between scalp nerve block and morphine for transitional analgesia after remifentanil-based anesthesia in neurosurgery. Anesth Analg 2006; 103: 1237-40.

Bloomfield EL, Schubert A, Secic M, Barnett G, Shutway F, Ebrahim ZY: The influence of scalp infiltration with bupivacaine on hemodynamics and postoperative pain in adult patients undergoing craniotomy. Anesth Analg. 1998; 87: 579-82.

Costello TG, Cormack JR, Hoy C, Wyss A, Braniff V, Martin K, et al: Plasma ropivacaine levels following scalp block for awake craniotomy. J Neurosurg Anesthesiol 2004; 16: 147-50.

de Gray LC, Matta BF: Acute and chronic pain following craniotomy: a review. Anaesthesia 2005; 60: 693-704.

Gelb AW, Salevsky F, Chung F, Ringaert K, McTaggart-Cowan RM, Wong T, et al: Remifentanil with morphine transitional analgesia shortens neurological recovery compared to fentanyl for supratentorial craniotomy. Can J Anaesth. 2003; 50: 946-52.

Graham AC, Reid MM, Andrews PJ: Perception of pain experienced and adequacy of analgesia following elective craniotomy. Anaesthesia 1999; 54: 814-5.

Headache Classification Subcommittee of the International Headache Society: The International Classification of Headache Disorders: 2nd edition. Cephalalgia 2004; 24 Suppl 1: 9-160.

Jellish WS, Leonetti JP, Sawicki K, Anderson D, Origitano TC: Morphine/ondansetron PCA for postoperative pain, nausea, and vomiting after skull base surgery. Otolaryngol Head Neck Surg 2006; 135: 175-81.

Knudsen K, Beckman Suurküla M, Blomberg S, Sjövall J, Edvardsson N: Central nervous and cardiovascular effects of i.v. infusions of ropivacaine, bupivacaine and placebo in volunteers. Br J Anaesth 1997; 78: 507-14.

Leslie K, Williams DL: Postoperative pain, nausea and vomiting in neurosurgical patients. Curr Opin Anaesthesiol 2005; 18: 461-5.

Nguyen A, Girard F, Boudreault D, Fugére F, Ruel M, Moumdjian R, etal: Scalp nerve blocks decrease the severity of pain after craniotomy. Anesth Analg 2001; 93: 1272-6.

Ortiz-Cardona J, Bendo AA. Perioperative pain management in the neurosurgical patient. Anesthesiology Clinic 2007, 25; 655-74.

Rahimi SY, Vender JR, Macomson SD, French A, Smith JR, Alleyne CH Jr.: Postoperative pain management after craniotomy: evaluation and cost analysis. Neurosurgery 2006; 59: 852-7.

Rimaaja T, Haanpää M, Blomstedt G, Fälkkilä M: Headaches after acoustic neuroma surgery. Cephalalgia. 2007; 27: 1128-35.

Roberts GC: Post-craniotomy analgesia: current practices in British neurosurgical centres--a survey of post-craniotomy analgesic practices. Eur J Anaesthesiol 2005; 22: 328-32.

Rocha-Filho PA, Gherpelli JL, de Siqueira JT, Rabello GD: Post-craniotomy headache: characteristics, behaviour and effect on quality of life in patients operated for treatment of supratentorial intracranial aneurysms. Cephalalgia. 2008; 28: 41-8.

Rockemann MG, Seeling W. Epidural and intrathecal administration of alpha 2-adrenoceptor agonists for postoperative pain relief. Schmerz 1996, 10: 57-64.

Schaller B, Baumann A: Headache after removal of vestibular schwannoma via the retrosigmoid approach: a long-term follow-up-study. Otolaryngol Head Neck Surg. 2003; 128: 387-95.

Stoneham MD, Cooper R, Quiney NF, Walters FJ: Pain following craniotomy: a preliminary study comparing PCA morphine with intramuscular codeine phosphate. Anaesthesia 1996; 51: 1176-8.

Sudheer PS, Logan SW, Terblanche C, Ateleanu B, Hall JE: Comparison of the analgesic efficacy and respiratory effects of morphine, tramadol and codeine after craniotomy. Anaesthesia 2007; 62: 555-60.

Tanskanen P, Kyttä J, Randell T: Patient-controlled analgesia with oxycodone in the treatment of postcraniotomy pain. Acta Anaesthesiol Scand 1999; 43: 42-5.

Verchére E, Grenier B, Mesli A, Siao D, Sesay M, Maurette P: Postoperative pain management after supratentorial craniotomy. J Neurosurg Anesthesiol 2002; 14: 96-101.

16장

신경외과 수술 후 합병증
(Complications of the Postoperative Care Unit)

학습목표

1. 천막상 또는 천막하 두개내 종괴제거 수술 후 발생 가능한 합병증을 열거한다.
2. 뇌하수체종양 수술이나 두부 손상으로 인한 호르몬의 변화로 발생되는 합병증의 지단과 치료를 열거하다.
3. 뇌동맥류나 동정맥 기형 수술 후 발생 가능한 합병증을 열거한다.
4. 내경동맥 내막절제술 후 발생 가능한 합병증을 열거한다.
5. 척추나 척수 수술 후 발생 가능한 합병증을 열거한다.

1. 천막상 개두술(supratentorial craniotomy) 후 합병증

1) 두개내압 상승

수술 부위의 두개내 출혈로 인한 혈종, 수두증(hydrocephalus), 뇌부종이 가장 흔한 수술 후 두개내압 상승의 원인들이다. 두개내압 상승의 진단은 두통, 구역, 구토, 의식 저하, 신경학적 기능 이상과 같은 임상적 징후와 증상, 두개내압의 직접적 측정, 컴퓨터 단층 촬영과 같은 영상 촬영에 의해 이루어진다. 두개내압 상승을 악화시킬 수 있는 인자들을 피하는 것이 최선의 치료이며 예방이다. 먼저, 뇌부종은 수술 중과 수술 후에 dexamethasone과 mannitol의 사용으로 최소화 할 수 있다. 물론 수액 투여 상태, 혈압과 중심정맥압의 신중한 감시가 필수적이다. 혈압이 허락하는 한 30° 정도의 두부 상승체위는 대뇌정맥 배액(cerebral venous drainage)을 원활하게 할 수 있다. 수술 후 환기와 산소화의 정도도 감시되어야 하며 필요시 환기 보조나 추가적인 산소 투여가 제공되어야 한다. 통증은 소량의 아편유사제에 의해 치료되어야 한다. 수술 후 구역과 구토는 수술 중 dexamethasone, 5HT3 수용체 대항제인 ondansetron의 사용으로 최소화할 수 있다. 수술 후 전율은 점진적인 가온과 소량의 meperidine 투여로 치료한다. 수술 후 경련은 항경련제로 치료한다.

2) 수술 부위로부터 멀리 떨어진 곳에서의 두개내 출혈

아주 드물게 나타나지만 천막상 개두술후 수술 부위로부터 멀리 떨어진 곳에서의 다발성 두개내 혈종 및 소뇌출혈이 발생할 수도 있으며 이를 예측할 수 있는 인자는 아직까지 밝혀지지 않았고 조기 진단을 위해 그리고 이러한 잠재적 합병증이 발생할 수도 있음을 인지하는 것이 중요하다.

2. 후두개와(posterior fossa) 수술 후 합병증

1) 두개내압 상승

두개내 출혈, 수두, 뇌부종이 수술 후 두개내압 상승의 원인들이며 특히 천막하(infratentorial) 구역은 용적의 소량 증가에도 압력은 많이 상승하는 특성을 가지고 있다. 따라서 후두개와에서의 압력 증가는 호흡과 혈관 중추를 포함하는 뇌간을 누르거나 이탈시킬 수 있기 때문에 생명에 위협적이다. 의식 저하 또는 호흡기 또는 순환기 이상의 발생은 신속한 수술적 자문이 필요할 수도 있다. 두부 거상, 고혈압의 치료와 예방, 통증, 구역, 구토, 전율의 치료, 적절한 환기와 산소화의 유지와 같은 두개내압을 조절하기 위한 일련의 방법들이 수술 후에도 지속되어야만 한다.

2) 뇌간 손상

마취제나 근이완제의 충분한 역전에도 불구하고 뇌간 손상은 수술 후 의식 회복 지연 또는 서맥과 고혈압/저혈압과 같은 심혈관계 이상을 가지면서 자발 호흡이 없는 상태로 나타날 수 있다. 필요하다면, 인공 호흡과 혈역학적 안정을 위한 보존적 치료가 제공되어야 한다.

3) 뇌신경 손상

3~8번 뇌신경의 손상으로 이에 따른 신경학적 기능 이상이 발생할 수도 있다. 9번, 10번, 12번 뇌신경 손상은 분비물을 제거하거나 삼키는 능력의 제한을 야기하여 기도 보호의 능력이 감소되어 있으므로 기관내 튜브의 발관시 주의를 요하며 발관 후에도 호흡기 감시가 필요하다.

4) 상기도 점막 부종

장시간 특히, 좌위(sitting position)에서 수술을 받은 소아환자에서 발생할 수 있으며 기도 부종이 의심되는 경우 환자는 기도 부종이 가라앉을 때까지 기관내 삽관을 유지하여야 하며 inhaled racemic epinephrine의 사용은 국소적인 기도 부종을 감소시킬 수 있다.

5) 기두증(pneumocephalus)

기두증은 특히 좌위에서 수술을 받은 환자에서 발생할 수 있으며, 천구공(burr hole)으로 쉽게 치료할 수 있다.

6) 폐부종

수술 중 정맥 공기 색전증(venous air embolism)이 발생한 환자에서 수술 후 기계 환기와 이뇨를 필요로 하는 폐부종이 발생할 수 있다.

3. 뇌하수체종양(pituitary tumor) 수술 후 합병증

1) 요붕증(diabetes insipidus, DI)

환자의 10~20%에서 발생하며 수술 후 12~24 시간 내에 발생하고 수일 동안 지속된다. 항이뇨 호르몬의 감소는 과도한 양의 희석된 뇨의 배출(24시간 뇨용적 > 50 mL/kg)을 유발하여 탈수, 과나트륨혈증, 300 mOsm/kg 이상의 혈청 osmolality 증가, 200 mOsm/kg 이하의 뇨 osmolality과 1.005 미만의 뇨 비중(specific gravity)을 초래한다. 과나트륨혈증으로 인한 증후와 증상은 정신운동초조(psychomotor agitation), 신경근 과민성(neuromuscular irritability), 기면(lethargy), 경련, 혼수 등이 포함된다.

치료는 수분보충(hydration)과 호르몬 보충으로 구성된다. 정맥내 수액의 양과 조성은 뇨 용적과 혈청 전해질, osmolality에 의해 달라질 수 있다. 유리수 결손(free water deficit)은 다음의 공식에 의해 추정될 수 있다.

유리수 결손 = (혈청 sodium 농도 - 140) × 체중 (kg) × 0.6/140

수액이 초반부터 투여된다면 D5W 와 같은 유리수 보다는 half saline 이나 lactated Ringer's solution과 같은 저장성 용액의 사용도 고려해 볼 수 있다. 호르몬 보충제로는 1-deamino-8-D-arginine vasopressin (DDAVP)가 정주, 피하, 경구 투여될 수 있다. 혈관내 용적이 재충전되면 hydrochlorothiazide와 같은 thiazide 이뇨제의 사용도 고려해 볼 수 있다.

2) 술후 뇌하수체저하증(postoperative hypopituitarism)

3) 뇌척수액비루(cerebrospinal fluid rhinorrhea)

자연적 치유가 흔하나 감염과 창상 치유의 원활을 위해 요추부 뇌척수액 배관술이 요구될 수도 있다.

4) 뇌수막염

5) 기두증

6) 시력 악화(visual deterioration)

7) 혈종

8) 기도 폐쇄

출혈과 분비물의 인두 내 축적이 발생할 수 있으므로 기도 확보 상태에 대한 검사가 수시로 행해져야 한다.

9) 수술 후 구역과 구토

수술 동안에 혈액 삼킴으로 인해 발생할 수도 있다. 수술 후 구역과 구토를 줄이기 위해 수술 끝에 인두와 위의 충분한 흡인이 필요하며 5HT3 수용체 대항제인 ondansetron의 예방적 투여도 가능하다.

4. 외상성 뇌 손상에 대한 수술 후 합병증

1) 신경인성 폐부종(neurogenic pulmonary edema)

중추성 신경학적 손상(central neurologic insult) 직후 발생하는 극심한 폐부종의 형태로 그 양상은 빠르게 진행되어 회복되든지 아니면 죽음까지도 이를 수 있다. 병리학적 특징은 폐혈관 울혈(pulmonary vascular congestion), 폐소동맥벽 파괴(pulmonary arteriolar wall rupture), 단백질 풍부 부종액(protein-rich edema fluid), 폐포내 출혈(intra-alveolar hemorrhage)이다. 두개내압 증가로 인한 과도한 일시적인 중심성 교감신경계 분비물(massive transient central sympathetic discharge)의 증가가 원인이며 특히 뇌하수체 병변과 연관이 있다. 전신혈관수축(systemic vasoconstriction)과 좌심실 부전, 혈액의 체순환에서 폐순환으로의 재

분포, 폐정맥 수축(pulmoray venous constriction), 폐모세혈관 투과성 증가 등이 주요 병태생리학적 특징으로 나타난다. 증상 및 증후는 중추성 신경학적 손상을 가진 환자가 호흡 곤란 또는 감소된 PaO_2/FiO_2를 보인다. 치료 목표는 대뇌 혈역학(cerebral hemodynamics)의 손상 없이 산소화 요구를 충족시키고 폐부종의 악화를 피해야 하고 연관된 심근 기능 이상을 치료하는 것이다. 따라서 두개내압을 낮추고 α아드레날린 차단제를 사용하여 항진된 교감신경 활성화를 감소시키며 필요시 호흡 보조나 강심제 치료가 요구될 수도 있다.

2) 항이뇨 호르몬 부적절 분비 증후군(syndrome of inappropriate antidiuretic hormone secretion, SIADH)

희석성 저나트륨혈증(diutional hyponatremia), 혈청 osmolality 감소, 뇨 osmolality 증가, 뇨량 감소 등을 주요특징으로 하며 수분 중독 증상은 비특이적이어서 구역, 구토, 두통, 과민성, 지남력 장애, 경련, 혼수를 보일 수 있다. 치료는 수분 제한, loop 이뇨제, 고장식염수(hypertonic saline) 이다. 증상이 약한 경우는 수분 제한만으로도 충분한 치료가 될 수 있으며 뇨 농축을 방해하기 위해 furosemide가 투여될 수도 있다. 고장식염수는 혈청 sodium 이 120~125 mEq/L 미만일 때 사용하며 혈청의 sodium 농도와 osmolality 측정과 urine의 osmolality와 비중의 측정이 필요하다. 0.5 mEq/L/hour 또는 12 mEq/L/day 이상의 혈청 sodium 상승은 삼투성탈수초(osmotic demyelination)를 초래할 수 있으므로 저나트륨혈증의 교정시 이를 주의하여야 한다.

3) 척수 손상

두부 손상을 가진 환자의 약 15% 에서 경추 손상이 동반될 수 있으므로, 경추 손상이 완전히 배제될 때까지 척수 손상의 악화를 예방하기 위한 노력들은 수술 후에도 지속되어야 한다. 척수 손상의 호전을 위해서 척수 손상 후 8시간 내에 고용량의 methylprednisolone의 정주가 필요하다. 척수 쇼크의 급성기에는 수액 투여, 강심제와 승압제 사용으로 치료를 하며, 만성기에는 T6 이상의 손상을 가진 환자에서 체성(somatic) 또는 내장(splanchnic) 자극 전에 적절한 진통제의 사용이 자율신경 과다반사(autonomic hyperreflexia) 예방을 위해 필요하다.

4) 다른 장기의 손상이나 이로 인한 합병증

기흉, 혈흉, 복강내 출혈 및 후복막 출혈 등의 동반 손상 여부를 발견하기 위해 심혈관 및 호흡기계 감시가 필요하다.

5) 2차 뇌 손상의 예방

저혈압, 저산소증, 고체온, 고혈당, 저혈당, 두개내압 상승, 통증, 구역, 구토, 경련, 고혈압, 고탄산혈증, 대뇌정맥 배액 감소와 같은 기존의 뇌 손상을 악화시킬 수 있는 인자들의 예방과 적극적인 치료가 필요하다.

6) 혈액 응고 장애

조직 트롬보플라스틴(tissue thromboplastin)의 유리, 외상 유도성 혈소판, prothrombin, factor V, plasminogen 감소와 섬유소 분해산물(fibrin degradation products)의 증가 등이 혈액 응고 장애를 일으킬 수 있다.

7) 부정맥 및 심전도 변화

8) 위장관 궤양과 출혈

5. 뇌동맥류 수술 후 합병증

1) 혈관 연축(vasospasm)

거미막밑 출혈(subarachnoid hemorrhage) 후 4~14일 사이에 약 30%의 환자에서 뇌혈관 조영술상 뇌혈관 협착이 관찰되며 이 환자들의 약 50% 에서 지남력 장애, 의식 저하, 국소 신경학적 결손과 같은 신경학적 이상 증상을 보인다. 혈관 연축 발생은 circle of willis 주위의 혈액 양과 밀접한 관계가 있으며 혈관 연축 예방을 위해 nimodipine이 사용되고 있다. Triple H (hypervolemia, hypertension, hemodilution) 치료가 혈관 연축을 치료하기 위해 사용될 수 있다. 폐모세혈관압 15 mmHg, hemoglobin 11 g/dL, 평균동맥압 120 mmHg 이상을 달성하기 위해 수액이나 교질액 투여, 강심제와 혈압 상승제가 사용될 수 있다. 수액 보충으로 인한 용적 부하(volume loading)에 따른 이뇨를 예방하기 위해 때때로 vasopressin이 요구되기도 한다. 재출혈, 출혈성 뇌경색, 뇌부종, 심장 기능상실, 심근 허혈, 폐 부종, 혈액응고 장애, 희석성 저나트륨혈증 등이 Triple H 치료의 합병증으로 간혹 발생할 수 있다.

2) 폐쇄성 수두증(obstructive hydrocephalus)

거미막밑 출혈 혈액이 뇌척수액 순환을 방해하여 생길 수 있으며 CT scan으로 쉽게 진단 가능하며 뇌실조루술(ventriculostomy)이 요구될 수 있다.

3) 뇌성 염소모 증후군(cerebral salt waste syndrome)에 의한 저나트륨혈증

Atrial natriuretic peptide, brain natriuretic peptide, C-type natriuretic peptide의 유출 증가로 인한 aldosteron 합성 억제와 natriuresis, 이뇨, 혈관 확장을 특징으로 한다. 치료는 sodium 보충과 수액 투여이다. 간혹 SIADH에 의한 저나트륨혈증이 유발될 수도 있으므로 이를 구별하기 위해서는 뇨 sodium 검사가 필요하다. SIADH에서는 뇨 sodium이 20~30 mEq/L 이나 뇌성 염소모 증후군에서는 뇨 sodium이 150~200 mEq/L이다.

4) 요붕증

뇌성 염소모 증후군이나 SIADH 보다 빈도는 적지만 발생 가능하며 치료는 자유수 혹은 저장액(hypotonic solution)의 투여와 DDAVP 의 사용이다.

5) 두개내 혈종

수술 부위나 과도한 뇌척수액 배액술로 인한 경막 연결정맥(bridging dural vein)의 파열로 발생할 수 있으며 CT scan으로 쉽게 진단 가능하며 수술적 제거가 요구될 수 있다.

6) 경련

거미막밑 출혈 후 경련 빈도는 3~26%이며 뇌혈류량의 증가와 산소에 대한 뇌 대사 증가를 야기해 나쁜 영향을 미친다. 거미막밑 출혈 후 경련의 위험은, 특히 고혈압 환자에서 높으므로 예방적인 항경련제의 투여가 수술 후에도 지속되어야 한다. 항경련제는 거미막밑 출혈 후 1~2주 동안 경련 예방을 위해 사용된다.

7) 신경인성 폐부종

일부 환자에서 급격한 두개 내압 상승으로 발생할 수 있으며 triple H 치료나 흡인성 폐렴으로 인한 폐부종과 감별 진단이 필요하다.

8) 심부정맥 혈전과 폐 색전

거미막밑 출혈 후 심부정맥 혈전과 폐 색전의 발생 가능성이 있으므로 하지의 간헐적인 공기(pneumatic) 압박이나 stocking의 착용이 심부정맥 혈전 예방을 위해 필요하다.

9) 심혈관계 합병증

비특이적 ST-T 변화(nonspecific ST-T changes)와 같은 심전도 변화, 부정맥, 심근 허혈, 심근 경색과 같은 심혈관계 합병증이 거미막밑 출혈 후 48 시간 내에 환자의 50% 이상에서 발견된다. 치료는 합병증의 심각 정도, 환자의 혈역학적 안전성, 혈관 연축의 유무에 따라 결정되며 심근 허혈이나 경색의 경우 triple H 치료는 사용해서는 안 된다.

6. 대뇌 혈관의 동정맥 기형(cerebral arteriovenous malformation, AVM) 수술 후 합병증

혈관 연축, 수두증, 경련과 같은 뇌동맥류 수술 후 발생 가능한 합병증과 유사한 합병증이 AVM 수술을 받은 환자에서 발생될 수 있다.

1) Syndrome of normal perfusion-pressure breakthrough(NPPB) 또는 뇌관류 과다(cerebral hyperperfusion)

AVM 제거 후 발생하는 뇌 부종, 출혈 등의 충혈 상태(hyperemic state)를 특징으로 하며, 이는 장기적으로 관류가 저하된 지역으로의 대뇌혈류량의 재복원이나 AVM 제거 후 정맥유출로 폐쇄에 의해 초래될 수 있다. 뇌 부종과 출혈의 발생은 신경학적 기능이상을 초래하며 수술 후 유병율과 사망률의 주요 원인이다. 뇌부종의 치료는 수액과 전해질의 신중한 관리와 이뇨제의 조심스런 사용, 뇌관류압에 대한 주의가 요구되며 심한 뇌부종의 경우 기계적 환기가 필요하며 드물게 barbiturate coma therapy가 요구되기도 한다. 만약 NPPB가 의심된다면 혈압은 경험적으로 기준치의 10% 내에서 철저히 유지되어야 한다.

7. 내경동맥 내막절제술(carotid endarterectomy) 후 합병증

1) 심근 허혈 및 경색

수술 후 사망의 주요 원인이며 관상동맥질환이 동반된 경우가 매우 많다. 따라서 주술기 빈맥, 고혈압, 저혈압은 심근 허혈과 경색의 위험을 증가시키므로 관상동맥질환이 동반된 경우는 주의를 요한다.

2) 수술받은 내경동맥의 협착

새로운 신경학적 증상이 술 후 나타날 때마다 의심을 해야만 하며 해당 혈관의 도플러 혈류검사(doppler flow study) 나 혈관조영술에 의해 확진할 수 있으며 수술적 재치료가 요구될 수도 있다.

3) 뇌 관류과다 증후군(cerebral hyperperfusion syndrome)

지속적인 관류 저하로 인하여 자가조절능을 상실하고 최대한 확장되어 있는 혈관으로 뇌혈류량이 갑작스럽게 증가하는 경우에 발생할 수 있다. 이러한 관류과다(hyperperfusion)는 두통, 경련, 의식 저하, 국소 신경학적 결손의 발현으로 나타나는 뇌부종과 뇌출혈을 초래할 수 있다. 심한 내경동맥 협착으로 인한 뇌혈관계 예비력(cerebrovascular reserve)의 감소, 술 후 고혈압, 내경동맥 내막절제술 후 수시간 이상 지속되는 관류과다가 뇌 관류과다 증후군의 발생에 기여한다. 산소 free radicals 생성에 의해 매개되는 내피 기능장애(endothelial dysfunction)의 결과로서 나타나는 자가조절능력 감소가 뇌 관류과다 증후군의 병태 생리에 관여한다. 뇌 관류과다 증후군을 예방하기 위해서는 혈압 조절이 매우 중요하며 중등도 또는 심한 고혈압인 경우 sodium nitroprusside 와 esmolol의 병용투여로 혈압을 낮추는 것이 필요하다.

4) 저혈압

저혈압은 뇌와 심장에 관류 저하를 초래하며 수술 혈관의 혈전 형성의 위험을 증가시키는바 혈장 확장제와 phenylephrine 의 투여로 기준치 혈압의 20% 이상을 유지하여야 한다.

5) 뇌중풍

혈압 조절, 보존적 치료, 합병증의 치료가 주된 치료이며 정맥내 혈전용해제 치료는 수술 직후 기간에는 금기이다.

6) 기도 폐쇄

혈종으로부터 발생하며 기도 부종에 의해 더욱 악화될 수 있다. 혈종 배액과 기도 유지를 위해 창상 절개가 필요할 수도 있다.

8. 척주 수술(verterbral column preocedure) 후의 합병증

1) 기도 폐쇄

장시간 수술이나 수액의 다량 투여로 인한 상기도 부종이 발생 가능하므로 발관에 신중을 기해야 한다. 특히 transoral approach는 인후부 후벽의 심한 부종을 초래하므로 기도 부종이 해결될 때까지 기관내 삽관을 유지해야 한다. C3-5 신경근(nerve roots)의 손상이나 intramedullary spinal cord tumor 제거로 초래된 호흡기 기능이상이 수술 후에 나타날 수도 있으므로 주의해야 한다.

2) 실명

허혈성 시각신경병증(ischemic optic neuropathy, ION)으로 인한 실명이 생길 수 있으며 이는 복와위에서의 장시간 수술, 안구 관류압 감소, 실혈과 빈혈/혈액 희석, 과량의 수액 주입과 관계가 있다. 부적절한 눈 보호에 의한 눈 또는 눈 주위의 직접적 압박은 망막중심동맥폐쇄(central retinal artery occlusion)를 일으킬 수 있다. ION은 술 후 시력이나 시야의 감소로 증상이 나타나며 이 정도는 매우 다양하다. 시력의 감소는 시간이 지나면서 회복될 수도 있으나 시야의 감소는 영구 장애로 남는다. 수술 후 안검사가 통상적으로 행해져야 하며 이상이 있는 경우 안과적 자문이 필요하다.

3) 출혈

인위적 수술적 배출을 통한 외부 출혈과 수술 부위로의 내부 출혈이 지속될 수 있으며 혈압, 요량(urine volume), hemoglobin 등의 감시가 필요하다.

4) 중추성 및 말초성 신경학적 기능이상(central and peripheral neurologic dysfunction)

수술 기구나 혈종에 의한 척수 손상이 발생 가능하며 약리적 또는 혈역학적 변수에 의한 중추성 신경학적 기능이상도 발생 가능하다.

9. 척수 수술(spinal cord procedure) 후 합병증

1) 척수공동증 복구 수술(syringomyelia repair surgery) 후 합병증

호흡기 기능이상이 주된 문제이며 특히 수술 전 근골격계 변형, 자율신경 기능이상, 감소된 구역 반사와 성대 마비로 인한 만성 폐 흡인이 있는 경우 술 후 기도부종, 잔류 마취 효과, 자율신경 기능 이상으로 인한 불완전 근이완제 역전 등으로 인해 호흡기 기능이상의 위험이 증가하므로 발관시 주의를 요한다.

2) 척수 손상 후 합병증

경추 손상의 경우 약 50% 정도의 환자에서 두부외상이 동반되어 있으며 약 25%의 환자에서 흉부, 복부 또는 사시에 손상이 존재하므로 동반된 손상에 대한 고려를 잊지 말아야 한다. 초기 척수 쇼크의 경우 손상 후 2~3주까지 지속된다. 심한 정도는 손상 부위와 연관이 있으며 T6-7의 중흉추부위(mid-thoracic lesion)인 경우 혈관 확장으로 인한 저혈압은 심하지 않을 수도 있으나 T4 이상의 고위부위인 경우, 특히 심박수, 심근 수축력, 유순도 감소가 동반된 경우 혈관 확장으로 인한 저혈압은 심각할 수 있다. 탈신경 근육을 가진 환자에서 succinylcholine 사용 시 신경근 콜린성 수용체(cholinergic receptor)의 수와 민감도 증가로 인해 고칼륨혈증을 초래할 수 있으므로 주의를 요한다. T6 level 이상에서 교감신경절제를 가진 환자에서 그 level 이하에 가해지는 해로운 자극은 자율신경과다반사(autonomic hyperreflexia)를 초래할 수 있다. 자율신경과다반사의 발생 위험성은 손상 후 4주 동안에 가장 높으나 그 후에도 지속될 수 있다. 이는 원심성 교감신경섬유는 초기 손상 후 회복되었으나 뇌간과 뇌하수체로부터의 중추성 억압성 자극(central inhibitory input)은 없기 때문에 생기는 현상이다. 자율신경과다반사의 증상과 심각도는 교감신경절제 부위에 의해 영향을 받는다. 심장 촉진섬유(cardiac accelerator fiber) 부위 아래의 중흉추부위 손상에서는 고혈압과 반사성 서맥이 동반되나 심장 촉진섬유 부위 위에서 교감신경절제를 가진 환자에서는 빈맥이 발생할 수도 있다. 부정맥과 때때로 심장 차단이 심박수의 변화와 동반될 수도 있다. 자율신경과다반사의 증상은 손상 위의 부분은 혈관 확장, 교감 신경 활성도 감소, 미주 신경 활성도 증가로 코막힘, 홍조, 두통, 호흡곤란, 구역, 내장근 수축이 나타난다. 손상 아래 부위는 혈관수축과 교감신경 활성도 증가로 혈관수축성 창백, 발한, 입모(piloerection), 체성근 속상수축(somatic muscle fasciculation)이 생긴다. 환자는 두통을 동반한 고혈압, 흐린 시력, 심근 경색, 망막 출혈, 거미막밑 출혈, 뇌출혈 등이 발생할 수도 있다.

자율신경과다반사는 국소 또는 깊은 전신 마취에 의해 예방 또는 약화될 수 있다. 수술 후 회복실 또는 중환자실(postanesthesia care unit)에서는 이러한 방법은 불가능하며 diazoxide, phentolamine과 같은 alpha-blocker의 투여나 sodium nitroprusside 같은 혈관확장제를 투여하여 자율신경과다반사를 예방하고 치료할 수 있다.

증 례 54세 여자 거미막밑 출혈 환자가 수술실에서 뇌동맥류 결찰술을 받았다. 수술 후 4일 째 중환자실에서 회복하던 중 의식이 다시 혼미해지고 지남력 장애와 편마비 등을 보였다. 또 다른 뇌출혈 혹은 의식 변화의 원인을 알아보기 위하여 응급으로 뇌 전산화 단층촬영을 시행하였다.

Q. 이 경우에서처럼 뇌 동맥류의 결찰술 후 의식의 변화를 야기 시킬 수 있는 합병증은 무엇인가?

A. 결찰술을 받은 후에 4일에서 14일 사이에 혈관 조영술상 혈관이 좁아진 소견(angiographic narrowing)이 30%의 환자에서 발생하므로 혈관 연축(vasospasm)이 가장 가능성이 있다. 혈관 연축이 발생한 환자의 50%의 경우에 지남력 장애, 의식 저하, 편마비 같은 변화가 야기된다. 그 외에 출혈된 혈액에 의하여 뇌척수 액의 순환이 용이하게 되지 않아서 두개내압이 상승하게 되고 이로 인한 의식 변화가 일어나는 폐쇄성 수두증(obstructive hydrocephalus) 등이 있다. 이 폐쇄성 수두증은 20%의 발생률을 보인다.

Bendo AA, Kass IS, Hartung J, Cottrell JE: Anesthesia for neurosurgery. In: Clinical anesthesia. 5th ed. Edited by Barash PG, Cullen BF, Stoelting RK: Philadelphia, Lippincott-Raven Publishers. 2006, pp 746-89.

Q. 이러한 합병증이 일어날 수 있는 위험인자들은 무엇인가?

A. Circle of Willis에 고여 있는 혈액의 양이 많을수록, 혈관 벽의 해부학적 결손이 있을수록, 수술 전 항섬유소 용해제(antifibrinolytic) 치료를 하면서 들어온 경우, 수술 후 발생한 뇌성 염소모 증후군(cerebral salt wasting syndrome) 등이 수술 후 혈관 연축(vasospasm)의 발생률을 증가시킨다고 한다.

Charchaflieh JG, Worah SH: Complications in the postanesthesia care unit. In: Handbook of neuroanesthesia. 4th ed. Edited by Newfield P, Cottrell JE: Philadelphia, Lippincott williams & Wilkins Publishers. 2007, pp 327-44.

Q. 수술 중 이를 방지하기 위한 방법은 무엇인가?

A. Nimodipine(칼슘통로 차단제) 투여와 결찰 후부터 triple H therapy (hypervolemia 혈량 과다, hypertension 고혈압, hemodilution 혈액희석)가 추천된다. 전해질 용액 혹은 콜로이드 용액을 투여한다. 폐동맥 쐐기압이 12~18 mmHg, 중심정맥압이 10~12 mmHg, 혈색소가 11 g/dL, 적혈구용적률 (hematocrit) 33%가 되도록 투여하거나 평균 동맥압이 120 mmHg 이상 유지되도록 dopamine 등의 승압제를 투여한다.

Bendo AA, Kass IS, Hartung J, Cottrell JE: Anesthesia for neurosurgery. In: Clinical anesthesia. 5th ed. Edited by Barash PG, Cullen BF, Stoelting RK: Philadelphia, Lippincott-Raven Publishers. 2006, pp 746-89.

Q. 이러한 합병증을 치료할 때, 주의해야 할 사항은?

A. 과다한 수액 요법에 의한 폐부종, 심근 허혈, 저혈압 등이 발생할 수 있다.

Mack PF: Cerebral aneurysm. In: Yao & Artusio's Anesthesiology problem-oriented patient management. 6th ed. Edited by Yao FSF: Philadelphia, Lippincott Williams & Wilkins Publishers. 2008, pp 617-39.

Q. 수술 후 환자의 각성시 주의해야 할 점은 무엇인가?

A. 기침, 힘주기(straining), 과탄산혈증, 고혈압을 예방한다. Lidocaine (1.5 mg/kg) 투여로 기침요동(bucking)을 최소화할 수 있다. 혈압의 변동이 심한 것은 수술 후 합병증의 원인이 되므로 조절해야한다. 고혈압인 경우 수술전 이미 고혈압이 있거나, 통증, 이산화탄소 축적 등이 있는 경우에 발생하므로 진통, 보조 호흡, 항고혈압제 등을 투여하여야 한다. 반대로 저혈압인 경우에는 수술 후 혈관 연축의 원인이 될 수 있으므로 이를 조절해야 한다. 의식 상태가 Hunt & Hess grade IV 혹은 V인 경우에 수술 후 보조 호흡이 필요할 수

있으므로 기관내 튜브는 거치해야 한다.

Bendo AA, Kass IS, Hartung J, Cottrell JE: Anesthesia for neurosurgery. In: Clinical anesthesia. 5th ed. Edited by Barash PG, Cullen BF, Stoelting RK: Philadelphia, Lippincott-Raven Publishers. 2006, pp 746-89.

Guy J, MaGrath BJ, Borel CO: Perioperative management of aneurysmal subarachnoid hemorrage. Part 1. Operative management. Anesth Analg 1995; 81: 1060-72.

Mack PF: Cerebral aneurysm. In: Yao & Artusio's Anesthesiology problem-oriented patient management. 6th ed. Edited by Yao FSF: Philadelphia, Lippincott Williams & Wilkins Publishers. 2008, pp 617-39.

Q. 거미막밑 출혈의 다른 신경학적 합병증들은 무엇인가?

A. 거미막밑 출혈 환자의 20~25%에서 발생할 수 있는 수두증, 13%에서 경련, 10~34%에서 저나트륨혈증, 뇌부종 및 재출혈 등이 있다.

Albin MS, ed. Textbook of neuroanesthesia: with neurosurgical and neuroscience perspectives. New York, McGraw-Hill. 1997, pp 845-71.

Bendo AA, Kass IS, Hartung J, Cottrell JE: Anesthesia for neurosurgery. In: Clinical anesthesia. 5th ed. Edited by Barash PG, Cullen BF, Stoelting RK: Philadelphia, Lippincott-Raven Publishers. 2006, pp 746-89.

Mack PF: Cerebral aneurysm. In: Yao & Artusio's Anesthesiology problem-oriented patient management. 6th ed. Edited by Yao FSF: Philadelphia, Lippincott Williams & Wilkins Publishers. 2008, pp 617-39.

Q. 다른 장기에서 발생할 수 있는 합병증은 무엇인가?

A. 호흡기: 폐렴 혹은 신경인성 폐부종(neurogenic pulmonary edema), 심부정맥 혈전증(deep vein thrombosis), 폐색전(pulmonary embolism)

순환기: 부정맥, 심근 허혈, 심근 경색 등

Charchaflieh JG, Worah SH: Complications in the postanesthesia care unit. In: Handbook of neuroanesthesia. 4th ed. Edited by Newfield P, Cottrell JE: Philadelphia, Lippincott williams & Wilkins Publishers. 2007, pp 327-44.

Mack PF: Cerebral aneurysm. In: Yao & Artusio's Anesthesiology problem-oriented patient management. 6th ed. Edited by Yao FSF: Philadelphia, Lippincott Williams & Wilkins Publishers. 2008, pp 617-39.

참고문헌

Baumann A, Audibert G, McDonnell J, Mertes PM: Neurogenic pulmonary edema. Acta Anaesthesiol Scand. 2007; 51: 447-55.

Dumont AS, Nemergut EC 2nd, Jane JA Jr, Laws ER Jr.: Postoperative care following pituitary surgery. J Intensive Care Med. 2005; 20: 127-40.

Ho VT, Newman NJ, Song S, Ksiazek S, Roth S: Ischemic optic neuropathy following spine surgery. J Neurosurg Anesthesiol. 2005; 17: 38-44.

Krassioukov A, Claydon VE: The clinical problems in cardiovascular control following spinal cord injury: an overview. Prog Brain Res. 2006; 152: 223-9.

Marquardt G, Setzer M, Schick U, Seifert V: Cerebellar hemorrhage after supratentorial craniotomy. Surg Neurol. 2002; 57: 241-51.

Powner DJ, Boccalandro C, Alp MS, Vollmer DG: Endocrine failure after traumatic brain injury in adults. Neurocrit Care. 2006; 5: 61-70.

Rapan‡ A, Lamaida E, Pizza V: Multiple postoperative intracerebral haematomas remote from the site ofcraniotomy. Br J Neurosurg. 1998; 12: 364-8.

Suarez JI: Treatment of ruptured cerebral aneurysms and vasospasm after subarachnoid hemorrhage. Neurosurg Clin N Am. 2006; 17 Suppl 1: 57-69

Sudhakar N, Ray A, Vafidis JA: Complications after trans-sphenoidal surgery: our experience and a review of the literature. Br J Neurosurg. 2004; 18: 507-12.

van Gijn J, Kerr RS, Rinkel GJ: Subarachnoid haemorrhage. Lancet. 2007; 369: 306-18.

van Mook WN, Rennenberg RJ, Schurink GW, van Oostenbrugge RJ, Mess WH, Hofman PA, et al.: Cerebral hyperperfusion syndrome. Lancet Neurol. 2005; 4: 877-88.

Werner C, Engelhard K: Pathophysiology of traumatic brain injury. Br J Anaesth. 2007; 99: 4-9.

17장

수액 요법
(Fluid Management)

학습목표

1. 세포내액과 세포외액을 구성하는 전해질 조성의 차이점을 설명한다.
2. 혈액-뇌 장벽, 세포막, 모세혈관과 삼투압, 교질삼투압과 물의 이동과의 관계를 설명하다.
3. 교질액과 정질액의 장, 단점을 설명한다.
4. 정질액, 알부민, 교질액의 구성을 열거하고 고장성, 등장성, 저장성의 의미를 설명한다.
5. 정질액과 교질액이 말초조직과 뇌조직에서 수액이동에 미치는 영향에 대하여 설명한다.
6. 뇌 손상 환자에서 체액분포의 변화에 대하여 설명한다.

1. 수액 요법의 기초생리

1) 체액의 분포와 용적(distribution and volume of body water)

총체액량(total body water)은 체중(70 kg in man)의 약 60%(42 L)이며 세포내액(intracellular fluid, 40%, 28 L)과 세포외액(extracellular fluid, 20%, 14 L)으로 구성되어 있다. 세포외액은 혈장(plasma)과 간질액(interstitial fluid)으로 구성되어 있으며, 혈장이 4%(3 L), 간질액이 16%(11 L)로 혈장이 세포외액의 1/5을 차지하

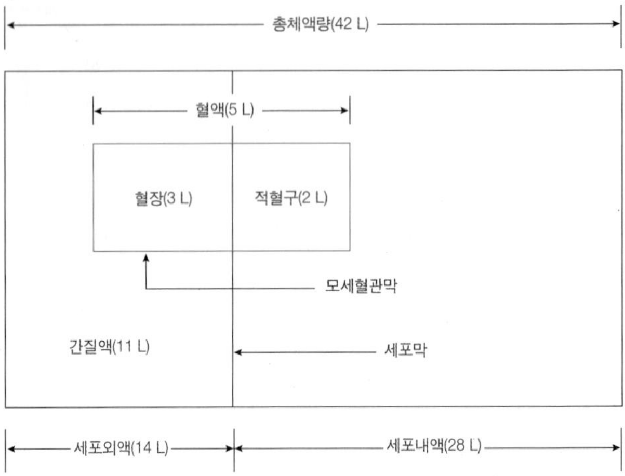

그림 17-1. 체액의 분포와 용적

고 있다. 혈액(5 L)은 적혈구를 포함한 혈구 성분(2 L)과 혈장(3 L)으로 구성되며 적혈구는 세포내액에 해당한다. 세포외액과 세포내액은 세포막에 의해 구분되며 간질액과 혈관 사이에는 모세혈관막이 존재한다(그림 17-1).

2) 구획에 따른 체액의 조성(composition of body fluid)

세포외액에 해당하는 간질액과 혈장 사이에는 모세혈관막이 있으며 이는 반투막(semipermeable membrane)으로 물이나 작은 이온(Na^+, Cl^-)은 쉽게 통과하지만 단백질과 같은 분자량이 큰 물질은 통과할 수 없다. 따라서 간질액과 혈장은 전해질의 조성은 비슷하지만 단백질의 농도는 다르게 된다. 그러나 세포내액과 세포외액 사이에 있는 세포막은 단백질은 물론 작은 이온의 이동도 제한하고 물만 쉽게 통과할 수 있으며 어떤 물질은 세포외로 퍼내고 다른 물질은 세포내로 퍼들이는 이온 통로(ion channel)의 펌프작용에 의해 세포내외 전해질의 조성이 다르게 된다(표 17-1).

표 17-1. 체액의 전해질 조성과 농도

		세포질(mEq/L)	혈장(mEq/L)	간질액(mEq/L)
양이온	Na^{+}	10	142	142
	K^{+}	140	4	4
	Ca^{2+}	1	3	3
	Mg^{2+}	58	2	2
음이온	Cl^{-}	4	103	106
	HCO_3^{-}	10	24	28
	SO_4^{2-}	2	1	1
	PO_4^{3-}	75	5	5
	Protein	66	17	2

3) 주입된 수액의 분포

급성 출혈을 보충하기 위한 주입 수액량은 수액의 종류에 따라 다르고 이는 수액의 분포 용적이 다르기 때문이다. 혈장 증가량은 주입된 수액량에 비례하며 수액의 분포용적에는 반비례한다. 즉 혈장 증가량은 [주입 수액량 × 정상 혈장량/수액의 분포용적]이 된다. 5% 포도당 용액은 분포용적이 총체액량(42 L)에 해당하여 1 L의 실혈량을 보충하기 위하여 14 L가 필요하며 Hartmann 용액과 같은 정질액(crystalloid solution)은 분포용적이 세포외액(14 L)에 해당하기 때문에 4~5 L를 주입하여야 한다. 5% albumin은 교질삼투압(colloid osmotic pressure)이 혈장과 비슷하여 투여된 albumin 대부분이 혈장 내에 분포하는 효과를 가지게 되어 실혈량과 동량의 albumin을 투여하면 되고, 25% albumin의 경우에는 약 5배의 혈장 증량 효과가 있어 100 mL의 투여는 혈장용적을 500 mL 확장하는 효과가 있다.

4) 체액의 조절

세포외액의 osmolality가 증가(1~2%)하거나 세포외액의 용적 감소(10~20%)는 항이뇨 호르몬(antidiuretic hormone)의 분비를 증가시키고 심방 나트륨이뇨호르몬(atrial natriuretic peptide)의 분비를 억제하여 원위 세뇨관과 신 집합관에서 sodium과 수분의 재흡수를 촉진하게 한다. 신장의 관류저하(hypoperfusion)는 renin-angiotensin-aldosterone 축을 자극하여 신 피질에서 aldosterone의 합성과 분비를 증가시킨다. Aldosterone은 혈관을 수축하여 동맥 혈압을 유지하는 동시에 항이뇨 호르몬과 마찬가지로 sodium의 여과 감소와 재흡수를 촉진한다. 신장은 혈관 확장 작용이 있는 prostaglandin의 합성 기능도 가지고 있는데 이는 aldosterone에 의해 야기된 혈관 수축으로부터 신장을 보호하고 신 혈류량을 유지하는데 매우 중요한 역할을 한다.

2. 삼투압과 교질삼투압, Osmolality와 osmolarity

1) 삼투압(osmotic pressure)과 교질삼투압(colloid osmotic pressure, oncotic pressure)

(1) 삼투압: 삼투 작용에 의해 나타나는 압력. 용매(solvent)는 통과시키나 용질(solute)은 통과시키지 않는 반투막을 고정시키고, 그 양쪽에 용액(solution, 용매 + 용질)과 순 용매를 따로 넣으면, 용매의 일정량이 용액 속으로 침투하여 평행에 이르는데, 이때 반투막을 경계로 발생하는 압력을 말한다.

(2) 교질삼투압: 용액 중에 albumin과 같은 큰 분자에 의해 생기는 삼투압을 말하며 일반적으로 분자량 30,000 이상의 용질에 의한 삼투압을 말한다. 혈장에 존재하는 단백질(albumin, globulin, 섬유소원)에 의한 삼투압은 혈장 삼투압의 1% 이하이지만 혈관내 용적(intravascular volume)을 유지하는데 중요한 역할을 담당한다.

2) Osmolality와 osmolarity

Osmolality와 osmolarity는 비슷하지만 엄밀한 의미에서 동의어는 아니다. Osmolality는 용매 1,000 g에 녹아있는 용질의 g 분자량을 의미하고(mOsm/kg), osmolarity는 용액 1 L에 포함되어 있는 용질의 g 분자량을 의미한다(mOsm/L). 그러나 임상에서 사용하는 수액과 같이 희석된 전해질 용액에서는 osmolality와

osmolarity의 차이는 크지 않기 때문에 혼용해서 사용하기도 한다. 식염수의 경우 NaCl이 물에서 완전하게 Na^+와 Cl^-로 해리되면 2배의 몰 효과를 가지지만 두 이온이 정전기에 의해 해리되지 못하면 1몰의 작용만 가지게 되어 예상된 농도보다 감소하게 된다. 희석된 전해질 용액의 osmolality는 osmolarity와 비슷하거나 약간 작은 값을 가지게 되는데 Hartmann 용액의 경우 osmolarity 예상치는 273 mEq/L 이지만 실제 삼투압계로 측정하면 254 mEq/kg이다. 이는 osmolarity와 osmolality의 차이와 더불어 Na^+와 Cl^-의 불완전한 해리에 의한 osmolality의 감소로 생각할 수 있다.

Osmolarity는 각 구획 간의 수액 이동을 결정하는 요소이다. 물은 통과하지만 용질은 통과하지 못하는 막을 경계로 osmolarity가 다르면 삼투압의 차이가 발생하여 osmolarity가 낮은 용액에서 osmolarity가 높은 용액쪽으로 물의 이동이 이루어지게 된다. 이런 과정은 용액의 osmolality가 같게 되어 정수압(hydrostatic pressure)이 같아질 때까지 일어나게 된다. Osmolarity 차이에 의한 삼투압은 다음과 같은 공식으로 계산이 가능하다.

π= CRT, π= 삼투압, C = 1 L 용액에 들어 있는 몰 농도, R= 기체 상수(0.08206), T = 온도(Kalvin 온도)

따라서 체온에서 1 mOsm은 약 19 mmHg의 압력을 생성하게 된다(π= 0.001몰 × 0.08206 × (273+36) = 0.02535 atm = 19.27 mmHg). 이 압력 차이는 세포내외 사이는 물론 혈액-뇌 장벽(blood-brain barrier)을 통한 물의 이동을 유발하는 강력한 구동력이 된다.

3) 혈관과 간질사이에서 체액의 이동

말초혈관에서 조직으로 이동하는 물의 양은 혈관내외의 정수압과 교질삼투압에 의하여 결정된다(Starling' s law).

$$Qf = KfS\,[(Pc - Pt) - \sigma(\pi c - \pi t)]$$

Qf = 혈관에서 조직으로 이동하는 물의 총량

Kf = 혈관 막의 여과상수

S = 혈관의 단면적

Pc = 혈관내의 정수압

Pt = 간질의 정수압(주로 음압)

σ = 반사계수(0과 1사이, 0=막을 통한 용질의 이동이 전혀 없음, 1=자유 확산, 혈관의 누수정도를 정량화한 것임)

πc = 혈장의 교질삼투압

πt = 간질액의 교질삼투압

간질의 압력은 부종이 없는 정상 상태에서는 일반적으로 음압이기 때문에 혈관 내 용적을 유지(간질에서 혈관으로 이동)하기 위한 유일한 인자는 혈장 교질삼투압이다(그림 17-2). 혈장 교질삼투압은 주로 albumin에 의하여 발생하며 일부는 globulin이나 섬유소원, 기타 고분자 혈장 단백질에 의해 발생한다. 대부분의 경우 Qf는 0보다 약간 커서 혈관에서 간질조직으로 물의 이동이 일어나며 간질조직에 있는 림프계(lymphatic system)가 이들 체액을 흡수하므로 부종은 일어나지 않게 된다. 주술기(perioperative period) 동안 부종이 발생하는 원인은 혈장 교질삼투압이 감소하거나 정수압이 증가하는 경우이다. 수술 중 출혈을 보충하기 위하여 정질액을 대량으로 투여하면 혈장 단백질의 농도가 희석되고 혈장 교질삼투압

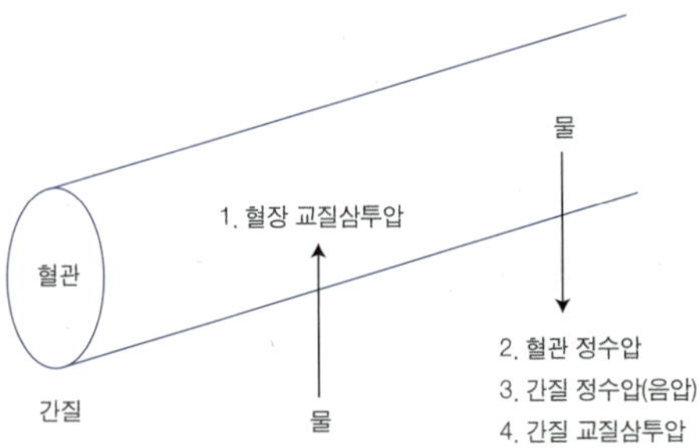

그림 17-2. 수액이동에 관여하는 4가지 요소

이 감소하여 부종을 유발하게 된다. 이와는 달리 장시간 동안 Trendelenburg 자세를 취하는 경우에 발생하는 안면 부종은 혈관내 정수압의 증가에 의한 것이다.

4) 뇌 조직에서 체액의 이동(그림 17-3b)

뇌나 척수는 말초 조직과는 달리 혈관과 간질 사이에 혈액-뇌 장벽(blood-brain barrier)이 있고 형태학적으로 내피세포가 치밀이음부(tight junction, 구멍 크기가 7~9Å)를 형성하고 있어서 혈관과 간질 사이에 분자의 이동을 제한한다. 혈액-뇌 장벽의 치밀한 구조는 혈장 단백질 뿐 만 아니라 Na^+, Cl^-, K^+과 같은 작은 이온의 확산도 제한하며 단지 물의 이동만 가능하게 한다. 말초조직에서 혈관의 내피세포는 이와 달리 치밀이음부를 형성하지 않으며 막에 있는 구멍도 훨씬 커서(65Å) 비록 단백질은 통과하지 못하지만 작은 이온들은 쉽게 통과를 할 수 있다(그림 17-3a). 따라서 말초조직에서 체액의 이동은 분자량이 큰 물질의 혈장 농도(교질 삼투압)에 의해 결정되지만 뇌 조직에서 체액의 이동은 주로 전해질에 의해 발생되는 삼투압 차이에 의하여 이루어진다. 이런 차이로 인해 대용량의 등장성 정질액(isotonic crystalloid solution)을 투여하면 말초 조직에서는 혈장 단백질의 희석으로 부종이 발생하지만 뇌에서는 혈장의 삼투압이 변하지 않기 때문에 물의 이동이 일어나지 않고 결과적으로 뇌부종이나 뇌압의 증가는 발생하지 않는다. 즉 등장성 용액의 투여는 말초에서는 세포외액(혈장과 간질)에 균등하게 퍼지는 반면 뇌에서는 혈관 정수압이 증가하거나 삼투압이 감소하지 않는 한 간질로의 이동은 일어나지 않는다.

5) 뇌 손상 후 체액의 분포(그림 17-3c)

말초조직에서는 혈장 교질삼투압이, 혈액-뇌 장벽이 정상인 뇌 조직에서는 혈장 삼투압이 물의 이동을 결정하는 가장 중요한 요소가 된다. 외상으로 인한 혈액-뇌 장벽의 부분 손상이나 패혈증에 의해 막 투과성이 증가하게 되면 전해질과 더불어 단백질이 혈관 밖으로 빠져나간다. 그러나 뇌에서는 교질삼투압이 수액의 이동에 미치는 영향은 미미하여 혈장의 교질삼투압이 50% 감소하여도 국소 수분

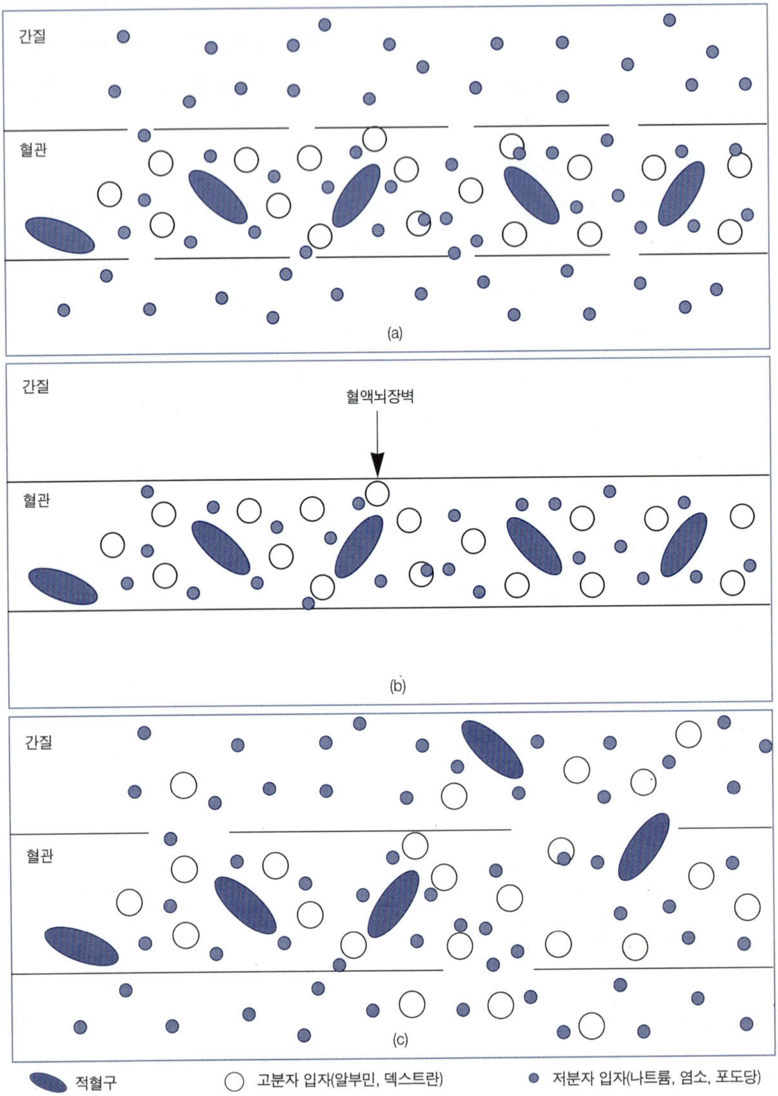

그림 17-3. 말초조직과 뇌조직에서 체액의 분포. (a) 말초조직에서 체액의 분포, (b) 정상 뇌조직에서 체액의 분포, (c) 뇌손상 후 체액의 분포.

함량이나 뇌압에는 영향이 거의 없다고 한다. 따라서 뇌 손상 환자에서 수액을 선택할 때 등장성 정질액과 교질액 중에서 어느 것이 더 우수하다고 하기 힘들다. 그러나 두개내압이 증가된 환자에서 등장성 정질액이 해롭다는 확실한 증거는 없지만 교질액을 투여할 것을 권장하는데 이는 정질액의 투여가 상대적으로 정수압을 더 증가시킬 수 있다고 생각하기 때문이다. 뇌 손상 환자에서 고장성 용액(hypertonic solution)의 투여는 손상 주위의 부종이나 수분 함량의 감소에는 직접적인 영향이 없지만 혈액-뇌 장벽이 정상인 부위에서 탈수작용을 일으켜 전체적인 두개내압의 증가를 억제하는 긍정적인 효과가 있다.

3. 수액 요법(fluid management)

1) 수액의 종류와 조성

수액은 osmolality, 교질삼투압, 포도당 포함 여부에 따라 구분된다.

기본적으로 정질액은 물과 전해질을 섞은 수액이며 교질액은 albumin과 포도당의 고중합체와 같은 고분자로 조성된 수액이다. 따라서 정질액은 고분자 물질을 포함하지 않아 교질삼투압을 가지지 않으며 수액의 삼투압에 따라 고장성, 등장성, 저장성 용액으로 나눌 수 있다.

5% 포도당 용액은 포도당이 빨리 대사되기 때문에 자유수(free water)로 생각해야 하며 체액에 골고루 분포하기 때문에 혈액 보충 요법으로는 부적절하며 고나트륨혈증을 교정하기 위하여 사용할 수 있다. 고장성 용액(hypertonic solution)은 전해질이나 mannitol, 포도당을 첨가하여 만들 수 있으며 5% 생리식염수와 20% mannitol이 여기에 해당한다. 교질액은 혈장과 비슷한 교질삼투압을 가진 용액을 말하며 전분, 5%, 25% albumin, Dextran 40, 70, 혈장 등이 여기에 해당한다(표 17-2). Pentastarch (10%, 200,000/0.5, Baxter)와 Voluven (6%, 130,000/0.4, Frezinius Kabi)은 생리식염수에 녹아 있어 삼투압이 290~310 mOsm/L 정도이며 Hextend (6%, 130,000/0.4, CJ)는 혈장과 비슷한 조성을 가진 용액에 녹아 있다.

Dextran 40과 70은 평균 분자량이 40,000과 70,000인 포도당중합체이며 Dextran 70은 혈장증량제로 사용되지만 Dextran 40은 혈장증량제 효과보다 미세순환을 개선하기 위하여 주로 혈관수술에 사용된다. 전분제제는 과량투여 시 응고인자 감소에 의한 출혈경향이 있으며 Dextran 40은 혈소판 기능을 억제하기 때문에 두개내 병변이 있는 경우에는 신중하게 사용하여야 한다.

표 17-2. 정질액과 교질액의 전해질 조성과 삼투압

수액	Na^+	Cl^-	Osmolality (mOsm/L)	Oncotic pressure (mmHg)
5% Dextrose in water			278	
정질액				
5% Dextrose in 1/2 NS	77	77	405	
5% Dextrose in Ringer' s	130	109	525	
Lactated Ringer's	130	109	275	
Plasmalyte	140	98	298	
0.45% 식염수	77	77	154	
0.9% 식염수	154	154	308	
5% 식염수	855	855	1711	
20% Mannitol			1098	
교질액				
혈장(plasma)	142	103	295	21
5% albumin	154	154	308	19
Hextend(6% HES)	143	124	307	31
Voluven(6% HES)	154	154	308	31
Pentastarch(10% in NS)	154	154	308	90
Dextran(10%) 40 in NS	154	154	290-310	169
Dextran(6%) 70 in NS	154	154	290-310	19

HES; hydroxyethylstarch, NS; normal saline

2) 정질액과 교질액의 장, 단점

세포막 투과성이 정상이면 알부민과 같은 교질액은 간질보다는 혈장 용적을 더 확장시킨다. 농축된 교질액은 간질로부터 혈장으로 수분의 이동을 촉진하여 투여한 용량 이상으로 용적확장 작용을 가진다. 이와 같이 간질 용적의 증가 없이 혈장 용적을 확장시키는 교질액은 소량으로 혈장 용적을 확장시키고 정질액에 비해 반감기(수 시간)가 길어 지속적인 혈장증량 효과를 유지하면서 말초부종이나 폐부종의 위험성을 감소시키는 장점을 가지고 있다. 정질액의 경우 빠른 수액공급이 가능하고 간질액의 부족을 채워줄 수 있다. 또한 교질액에 비해 과민반응의 위험성이 적으며 상대적으로 가격이 저렴하다(표 17-3).

표 17-3. 정질액과 교질액의 장, 단점

수액	장점	단점
교질액	소량투여 지속적인 혈장증량 효과 말초부종 감소	고가 혈액응고 장애 폐부종(혈관 누출 상태) 사구체 여과율 감소 삼투 이뇨
정질액	가격이 저렴 소변량 증가 간질액 보충 기능	일시적인 혈역학 개선 말초 부종 폐부종

3) 폐부종의 발생

수액요법에서 정질액과 교질액 중에서 어느 것이 환자에게 유리한지 논란이 많다. 정질액은 정수압의 증가와 혈장 교질삼투압(oncotic pressure)의 감소로 폐부종의 가능성이 있다. 교질액은 혈장 교질삼투압을 유지하여 혈관내 용적을 회복하는데 효과적이지만 정질액과 마찬가지로 많은 양을 투여하면 정수압을 증가시킨다. 특히 폐혈증이나 급성호흡곤란증후군(acute respiratory distress syndrome, ARDS)과 같이 폐혈관 투과성이 증가된 상태에서 교질액의 투여는 폐부종을 더 악화시킬 수가 있다. 따라서 어떤 것을 선택하여 사용할 것인가는 임상적 상황과 의사의 판단에 달려있다.

4) 두개내압에 미치는 영향

말초조직과 뇌조직에서 수액의 이동에는 차이점이 있다. 말초조직에서는 혈장 교질삼투압이(oncotic pressure), 뇌조직에서는 혈장 삼투압(osmotic pressure)이 수액의 이동을 결정하는 요소가 된다. 삼투압은 주로 전해질에 의해 발생하며 albumin과 같은 단백질에 의한 영향은 1% 이하이다. 등장성 정질액(isotonic crystalloid solution)의 투여는 말초에서는 교질삼투압의 감소에 의해 부종을 유발하지만 뇌조직에서는 삼투압의 변화가 없으므로 뇌부종이나 두개내압의 증가를 일으키지 않는다. 그러나 저장성 정질액(hypotonic crystalloid solution)은 혈장 삼투압을 감소시켜 뇌부종의 위험성이 증가할 수 있다. 교질액은 생리식염수나 혈장과 비슷한 조성을 가진 용액에 녹아 있어 등장성 용액이며 두개내압이나 뇌부종에 미치는 영향은 등장성 정질액과 큰 차이는 없다.

4. 신경외과 수술환자에서 수액요법

1) 유지용량과 수액제한

정상 성인에서 하루에 2 L 정도의 수분 소실이 일어나고 보충이 필요하다. 두개내 종양이나 뇌부종이 있거나 두개내 고혈압의 위험성이 있는 환자의 경우에는 등장성 정질액의 투여가 해롭다는 증거가 없음에도 불구하고 수액을 제한적으로 사용하였다. 이는 두개내압이 증가된 환자에서 약간의 저혈량증 상태를 유지하는 것이 간질로부터 수분을 이동시켜 뇌부종을 줄일 것으로 생각했기 때문이다. 그러나 임상적으로 허용되는 정도의 수액제한을 하더라도 실제 간질에서는 수분 함량의 감소효과가 거의 없다고 알려져 있으며 과도한 수액제한은 오히려 혈역학적 불안정성을 일으킬 수 있기 때문에 정상 혈량을 유지할 것을 권장하기도 한다. 따라서 신경외과 환자에서 수액제한의 정도는 저 삼투압으로 인한 뇌부종이 발생하지 않도록 어느 정도 필요성이 인정되지만 이것이 수액제한을 많이 할수록 이득이 된다는 의미는 아니다. 뇌에서는 혈장의 삼투압이 수액이동에 중요한 역할을 하기 때문에 수액의 유지용량을 혈장의 삼투압 유지를 기준으로 한다면 등장성 정질액으로 하루 1~2 L 정도가 적당할 것으로 생각된다. 실험적으로 수액유지 용액으로 5% 포도당 용액에 희석된 0.45% 식염수를 사용하였을 때 하루에 2 L의 수액을 투여한 경우 혈장 삼투압이 감소하였으나 1 L를 투여한 경우에는 증가하였다는 보고가 있다.

2) 술중 수액 보정 요법

수술 중 소변량과 불감소실량(insensible loss)을 보충해 주어야한다. 수술 중 실혈량은 정질액이나 교질액으로 보정이 가능한데 정질액의 경우 실혈량의 3~4배를 투여하며 교질액의 경우에는 종류에 따라 혈장증량 효과가 다르다. 임상에서 사용하는 전분제제는 농도와 분자량이 클수록, 치환율이 증가할수록 혈장증량 효과가 커지는 경향이 있으며 Pentastarch(10%, 200,000/0.5, Baxter)는 100~150%, Hextend(6%, 130,000/0.4, CJ)와 Voluven(6%, 130,000/0.4, Frezinius Kabi)은 100% 혈장증량 효과가 있고, 이러한 효과는 4~8시간 지속된다. 정질액이든 교질액이든 혈장 삼투압이 유지되고 정수압이 크게 증가하지 않는다면 뇌부종의 위험성은 크지 않다. 신경외과 환자에서 수액을 선택하는데 있어서 가장 중요한 요소는 수액의 삼투압이다. Lactated Ringer 용액은 혈장(290 mOsm/L)보다 삼투압이 약간 낮지만(273 mOsm/L) 보충 수액으로 소량(1~3 L)은 안전하게 사용하며 더 많은 수액이 필요한 경우에는 생리식염수나 교질액을 투여하는 것이 좋다. 가능하면 반복적으로 혈장 삼투압을 측정하여 정상이나 정상보다 약간 높은 삼투압을 유지하는 것이 적당하다.

3) 고장성 식염수(hypertonic saline)

급성 출혈성 저혈량증 환자에서 고삼투액은 장점을 가지고 있다. 적은 양으로 빠른 소생이 가능하고, 심박출량을 개선하고, 말초혈관저항이 감소하고, 두개내압을 감소시키는 작용을 가지고 있다. 고삼투액의 두개내압 감소 작용은 뇌 간질로부터 혈장으로의 수액의 이동을 촉진하고 뇌척수액 생성의 억제에 기인한다.

고장성 식염수와 mannitol의 두개내압 감소 효과는 비슷하며 고장성 식염수는 고나트륨혈증의 위험성이 있다. 고장성 식염수의 일회 투여는 혈장증량 효과가 일시적이지만 혈액이나 교질액을 같이 투여하면 효과지속 시간을 연장할 수 있다. 특히 두개내 유순도가 감소된 상태에서 급성 저혈량증의 치료는 고장성 용액과 교질액의 혼합 투여가 이상적이라 할 수 있다. 고장성 식염수에 의한 고나트륨혈증은 의식저하와 발작 유발 가능성이 있으나 일시적인 증가는 부작용을 일으키지 않는다. 그러나 고장성 식염수에 의한 저나트륨혈증의 급속한 교정은 중심성 뇌교 탈수초화(central pontine demyelination)를 일으킬 수 있기 때문에 하루에 12 mEq/L 이상의 교정은 피해야 하고 발작의 가능성이 있는 경우나 의식 상태의 변화가 있는 경우에는 고장성 식염수의 사용은 주의하여야 한다.

4) 포도당 용액

두개내 병변이 있는 환자에서 전해질이 포함되지 않은 포도당 용액의 투여는 반드시 피해야 한다. 포도당 용액은 주입 후 포도당이 빨리 대사되기 때문에 자유수(free water)에 해당하며 혈장삼투압을 낮추어 뇌 수분 함량을 증가시킨다. 또한 포도당은 뇌 허혈로 인한 신경손상을 악화시키는 것으로 알려져 있으며 완전 허혈 상태에서는 혈당이 소량(40 mg/dl) 증가하더라도 신경학적인 증상을 악화시킨다. 국소 허혈인 경우에는 고혈당이 뇌경색의 크기를 줄인다는 주장도 있으나 뇌 손상에 미치는 영향에 대하여는 논란의 여지가 있다. 포도당이 뇌 손상을 악화시키는 기전은, 고혈당 동안 중추신경계에 축적된 포도당은 허혈기간에 젖산의 기질로 사용되며 젖산은 신경독성을 가지고 있고 세포를 파괴시킨다는 것이다. 젖산의 신경독성 작용이 명확하지 않고 신경보호 기능이 있다는 주장도 있지만 뇌 허혈이 예상되는 환자에서는 반드시 고혈당은 피하여야 하며 저혈당의 치료 목적이외에는 포도당 용액을 투여해서는 안 된다. 수술 전 혈당이 증가한 경우에는 비록 혈당 조절이 신경손상의 위험성을 감소시키는지 불확실해도 insulin을 투여하여 정상화 시키는 것이 좋다.

5) Mannitol과 이뇨제

Mannitol과 이뇨제는 신경외과 환자에서 두개내압과 뇌부종을 줄이기 위하여 흔히 사용한다. 혈액-뇌 장벽이 손상을 입지 않은 상태라면 뇌와 혈관사이에 삼투압 차이를 유발하여 정상 뇌조직으로부터 수분제거를 촉진한다. Mannitol은 hyperosmolality에 의한 혈관 확장 작용으로 일시적으로 뇌 혈류량이 증가할 수도 있으나 심부전과 같이 용적 확장이 해로운 경우가 아니라면 안전하게 사용할 수 있다. 그러나 고용량의 mannitol이나 반복적인 투여는 혈장 삼투압을 과도하게 증가시킬 뿐만 아니라 혈장 삼투압이 정상으로 회복된 후에 간질 삼투압이 계속적으로 증가되어 오히려 뇌부종을 악화시킬 수 있다. Mannitol의 적정 투여량은 0.5~2 g/kg이며 10~15분에 걸쳐 투여하도록 한다. 이뇨제는 세포부종을 줄이는데 효과적이며 뇌척수액 생성을 억제하는 작용도 있어 두개내압을 감소시키는데 mannitol과 함께 사용하면 상승 작용을 가진다. 그러나 이뇨제는 작용발현 시간이 늦기 때문에 급성 두개내압 조절의 1차 선택은 mannitol이 된다.

6) 혈액희석(hemodilution)

실혈량을 보정하기 위한 수액 투여는 산소 공급에 있어서 중요한 역할을 하는 적혈구용적률(hematocrit)을 감소시킨다. 그러나 혈액희석은 뇌 혈류량을 증가시키는 작용을 가지고 있어 혈액희석이 뇌 허혈 예방에 도움이 되는지에 대하여 논란이 있다. 정상적인 뇌에서는 산소공급 감소에 대한 보상작용으로 뇌 혈류량이 증가하지만 뇌 손상의 경우에는 저산소증이나 혈액희석에 대한 보상기전이 약화되고 이로 인해 이차적인 손상을 유발할 수 있기 때문이다. 이론적으로 적혈구용적률이 30~33% 일 때 혈액점도와 산소운반 능력의 이상적인 조합이 되며 국소 뇌허혈의 위험성이 있는 환자에서 혈액희석이 도움이 된다 하더라도 30% 이하는 바람직하지 않다.

5. 뇌동맥류, 외상성 뇌손상 환자의 수액요법

1) 뇌동맥류(cerebral aneurysm)

(1) 자동조절능과 이산화탄소 반응력: 수액요법의 관점에서 환자의 신경적 손상상태, 두개내압의 변화, 거미막밑 출혈(subarachnoid hemorrhage)로 인해 유발된 생화학적 생리적 장애를 교정해 최상의 상태로 복원하는 게 중요하다. 뇌혈류량의 자가조절능의 장애는 임상적 등급(혼수 등급)이 나쁠수록 심해진다. 그런데 이산화탄소 반응력(CO_2 reactivity)은 심한 손상이 일어날 때까지 잘 유지된다.

(2) 정상 혈량: 거미막밑 출혈 환자에서 저혈량의 정도가 임상적 등급이 나쁠수록 커진다. 저혈량의 원인은 부동(immobilization), 이뇨 등이다. 수액은 환자의 상태에 따라 주어야 하며 술중 출혈량, 요량, 중심정맥압 또는 폐동맥폐쇄압을 측정하여 주입한다. 저혈량적 저혈압이 기관관류(organ perfusion)에 해롭기 때문에 동맥류를 결찰하기 전에 정상 혈량을 유지하여 기관관류를 개선하고, 결찰한 후에 경한 과혈량과 고혈압을 유도하여 뇌혈류량을 증가하게 하면서 혈관연축(vasospasm)을 방지하는 게 바람직하다.

(3) 수액 선정: 포도당 용액이 혈당을 올려 국소 및 전 뇌허혈을 악화할 뿐 아니라 체내 자유수(free water)를 증가하기 때문에 절대로 주입되어서는 안 된다. Lactated Ringer's solution은 상대적으로 저삼투압이어서 체내 자유수를 증가하기 때문에 경한 고삼투압인 생리식염수가 두개내압이 증가한 환자에게 더 적합한 수액이다. Albumin 용액을 사용할 수 있겠으나 가격이 비싸고, 생리식염수보다 더 유익하다는 것이 입증되지 않은 상황이지만 다량의 수액교정이 필요한 경우 생리식염수와 함께 투여해 수액량을 줄이는 이점도 있다. 뇌내 출혈의 위험이 있기 때문에 합성교질액을 사용하더라도 소량을 투여해야 한다고 하지만 피할 수 있으면 투여하지 않는 걸 권장한다.

(4) 저나트륨혈증의 감별: 거미막밑 출혈 환자에서 저나트륨혈증이 정상 혈량이나 과혈량과 동반할 뿐 아니라 저혈량과 함께 나타날 수 있다. 저나트륨혈증이 항이뇨호르몬 부적절 분비증후군(syndrome of inappropriate secretion of antidiuretic hormone)으로 유발되는 경우 정상 혈량 또는 과혈량과 동반하므로 수액제한이 필요하다. 그러나 저나트륨혈증이 심방 나트륨이뇨인자(atrial natriuretic factor)와 뇌 나트륨이뇨인자(brain natriuretic factor)의 분비로 인해 sodium이 오줌으로 과다 배설되어 일어나며 이로 인해 저혈량이 뒤따르며 혈관연축이 발생할 위험이 커진다(이를 뇌성 염소모증후군, cerebral salt wasting syndrome이라고 부른다). 거미막밑 출혈과 혈관연축 환자에서 발견된 저나트륨혈증을 무조건 수액제한으로 치료하려고 하지 말고 원인을 감별한 후에 합당한 치료를 시행해야 한다. 뇌성 염소모 증후군의 치료는 생리식염수로 하고, 반응이 없는 경우 고장성 식염수(hypertonic saline)를 투여한다.

(5) 저칼륨혈증과 저칼슘혈증: 이외의 전해질 이상으로 저칼륨혈증과 저칼슘혈증이 발생하는데 뇌동맥류의 거미막밑 출혈에서 발생하는 심전도 이상을 유발하는데 관여한다고 한다. 저칼륨혈증은 거미막밑 출혈로 인한 catecholamines 유리(특히 norepinephrine)로 더 심해진다.

(6) 뇌혈관연축과 용적부하: 뇌동맥류의 파열로 인해 거미막밑 출혈이 발생되면 뇌혈관연축을 유발한다. 혈관연축이 뇌허혈과 경색을 일으킬 정도로 심할 수 있으며 사망과 심한 장애를 일으키는 중요한 원인이다. 혈관연축과 자가조절능 감퇴가 동반된 뇌허혈 환자의 혈관내 용적과/또는 혈압을 증가시키면 뇌혈류량이 증가되어 뇌혈관연축이 개선될 수 있다. 이 방법은 동맥류를 안전하게 처리하여 더 이상의 파열 위험이 없는 환자에게만 사용될 수 있다. 등삼투압의 정질액, 교질액, 적혈구를 주입하여 hematocrit 30~33%가 되도록 하면서 용적부하를 달성할 수 있다. 저산소증을 동반하는 폐부종이

혈류량 증가의 효과를 무산하기 때문에 용적부하를 할 때 동맥혈 가스분석과 가슴사진과 신체검사와 함께 폐기능을 수시로 평가하여 폐부종 발생을 미리 막아야 한다. 또한 용적부하로 뇌부종의 악화, 두개내압 증가와 경색 부위에 출혈을 일으킬 수 있다는 점에 주의해야한다. 용적부하 외에 칼슘통로 차단제인 nimodipine으로 혈관연축을 치료하기도 한다.

2) 외상성 뇌손상(traumatic brain injury)

(1) 혈관내 정상용적 소생: 응급실로 내원할 때 심한 두부손상 환자에서 저혈압(수축기 혈압 < 90 mmHg) 또는 저산소증(동맥혈 산소분압 < 60 mmHg)은 사망률과 불구의 정도를 크게 한다. 폐쇄성 두부손상(closed head injury)이 있는 환자도 출혈쇼크로 급한 용적 소생(volume resuscitation)을 필요로 하는 경우가 있다. 이런 경우 뇌부종을 최소화하면서 혈관내 용적을 정상으로 복원하여 기관 관류를 유지하게 해야 한다. 혈관내 용적을 감시하기 위해 중심정맥압과 오줌의 양과 내용물을 지속적으로 측정한다. 오줌양은 혈량 상태의 척도이다. 심각한 중증도(severity) 환자인 경우 폐동맥 카테터의 삽입으로 폐동맥 폐쇄압과 심박출량을 측정할 수도 있다.

(2) 신선 전혈(fresh whole blood): 지속하는 출혈로 발생한 저혈량을 소생하는 수액엔 고장식염수, 교질액 등이 있지만 신선 전혈이 가장 좋은 선택이다. 왜냐하면 전혈이 교질액이나 마찬가지이기에 혈관내 용적을 회복하는데 어떤 수액보다 소량을 필요로 하기 때문이다. 여기에 더하여 신선 전혈은 응고인자를 포함하고 있어 희석 응고장애를 예방해준다는 이점이 있다.

(3) 생리식염수: Albumin 용액이 급성호흡곤란증후군(ARDS), 패혈증, 복부 수술에서 생리식염수보다 약간 더 임상성적(clinical outcome)이 좋지만 albumin은 가격이 비싸고, 뇌부종과 두개내압을 낮추지 않을 뿐 아니라 외상성 뇌손상 환자에서 생리식염수보다 임상성적이 더 나쁘다는 보고가 있

다. 생리식염수가 가격이 저렴하고 농축적혈구(packed cell)와 혼합할 수 있고, 장기간 보관할 수 있고, 거기에다 혈장보다 약간 고장성이다. 이런 점들을 감안해 보면 경한 고장성 정질액인 생리식염수가 외상성 뇌손상 환자의 수액소생의 제일 선택 수액으로 보아야 하겠다. 합성 교질액이 급성 신장손상과 응고장애를 일으키고 유사 아나필락시스 반응(anaphylactoid reaction)을 일으킬 수 있기 때문에 외상성 뇌손상 환자에게 투여하더라도 소량(500 mL 이하)을 투여하여야 한다. 저장성 용액이나 포도당 용액과 같이 자유수나 혈당을 증가하는 수액은 사용을 피해야 한다.

(4) 뇌관류압 60 mmHg 사수: 정맥내 수액과 혈관작용제(vasoactive agent)를 사용해 수축기 혈압이 90 mmHg 이상으로 되게 해 뇌관류압(cerebral perfusion pressure)을 유지해 주어야 한다. 두개내압 20~25 mmHg에서 두개내압을 낮추는 치료법을 시작하며 목적은 뇌관류압을 60 mmHg 이상 유지하려는 것이다. 그러나 외상성 뇌손상으로 뇌혈류량의 자동조절능이 없어지면 뇌혈류량은 평균동맥압에 따라 증감하며 평균동맥압이 낮아지면 뇌허혈의 위험이 있고 평균동맥압이 증가하면 뇌충혈의 위험이 있다. 혈액-뇌 장벽이 파손되어 있을 때 뇌관류압이 증가하면 뇌간실(cerebral interstitial space)로 물의 이동이 일어나서 두개내압을 올리게 된다. 그래서 자동조절능 또는 혈액-뇌 장벽이 손상된 환자에서 두개내압이 치명적으로 높더라도 뇌관류압을 50~60 mmHg로 유지하는 게 치료성적을 개선한다.

(5) 혈관작용제의 의미: 적절한 평균동맥압을 얻으려면 등장성(isotonic) 수액을 주입해 정상혈량이나 경한 과혈량을 유지해야한다. 적절한 용적소생술에도 불구하고 저혈압이 지속하면, 혈관작용제가 첨가되어야 한다. 혈관작용제가 필요하다는 것은 숨은 출혈과 패혈증, 심부전과 같은 다른 큰 원인을 즉각적으로 찾아내 적절한 처치를 적용해야 한다.

(6) Mannitol: Mannitol 0.5~2.0 g/kg을 10여 분 동안 정맥내로 주입한다. Mannitol이 뇌부종과 두개내압을 감소하게 하고 동시에 뇌혈류량을 개선한다. 그러나 mannitol로 인한 이뇨가 저혈량을 일으킬 수 있기 때문에 mannitol 치료를 할 때 정상혈량이나 경한 과혈량이 유지되게 하면서 혈장 삼투압이 320 mOsm/L 이하로 유지되게 한다.

(7) 호기말양압 5 cmH_2O: 적절한 환기와 산소화를 위해 양압환기와 호기말양압이 필요한 환자에서 두개내압과 뇌혈류량에 미칠 기계환기의 역효과와 높은 흡입산소의 독성을 저울질해야 한다. 호기말양압, 5 cmH_2O 미만은 심혈관계와 두개내압에 거의 영향을 미치지 않지만 10 cmH_2O 이상의 호기말양압은 정맥환류량과 심박출량의 감소로 뇌혈류량의 감소와 두개내압의 증가를 초래한다.

증례 체중 60 kg인 40세 여성이 교통사고로 응급실에 내원하였다. 컴퓨터 단층 촬영에서 두개골 함몰과 급성 경막하 혈종(subdural hematoma)과 뇌좌상(cerebral contusion) 소견을 보였으나 심한 의식저하는 보이지 않았다. 기타 검사실 검사에서는 이상소견이 없었다. 응급수술을 계획하고 두개내압을 조절하기 위하여 수액은 정맥로가 막히지 않을 정도로 투여하면서 25% mannitol 200 mL를 투여하고 수술실로 들어왔다. 수술 중에는 실혈량을 Pentastarch로 보정해 주면서 수액유지는 Lactated Ringer 용액을 240 mL/hr로 투여하였다. 수술 3시간 경과 후 검사한 전해질 검사에서 sodium 농도가 116 mEq/L로 측정되었고 중심정맥압이 4 cmH_2O로 측정되었다.

Q. 상기환자에서 수술 전 수액제한은 어떻게 하는 것이 좋은가?

A. 두개내압의 증가가 예상되는 환자에서 수액제한에 대하여는 논란의 여지가 있다. 예전에는 신경외과 환자에서 수액제한을 하였으나 이런 제한이 실제 뇌부종의 감소에는 거의 영향이 없는 것으로 알려져 있다. 그러나 하루 2 L의 수액 투여가 삼투압을 감소시킨다는 보고도 있어 경도의 수액제한이 삼투압의 유지에 도움이 된다. 따라서 일반 수술환자에서 수술 전 수액 유지요법으로 2 mL/kg/hr를 투여하지만 신경외과 환자에서는 포도당이 포함되지 않은 등장성 수액으로 1~2 mL/kg/hr 속도로 투여하는 것이 적당하다.

Tommasino C: Fluid management. In: Handbook of Neuroanesthesia, 4th ed. Edited by Newfield P and Corttrell JE: Philadelphia, Lippincott Williams & Wilkins. 2007, pp 386-7.

Q. 저나트륨혈증의 기준과 증상은 무엇인가?

A. 저나트륨혈증은 혈장 sodium 농도가 135 mEq/L 이하일 때를 말한다. 저나트륨혈증으로 인한 증상은 진행 속도와 관계가 있지만 일반적으로 125

mEq/L 이상이면 증상을 유발하지 않는다. 저나트륨혈증은 초기 증상으로 식욕부진, 오심, 무력감을 호소하며 뇌부종이 심해지면 기면, 착란, 발작, 혼수에 빠지며 사망할 수도 있다.

Morgan GE, Mikhail MS, Murray MJ: Clinical anesthesia, 4th ed. New York, McGraw-Hill. 2006, pp 673.

Q. 상기환자에서 저나트륨혈증의 치료 목표를 125 mEq/L로 계획하였을 때 투여해야 할 총 sodium 양과 수액 투여 방법은?

A. 저나트륨혈장의 급속한 교정은 뇌교의 탈수초화를 초래하여 심각한 신경학적인 손상을 일으킬 수 있기 때문에 증상의 심각성에 따라 교정 속도를 조절하여야 하지만 가능하면 하루에 12 mEq/L 이상은 교정하지 않도록 한다. 저나트륨혈증의 치료는 세포외액의 용적 상태에 따라 치료방침이 다르지만(정상 또는 증가된 상태에서는 수분제한이 기본) 상기환자에서와 같이 저혈량증 상태에서는 등장성 용액을 보충하면서 sodium 소실량을 보정해 준다. 총 sodium 소실량의 계산은 총체액량 × (혈장 sodium 목표 농도-현재 sodium 이온 농도)이며 여성의 경우 총체액량은 체중의 약 50% 정도이다. 저나트륨혈증의 치료는 일반적으로 등장성 (생리) 식염수가 1차 선택이 된다. 상기환자에서 총 sodium 소실량은 270〔60 × 0.5 × (125-116)〕mEq이며 생리식염수 1 L는 154 mEq의 sodium 이온을 포함하고 있으므로 약 1.75 L의 생리식염수가 필요하며 18시간에 걸쳐 교정하는 것이 바람직하다. 좀 더 빠른 교정을 위하여 고리이뇨제를 사용하여 수분이뇨를 시키면서 소변으로 배출되는 sodium 이온을 생리식염수로 보충할 수도 있으며 심각한 증상을 가지면서 혈중농도가 110 mEq/L 이하인 경우에는 고장성 식염수의 투여도 고려해 볼 수 있다.

Morgan GE, Mikhail MS, Murray MJ: Clinical anesthesia, 4th ed. New York, McGraw-Hill. 2006, pp 673-4.

참고문헌

이수일: 수액 및 수혈요법. In: 마취통증의학. Edited by 대한마취과학회: 여문각, 2003, pp 50-60.

Bagshaw SM, Bellomo R. The influence of volume management on outcome. Curr Opin Crit Care 2007; 13: 541-8.

Cole CD, Gottfried ON, Liu JK, Couldwell WT. Hyponatremia in the neurosurgical patient: diagnosis and management. Neurosurg Focus 2004; 16: E9.

Drummond JC, Patel PM: Neurosurgical anesthesia. In: Miller's Anesthesia. 6th ed. Edited by Miller RD: Philadelphia, Churchill-Livingstone Elsevier. 2005, pp 2143-4.

Dutton RP, McCunn M. Traumatic brain injury. Curr Opin Crit Care 2003; 9: 503-9.

Fu ES, Jagid J, Harris LT: Management of Head Injury. In: Yao & Artusis's Anesthesiology, Problem-oriented patient management. 6th ed. Edited by Yao FF: Philadolphia, Churchill-Livingstone Elsevier. 2008, pp 597-616.

Kalamas AG: Fluid management. In: Basic of anesthesia. 5th ed. Edited by Stoelting RK and Miller RD: Philadelphia, Churchill-Livingstone Elsevier. 2007, pp 347-53.

Morgan GE, Mikhail MS, Murray MJ: Clinical anesthesia, 4th ed. New York, McGraw-Hill. 2006, pp 662-89.

Nordstrom CH. Assessment of critical thresholds for cerebral perfusion pressure by performing bedside monitoring of cerebral energy metabolism. Neurosurg Focus 2003; 15: E5.

Priebe HJ. Aneurysmal subarachnoid haemorrhage and the anaesthetist. Br J Anaesth 2007; 99: 102-18.

Prough DS, Mali Mathru: Fluid Management in Critically Ill Patients. In: Critical Care Medicine, Perioperative management. edited by Murray MJ, Coursin DB, Pearl RG, Prough DS: Philadelphia, Lippincott-Raven Publishers. 1997, pp 99-108.

Prough DS, Wole SW, Sean Funston J, Svensen CH: Acid-base, fluids, and electrolytes. In: Clinical Anesthesia. 5th ed. Edited by Barash PG, Cullen BF, Stoelting RK:

Philadelphia, Lippincott Williams & Wilkins. 2006, pp 181-8.

Pryor KO, Hemminges HC Jr: Brain tumor and craniotomy. In: Yao & Artusis's Anesthesiology Problem-oriented patient management. 6th ed. Edited by Yao FF: Philadelphia, Churchill-Livingstone Elsevier. 2008, pp 527-96.

Rhoney DH, Parker D Jr. Considerations in fluids and electrolytes after traumatic brain injury. Nutr Clin Pract 2006; 21: 462-78.

Tommasino C: Fluid management. In: Handbook of Neuroanesthesia, 4th ed. Edited by Newfield P and Corttrell JE: Philadelphia, Lippincott Williams & Wilkins. 2007, pp 379-95.

Young JS, Blow O, Turrentine F, Claridge JA, Schulman A. Is there an upper limit of intracranial pressure in patients with severe head injury if cerebral perfusion pressure is maintained? Neurosurg Focus 200315; 15: E2.

Zornow MH, Scheller MS: Intraoperative Fluid Management During Craniotomy. In: Anesthesia and Neurosugery. 3th ed. Edited by Cottrell JE, Smith DS: St. Louis, Mosby. 1994, pp 247-59.

| 찾아보기 |

【국문】

【영문】

《a》

《b》

《c》

《d》